陈昊 著

身分叙事与知识表述之间的

医者之意

——6~8世纪中国的书籍秩序、

为医之体与医学身分的浮现

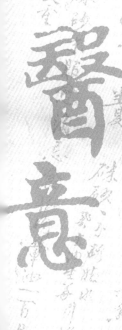

图书在版编目(CIP)数据

身分叙事与知识表述之间的医者之意：6-8世纪中国的书籍秩序、为医之体与医学身分的浮现/陈昊著.—上海：上海古籍出版社，2019.1　(2020.5重印)

ISBN 978-7-5325-9140-4

Ⅰ.①身⋯　Ⅱ.①陈⋯　Ⅲ.①医学史-研究-中国-中古　Ⅳ.①R-092

中国版本图书馆CIP数据核字(2019)第045890号

身分叙事与知识表述之间的医者之意

——6—8世纪中国的书籍秩序、为医之体与医学身分的浮现

陈　昊　著

上海古籍出版社　出版、发行

(上海市瑞金二路272号　邮政编码200020)

(1) 地址：www.guji.com.cn
(2) E-mail：guji1@guji.com.cn
(3) 易文网网址：www.ewen.co

印　刷　浙江临安曙光印务有限公司
开　本　700×1000　1/16
印　张　28.5
插　页　3
字　数　410,000
版　次　2019年1月第1版　2020年5月第2次印刷
ISBN 978-7-5325-9140-4/K·2608
定　价　98.00元

如有质量问题，请与承印公司联系

本成果受到

中国人民大学 2018 年度"中央高校建设世界一流大学（学科）和特色发展引导专项资金"支持

献给我的母亲和父亲

If this book as a whole sometimes seems to fall between various discipline, then it may have achieved one of its goal.

Arnold Davidson

繁 简 字 说 明

本书全文使用简体中文,但在以下几种情况维持繁体或异体字。

第一,有些大段录文为保持文书原样,保持繁体中文。

第二,在括注、引注与参考文献中的日文著作,作者、书名、文章名与期刊名保持原样,不改为简体中文。

第三,在括注、引注与参考文献中的西文著作,如书名、文章名等中出现中文,保持原样,不改为简体中文。

目　　录

导　　论

身分·叙事·差异

文本·权威·流动

身体·感觉·表达

尾　声

图 表 目 录

导 论

华生曰：当一千八百七十八年，余在伦敦大学校医学毕业。以国家欲设军医，余遂至乃忒立试验所学，及试验所亦毕吾业，及奉檄赴悩圣白兰炮队第五联队为副军医。此第五联队，本驻印度。余未赴军时，而吾英与阿富汗第二次宣战。及余至孟买登岸，闻吾军已过山峡，身与敌迩矣。余遂及同业之人，力追此军，及于堪达哈尔，幸及军中，即于是间执业。……歇洛克谓余曰：先生无恙。然握手时，为力绝巨，不图瘦瘠之腕，乃复有此。谓余曰：若从阿富汗来耶？余大惊曰：先生何由知之？歇洛克笑曰：今且勿言。

——Arthur Conan Dolye, *A Study in Scarlet*
（林纾、魏易译《歇洛克奇案开场》）

第一章　导论：古今之间的
"医者，意也"

——医学群体与写作历史

引言　"医者，意也"与"俄罗斯套娃"
　　　式的"身分问题"

唐代武德年间(618—626)，骨蒸病流行①，《旧唐书》卷一九一《许胤宗传》中记载面对骨蒸病，"诸医无能疗者。胤宗每疗，无不愈"之后记录时人与许胤宗关于这场疾疫的一段对话：

> 或谓曰："公医术若神，何不著书以贻将来？"胤宗曰："医者，意也，在人思虑。又脉候幽微，苦其难别，意之所解，口莫能宣。且古之名手，唯是别脉，脉既精别，然后识病。夫病之于药，有正相当者，唯须单用一味，直攻彼病，药力既纯，病即立愈。今人不能别脉，莫识病源，以情臆度，多安药味，譬之于猎，未知兔所，多发人马，空地遮围，或冀一人偶然逢也。如此疗疾，不亦疏乎！假令一药偶然当病，复共他味相和，君臣相制，气势不行，所以难差，谅由于此。脉之深趣，既

---

① 此次骨蒸病的流行请参考陈昊《若隐若现的城市中被遗忘的尸体？——隋代中期至唐代初期的疾疫、疾病理论的转化与长安城》，"第四届中国中古史青年学者国际研讨会"论文，2010年8月27—29日。

不可言，虚设经方，岂加于旧。吾思之久矣，故不能著述耳。"①

这段对话颇为戏剧化，在疾病流行，病者煎熬的情况之下，许胤宗疗效神验，却拒绝撰写医书。这凸显出一种伦理的困境。而医之为意难以在经方之中表达，被用作对此伦理困境的回答和解释，进一步强化了"意"的重要性。在这个语境下，坚守医学知识的"恰当"的传递和实践之道，被设定为医学的核心价值。当然，"医者，意也"的表述并非始自许胤宗。在目前所见的文献中，最早见于《后汉书》卷八二下《郭玉传》，其中记载了医家郭玉的论述："医之为言意也。腠理至微，随气用巧，针石之间，毫芒即乖。神存于心手之际，可得解而不可得言也。夫贵者处尊高以临臣，臣怀怖慑以承之。其为疗也，有四难焉：自用意而不任臣，一难也。将身不谨，二难也。骨节不强，不能使药，三难也。好逸恶劳，四难也。针有分寸，时有破漏，重以恐惧之心，加以裁慎之志，臣意且犹不尽，何有于病哉！此其所为不愈也。"②郭玉强调医意，与许胤宗的语境不同，是为了解释医者治疗的疗效差异，虽提及医意难言，但并未强调医意不能在经方中表达。不过，医意作为医者知识养成和实践的关键，这一核心并没有变化。而当医意作为医者知识养成和实践的关键时，医之为意就被与医者之意联系起来。在许胤宗的时代，他并非是唯一继承郭玉论述的医者，孙思邈在《千金翼方》的序言中称："若夫医道之为言，实惟意也。"③只是，"医者，意也"的表述见于医书，本身就意味着孙思邈与许胤宗在撰著医书和以医书传递医意这两个问题上的立场有所差异。由此，如何理解对"医之为意"的强调和阐释，似乎也成为在许胤宗和孙思邈的时代理解"医学群体"对"医学知识"界定的关键。

"医者，意也"衍生与变化的历史语境，涉及历史中医学群体对自身知识的表述，近来成为当代医学史研究者关注的话题。费振钟强调，此表述在宋代以后的大量衍生，与文人造作密不可分："这个由文人虚拟出来的

① 《旧唐书》，北京：中华书局，1975 年，5091 页。
② 《后汉书》，北京：中华书局，1965 年，2735 页。
③ 李景荣等校释《千金翼方校释》，北京：人民卫生出版社，1998 年，9 页。

故事，非常实在地回答了我自己长久关心的一个问题：为什么文人那么好言医？为什么文人谈起医来常常显得比医人还要高明？关键之点就在于，'医者，意也'为文人提供了充分发挥想象力的天地。反过来，我甚至假想，'医者，意也'这句话的始作俑者就是文人，是他们为满足自己谈医论药的爱好而发明出来的观点。多少年来，它能在社会流行，甚至在医界流行，正是文人们不停地进行传奇式渲染的结果。看文人笔底下关于'以意用药'的故事，无一不是想象力的产物，它既使古典中医在这句话上有陷入虚妄的危险，同时又使中医增添了种种迷人的魅力。"①这个论断并未提供相应的证据，只能视为臆测，之所以将其全文引用，是为了强调其中呈现的解读"医者，意也"的一个新层次，即，文本的叙述者/写作者是否就是文本中强调"医之为意"的医者，是尚未完全解答的问题。但是，其他的研究者却将"医者，意也"作为医学群体自我的表述。廖育群考察"医者，意也"的观念史，他认为："中国传统医学的神韵，就蕴涵于其自身所具有的那么一种'可以意会，难以言传'的味道当中。然而，医学毕竟是一门自然科学与实用技术，医家究竟如何以'意'来建构这门学问？"但他也指出："文中（《后汉书》）所言之'意'，并无后世所要表达的种种深远含义，而不过是指医家的注意力。即郭玉以为'医疗贵人，时或不愈'的原因在于心怀恐怖，自然处处先思保身，焉能一心疗病。"②廖育群并未怀疑"医者，意也"的阐述是来自医学群体之外，进而认为其反映了中国传统医学的"神韵"。这一论述中，医学的"神韵"、"医者，意也"的表述、文本中的医学群体与文本的叙述者/写作者构成一个连续的意义链条。祝平一考察唐宋之间"医者，意也"意涵的变化，指出这一表述从强调注意力变为强调用巧，牵涉到医学知识传习方式与医家性质的改变。这一变化则反映的是医学知识公开后，文本知识与原来随人而转的默会之间的张力。医意难

①　费振钟《悬壶外谈——医学与身体的历史表达》，上海书店出版社，1999年，此据2008年重版，75—76页。
②　廖育群《关于中国传统医学的一个传统观念——医者，意也》，《大陆杂志》第101卷第1期，2001年，1—19页；此据廖育群《医者，意也——认识中医》，桂林：广西师范大学出版社，2006年，42—44页。

言意味着直接阅读身体的经验难以文字描述；且能阅读身体，亦意味着能直探身体文本奥秘的医者，其医术远远超过由文本知医的间接读者①。也就是说，在"医者，意也"的表述背后，暗示着获取医学知识的路径差异，以及以不同路径掌握医学的知识群体之间的身分张力。

廖育群对"医者，意也"和医学传承中经验的强调，也引起了医学史写作基础的讨论。李建民认为这一说法需要反思，他指出："把原来中医学的精神归于各家之间的'医者，意也'，而不是系统性探讨这门知识在历史发展的'内在一致性'（internal consistency），只能说是治学态度的一种倒退罢。……中国古典医学的思考或论证方式是一种'反溯证据'（retroductive warrants）。中医学并不只是依赖'经验'这类轻薄的资源，西医精微缜密的开刀技艺难道没有'医者，意也'的一面？古典医学讲究的'证据'是在尊重、回溯原典而产生具有解释力的推论；当然，这种种推论在不同知识默认的人（如西医）不见得成立，甚至以为错误。而在'反溯证据'的思考方式下，任何个人直觉、零碎的经验，必须在原点所提供的解释框架内得到证明、修正或者驳斥的。'个人'的经验若成为一门学问的终极指标非常不可靠，也很难取得他人的信赖。"②他强调中国医学中的"经验"受历史的制约，而经典提供了诠释经验的范式。因此，他在写作中国医学史的过程中，重视医学"正典化"和"以文本为中心"的医学形成的过程③。

廖育群和李建民关于如何理解和阐释"医者，意也"的讨论，不仅涉及这一表述是否能反映中国古代医学传统的问题，也在讨论中国医学史写作的基础，乃至医学史写作者如何与古代的写作对象相关联，进而获得写作的合法性。不过，即使"医者，意也"就是中国古代医学知识传递的核

---

① 祝平一《宋、明之际的医史与"儒医"》，《中研院历史语言研究所集刊》第 77 本第 3 分，2006 年，401—450 页。进一步的讨论请参见谢安"医者意也"与"即方用药"——唐宋时期的士人尚医与医病关系，台湾清华大学历史研究所硕士论文，2013 年。另，史安梅（Angelika C. Messner）在其新著中也讨论了这个问题，见 *Zirkulierende Leidenschaft: Eine Geschichte der Gefühle im China des 17. Jahrhunderts* (Boehlau-verlag, 2016，pp.163-167)。
② 李建民《发现古脉——中国古典医学与数术身体观》，北京：社会科学文献出版社，2007 年，5 页。又收入李建民《旅行者的史学——中国医学史的旅行》，台北：允晨文化，2009 年，65 页。
③ 李建民《旅行者的史学——中国医学史的旅行》，71—130 页。

心，是否就能保证现代有医学经验者可以"体验"古代医学知识乃至其实践？而"反溯"古典文本成为一种价值权威，显然将权力关系调转，经典文本的诠释居于首要地位，而非医疗的实践和经验。但是强调"意"的话语一直存在，是否也就意味着，在正典形成的历史过程中有更为复杂的个体认识乃至"经验"在挑战其权威。这些讨论，使这一问题超越一词之解释，而将历史中医学群体对自身知识的表述和当代历史学家的写作基础联系起来。同时也再次强化中国医学史写作的基础性问题：应该由"谁"来写中国医学史？中国医学史应该如何写？并将这两个问题交缠起来。由此，"医者，意也"及对其阐释衍生出一系列的问题，首先是作为"医道"的意（孙思邈之语）及其与医者思虑之间的关系，然后是史籍中医者用"医者，意也"对自身知识和实践的阐释，之后是史籍文本的叙述者/写作者的身分为何，最后是在现代医学史写作中要如何理解"医者，意也"以及其背后隐含的医学史写作者的身分问题，这构成了一个环环相扣的"俄罗斯套娃"式的问题，而其中大多数的环节都与身分问题密切相关。要解开这个问题，不仅需要剖析其在中国古代衍生的历史语境，也需要反思这个话题如何在当代中国医学史的写作中演变的过程。即，对"医者，意也"话语衍生的历史语境（古代的和当代的）的探索，构成了反思中国医学史写作基础的途径。由此，问题走向两途，一方面，我们需要回到之前许胤宗和孙思邈的例证，尝试给他们一个定位，进而在个体的叙述和当时社会文化语境之间建立起一种联系；同时，我们需要回顾中国医学史作为一个现代的学科建立以来，它研究医学群体的路径与范式是如何演进的，观察这些路径和范式建立的过程中，身分问题如何嵌入其中，其背后的原因为何。而本书会从后一个问题说起。

第一节　跨语际的研究范式与"身分问题"的演生：现代中国医学史研究医学群体的基本叙述模式的建立及其挑战

1995 年，金仕起发表《古代医者的角色——兼论其身分与地位》一文，其中指出陈邦贤以下近六十年来，有关传统医者活动之研究，仍集中在个别医学人物、贡献与历代医政制度的演进。至于将医者视为人民群众之一，根据其专业特性，考察其角色、身分与地位变迁的著述并不多见。但由于史料记载的限制，根据少数片面的医者推测全体医者的活动状况，论断其角色、身分与地位，需要谨慎处理①。此文已经概括勾勒了民国以来中国医学群体研究的主要模式。本书则试图追问，历代医政制度的演进和个别医学人物的贡献是如何成为有关传统医者活动的核心议题的，此过程又如何与中国现代医学的演进及医学群体的变化相关。如果我们回到1914年，这两种写作传统建立的关键之年，身在不同地方的两位年轻人，都发表了自己关于中国医学史的研究文章。陈邦贤在丁福保主办的《中西医学报》上发表了《医史研究会小启》一文，此文成为了他后来的著作《中国医学史》的序言②。胡博特(Franz Hübotter)则在《医学史资料》(*Archiv für Geschichte der Medizin*)上发表了《中国古代的名医者》("Berühmte chinesische Aerzte des Altertums")一文③，亦成为他之后《中华医学》(*Die chinesische Medizin zu Beginn des XX. Jahrhunderts und ihr historischer Entwicklungsgang*)的重要章节。这两篇文章都不约而同的将研究重点放在医者之上。陈邦贤在此序言中指出其研究问题及其来源："晚近世界研究医史学之问题，可分为三大类，一关于医家地位之历史，一为医学知识之历史，一为疾病之历史。邦贤斯编，亦本此意。"④这段对"晚近世界研究医史学之问题"的说明是中国乃至东亚现代医学史写作范式建立的关键点。胡博特在《中国古代的名医者》一文中整理翻译历代重要医者的记载，缀连成文⑤。从之

① 　金仕起《古代医者的角色——兼论其身分与地位》，《新史学》第 6 卷第 1 期，1995 年；此据李建民主编《生命与医疗》，北京：中国大百科全书出版社，2005 年，1—35 页。

② 　按照李剑的研究，陈邦贤在《中西医学报》上发表的《医史研究会小启》内容与《中国医学史》的序言大致相同，参见李剑《民国时期的医史学术团体》，《中华医史杂志》1992 年第 2 期，20 页。

③ 　Franz Hübötter, "Berühmte chinesische Aerzte des Altertums", *Archiv für Geschichte der Medizin*, 7, 1914, pp.113 - 128.

④ 　陈邦贤《中国医学史》，上海医学书局，文言铅印本，1920 年。此据台北广文书局 1979 年重印本，1 页。

⑤ 　Franz Hübötter, "Berühmte chinesische Aerzte des Altertums".

后的历史写作实践看来，这两篇文章正好构成了前文所说的两种叙述模式的重要代表。以下将讨论这两种实践展开的历程。

　　读到此处，读者可能会产生疑问，即，陈邦贤所谓"医家地位之历史"似乎并非与历代医事制度直接相关联。但若细读《中国医学史》一书中的具体论述，可知陈邦贤将医事制度之历史作为医家地位之历史，形成二者的直接对应。因此在这里首先要回答的问题，就是这样的对应是如何建立的？不过，回答这个问题之前，需要先指出，陈邦贤对所谓"晚近世界研究医史学"的认识，渊源自丁福保。陈邦贤早年曾致信丁福保，向其学习中西医学及医学史。自 1910 年开始，陈邦贤通过通信向丁福保学习。丁福保在其 1914 年出版的《西洋医学史》的序言中就对"晚近医史学之问题"论述："晚近医史学之问题，可大别之为三类：一为医学的知识之历史，即广义之病理学及治疗法之历史；一为关于医家地位（对社会及国家而言）之历史；一为疾病之历史。"①丁福保在序言中指出《西洋医学史》是译述之作，但未明言译自何书。此书序言中关于西方医学史流派与问题的叙述，与富士川游在 1904 年刊印的《日本医学史》中的"序论"有很多相似的内容②。丁福保曾在 1909 年曾受端方和盛宣怀派遣赴日本考察医学和医疗机构，他归国之后传播西医知识也是以编译日文西医书为主要途径③。富士川游的著作刊印不久，即为中国学界所知④。1934 年富士川游在日本

①　丁福保《西洋医学史》，上海书店，1914 年；此据东方出版社 2007 年版，3 页。此序言在 1913 年曾刊于《中西医学报》第 4 卷第 1 期。
②　富士川游《日本醫學史》，東京：裳華房，1904 年；此据東京日新書院，1943 年重印版，1—4 页。
③　丁福保《日本医学记》，《中西医学报》第 1 卷第 1 期，1910 年；对此问题的研究请参考高毓秋、真柳诚《丁福保与中日传统医学交流》，《中华医史杂志》1992 年第 3 期，175—180 页；牛亚华、冯立升《丁福保与近代中日医学交流》，《中国科技史料》2004 年第 4 期，315—329 页。
④　比如 1908 年陈垣先生赴日考察医学与医书，在东京与包括医学史家富士川游在内的很多医学界人士见面，并见到其所撰《日本医学史》，对其大加赞誉。对此事的记载见陈垣《致叶遐庵论医籍考函二则》，《北海图书馆月刊》第 2 卷第 6 号，1929 年；此据陈智超编《陈垣往来书信集》，上海古籍出版社，1990 年，9—10 页。此时期中日学术交流的整体情况请参考桑兵《国学与汉学——近代中外学界交往录》，杭州：浙江人民出版社，1999 年，201—249 页；盛邦和《解体与重构——现代中国史学与儒学思想变迁》，上海：华东师范大学出版社，2002 年，89—94 页。

医学会的演讲《医术之史的考察》也被摘译为中文发表在《东方医学杂志》上①。因此丁福保对医学史源流和问题的论述,很可能编译自富士川游的著作。

富士川游早年曾在广岛县医院附属医学校学习西医②,1898—1900年他游学欧洲③。这趟旅程中,德语世界的医学以及医学史研究对他产生了相当的影响,前文引述的所谓"晚近医史学之问题"就是他个人对18世纪末到19世纪德语世界医学史研究路径的归纳。富士川游在其《日本医学史》的序言中④,将医学的历史总结为以下三项:第一,医学知识的历史,广义上包括病理学和治疗法的历史(醫學的知識ノ歷史、廣キ意義ニテ言所ノ、病理學及ビ治療法ノ歷史);第二,医家地位的历史(醫家ノ地位ノ歷史);第三,疾病的历史,特别是国民病的历史(疾病ノ歷史、殊ニ國民病ノ歷史)。他在讨论德语世界的医学传统时,将其分为不同的研究类别:第一,"经验的历史"(Die empirische Geschichte),以恩斯特·安东·奎特兹曼(Ernst Anton Quitzmann,1809—1879)的《医学史的现状》为代表。第二,"实用的历史"(Die pragmatische Geschichte),以库尔特·波利卡普·约阿希姆·斯普伦格尔(Kurt Polycarp Joachim Sprengel,1766—1833)的《实用医学史初探》为代表。第三,"批判的历史"(Die kritische Geschichte),以恩斯特·安东·奎特兹曼的《哲学式的医学史初探》为代表。第四,"历史病理学"(Die historische Pathologie),以海因里希·黑泽(Heinrich Haeser,1811—1884)的《流行病史》和奥古斯特·希尔舍(August Hirsche,1817—1894)的《历史地理病理学手册》作为代表。第五,医者及其社会地位的历史,包括约·赫尔曼·巴斯(Joh Hermann

① 富士川游《医术之史的考察》,《东方医学杂志》第12卷第7期,1934年,284—287页。
② 当时日本新医学校的历史背景,可参考藤野恒三郎《日本近代医学の步み》,東京:講談社,1974年,287—300页。
③ 富士川游《西航日记》,《藝備醫事》第27、28号,1898年;此据《富士川游著作集》第10卷,京都:思文閣,1980年,307—310页。对其欧洲旅行更详细的叙述可参考富士川游先生刊行会《富士川游先生》,東京:大空社,1988年,42—52页;富士川英郎《富士川遊》,東京:小澤書店,1990年,109—141页。
④ 序言的这一部分以《医史学的梗概》(《医史学の梗槩》)为题于1904年(明治三十七年)发表在《医譚》的第96号。

Baas)叙述医家地位发展的历史著作，即《医学史和治疗地位的基础研究计划》①和《医学职业与科学的历史发展》②，以及特奥多尔·普施曼(Theodor Puschmann)的《从古至今的医学教育史》③。最后，他还讨论了当时德语世界医学史的集大成之作，尤里乌斯·帕格尔(Julius Pagel，1851—1912)的《医学史导论》④，以及马克思·尼伯格尔(Max Neuburger，1868—1955)与尤里乌斯·帕格尔合着的《医学史手册》⑤。

在富士川游引述的德文著作中，以医学教育作为主题的，是约·赫尔曼·巴斯和特奥多尔·普施曼的著作。当时在德国，以解剖病理学为基础的临床医学及其教育系统的发展，对医学史而言，有深刻影响，但这种影响却是负面的。海因茨彼得·施米德巴赫(Heinz-Peter Schmiedebach)曾精当的总结了这种影响，他认为在19世纪末，医学与医学史之间已经出现了明显的裂痕，医学的基础是科学的路径和现代实验科学的研究方式，医学史已经失去了其在当时医学中的位置⑥。对特奥多尔·普施曼同时代的医学史学者而言，他们的任务，是尝试重新找回医学史在医学教育中的"位置"，并在这个找寻的过程中，重新思考医学史写作的方式和目的。他们研究历史中的医学群体，同时也在关注医学史对同时代医学群体的塑造。胡博特研究中国古代的名医者，也是受到当时德国医学史的研究者卡尔·祖德霍夫(Karl Sudhoff)的影响。

到这里，我们已经描述了研究范式跨越语际的过程，并说明了陈邦贤

① Joh Hermann Baas, *Grundriss der Geschichte der Medicin und des heilenden Standes*, Stuttgart: F. Enke, 1876.

② Joh Hermann Baas, *Die geschichtliche Entwickelung des ärztlichen Standes und der medicinischen Wissenschaften*, Berlin, F. Wreden, 1896.

③ Th Puschmann, *Geschichte des medicinischen Unterrichts von den ältesten Zeiten bis zur Gegenwart*, Leipzig, Veit, 1889.

④ Julius Pagel, *Einführung in die Geschichte der Medizin*, Berlin: Karger, 1898.

⑤ Max Neuburger and Julius Pagel, *Handbuch der Geschichte der Medizin*, Jena: Gustav Fischer, 1901 - 1903.

⑥ Heinz-Peter Schmiedebach, "*Bildung* in a Scientific Age: Julius Pagel, Max Neuburger, and the Cultural History of Medicine", Frank Huisman and John Harley Warner eds., *Locating Medical History: The Stories and Their Meanings*, Baltimore and London: The Johns Hopkins University Press, 2004, pp.74 - 94.

"晚近世界研究医史学"的来源,但是这一来源显然不足以解释陈邦贤为何将医事制度之历史与医家地位之历史对应。因此,从约·赫尔曼·巴斯和特奥多尔·普施曼的研究,转化到富士川游的"医者及其社会地位的历史",再转化为陈邦贤"医家地位之历史",其中间的过程显然值得考察。这一考察不能仅限于研究理念/范式的跨国别和语际传递,同时也要追问,在每个国家/地区及其语言中,写作的实践是如何形成的。同时,陈邦贤以中国古代医事制度对应医家地位的方式,表面跨越了古今、中西之别,但实际上却呈现出一种张力,即医学知识在古代官僚制度的位置与现代医学职业化之间的张力,这显然也是中国现代医学职业群体成立所遭遇的困境。历史写作的张力折射着现实的困境,却又需要从本地和异邦的历史经验找到摆脱困境的途径,既与历史写作相关,也与医学群体面对的身分困境相联系。

一　弥合临床教育与医学史之间的裂隙:普施曼的医学教育史写作

在接下来的部分,我们会详细分析以医学群体为写作对象的医学史范式,如何从德国"旅行"到日本,再到中国。1899 年,当富士川游在德国游学时,写作医学教育史的普施曼在维也纳大学离世,离开了他教授二十年的医学史教席。这位出生在西里西亚的洛温堡(Loewenberg, Silesia)的医学史家①,并非一开始就以医学史为其志业。与这个时代的绝大部分医学史家一样,他接受的是医学的训练,最开始在柏林大学医学部,后又在慕尼黑大学和马堡大学学习,并于 1869 年在马堡得到医学博士学位。之后他对精神病学发生了兴趣,决定成为一名精神病学家,从 1872 年开始,他先在卡尔·博吉斯劳斯·赖歇特(Karl Bogislaus Reichert, 1811—1883)②那里

① Theodor Puschmann 对其自身早年生平的介绍可参见 Theodor Puschmann, *Anatomie* (Undatiertes Vorlesungsheft im Institut für Geschichte der Medizin der Universität Wien, ohne Datum, p. ⅰ)。

② Karl Bogislaus Reichert 的生平与著作请参见 Kim Young-Ok, "Karl Bogislaus Reichert (1811 - 1883): sein Leben und seine Forschungen zur Anatomie und Entwicklungsgeschichte" (Inauguraldissertation zur Erlangung des Doktorgrades der Medizin der Johannes Gutenberg-Universität Mainz dem Fachbereich Medizin vorgelegt, 2000)。

学习，后来到维也纳受到特奥多尔·迈纳特（Theodor Meynert，1833—1892）①的训练，最终成为一位精神病学家，并开始在慕尼黑执业②。但是他作为精神病学家的经历颇不顺利，之后他开始逐渐放弃精神病学，从1878年开始发表关于医学史的研究。在出版了他对特拉利斯的亚历山大（Alexander of Tralles，525—605）的研究之后，普施曼在大学得到教授医学史的机会，他先在莱比锡大学教了一个学期，然后在1879—1880年的冬季学期到维也纳大学教书，接替弗兰尼·罗密欧·泽利希曼（Frany Romeo Seligmann，1808—1892）的教席③。

如前文所言，普施曼写作医学教育史的时代，却正是医学史在医学教育中遭遇危机的时候，或者说，在这个时候，医学史被从医学实践教育中被剥离出来，它或者单独成立，或者消亡。普施曼显然已注意到这一点，在其书的序言中即指出，临床教育对医学教育是一个革命性的事件。但是他选择以一种充满激情的方式叙述了近一百年在自然科学和医学发生的变化：这个时代的医学机构和医学院能够提供各种设施来帮助教学，从普通解剖学到病理解剖学和生理学，都能提供必要的设备和器具，有物理学、化学和卫生学的实验室、有收藏丰富的博物馆和实验室作为临床医学教育之用④。即，他试图把危机转化为一种乐观的叙述。

但是乐观的叙述并不能解决医学史面临的困境。如果我们仔细的观察，当时医学史面临的危机，在医学院中却出现了态度分化，这种分化与身分密切相关。在那个时代，医学史的教授和整个医学院的教授会，在面对临床医学对医学史造成的挑战时，都仍然认为医学史是医学学术重要

---

①　Theodor Meynert 的著作与生平请参考 L. F. Haas，"Theodor Meynert（1833‑92）"（*Journal of Neurology，Neurosurgery，and Psychiatry*，66‑3，1999，p.330）。

②　其早年医学学习经历的叙述，可参考 Theodor Puschmann，*Richard Wagner. Eine psychiatrische Studie*（Berlin：Behr，1873）。

③　关于维也纳大学医学史教席的基本情况请参考 Max Neuburger，"Über fen Unterricht in der Geschichte der Medizin in Osterreich"（*Janus*，8，1903，p.583）。

④　见 Theodor Puschmann，*Geschichte des medicinischen Unterrichts von den ältesten Zeiten bis zur Gegenwart*，此据英文译本：Evan H. Hare translated.，*A History of Medical Education From the Most Remote to the Most Recent Times*（London：H. K. Lewis，1891）。

的组成部分,因此他们也在通过修正医学史写作的目的、路径和断代等方式,来使得医学史与现代医学及其教育系统更加契合。但是对医学生而言,医学史却似乎已经失去了吸引力。医学生对课程的期待,折射出其自身学术、现实取向与社会对医学教育取向之间的拉扯。正如安·克劳瑟(M. Ann Crowther)和玛格丽特·杜普利(Marguerite W. Dupree)在研究19世纪英国医生身分塑造时所指出的那样,19世纪是一个医生通过寻求法律保护和社会认可来建立医生职业的时代,也是法律、医学机构和组织建立逐渐塑造这个职业的过程①。在德语世界也是同样的过程,这意味着,医学生对自身未来的职业和身分的期待也在发生变化。普施曼对此问题亦有其观察,在对当代医学教育史的叙述中,他先分析了各国医学教育所面对的自然科学和医学进步,然后开始叙述各国的医学教育发展。在这里,他将医学职业和教育的社会背景放在了分析的中心,用他的术语来表述就是"医学教育的系统与医学职业的社会联系"②。在对维也纳以及维也纳大学医学教育历史的描述中,他也将国家权力,医疗及教学机构的建立与发展与医学教育的互动作为重点。但对这一过程,普施曼并非完全是乐观的语调,他与当时其他的医学教授一样,他们忧虑,医学院的教育越来越接近于职业教育,甚至考虑在医学学位与执业医生资格之间加以区隔,以尝试重新找到医学学术研究的位置。他们认为,医学院的教授不仅是传授知识的群体,也是研究领域的探索者。医学生也并非是学习既有知识体系后成为职业医生的人,他们被鼓励参与研究,并对自然科学和实用医学有实践性的认识。大学被期待成为研究和探索新的知识的场所,医学院也是如此。如何在知识传统与新的探索之间建立起联系,成为重要的问题。比如在1798年约翰·弗兰克(Johann Frank,1745—1821)制定的维也纳大学的课程规范中,就要求教授各类课程的教授们都

---

① M. Ann Crowther and Marguerite W. Dupree, *Medical Lives in the Age of Surgical Revolution*, Cambridge: Cambridge University Press, 2007, pp.1 - 3.
② Theodor Puschmann, Evan H. Hare translated., *A History of Medical Education: From the Most Remote to the Most Recent Times*, p.559.

需要简单扼要的讲述学科的发展史①。普施曼显然也在用他的医学教育史写作来反思当时医学教育变化，而这种反思性成为了塑造医学史在医学教育和医学共同体中的合法性的基础。

正是在这样的背景之下，医学史在德语世界的医学教育制度中逐渐坚持下来，成为大学中医学课程的组成部分，而也为德语世界医学史的研究提供了制度和机构的保证。前文回顾这段历史，试图强调的是，医学群体的历史，并非只是现代职业医学群体回顾过去而塑造自身合法性来源的过程，而是一个更为复杂的冲突和再塑造的过程。这个过程不仅涉及医学群体和他们过去的历史，也涉及医学史在新的医学群体的"再生产"中需要扮演怎样的角色。医学史在临床教育中逐渐失去其价值，而重塑的路径是将医学史与新出现的医学群体重新整合在一起，于是，一种关于医学群体自身的历史写作模式建立起来。医学教育，这个医学群体再生产的最初过程的，成为写作的主题。同时，在这种叙事中强调国家权力，医疗及教学机构的建立和发展与医学教育的互动，当其范式迁移时，会成为重塑其他地域医学群体自我认知的重要基础。历史写作本身成为了在这个医学知识和教育变革的时代，连接现代医学身分和历史中医学身分的基础，而这种基础是通过医学史的反思功能实现的。就普施曼而言，作为一个受医学训练的医学史教授，也在以历史写作面对自身的身分困境。

二　医者的风俗与伦理：富士川游的写作

当这个历史写作的范式进入日本时，富士川游将其进一步丰富，他指出，医者地位的历史包括医学教育的历史、病者看护与医院的历史、医家的命运及其对公共生活的意义。但是在实际研究中，他并未全面涉及这些问题②。值得注意的是，在富士川游的《日本医学史》中从第二章"奈良

① 关于这一点，可以参见其制定的课程规范的卷六，Johann Peter Frank, *System einer vollständigen medicinischen Polizey* (vol.6, part. 2, Vienna, 1817, p.15)。
② 富士川游《日本醫學史》，5页。

朝以前的医学"开始设立"医事制度"的讨论,其中包括医事相关的律令、医官和医学教育①。这一模式显然奠定了东亚现代医学史写作的重要范式,陈邦贤以医事制度之历史述医家地位之历史,形成二者的直接对应。廖温仁著作的体例,则是先分断代叙述汉代、隋唐、宋元之医学发展,再分专题讨论中外医学交流、医史制度、医书目录、医学分科的历史以及疾病史②。其中都可见富士川游的影响,富士川游的写作为东亚医学史学科的建立设立了一个范式。

但是富士川游本身对医学群体的写作却并未限于医事制度,富士川游以所谓广义的"医者的风俗"来讨论医者,包括医者的职业地位和在社会中的生存状况,分析医者名义的由来,医学诸科的成立、医学流派的演变、医者的地位和报酬、医者社会身分的分类,甚至涉及医者的服饰和发型等议题。他还写作了大量的医者传记。同时,富士川游 1911 年刊行《医学论理学》,在序言中,他指出自己对"医学论理学"(即医学逻辑学)的思考也源自阅读的德文书籍。但这一术语并非是德语学术界的原创,而是来自被誉为"波兰现代医学之父"的瓦迪斯瓦夫·别甘斯基(Władysław Biegański,1857—1917)的著作③,此书在 1909 年出版德文版本《医学逻辑学——医学知识批判》④。富士川游将其中提到的内容分为十一个部分:第一,医学与医学的科学;第二,观察;第三,以往的探寻;第四,疾病的概念;第五,疾病的区分;第六,疾病的认识;第七,医学实验;第八,医学

① 富士川游《日本醫學史》,29—31 页。
② 廖温仁《支那中世醫學史》,京都:カニヤ書店,1932 年。
③ Władysław Biegański 的著作与生平请参考 Zofia Jasińska, Wiesława Komorowska, *Władyslaw Biegański（1857 - 1917）: spis prac w w układzie chronologicznycm* (Lublin: Uniwersytet Marii Curie-Skłodowskiej, 1978)。
④ Władysław Biegański, *Medizinische Logik. Kritik der ärztlichen Erkenntnis.* Autorisierte Uebersetzung nach der 2. Original-Aufl. von A. Fabian, Würzburg: Kabitzsch, 1909. Władysław Biegański 对德语世界医学的学术影响请参考 Jan Restel, "Das Ethos des Arztes bei Władysław Biegański（1857 - 1917）auf der Grundlage der 'Gedanken und Aphorismen über die ärztliche Ethik' von 1899" (Inauguraldissertation zur Erlangung der Doktorwürde der Medizinischen Universität zu Lübeck, Lübeck: Institut für Medizin- und Wissenschaftsgeschichte der Medizinischen Universität zu Lübeck,1994)。

科学理论的构成、概括和臆说；第九，医学统计学；第十，医术适应的发现；第十一，治疗的认识。他强调论理学的思考是对知识原则及其形式的说明，对矛盾的认识，真理的探求和事实的搜集，是所谓“规范的科学”，并将医学历史作为其所谓“医学论理学”中医学的普遍概念的第一部分，为医学论理学提供基础①。不仅在所谓论理学方面，他还将现代医者在社会中的位置，分为科学的事项、伦理的事项和经济的事项②，除了科学之外，倡导建立医人伦理学（Die ärztliche Ethik）、医人道义学（Die medizinischen Deontologie）、医家经济学（Die ärztliche Wirtschaftskunde），而这些要素构成了医人在社会中的地位③。在富士川游这里不仅试图建立一个写作医学群体的历史的范式，也试图为现代医学身分的成立设立基础与规范。在这一理解中，医学的知识逻辑是医学群体的基础，在此之上，则将医学群体的伦理和经济等要素，整体塑造为医学群体的社会地位。

　　在富士川游这里，两个相关的问题开始展开。第一，现代的医学群体在东亚社会中实际是一种被移植的身分，写作其身分的历史，一旦回溯到东亚社会自身的历史中，会构成知识传统和身分的错位（displacement）；第二，这种身分的写作不仅限制于职业身分的教育和实践本身，而是涵盖了从心中的道德律到外在的服饰发型的各个方面。以历史中的医事制度对应医者地位的历史，却又在写作实践中涉及更多议题，本来就是这两个问题之间张力的体现。这里先从前一个问题说起。在这个时代，并非只是医学史写作的范式从德国迁移到日本，医学和医学教育的模式也在呈现类似的迁移。在富士川游生活的时代，日本的医学知识、机构和群体都在发生着剧烈的变化。在明治维新之后，随着防疫制度（比如种痘的普及）、新式医学的出现以及兰方医群体的壮大。从明治初年开始，对西洋医学解禁，典药寮也开始寻求西洋医方。在此时，日本医学教育体制也在发生变化，1877 年（明治十年）4 月 12 日成立东京帝国大学医科大学（东

①　富士川游《医学論理学》，東京：江南堂書店，1911 年。
②　《富士川游著作集》第 2 卷，176—186 页。
③　《富士川游著作集》第 2 卷，201—208 页。

京大学医学部)。但是这种教育体制的变化并非全是创建,也可以是原有
教育机构的现代性转化。东京和长崎的国立医学校是幕府学校的延续和
转化,长崎医学校则甚至可以追溯到 1857 年(安政四年)①,1869 年(明治
二年)大阪医学校成立。德语世界的医学成就在全球的范围内产生着影
响②。这种影响并非仅是知识的传播,还包括医者受雇在日本的医学校中
任职,以及教育制度的移植。田中英夫通过比较爱知县公立医学院与维
也纳大学的课程设置等一系列相似性,讨论日本公立医学院对新维也纳
学派的学习和在日本国内的试图对其加以模仿的过程。当然,在当时日
本的西方医学学校里,各种不同国家的知识传统都在传入,日本各地所侧
重的医学知识传统似也略有差异。接受英国医学的包括鹿儿岛的医学
院,接受美国医学的包括佐贺、爱知县、静冈、横滨的医学院;接受荷兰医
学的则包括长崎县、大阪、京都、金泽的医学院;受到德语世界医学影响的
地方则包括东京等地③。

　　富士川游的家庭背景与教育背景与此密切相关,他的祖母是兰方医
末田元庆的长女,父亲富士川雪由此成为医生,母亲是高宫郡可部町医师
冈田立石的小女儿。1880 年(明治十三年)他到京都游学,进入京都独逸
学校内的疗病院预科医学校,独逸学校的前身是 1870 年(明治三年)设立
的欧学社④,医学预科学校是 1872 年(明治九年)设立的。但是由于 1877
年(明治十四年)罹患气喘,他回到故乡,后来进入广岛县医院附属医学
校,此医院 1873 年(明治十年)建立,同年设立医学校。就广岛医学院设
立的过程及其富士川游等人的知识兴趣来看,广岛显然受到德语世界医

① 　关于这些医学校成立的历史请参考藤野恒三郎《日本近代医学の步み》,287—
　　301 页。
② 　德语世界医学在日本的影响与制度移植请参考安芸基雄《ドイツ医学に关するフルベ
　　ッの证言とその时代的背景》,《日本医史学雑誌》第 13 卷第 1 号,1967 年,1—33 页。
　　Hoi-eun Kim, *Doctors of Empire: Medical and Cultural Encounters between Imperial
　　Germany and Meiji Japan*, University of Toronto Press, 2014, pp.16 - 53.
③ 　田中英夫《御雇外国人ローレッと医学教育——愛知県公立医学院におけるウイン学
　　派医学の受容》,名古屋:名古屋大学出版会,1995 年,113—134 页。
④ 　这个时代日本"独逸学"教育的历史背景请参考铃木重贞《ドイツ语の伝来——日本独
　　逸学史研究》,东京:教育出版センター,1975 年,64—104 页。

学的很大影响，而他们到东京之后进入的东京大学医学部显然也受到德语世界医学的影响。德语世界的医学知识向日本的传播，得以超越其他欧美地区的地方，除了医学书籍的翻译和外籍医学者在大学中被雇佣等一般性的方式之外，教育课表和制度的移植是非常重要的因素。但是，就目前的资料来看，德语世界中关于医学史在医学院医学教育中位置的争论并未被移植到日本，德语世界医学史的讲座制度和课程也并未在这些接受德语世界医学（甚至是新维也纳学派）的日本医学校里建立起来。富士川游的儿子富士川英郎认为，当时日本学习德语世界的医学，重视的是以实验和解剖为中心的科学和临床知识，将医学史看作一个独立的学科的人非常少①。如果反映到本文所讨论的具体医学史学者上，那么可以看到，与普施曼完全不同的是，富士川游在日本建立医学史研究的共同体和教育制度的努力，并不是通过在各个医学院或者医学校中设立医学史讲座乃至课程，并建立医学史的教席而建立起来的，而是一种截然不同的方式，而他的经历和努力的过程，也会提供给我们关于 19 世纪到 20 世纪初医学史与医学群体关系的另一种历史的叙事。

富士川游最早来到东京，就是加入原田贞吉（1852—1932）主办的《中外医事新报》社，当时的《中外医事新报》社无论在组织者，还是在稿源上，都与东京大学医学部的学生群体有密切的联系，并以介绍德语世界的医学成果为主要内容。富士川游早年在广岛医学院期间就开始向此杂志投稿，在 1887 年（明治二十年）正式加入，在此期间，与加藤弘之（1836—1916）、杉亨二（1828—1917）、西村茂树（1828—1902）、汤本武比古（1857—1925）、佐伯理一郎（1862—1953）等人交游②。经过在《中外医事新报》社积累的经验，富士川游在 1889 年开始着手创立自己的学会和杂志，他和志向相同的人一起创立了"私立奖进医会"和《私立奖进医会杂

①　富士川英郎《富士川游》，166 页。
②　但是富士川游以杂志推动日本医学建设的想法也来自德国，他曾在 1906 年的《中外医事新报》上连载《医学雑誌の歴史》（第六二四、六二八、六二九、六三〇、六三二、六三三、六三六号），又在大正十五年连载《独逸雑誌の発達》（第一〇九七、一〇九九号），此据《富士川游著作集》第 6 卷，421—440 页。

志》①,试图推进实际医学的研究,维持医者的德义,提高医者的风纪并维护医者的权利。此会的创立者,以富士川游的好友吴秀三(1865—1932)②、尼子四郎(1865—1930)③等,名誉的会员包括古川荣、中滨东一郎、田代义德、入泽达吉等,而普通会员则由广岛地区的医者组成。

　　值得注意的是,他的医学史写作与这段学会经历密切相关。他的《日本医学史》的早期工作也在这个时期逐渐完成,其早期的准备工作包括《皇国医人传》④,并前往独啸庵先生的墓。如果将其书写日本早期医者的历史,特别是他尝试描述接受西方医学的先行者的努力,与同时他们尝试建立学习西方医学的日本医者共同体的学会工作联系起来看,也许可以从另一个角度理解其医学史写作初衷。这种对历史中医家的追念与当代医者自身认同建立的关系,象征性地体现在了1892年举行的先哲祭中,用一种“复古”仪式性的方式宣扬新的医学群体的诞生。富士川游在医学史写作方面的努力不仅限于此,他还打算成立相关学会并创办杂志。1893年(明治二十六年)创立的《医谈》,设立“医道、医说、医方、医范、医话、医议、医事”等内容,其中也涉及相当部分医学史的内容,比如《德川家康临终考》等文章,直到1908年(明治四十一年)《医谈》停刊。他又与吴秀三共同编辑《医史料》,1895年(明治二十八年)五月开始出版,本打算每月出版一期,可惜到七月就停刊。虽然不到一年,就停刊,其中还是出版了很多重要的日本医学史史料,包括江户时代著名医学家族的谱系(比如栗崎家族、贺川家族、建部家族等等)、著名医家的传记和行状、名医墓碑的整理、日本历史中流行病的考证,其中最重要的是富士川游与吴秀三共

---

① 《富士川游著作集》第10卷,131—132页。
② 富士川游与吴秀三的交往,请参见富士川游《故医学博士吴秀三君》,《藝備醫事》第428号,1932年;《中外医事新报》第1182号,1932年,此据《富士川游著作集》第10卷,229—239页。
③ 富士川游与尼子四郎的交往,请参见富士川游《尼子四郎君》,《法尔》第154号,1930年;又《故寿山尼子四郎君》,《藝備醫事》第409号,1930年;此据《富士川游著作集》第10卷,244—263页。
④ 其中的单篇传记先在《中外医事新报》(《中外醫事新報》)上连载,此据《富士川游著作集》第7卷,3—278页。

同编写的《日本医人谱》①。

1896 年五月他又与吴秀三、三宅良一、藤冈庆次郎等成立"艺备医学会"，学会的主要成员与其之前的各个学会的人员并无太大的差异，仍然是以广岛出生的医者为中心，虽然其主要的活动地方是在东京。他们创办杂志《艺备医事》，以促进医学人物的培养为主要目的，并且在福山、冈山、广岛、京都设立部会，力图将其影响力和培养医学人物的理念推动到全国②。

前文曾提到富士川游到欧洲游学，值得注意的是，在其欧洲游学归国之后，他并没有学习德语世界以医学院内课程和教席的方式来推动医学史这个学科的前进，他仍然继续建立各种学会和创立杂志的工作思路。这一方面与他所处的学术群体环境密切相关，他游学的因缘，与吴秀三等人已前往德国留学有很大的关系，从更广泛的意义上来讲，这个来自广岛的医学群体，在集体经历了东京医学院的医学教育之后，大都走上了前往欧美地区，特别是德国的留学之路③，但是留学并未中断其相互的联系，异域的共同经验和相互帮助反而强化了这种联系。在富士川游回到日本之后，1902 年（明治三十五年）他创办《治疗新报》，他创办此报的目的，是介绍各种新的治疗方法到日本，但是他也撰写很多关于治疗方法历史的文章，以帮助日本的读者了解这些疗法。这正是在这个时候，他终于完成了《日本医学史》，在 1904 年（明治三十七年）正式出版，在书之前，收录了石黑忠悳（1845—1942）、森林太郎（即森鸥外，1862—1922）、河内全节、三宅秀、土肥庆藏、吴秀三的序言，也体现出此书在一个医学群体中的意义。另一方面，富士川游坚持学会和杂志的道路，也与他在大学遭遇到的挫败相关。在他的《日本医学史》获得普遍的赞许之后，富士川游以此书作为

---

① 《富士川游著作集》第 7 卷，413—500 页。
② 关于艺备医学会的历史资料请参见富士川游《藝備醫學會》，《藝備醫事》第 462—467 号，1935 年；又《藝備醫學會四十年》，《藝備醫事》第 465 号，1935 年，此据《富士川游著作集》第 8 卷，181—204 页。
③ 日本医者前往德语世界留学的情况请参考 Hoi-eun Kim, *Doctors of Empire: Medical and Cultural Encounters between Imperial Germany and Meiji Japan* (pp.54 - 87)。

论文,向东京帝国大学医科大学教授会提交,申请医学博士学位,却遭到否决①。在申请博士学位遭到挫败之后,富士川游又回到与早年的友人密切相关的路径,他在1905年创办杂志《人性》。但他的著作也不再局限于医学史方面,比如在1910年,他与吴秀三、三宅良一一起完成《教育病理学》。试图通过写作和建立有共同知识兴趣的群体逐渐实现自身的理想和期待。

如上文所述,富士川游组织的学会和杂志,以及其医学史写作,都以塑造日本的"现代"医者群体为基本目标,同时又以广岛出生在东京地区学医的医者群体为其主要的支持者,在富士川游关于塑造当代日本医者的各种知识和学科中,都将医学史作为基础。但是他的历史叙述,并非限制于日本古代医学史的传统,或者西方医学知识的历史,而是从日本古代的医学历史叙述开始,一直叙述到江户时代西方医学传入日本。在他看来,认识历史是推动日本新医学建设的基础,但并不意味着只需要了解西方医学的历史,日本医学的历史是展望如何将新医学纳入日本的重要考虑②。

如果与德语世界的情况比较,当富士川游进行医者历史的写作时,他面对着更为复杂的社会变迁。当时的日本学者不仅面对着临床知识和教育所造成的"断裂",他们还面对着另一种"断裂",即欧美的医学知识进入日本社会造成的原有医学知识传统的危机。同时,虽然德语世界的医学教育系统被移植到了日本的医学校,但是关于医学史的争论却并未进入日本的医学校。富士川游和他的朋友们在医学院的体制之外,通过学会和杂志,尝试通过医学史的书写塑造日本当代的医者群体。他们并没有医学院作为自身建立医学群体合法性的依据,他们更需要依靠社会群体的塑造,另外,临床医学所带来的冲击,进一步体现为本土医学知识和外来医学知识及其背后群体的冲突。这两个困境,显然造成了一种冲突而模糊的情况,他们无法与西方医学校之外的医学群体和日本传统的医学

---

① 富士川英郎《富士川游》,166页。
② 《富士川游著作集》第1卷,415—420页。

群体彻底切割，但是他们试图塑造的又是一种"现代"的医学群体，而且他们的写作并没有被医学院接受，也就意味着，医学史的写作者并未能进入他们企图塑造的"现代"医学群体的"再生产"机制之中。而在医学史的叙述中，就产生出一种试图连接日本古代医者群体和现代医学群体的错位的历史写作模式①，同时，这种模式将其写作内容扩展到由内至外的方方面面。

三　写作古代医事制度和现代医学群体的身分如何建立

让我们回到前文已经提出的现象，即陈邦贤以医事制度之历史述医家地位之历史，形成二者的直接对应②。两者为何可以对应？这个对应是否意味着，叙述医家地位的材料，都是与医学相关的职官及其执掌。此对应则进一步产生了一种医学史的叙述模式，它是如何建立的？

在讨论这个问题之前，先需对"制度"一词略加廓清，以说明它如何成为中国现代史学中的重要概念和一种文类的基础。制度一词本来就在古代中文中，《周易·象传·节》："天地节，而四时成。节以制度，不伤财，不害民。"孔颖达疏："王者以制度为节，使用之有道，役之有时，则不伤财，不害民也。"③制度与"节"相关，制、度在其作为规范的意义上同义，制强调人之造作，而度则强调尺度。在 19 世纪末，通过翻译，此词汇开始具有新的意义，詹姆斯·赫本（James Hepburn，旧译为黑本）在《和英语林集成》（*A Japanese and English Dictionary*）中将せいど翻译为 system，or form of government，the government，当然这里翻译的假名写成汉字是"政道"，不过这个音也可写作"制度"④。罗存德（Reverend Wilhelm Lobscheid）在英华字典（*An English and Chinese Dictionary*）中将 system of government

---

① 这种写作模式也基于一种文化身分的无意识连续性，刘士永对其有详细的分析，见刘士永《武士刀与柳叶刀——日本西洋医学的形成与扩散》，台北：台大出版中心，2012 年。

② 陈邦贤《中外医事年表》，《中西医学报》第 9 卷第 3 号，1927 年，7—8 页。

③ 《周易正义》，北京大学出版社，1999 年，240 页。

④ James Hepburn, *A Japanese and English Dictionary*, Tokyo: Z. P. Maruya & Co., Limited, 1888, p.541.

翻译为制度,当然还有政法、治法、制法等译法①。也就是制度这个词,应该与 government 相关。另外,也有以"制度"译 arrangement 的②。但是之后 institution 的意涵逐渐强化③,大约在 1890 年代,"制度"开始被大量使用,其使用也逐渐超过 government 的意涵,最早的使用包括学校制度、教育制度,而医事制度也是其中之一。

制度史作为一种写作的主题和文类也随之出现,典型的例证就是吕思勉 1929 年出版的《中国婚姻制度小史》、《中国宗族制度小史》、《中国政体制度小史》、《中国国体制度小史》、《中国阶级制度小史》,之后前四本又合辑出版,称为"史学丛书"。但按照杨宽回忆,前四篇均为成书于 1920 年代的"政治经济掌故讲义",后来又称为"中国社会史",最后出版时称为《中国制度史》④。在这里"政治经济掌故"、"社会"和"制度"先后作为同一部著作的名称,非常值得推敲。在这里如果依然将制度作为 system of government 来理解,包括国体制度和政体制度这两个制度都带有同义反复的意味,因为国体,即 state system,而政体,则与 system of government 同义。而在具体的内容中,国体制度叙述从分封到郡县之变迁,政体制度则叙述君主专制之流变。类似的路径之前见于梁启超 1926—1927 年在清华讲授的《中国历史研究法补编》⑤。除了中国古代政治制度之性质的争论,在之后的研究多深入到所谓的行政层面。陶希圣曾指出,在"七七事变"之前,北京大学法学院曾设立中国行政制度研究室,其中出现一系列的制度史著作,此类著作大多试图对中国当时努力建立中的现代文官制度进行回溯式的探索,这种对应与 1912 年开始民国政府的制度建设相关联⑥。在这种对应之中,基本叙事策略都是将现代文官制度的名义对应回古代的职官序列。关于此对应背后的文化逻辑,钱穆曾这样阐释:"一

①　William Lobscheid: *An English and Chinese dictionary*, *with the Punti and Mandarin pronounciation* ([4 volumes] Hongkong: Daily Press 1866‑1869) vol.4, 1869, p.1741.
②　森冈健二《近代語の成立・語彙編》,東京:明治書院,1991 年,116 頁。
③　森冈健二《近代語の成立・語彙編》,414 頁。
④　杨宽"序",吕思勉《中国制度史》,上海教育出版社,2005 年,1 页。
⑤　梁启超《中国历史研究法 附中国历史研究法补编》,上海古籍出版社,1998 年,271 页。
⑥　李俊清《现代文官制度在中国的创构》,北京:三联书店,2007 年,32 页。

个国家，必该有它立国的规模与其传世共守的制度。这些制度，相互间又必自成一系统，非一件件临时杂凑而来。……但中国历史上的政治制度，则自古迄今，却另有其一种内在的一贯性。……此即中国历史传统一种不可推翻的力量与价值之具体体现。"①在这个界定中，system 的意义凸显。制度自成的系统，其内在的一贯性，进而形成的历史延续性，构成写作制度史的文化理念、实践基础和内在价值。甘怀真考察民国时期政治制度史，以为其背后的动机在于近代中国的"文化保守主义"，研究者欲证明传统中国政治制度的合理性。而在这些合理性中，其本身形成一完整的系统，是重要的特质②。但是，如前文所述，这并非是一个单向的过程，联系古代官制与现代政治制度的历史写作，既在为建立中的现代政治制度找寻本土历史的合法性资源，同时，又赋予了本土原有政治传统一种合理性。值得注意的是，当这种写作被以"制度"为名时，一种系统性和机构性的双重意义被赋予其中。但是，朝向现代国家制度建设的倾向，与中国古代制度本身的内在一贯性的探索，显然难以直接形成一相互扣合的系统，于是在这个意义上，制度史写作的意义显然是连接，以在两者之间建立联系。

那么政治制度之外的其他的议题，比如婚姻制度等，又如何理解？在吕思勉的分析以"群"与进化为中心，强调社会之进化与人群分化之关系，而家族、婚姻乃至阶级，即与人群分化之关系。称其为制度，既强调其在现代社会中已构成一有机体，又带有以系统性来强调其文化合理性的意义。而在实际写作的层面，使得古代"制度"的记载成为各种不同类型历史的文献和叙述基础。

如果我们回到这个时代提及医事制度的文字，会发现其处于以上所叙述的两种制度叙述之间，即既带有国家政治制度的意涵，也带有社会人群的意涵。这本身就构成了将医事制度与医者社会地位相关联的基础。当他们将医事制度与医者地位相联系时，其中呈现出多个层次的意义，首

① 钱穆《中国历史研究法》，北京：三联书店，2001 年，18—19 页。
② 甘怀真《政治制度史研究的省思——以六朝隋唐为例》，《中华民国史专题论文集·第四届研讨会》第一册，台北：国史馆，1998 年。

先,在广泛的意义上,制度与社会的关联,即医学社会组织对医学群体的界定;其次,在所谓国家制度的层面,此时期医学群体的建构与国家行政和权力的建立密切相关;再次,在实践的角度,直接将职官系统作为写作医事制度的基础。这样的写作模式在当时并非没有反对者,余岩曾以为叙述历代医药制度的陈邦贤著作只能称为"从前的医史学","社会上医家地位的历史"需强调"社会愈进化,则医家的教育程度愈高,医药制度愈严密,所以现代医学史当然不可忽视社会上医家的地位。"[①]虽然余岩批评陈邦贤忽视了医家教育作为医家地位的重要部分,但是他也将医药制度与社会进化直接相关,其思路的底色与陈邦贤所述也有共同的基础。

前文用一种接近历史语义学的方式,为医事制度对应为医家地位的历史叙述,提供一种语言层面上的认识论底色。但是以古代医事制度,即医官制度、医事律令作为医家地位的对应物,显然与这个时代医学群体的塑造有密切的关联。如果我们回到这个时代的语境,当时医学实践的群体非常多样[②],并非简单的"旧医"与西医之别。在这个时代,关于"谁是医师"、"谁才能成为医师"已经开始成为争论的核心。而强调医师是法定身分,以及建立法定行医权的话题逐渐出现[③]。而逐渐形成中的职业医师团体与政府对于职业医学身分的认定之间也关系密切。在这个医师身分的争论过程中,既有中、西医的差别,也有专业化团体作为主要推动力,但是其争论的焦点一直集中在国家对医学群体身分的法律认可[④]。陈邦贤在

①　余岩《医史学与医学前途之关系》,《余氏医述三集》卷6,上海:余氏研究室,1937年,57—58页。

②　吴章(Bridie Andrews)在其书中以裘吉生对绍兴的观察讨论了民国初期从事医疗实践群体的多样性和复杂性,见 Bridie Andrews, *The Making of Modern Chinese Medicine*, *1850‑1960* (UBC Press, 2015, pp.33‑47)。而涂丰恩也曾以近代社会的医学训练和认证机制,反思明清中国"谁是医生"的问题,强调当时医疗市场的复杂性。见涂丰恩《救命——明清中国的医生与病人》,北京:商务印书馆,2017年,91—92页。

③　姜振勋《什么叫做医师》,《医药评论》第23期,1929年,11—13页。

④　尹倩《民国时期的医师群体研究(1912—1937)——以上海为讨论中心》,北京:中国社会科学出版社,2013年;曾宣静、林昭庚、孙茂峰《民初中医"医育法权"之建构(1912—1949)——以〈中医条例〉及〈医师法〉为论述核心》,《台湾师大历史学报》,第59期2018年。41—100页。

其著作"医事制度"的部分中特别提到了端方在任两江总督时实践的医生考试，并将其视为各省警察厅考试医生之渊源①。与之同时，王吉民也有类似论述，他追述中国古代考医之制，以端方之制为终点。其强调的核心在于中国历代国家医学考试对于医学身分的合法性意义②。如果将陈邦贤和王吉民的叙述联系理解，这种历史叙事为当时的医学群体试图在国家体系中获得法律身分的努力提供了一种历史的合法性。在这种叙事中，古代的医事制度与现代医学身分之间的历史关联被建立起来，这种关联的认识论底色在于医者地位和身分与国家认可制度之间的关系。严格意义上而言，这段写作并非完全是"历史"，陈邦贤投书拜师于丁福保的前一年（1909），丁福保赴南京督院应医科考试，得最优等内科医士证书。他在之后强调医师资格时，就将"应地方官署之考试，博取行医证书"列为"自立之计"③。在这里，帝制中国的医师考试制度和民国之后国家对于医学群体身分的认定，通过个人的生命史连接起来。因此，在这个时代医学知识群体的历史写作中，古代的医官记载和现代中国正在建立之中的医学群体身分之间的联系似乎是不言而喻的。

若以古/今、中/西的分类模式观察，其中古/今、中/西的医学身分断裂被历史写作所弥合，而其中历史认识论的关键，是国家的权力和其对医学群体身分的认可，这也构成了医学群体社会地位的核心。就写作者而言，这种连接的"不言而喻"和合理性根植于他们自身身分的拉扯和困境之中。若以陈邦贤和王吉民为例，陈邦贤早年在家乡学医，之后在陈谟翘开办的上海中日医学院学医；王吉民在西医学校就读，而其家庭却是以中医为业④，本身就揭示出，这一时期医学群体身分的多样性也构成了医学史写作者身分的复杂性，这意味着，一种指向现代医学身分建立的历史写作者，其自身却在种种身分的拉扯和困境之中，即，历史写作不是在塑造

---

① 陈邦贤《中国医学史》。
② 王吉民《中国历代考医与医学之制》，《广济医报》第5卷第1期，1928年，1—8页。
③ 丁福保《论医师之资格（谨赠读函授新医学讲义者）》，《中西医学报》第2期，1910年，1页。
④ 王吉民的生平经历请参考萧惠英《王吉民年表》，《中华医史杂志》2004年第4期，242—245页。

一个作为对象和客体的群体身分，而是在为自我的认知寻找意义。

　　前文试图发掘中国医学史中医事制度研究的知识谱系，及其作为一种现代医学史写作范式的成立，却发现它与一种跨国/跨语际的写作模式相关联。于是，问题转变为，一种跨国/跨语际的医学史写作模式如何在中国的语境中成立。在这里，"中国"，既意味着写作的对象，也意味着，民国的医学史家如何成为写作的主体。对这样一个迁移的过程，已有一些解释模式。比如在爱德华·萨义德（Edward Said）的意义上，我们可以将其视为一个学科将欧洲之外的地域变为对象时，也塑造了这个对象本身，即中国的医学成为医学史写作的对象时，其本身也被塑造起来①。或者，我们也可以追随帕沙·查特吉（Partha Chartterjee）的论述，将中国的医学史家追寻世界医学史之潮流的行为，视为"本土"精英接受外来的学科话语自我塑造并进一步发声的过程②。而在这个意义上，与中国古代医事制度的连接，可以被视为发掘本土资源以发声反抗的过程。或者，我们还可以同意托马斯·特劳特曼（Thomas Trautmann）的论述上，视为古典在现代叙事中的嵌入（embedment）③。以上模式虽已有足够的复杂性，但却依然以东/西、古/今为基本的分析范畴组。同时对写作与身分建构的分析中，不仅只关注写作对于身分的塑造，同时也需注意写作者身分如何在此过程中成立。而在医学史中，医学和医学史之间的关系构成另一对分析范畴，现代临床医学的诞生与医学史逐渐消逝的权威，构成了医学史写作者面对的身分困境。在前文讨论的医学史写作范式传递的过程中，问题的核心随着每个地域医学群体的境遇而变化，三位医学史家写作努力的重点，都试图以医学史写作弥合当下的裂痕，无论这种裂痕是在医学史与临床医学教育之间，本地和外来的医学传统之间，并试图以历史作为塑造当代医学群体的合法性依据。医学身分与"国家"的关系，就是典型的

---

① Edward Said, *Orientalism*, Vintage Books：New York：1979.此据王宇根译《东方学》，北京：三联书店，2007 年。
② Partha Chartterjee, *Nationalist Thought and the Colonial World*, London：Zed Books，1986.
③ Thomas Trautmann, *Languages and Nations: Conversations in Colonial South India*, Berkeley：University of California Press，2002.

例子。它既来自欧洲医学身分的制度性认可，又在中国古代的医学官署记载中找到了依据，进而被写作者用来为新医学身分的塑造提供合法性依据。一方面，我们可以看到医学群体写作自身群体的历史，并非是"理所当然"的选择，而是一种身分困境下的努力，也使得这种写作的合法性得以强化。另一方面，在他们写作时代，医学群体之中也有种种的身分差异和区隔，这种差异来自医学知识的变化也来自原有社会中本身的社会结构，写作不仅成为了塑造新群体身分的路径，显然也是他们对自身身分问题的回答。

在陈邦贤之后，医事制度本身成为重要的研究体例。但是，此类研究多数试图"以考证之法重建古代官制的原貌"①，在研究脉络之中，也与"现代"的身分问题渐行渐远。但这种写作与医学史在中医院校中的制度基础密切相关，也就是说，它与现代医学群体身分的关联似乎并未淡化。

四 东西之间的古典与现代：名医传记的写作实践

让我们回到另一位作者胡博特（Franz Hübotter），前文已经提到，他的研究也是在当时德国医学史的潮流之下完成的，但是却又呈现出回归中国古典的取向。他的传记基本是对中国古代文献中医者传记的节选翻译直接缀连而成②。百慕达（Miranda Brown）在其追述中国医学之父的研究中指出，她最开始怀疑，"医学之父"的叙述是现代历史学家从历史中寻找资料，以适应一种由欧洲历史所主导的写作模式。但是她后来发现，这种的叙事其实可以在中国古典的叙述中找到来源。因此，她强调自己的意图不是批评医学之父是一种现代的"时代错置"的误读，而是试图指出，这是这些医学之父在中国医学史中确实有其位置，虽然他们的重要性与现代西方学者所想象的有很大差别。在此背后，是古典/东方的叙述如

①　此处借用甘怀真的术语，见甘怀真《政治制度史研究的省思——以六朝隋唐为例》。
②　Franz Hübotter, *Die chinesische Medizin zu Beginn des XX. Jahrhunderts und ihr historischer Entwicklungsgang*, Leipzig: "Asia Major", 1929.

何嵌入（embedded）到现代/西方学术叙述的问题①。她的讨论显然展开了一个更为复杂的问题，即医者传记，作为现代医学史研究医学群体的基本路径，是一种现代的创造，还是一种古典的"遗存"或者"嵌入"。虽然百慕达已遗忘了胡博特在现代医学史谱系中的位置。

我们可以将胡博特的写作与丁福保的《历代名医列传》比较，他在序言中称："是书用传记体由编纂而成，上起扁鹊，下迄近代。凡成就卓卓可传后世者，皆在焉。而碌碌无所短长者，概不滥入，非阙略也。学者果能浏览及之，则历朝医事之得失因革，及所以进化、所以自画之故，可以了然于心目闲矣。"②该序言称此书为传记体，写作方法基本均是在开头引正史本传，后引诸家之言。同时丁福保将此书与唐代甘伯宗《名医传》以来的中国古代的医学传记传统相比附。不过值得注意的是，丁福保将几位重要的西洋医学家附于传后，自谓是模仿阮沅《畴人传》的体例，包括发现血液循环的哈斐（William Harvey，1578—1657）、发明种牛痘法的占那（Edward Jenner，1749—1823）、在广东的美国医学博士嘉约翰（John Glasgow Kerr，1824—1901）、细菌学的古弗（Robert Koch，1843—1910）。这几篇传记并未指出其来源。只有古弗的传记，说明是根据日本北里柴三郎的原本，由顾鸣盛译述。但其他的传记（除了嘉约翰）很可能都是编译自日文。由此，《历代名医列传》杂糅了两种不同的传记传统，即自唐代甘伯宗《名医传》、明代李濂《医史》以来的医传传统，和由日文翻译而来的西人传记，两种传统在同一书中各自呈现，却又试图纳回到中国古代的传记传统之中③。前文已经略提及丁福保的身分及其形成的过程，他将西方医学的"伟大医者"以一种《畴人传》的方式呈现，也就是说一种以中国古代文类（genre）承载的西方医学实践者与中国古代的其他名医一

① Miranda Brown, *The Art of Medicine in Early China: The Ancient and Medieval Origins of a Modern Archive*, Cambridge University Press, 2015.
② 丁福保《历代名医列传》，上海：文明书局，1913 年，此据 1920 年重印版，1 页。
③ 夏晓虹在对晚清"尚友录"到"名人传略"的研究中，已经注意到当时人物研究从古代专辑传统到现代体制转型的问题，见夏晓虹《从"尚友录"到"名人传略"——晚清世界人名辞典研究》，陈平原、米列娜主编《近代中国的百科辞典》，北京大学出版社，2007 年，1—32 页。

起，在丁福保时代，构成了中国的西方医学实践者的身分的历史来源。与之对照，胡博特将古代医者的传记收入其《中华医学》一书时，意味着他将中国古代的名医作为理解 20 世纪初中国传统医学实践的知识和历史语境。在他和丁福保的写作中，都呈现出古典和现代、中与西的交缠。

让我们回到胡博特的经历，作为解读其写作的背景。他最初在德国接受医学训练。嵇穆（Martin Gimm）曾在回忆的文章中指出胡博特母亲的眼疾是胡博特学习医学的重要原因[①]。他 1901 年进入耶拿大学医学部（Universität Jena），在耶拿、柏林和海德堡学习。他最开始以眼科为主要的关注对象，1906 年 11 月他在奥古斯特·瓦根曼（August Wagenmann，1863—1955）教授的指导下完成在大学眼科门诊的就职论文（Inaugural-Dissertation），题为"两例罕见的眼眶病例"（"Zwei Fälle von seltenen Orbitalerkrankungen"）。之后他开始了在不同地方学习不同专科的旅程，先在柏林学习内科学，1908 年他到伦敦跟随脑科专家维克托·霍斯利（Victor Horsley，1857—1916）学习。他在伦敦还拜访了泌尿科的专家彼得·约翰森（Peter Johnston），以及爱德华·詹姆斯·贝克尔（Edward James Barker）。1909 年，他到巴黎成为外科医生尤金·刘易斯·杜瓦扬（Eugène Louis Doyen，1859—1916）的助手。他的汉学训练几乎是与医学教育同时开始的，在 1901—1902 的冬季学期，他在柏林拜访了研究《墨子》和《聊斋志异》的汉学家葛禄博（Wilhelm Grube，1855—1908），并在葛禄柏指导下完成了关于《战国策》（德文译名为"Kämpfenden Reiche"）的论文。他在法国学习外科时，也见到了汉学家沙畹（Édouard Chavannes）。1911 年他在莱比锡大学（Universität Leipzig）参与东方学的讨论班，结识了伊斯兰研究的专家欧根·米特沃奇（Eugen Mittwoch，1876—1942），印度学家海因里希·吕德斯（Heinrich Lüders，1869—1943），印度学家里夏德·庇歇尔（Richard Pischel，1849—1908），弗里德里克·威廉·卡尔·缪勒（Friedrich Wilhelm Karl Müller，1863—1930），藏学家赫尔

[①]　Martin Gimm, "Franz Hubotter (1881 - 1967) in memoriam", *Nachrichten der Gesellschaft für Natur- und Völkerkunde Ostasiens*, 102，1967，p.5.

曼·贝克赫(Hermann Beckh，1875—1937)，突厥、波斯和阿拉伯研究专家汉斯·斯图姆(Hans Stumme，1863—1936)。由于葛禄博的去世，对胡博特的满语考试无法进行，但在孔好古(August Conrady，1864—1925)和汉斯·斯图姆的主持之下，他进行了古汉语和波斯语等考试，最后在孔好古的指导下完成了博士学位论文①。中国医学史作为他的研究题目，看似理所当然，因为当他在1913年开始进入这个题目时，他是在医学和汉学方面都完成了专业的学术训练。单从他的知识背景而言，他与同时代的中国的医学史家有很多相似之处，包括接受现代/西方医学的知识训练和将中国古代和传统医学作为写作的一部分。不过，在他的眼中，中国古代的医学谱系依然是理解当时中国医学的关键，这一点与西方医学伟大医者的谱系并无不同，但是他却并不会将西方的医者传记放到这个谱系当中。也就是说，他不会认为，中国古代的医学传记可以构成中国"西医"身分的合法性来源。

在丁福保之后，中国医史传记的写作者，也都延续甘伯宗《名医传》以来的古代医者传记写作传统，重视重要的医者，比如对孙思邈的研究占据中古医者传记相当大的篇幅。徐伯英1924年发表《孙思邈记》，仍承袭中国古代医史之传记传统②。黄竹斋以《旧唐书·孙思邈传》为底本，博引《华严经》、《高僧传》、《独异志》等书为证③。在这些传记之中，一种来自中国古代层累造成的谱系显然存在，但当他们被纳入一种新的叙述中，与前文一样都带有了连接古典和现代的意义。当然自此模式建立之初，就有批评的声音，范行准一方面批评现有的医学史写作依然是"列传体"，另一方面对《名医传》进行考订和谱系整理，并将此研究称为"医史学"④。这样的研究不仅对《名医传》进行了史学史式的考察，也尝试以之为基础，使得

① 对这段经历的详细叙述请参考 Robert Goldmann von Hanns, *Franz Hübotter (1881 - 1967): ein Berliner Arzt zwischen Ost und West* (Berlin: Institut für Geschichte der Medizin, 1991.)。
② 徐伯英《孙思邈记》，《三三医报》第 2 卷第 7 期，1924 年，9 页。
③ 黄竹斋《孙真人思邈传》，《光华医药杂志》第 3 卷第 9、11 期，1937 年。此据黄竹斋《孙思邈传》，西安：中华全国中医学会陕西分会，1981 年。
④ 范行准《名医传的探索及其流变》，王咪咪编纂《范行准医学论文集》，北京：学苑出版社，2011 年，447 页。

当时的历史写作与《名医传》的写作传统逐渐剥离，而建立更为"现代"的医学史写作。

在严格意义上，医者传记与医者贡献的历史叙述之间还是略有差距。医者的贡献的叙述，背后其实就隐含着比较的意味。典型的例证就是1953年李约瑟（Joseph Needham）出版的《中国科学技术史》（*Science and Civilization in China*）的第一卷。在此卷的论述中，李约瑟尝试"发现"并阐释中国古代科学技术的价值，其在中国历史以及中国与欧洲、印度、阿拉伯科技交流的背景下把握中国古代的科学技术，并将中国科学技术和西方科学技术的发现进行平行比较，确定其发现日期，给予先发现者荣誉①。由此，医者的传记，并与伟大医者/医学之父的谱系相关联，以一种个体经历的形式创造了历史中的医者与现代医学群体的认知之间的关联。医学传记的写作，与前节所讨论的医事制度的写作一样，它进入现代医学史写作并逐渐演变的过程，展示了医学史的写作者如何在不同的思想资源和写作传统中创造出一种医学身分的合法性来源。而对医学传记的分析，更进一步凸显了前文未完全展开的一个问题，即中国古代的文本被转化为"现代"医学史的研究资料时，它不仅奠定了一种叙述的材料基础，如其对胡博特的意义，同时，也以一种文类的方式奠定了写作的形式基础。由此，一个更为重要的问题逐渐展开，即，我们如何以一种"现代"的历史叙事来写作中国古代的医学？这样的叙事已经足够现代了吗？还是说，古典和传统依然深深的"嵌入"其中，不仅作为对象，也作为叙事的文类和文本基础。在这里，作为现代学科的医学史与理解过去的历史主义之间产生了冲突。我们是否需要回到古代的文类和叙述之中，才能理解中国古代的医学？这种思路显然在"医者，意也"的强调中回归了中国医学史的写作。但是这种以历史主义之名的回归要落脚在何处，才能不变成一种复古和怀旧，进而摧毁医学史作为现代学科的知识基础？

---

① Joseph Needham, *The Grand Titration: Science and Society in East and West*, London：George Allen & Unwin Ltd, 1969.此据张卜天译《文明的滴定》，北京：商务印书馆，2016年，4—43页。

五　叙述模式的挑战与"医者,意也"回归的语境

要回答这个问题,我们需要再次回到 1995 年,当金仕起撰文反思历代医政制度的演进和个别医学人物的贡献的写作模式时,他面对的学科语境已完全不同。比如,"晚近世界研究医史学之问题"已经发生了颠覆性的变化。1979 年,苏珊·雷弗比(Susan Reverby)与大卫·罗斯纳(David Rosner)以"超越伟大医生"(或者说是医学伟人)为口号倡导医学社会史的研究①。但在此之前,玛格丽特·佩林(Margaret Pelling)和查尔斯·韦布斯特(Charles Webster)在一篇题为医疗实践者("Medical Practitioners")文章中关注英国医学职业化的关键时期,在这个时期意大利式的医学院教育(College of Physicians)和人文医学模式在英国建立起来,同时,这个时代三分式的职业医学群体认同逐渐建立起来,即内科医生、外科医生和药剂师。但是,他们更希望强调的是在这个时代,也存在着各种各样的医疗实践,而对于职业医者和江湖医生(the empiric)的区分,使得英国医学史的研究很少注意非医学院教育或没有加入外科医生和药剂师组织的医疗实践者,因此一个更广泛的"医疗实践"(medical practice)的概念显然是有意义。同时,他们也开始涉及一个更为复杂的问题,即,现代职业医学群体在形成过程中,那么我们可以通过对他们的历史形成过程进行描述进而认定和界定他们,但是在这个形成过程中逐渐被遮蔽和排除的其他医疗实践者要如何认定和界定,我们如何来描述他们②。

---

① Susan Reverby and David Rosner, "Beyond 'the Great Doctors'", Susan Reverby and David Rosner eds., *Health Care in America: Essays in Social History*, Philadelphia: Temple University Press, 1979. 十五年后他们对此研究路径进行了反思, Susan Reverby and David Rosner, "'Beyond the Great Doctors' Revisited: A Generation of the 'New' Social History of Medicine", Frank Huisman and John Harley Warner eds., *Locating Medical History: The Stories and Their Meanings*, Baltimore and London: The Johns Hopkins University Press, 2004, pp.178 - 181.

② 比如 Margaret Pelling 对护士的讨论,她区分了两个词,即 nursekeeper 和 nurse。见 Margaret Pelling, *The Common Lot: Sickness, Medical Occupations and the Urban Poor in Early Modern England*, pp.179 - 202. Charles Webster 对此问题的关注源自他在科学史中对于预言、魔法和科学之间关联的探讨,见 Charles Webster, *From Paracelsus to Newton: Magic and the Making of Modern Science* (University of Cambridge Press, 1982)。

而在他们找寻这些医疗实践者的过程中，宗教性的因素、性别的因素都已被重视。

而对中国传统医学的讨论也有不同的思路。1990年李良松和郭洪涛出版《中国传统文化与医学》一书，提出以"文史医学"的路径来研究中国古代的医药文化，其中除了概述中国古代的医史之外，还提示政治制度、儒家思想、佛教、道教、地域、民族与医学的关系，并且罗列并提示了甲骨文和金文、"十三经"、诸子百家著作、史书、政书、历代文集、类书、诗词散曲、笔记小说、古文史工具书（即小学之书）等多种文献中的医药学史料①。在此书之后，李良松从各个方面不断推进对"文史医学"的研究，出版《甲骨文化与中医学》②、《佛医纵横》③、《佛教医籍总目提要》④等书，在1993年与叶海涛合著《陈立夫与中医药学》⑤，又在1996年与刘建忠合编《中国医药文化论丛》⑥。马伯英、高晞和洪中立在1993年出版《中外医学文化交流史》中强调使用文化史的说法，是希望将人类学的方法引入到中国医学史的研究领域里来，强调历史上的中医不是一个"封闭的系统"，但也不是一个主动接受、主动外传的开放体系，而是一个被动的开放体系⑦。马伯英循此思路又在1994年出版《中国医学文化史》⑧。陈可冀和林殷为汤一介主编的《国学举要》编写《医卷》，将医学归入"国学"的范围，并总结其历史、思想与知识⑨。

台湾的历史研究者以《新史学》杂志为中心，尝试进行史学研究路径转变。杜正胜将其分为生态资源、产业经营、日用生活、亲族人伦、身分角色、社群聚落、生活方式（品味）、艺文娱乐、生活礼仪、信仰宜忌、生命体认

---

① 李良松、郭洪涛《中国传统文化与医学》，厦门大学出版社，1990年。修订本：《出入命门——中医文化探津》，北京：中国人民大学出版社，2007年。
② 李良松《甲骨文化与中医学》，福州：福建科学技术出版社，1994年。
③ 李良松主编《佛医纵横——首届全国佛教医药学术研讨会论文汇编》，厦门：鹭江出版社，1995年。
④ 李良松主编《佛教医籍总目提要》，厦门：鹭江出版社，1997年。
⑤ 李良松、叶海涛编著《陈立夫与中医药学》，厦门大学出版社，1993年。
⑥ 李良松、刘建忠《中国医药文化论丛》，厦门：鹭江出版社，1996年。
⑦ 马伯英《中外医学文化交流史》，上海：文汇出版社，1993年。
⑧ 马伯英《中国医学文化史》，上海人民出版社，1994年。
⑨ 陈可冀、林殷《国学举要·医卷》，武汉：湖北教育出版社，2002年。

和人生追求等十二项，归为物质的、社会的和精神的三大领域，以个人与人群为对象，使历史研究的核心落实于人及其所表现出来的文化①。其中归为生命体认的医疗文化史研究（被称为"生命医疗史"），区别于原有医学史研究侧重医理、症候、方药、医案、医说和医家等方面，强调历史过程中医疗与社会文化之关系②。1995 年，杜正胜按照"疾病、医疗与文化"研讨小组参加者各自的兴趣与研究成果，将生命医疗研究史分为五个研究方向：1. 对于身体的认识及赋予的文化意义；2. 医家的族群和学术归类；3. 男女夫妇与幼幼老老的家庭史；4. 从医学看文化交流问题；5. 疾病医疗所反映的大众心态。其中对医家族群和学术归类的讨论，特别重视医家与其他群体的关系（巫、道、儒的关系）："医疗是特殊的技术，医家或医者遂成为特殊的族群，他们与社会其他族群的归属关系，似乎也可觇测一些时代风貌。中国历史上的医家或医者，大致可按三大阶段分作三种类型，上古混同于巫，战国至李唐通合于道，宋代以下攀援于儒。当然，这是很概括的分法，但多少可以反映一点不同时代的社会风气。"③在此语境之下，生命医疗史中对身分的观察呈现了完全不同面貌。林富士的研究除了勾勒道士和巫觋的"医疗者形象"之外，也特别重视道教、巫觋与医者所使用医疗技术的异同，特别是道教徒对医药知识的复杂态度④。李建民在

---

① 杜正胜《什么是新社会史》、又《一个新史观的诞生》、又《历史的再生》，收入杜正胜《新史学之路》，台湾：三民书局，2004 年。

② 杜正胜《作为社会史的医疗史——并介绍"疾病、医疗与文化"研讨小组的成果》，《新史学》第 6 卷第 1 期，1995 年，113—153 页；又《医疗、社会与文化——另类医疗史的思考》，《新史学》第 8 卷第 4 期，1997 年，143—171 页。对此路径的介绍可参见余新忠《关注生命——海峡两岸兴起医疗社会史研究》，《中国社会经济史研究》2001 年第 3 期，94—98 页；又《中国疾病、医疗史探索的过去、现实与可能》，《历史研究》2003 年第 4 期，158—168 页。

③ 杜正胜《作为社会史的医疗史——并介绍"疾病、医疗与文化"研讨小组的成果》，121 页。

④ 林富士《试论〈太平经〉的疾病观念》，《中研院历史语言研究所集刊》第 62 本第 2 分，1993 年，225—263 页；又《中国六朝时期的巫觋与医疗》，《中央研究院历史语言研究所集刊》第 70 本第 1 分，1999 年，1—48 页；又《试论中国早期道教对于医药的态度》，《台湾宗教研究》第 1 卷第 1 期，2000 年，107—142 页；又《略论早期道教与房中术的关系》，《中研院历史语言研究所集刊》第 72 本第 2 分，2001 年，233—300 页；又《中国早期道士的医者形象：以〈神仙传〉为主的初步考察》，《世界宗教学刊》第 2 期，2003 年，1—32 页；均收入林富士《中国中古时期的宗教与医疗》，台北：联经出版事业公司，2007 年。近来他又将巫觋的相关研究收录《巫者的世界》一书（广州：广东人民出版社有限公司，2016 年）。

讨论《汉书·艺文志》中的方技四支时，曾尝试勾勒掌握此四支方式的几种职业身分者，包括医、巫和技击三系人群。其中也尝试清理医者身分与巫者、"方士"、"方术士"、"术士"、道人、道士、道家等几类人身分之间的交叉与区分①。梁其姿讨论宋代以来女性医疗者的多样性②。李贞德以女性医疗者的角度，切入中古医者的研究。她强调在中古时期提供医疗照顾的女性，不一定具有医者之名，因此在研究中，她广泛收集各种材料尽量能够涵盖所有提供医疗照顾的女性。中古女性提供医疗照顾的场合，首先是在生育文化之中。而女巫、女医和司药，其知识和技术领域则并不限制于生育照料，亦包括一般的妇科疾病和其他疾病，其治疗对象多样。同时，女性医疗照顾者的知识和技术来源复杂，除了自身身体体验和治疗经验积累，家庭医疗知识的熏陶、官方女医教育以及民间口耳相传都是重要的知识来源。女性是家庭日常照顾的重要力量，其照料包括日常之饮食起居与医疗照顾，参与全部的治疗过程，并以亲身实践和身体接触为特色，女性在全面照顾中分身乏术，往往容易陷入多重伦理身分的角色冲突③。

　　当研究者尝试将宗教、性别、代际、地域、城市、中外文化的互动等社会和文化的因素纳入中国医学史的叙述的同时，这些因素也在改变着中国医学史对研究对象的身分认定。医学史中不再只有重要的医者和医书的作者，与医学相关的历史人物身分复杂起来，他/她们是医生或病人、男

①　李建民《死生之域——周秦汉脉学之源流》，台北：中研院历史语言研究所，2000 年。此据《发现古脉——中国古典医学与数术身体观》，北京：社会科学文献出版社，2007 年，63—76 页。
②　梁其姿《前近代中国的女性医疗从业者》，李贞德、梁其姿主编《妇女与社会》，北京：中国大百科全书出版社，2005 年，355—374 页。
③　李贞德《汉唐之间的女性医疗照顾者》，《台大历史学报》第 23 期，1999 年，123—156 页；又《汉唐之间家庭中的健康照顾与性别》，黄克武主编《第三届国际汉学会议论文集·历史组·性别与医疗》，台北：中央研究院近代史研究所，2002 年，1—50 页；又《唐代的性别与医疗》，邓小南主编《唐宋女性与社会》，上海辞书出版社，2003 年，415—446 页；Idem, "Gender and Medicine in Tang China", *Asia Major*, 16-2, 2003, pp.1-32. 又《中国妇女史研究中的医疗照顾问题》，《四川大学学报》2005 年第 2 期，86—93 页。均收入李贞德《女人的中国医疗史——汉唐之间的健康照顾与性别》，台北：三民书局，2008 年。

性或女性、长者或孩童、作者或读者，他们有不同的甚至是杂糅的宗教信仰、居住在不同的地方、在他们所居住的地方进行着符合或不符合"传统"和"习俗"的医疗行为、被其他人看作"正常"或者"不正常"的人。这些关于身分的分类范畴背后隐藏着不同的学术传统和关注，不同的身分类别的使用也体现着研究路径的区别。

　　也就是说，当金仕起发表论文反思陈邦贤以来的中国医学群体研究的困境时，其实已经昭示了重要的问题，即，现代医学身分的建立及其与医学史写作之间的复杂互动，使得医学史写作本身成为了一个"身分问题"，无论对写作者而言，还是对写作对象而言。写作者和写作对象被嵌套进同一个"身分问题"时，医学知识（包括所谓"经验"）作为两者之间"理所当然"的连接，只是问题的表象，甚至是迷障，所遮蔽的是背后的种种身分"错位"，以及在错位之中重建身分来源的权威性的过程。而对这种模式的挑战，即，医学史研究近三十年的路径，都在尝试颠覆历史书写中原有的权力关系，从而发掘不同历史叙述的路径，以病人颠覆医生的权力、以女性颠覆男性的权力[1]、以民众信仰颠覆精英知识、以劳工阶层颠覆精英阶层[2]、以少数族群或种族的文化颠覆强势族群和种族的文化[3]，这本

---

[1]　性别与医学史的研究综述请参考 Susan M. Reverby, "Thinking through the Body and the Body Politic: Feminism, History, and Health Care Policy in the United States", Georgina Feldberg, Molly Ladd-Taylor, Alison Li, and Kathryn McPherson, eds., *Women, Health and Nation: Canada and the United States since 1945* (Toronto: McGill-Queen's University Press; Ithaca: Cornell University Press, 2003, pp. 404 - 420)。

[2]　此点可以参看 David Rosner and Gerald Markowitz 编辑的一系列论文集，包括 *Dying for Work: Workers' Safety and Health in 20th-Century America* (Bloomington: Indiana University Press, 1987); "*Slaves of the Depression*": *Workers' Letters about Life on the Job*, (Ithaca: Cornell University Press, 1987.); *Deadly Dust: Silicosis and the History of Occupational Disease in Twentieth-Century America* (Princeton: Princeton University Press, 1991)。

[3]　Waltraud Ernst, "Introduction: Historical and Contemporary Perspectives on Race, Science and Medicine", Waltraud Ernst and Bernard Harris, eds., *Race, Science, and Medicine, 1700 - 1960*, London: Routledge, 1999, pp. 1 - 28. Nayan Shah, *Contagious Divides: Epidemics and Race in San Francisco's Chinatown*, Berkeley: University of California Press, 2001. Laura Briggs, *Reproducing Empire: Race, Sex, Science and U.S. Imperialism in Puerto Rico*, Berkeley: University of California Press, 2002.

身也是"身分问题"①。只是，当医史制度与当代医者合法性的连接被复杂
的历史表象所冲击，而伟大医者的谱系被多元性的身分解构的时候，现代
医学身分和医学史写作的复杂性再次被展开。而对"医者，意也"的强调
与回归，出现在这些潮流之后，可以将其视为对二十世纪 90 年代以来种
种反思声音的回应。这种回应需要在复杂的学术脉络下解读。比如对医
学群体自我表述的强调，既可以是关注自我叙述的新学术潮流的冲击，也
可以是曾有"医学训练"者试图找回写作"自身历史"的权力宣言；对古代
的强调，可以是对现代主义和东方主义的反抗，而强调中国古典的价值，
也可以是根植于当代医学社会政治的文化保守主义的宣言。不过，其背
后的核心问题依然是一种身分困境的展开，只是这次问题不再偏向于医
学身分，而更多偏向于医学史写作者的身分问题，医学史写作者的身分多
样性也成为了一种"身分政治"，而是否能如前文提及的医学史写作的诸
次身分困境一样，通过历史写作本身再次"面对"此困境。如果我们依然
希望以"医者，意也"作为理解中国古代群体的路径，琼·斯考特（Joan
Scott）在多年前讨论性别史的身分与政治时曾提供了一个单纯而乐观的
希望，即，以理解过去创造知识的方式来帮我们创造新的知识，而非以当
下的身分困境干涉我们理解过去知识创造的过程②。其中的乐观不仅在
身分政治之上，也意味着一种对于学术实践的乐观想象，即我们可以建立
一个单向的防护网，防止当下对过去的误解，却依然能从过去中汲取教
益。但理解过去，并非意味着放弃现代的学术传统而单纯复古或怀旧，而
是如何在现代的学术传统中建立一种观察过去的方式。那么要将"医者，

---

① 比如 Joyce Appleby、Lynn Hunt 和 Margaret Jacob 在讨论美国社会史的性别研究和种族研
究时，指出："这种新型社会史研究受到重视，部分归因于这一批'自下而上'的史学家自
己的出身背景。这些人是于 1950 年代后期和 60 年代教育普及时期接受高等教育的，这
期间出笼的历史学博士几乎是以前的四倍。由于他们之中有许多是移民的第二代或第
三代，本身就把博士论文变成一场重建记忆运动的动机。另外有黑种人或女性，同样想
让一向无发言机会的族群一吐为快。"Joyce Appleby, Lynn Hunt and Margaret Jacob,
Telling the Truth About History (New York, New York: W. W. Norton & Company,
1994.此据刘北城、薛绚译《历史的真相》，北京：中央编译出版社，1998 年，129 页）。

② Joan Scott, *Gender and the Politics of History*, New York: Columbia University
Press, 1988.

意也"转换成为一种中国医学史的写作,需要一种面对和理解"错位的身分问题"的历史路径。而转化为本书的核心问题就是,要如何"历史主义"(historicism)的解读"医者,意也",并将其转化为写作古代医学群体的一种可能性①。

第二节　"医者,意也"的历史解读之一:历史性的知识表述与现代学术路径

让我们回到前文引用的关于"医者之意"的讨论,来分析其中所表达的意涵。前文引郭玉言:"医之为言意也。腠理至微,随气用巧,针石之间,毫芒即乖。神存于心手之际,可得解而不可得言也。"②这段文字实际描述的是针石治疗的过程,治疗者面对病者身体腠理的精微与气的流动性,要如何进行实践。操作针石的是手,但关键却在心手之际,如果我们按照《孟子》以来的传统将心视为思之官③,即《孟子·告子上》所言:"耳目之官不思,而蔽于物;物交物,则引之而已矣。心之官则思,思则得之,不思则不得也。此天之所与我者。"④那么病患之身体(包括腠理和气)就成为了心思之物。郭玉并未限制于心如何"思"之于身体,还涉及心之思如何转化手在病患身体上的实践。转化的关键就是"神",即文中所谓的"神存于心手之际"。要如何理解这里的"神"呢? 是否可以将其理解为人的

---

① 在这里历史主义的理解意味着,思想、表述乃至身分问题都有其产生的独特历史和文化语境,并需要在其中找到位置、定义和意义,在每个时代的思想、表述和身分问题都有其独特的价值而不能直接应用于其他时代或者被其他时代的权威所干涉解读。但需要指出的是,对历史主义和新历史主义的追寻,却是一种颇为现代的思想潮流。

② 《后汉书》,2735 页。

③ 对此传统的讨论可参见 David L. Hall and Roger T. Ames, *Thinking Through Confucius*, Albany: State University of New York Press, 1987, p.44. James Behuniak Jr., *Mencius on Becoming Human*, Albany: State University of New York Press, 2005, p.12.而心作为思之官,与情感、认知等问题将在后文展开。

④ 杨伯峻译注《孟子译注》,北京: 中华书局,1960 年,270 页。

精神活动。孙思邈之言则更为详细："若夫医道之为言，实惟意也。固以神存心手之际，意析毫芒之里，当其情之所得，口不能言；数之所在，言不能谕。"①如果将这里的"意"理解为人之意识的话，那么神亦是指人之精神活动。医学认知和实践的过程，是以"神"在心与手之际所建立的关联，以使得"意"得以体察针石遭遇身体的精微之处。而这一过程，无法以语言表达的原因，在于"意"作为过程和动态的意涵，即 living meaning 和 ongoing meaning，即这个过程和动态无法被语言所捕捉。这一点，Chang Chun-yue 在分析王弼时已清晰指出②。许胤宗则进一步强调："医者，意也，在人思虑。"也就是说，医学虽然是一个认识和实践的过程，但其侧重点依然在思虑的过程。而就"言"而言，并非完全不可言说，而是说，只能以"神"和"意"涵盖，当称为之为"神"和"意"的时候，就会被能够领会的人所领会。即，语言的局限性。所以只能这种被领会和实践的过程，才能界定"医"。

因此我们可以将以上论述中的讨论拆分为多个层次，第一层面是"神"在心与手之际所建立的关联，以使得"意"得以体察针石遭遇身体的精微之处；第二层面则是，心手之间的联系和体察的过程，能否被语言所捕捉；第三层面，正因为不能言说，所以不能通过文本写作来传递知识，言与书之间还存在一个若隐若现的层次，却在这里被有意无意的略过③；第四层面在于"意"被领会的过程，被视为一种身分自我阐释的过程。

同时，在详细分析此段叙述的内容时，其塑造的过程也变成值得讨论

① 李景荣等校释《千金翼方校释》，8 页。
② Chang Chun-yue, "The Metaphysics of Wang Pi (226 - 249)", Ph. D. dissertation, University of Pennsylvania, 1979, pp.78 - 83.
③ 言（speech）和书（writing）的关系是德里达（Jacques Derrida）关心的重点，而他也对中国哲学中言与书的关系提出了好奇，见 Jacques Derrida, *De la grammatologie*, Paris: Les Éditions de Minuit, 1967. Gayatri Chakravorty Spivak trans., *Of Grammatology*, Baltimore & London: Johns Hopkins University Press, 1997, p.92. Jane Geaney 在最近的研究中修正了德里达的看法，她强调言和书在早期中国的哲学中，与听和看相关联，并不是一个总体的"语言"的代物，语言也并不是在言和书中实体化。相反，它们是一种相互关联的关系的两端，视情况，其中一方可能成为主导。见 Jane Geaney, *Language As Bodily Practice in Early China: A Chinese Grammatology*（Albany: State University of New York Press，2018, pp.xi-xii）。那么这种相互关联的关系在怎样的情况下，会导致言与书之间层次被有意无意的略过；以及言、书与感官之间的关系都会在后文进一步展开讨论。

的问题，即前文引用费振钟的论述，质疑"医者，意也"是医学群体的自我阐释。其背后是否有写作者的创造？前文已经提到在现有的文献当中，"医者，意也"的说法最早见于《后汉书》中对郭玉的记载。这段郭玉论述的关键要点，是"言不尽意"。言意之辨，在中国历史中虽早有讨论，见于《庄子》、《周易·系辞》①。但是其成为核心的话题，是在魏晋时代玄学的讨论中。王弼以老庄解易，忘言忘象，以求圣人之意，魏晋士人广而用之②。在南朝宋范晔笔下的郭玉，言语之间也带有言意之辨的底色，那么这种自我陈述需要如何理解？是否还能完全将其视为医学群体的自我叙述？同时，言意之辨本身是反思汉代章句之学的路径，也就是其本身是针对经典解读的路径，而其之后的实践，比如王弼的老子注，也是解读经典的实践。以言意之辨代入"医者，意也"的叙述中，实际是将医学传统与圣人之意相连接。因此这里并不能完全将"医者，意也"视为中国古代医学群体的自我表述，更准确的说法，应该将其视为一种关于医学的知识表述③。那么下面的问题是，我们要以怎样的方式来理解这种知识表述？这

① 对早期中国言意问题的最新讨论请见 Jane Geaney, *Language As Bodily Practice in Early China: A Chinese Grammatology* (pp.89 - 109)。

② 汤用彤《魏晋玄学论稿》，上海古籍出版社，2001 年，25—26 页。

③ 这里提出的问题有两个层次，但是如果就知识论和历史性的问题展开，却实际有三个层次需要注意。第一是中国古代是否有自身的知识论传统，对其的讨论可参考 Hans Lenk and Paul Gregor eds., *Epistemological Issues in Classical Chinese Philosophy*, Albany: State University of New York Press, 1993. Barry Allen, *Vanishing into Things: Knowledge in Chinese Tradition*, Cambridge and London: Harvard University Press, 2015. 将中国古代医学视为探索中国古代知识论的实例和路径有长期的研究传统，比如文树德（Paul Unschuld）的研究，Paul Unschuld, 'Traditional Chinese Medicine: Some Historical and Epistemological Reflections', *Society*, *Science and Medicine*, 24 - 12, 1987, 1023 - 1029. 第二，则是如何讨论一种历史性的知识论（historical epistemology）的意义，对这个术语的解说可参考 Lorraine Daston, "Historical Epistemology", James K. Chandler, Arnold Ira Davidson & Harry D. Harootunian eds., *Questions of Evidence: Proof*, *Practice*, *and Persuasion Across the Disciplines*, University of Chicago Press, 1994, pp. 282 - 289. 在此文中，Lorraine Daston 将这一学术实践追溯到 Ian Hacking 和 Arnold Davidson，而 Arnold Davidson 则将其路径追溯到 Michel Foucault，用 Foucault 的话来说，就是"疯狂、煎熬、死亡、犯罪、欲望、个体性等根基性的经验以怎样的方式与权力和知识相关联，即使在我们没有意识到的情况下。"当然他也将 Gaston Bachelard、Georges Canguilhem 和 Ian Hacking 放到了先驱者的名单中，其相关的论述都收录入论文集：Arnold Davidson, *The Emergence of Sexuality: Historical Epistemology and the Formation of Concepts*, （转下页）

种知识表述如何能够帮助我们理解中国古代的医学知识群体及其对自身的认知？这个双重的问题，实际上是在追问：如何将一种历史中的知识表述转化为历史认识的路径？

一　认同/差异问题

单就"医者，意也"的表述而言，其在语言的层面，就是一个比定/认同（identity）的问题①，它用"意"来解释"医"，意味着两个词之间的比定（identical）关系。而在词语的层面上，这意味着一种简单的关系，要么是可以比定的（identical）的，要么就是不同（different）的。但是在叙述的层面上却不是这样，在这段叙述中，在"医"和"意"之间的连接，是一种知识

（接上页）Cambridge：Harvard University Press，2001. Ian Hacking 其实之前并未使用历史性知识论这一术语，他在对 Lorraine Daston 和 Arnold Davidson 的回应中，他认为 Daston 倡导的研究，关心的是我们如何来组织我们的知识和研究的，当前的所有想法都有其记忆，而对其正确的分析，需要对它之前的轨迹和如何被使用的方式进行考察。但他也指出，这种研究更恰当的称呼是"历史性的原知识论"（Historical Meta-epistemology）。他还强调自身研究与这种研究的差异，根植于他的"哲学技术"（philosophical technology）或"哲学人类学"（philosophical anthropology）的实践之中，而历史性的元知识论可被视为广义上的历史存在论（historical ontology）的一部分，这个术语也来自福柯，见 Ian Hacking，"Historical Meta-epistemology"（Wolfgang Carl and Lorrain Daston，eds.，*Wahrheit und Geschichte：Ein Kolloquium zu Ehren des 60. Geburtstages von Lorenz Krüger* Göttingen，1999，pp.53 - 77）。对相关术语及学术史的讨论可以参考 H. J. Rheinberger，*Historische Epistemologie zur Einführung*，Hamburg：Junius，2007.关于历史性的知识论与中国医学的讨论，可参考 Howard Chiang ed.，*Historical Epistemology and the Making of Modern Chinese Medicine*（Manchester：Manchester University Press，2015）。第三个层次，即历史中的身分范畴其背后的知识论基础，Dror Wahrman 在其对现代身分范畴形成的讨论中，将使人们能够思考和行为，或者对其限制的假设也称为历史性的知识论，见 Dror Wahrman，*The Making of the Modern Self：Identity and Culture in Eighteenth-Century England*（New Haven and London：Yale University Press，2004，p.Ⅹⅴ）。本书同意知识和知识群体背后的知识假设需要在历史和语境中理解，但是本书的目的不完全在于回答中国古代或者古代医学中是否有一种知识论传统，也并非希望勾勒中国古代医学的历史性知识论的历史演进，或者说，本书的目的不仅限于此。这里更关心的问题是，如何在这个时代的医学群体中有一种或一些历史性的对医学知识的认识假设和基础，那么这些假设和基础是如何被表述的，并与其他的话语相关联，进而成为一种关于知识和知识群体的历史叙述的。关于历史性知识论与历史学和历史叙述的问题，在 Stefano Bordoni 的研究中已有体现，见 Stefano Bordoni，*When Historiography Met Epistemology：Sophisticated Histories and Philosophies of Science in French-speaking Countries in the Second Half of the Nineteenth Century*（Leiden：Brill，2017）。

① 这个表述在训诂学中，是释词之法，而且是同义释词之法。

性的表述,这种知识性的表述在描述知识实践的过程及其背后的思想底色,而后面的"人之思虑",将知识与人相联系,从而将这个比定变为一个实践知识的"人"的身分问题。但是在这段叙述的目的,也就是这个身分的成立,却是以差异为基础建立的,目标是为了解释为什么"不",因为这个表述的目的是为了解释许胤宗为何不撰写医书。

　　于是,这意味着我们需要在不同层次上解释这样一段与身分认同/差异相关的知识表述。这段表述强调"拒绝",本身就意味着它并非当时唯一的关于医学的知识表述,我们如何能通过这段表述去探寻这个时代与身分相关的知识表述的共同要素? 之后,则是这些要素是在怎样的历史性语境里成立的? 最后,作为表述者的许胤宗和孙思邈,我们如何将这些知识表述的要素与他们在历史中的社会身分叙事相关联?

二　阅读身体的"经验":错置的概念?

　　让我们来逐层展开前文所展示的"医意难言"的意涵及其背后的问题,前文曾指出,有论者以文本知识和阅读身体的经验之间的张力来加以讨论。这一路径会让人想起科学/技术史近来的趋势,即以工匠之手和身体经验反思科学革命的原有叙事。当然这一论述并非是最近的创见,在二十世纪 60 年代已有相关讨论。比如林·怀特(Lynn White)强调泵和摆的创造为伽利略的论述提供了知识基础①。近二十年来则有更为集中的讨论,帕梅拉·H·史密斯(Pamela H. Smith)2004 年在《工匠的身体》(*The Body of Artisan*)中讨论工匠、实践者和学者复杂的相互关系,以讨论工匠关于自然的知识模式如何融入新哲学中的②。帕梅拉·O·朗格(Pamela O. Long)在《匠人/实践者与新科学的兴起,1400—1600》(*Artisan/Practitioners and the Rise of the New Sciences*, 1400—

---

① Lynn White, *Medieval Religion and Technology: Collected Essays*, Berkeley: University of California Press, pp.23 - 41.

② Pamela H. Smith, *The Body of Artisan: Art and Experience in the Scientific Revolution*, The University of Chicago University Press, 2004.

1600）中直接强调匠人身体经验对科学革命的意义①。2011 年，莉莎·罗伯茨（Lissa Roberts），西蒙·夏佛（Simon Schaffer）和彼得·迪尔（Peter Dear）在其编辑的《有心的手——文艺复兴晚期至工业化早期的探究与发明》（*The Mindful Hand: Inquiry and Invention from the Late Renaissance to Early Industrialisation*）一书中，试图挑战学者/工匠（scholar/artisan），科学/技术（science/technology），纯粹/应用（pure/applied）和理论/实践（theory/practice）的简单二分法，进而开始注意身体和身体性的"知晓"（bodily knowing），如何从沉默的"工匠的知识"到一种"工匠的认识论"。同时，他们试图将其融回到科学革命的叙事中，包括所谓"新哲学家"形成的身分叙事当中②。这样的路径也进入中国科学史/技术史的领域，薛凤（Dagmar Schäfer）承认中国古代手工艺者留给后世的是他们的制品，而非文字记载。但她试图以一个另外的方向来追问经验和知识之间的问题，即，讨论宋应星如何整合他个人经验无法确认的问题③。这样的路径根植于欧洲近代以来脑/手、文本知识/身体经验、学者/工匠的认识论—身分模式之中，近来的科学/技术史研究者试图以工匠的身体经验来反思原有论述中遮蔽的故事。将其用来分析"医者，意也"，虽然带来了视角的变化。但是正如前文所指出的，在"医者，意也"的叙述中，张力不在心手之间，而在于连接心手的过程要素如何以语言展开其过程。也就是说这种分析再次带来了"错位"，即我们的解读模式与"医者，意也"的知识表述似乎错过了问题对立的关键。

　　除了此错位之外，这一分析中还有一个基本概念需要进一步廓清。在当下的中文语境中，特别是中国医学史的语境中，使用身体经验/人体

①　Pamela O. Long，*Artisan/Practitioners and the Rise of the New Sciences*，1400 – 1600，Corvallis：Oregon State University，2011.

②　Lissa Roberts，Simon Schaffer and Peter Dear eds.，*The Mindful Hand: Inquiry and Invention from the Late Renaissance to Early Industrialisation*，the Publishing House of the Royal，2011.

③　Dagmar Schäfer，*The Crafting of the 10,000 Things: Knowledge and Technology in Seventeenth-Century China*，University of Chicago Press，2011. 吴秀杰，白岚玲译《工开万物——17 世纪中国的知识与技术》，南京：江苏人民出版社，2015 年。

经验的术语，并不能直接等同于 bodily experience。雷祥麟的研究展示了经验/人体经验的历史语义演变，它们在现代医学的论争之中，逐渐被视为中国传统医学/东亚传统医学得以保存的基本要素之一①。在这一过程中，中国医学试图通过在现代科学的话语体系中找到自身的位置从而建立继续存在的合法性。但在这个过程中，将自身过去的历史和价值定义为"经验"。正因为这个过程，经验与英文词 experience 的意涵区别开来。正如冯珠娣（Judith Farquhar）所指出，"经验"是一个更为历史性、集体性和散漫的词汇，而 experience 则与个体性的生活叙述关联更为紧密。经验被视为中国医学中做出医学判断和决定的基本概念，它区别正确和错误的医疗行为。经验是医疗行为的合法性依据，它是通过门诊生涯逐渐精熟的一系列知识体验和技术的总称。经验性的知识是具象和社会性的②。在这个意义上，"医者经验"的话语某个意义上取代了古代的"医者之意"的话语，构成了当代中国医学中关于自我知识实践及其价值的叙述要素。正因为如此，两者的对应被视为"理所当然"。

　　"理所当然"的对应，实际上是历史造成的错位，这种错位却又昭示着一种结构上的相似或者对应，使得错位却能够重新"嵌入"。而所谓"经验"的问题其实串联起了多个层次的历史性错位。在欧洲本身的知识论传统中，"经验"就是一个充满问题的概念。阿拉斯代尔·麦金泰尔（Alasdair MacIntyre）曾指出，这个概念在 17—18 世纪被创造出来，是为了解决当时认识论的危机，为了弥合看起来是（seems）与实际上是（is），现象与实在之间的裂隙，而同样为了弥合这道裂隙，每一个经验主体成为了封闭而独立的王国③。而将经验主体封闭在独立王国内的合理性来源，在于自笛卡尔（René Descartes）以来的传统认为，所谓"经验知识"的基础及

①　Sean Hsiang-lin Lei, "How Did Chinese Medicine Become Experiential? The Political Epistemology of *Jingyan*", *Positions: East Asian Cultures Critique*, 10 - 2, 2002, pp.333 - 364.

②　Judith Farquhar, *Knowing Practice: The Clinical Encounter of Chinese Medicine*, Boulder, San Francisco, Oxford: Westview Press, 1994.

③　Alasdair MacIntyre, *After Virtue*, University of Notre Dame Press, 1981.中译据宋继杰译《追寻美德——伦理理论研究》，南京：译林出版社，2003 年，101—102 页。

其不可靠性，在于其来源于身体感官。而在退缩到"经验知识"的"中医传统"中，经验表现为一系列通过身体实践而逐渐积累的知识体验和技术，通过医者的日常实践而精熟，从而构成了其价值基础，其试图挑战的对象是身体感官的不可靠性，即强调感官知识的不可靠可以依靠身体实践的精熟和记忆来弥补。但是却将自己更深的划入到个体经验的封闭王国之内。试图把写作者的医学经验作为医学史写作的基础，与之相类似，即这一宣称从一开始就决定了封闭的个体经验无法相互比较，那么写作也就同样陷入封闭的个体王国。

如果回到"医者，意也"的论述，会发现其中错位的逐渐展开。首先的错位其实在"心"作为思之官上，之前的论述者认为，心的双重性（mind/heart），会使得我们重思在中国早期思想中是否有情感与理性（emotion versus reason）、身体与心灵（body versus mind）、主观性和客观性（subjectivity versus objectivity）的二元对立，特别是在客观现实（objective reality）和主观经验（subjective experience）之间是否有区分。如果这样的论述成立，意味着"经验"概念所试图弥合的（seems）与实际上是（is），现象与实在之间的裂隙，本身可能在中国古代思想世界里并不存在，或者不是需要极力弥合的裂隙。近来这样的论述遭到了批评，比如森舸澜（Edward Slingerland）认为对中国的整体论解读根植于一种欧洲长期以来的传统，将中国视为欧洲思想的"他者"式的对照物①。本书无意进一步介入此争论，但在这里，再次回到了中国古代医学的知识基础，前文已经引述李建民所言，强调中国古代医学讲究的"证据"是在尊重、回溯原典而产生具有解释力的推论。而金仕起近来在其对乳痈的研究中，再次强调，乳痈证治论述的变迁，与其说，这是临床经验不断更新的产物，不如说是为了完善说理，不断重组既有文本呈现元素之间的关系②。但这并非意味着，在文

---

① Edward Slingerland, *Effortless Action: Wu-wei as Conceptual Metaphor and Spiritual Ideal in Early China*, New York: Oxford University Press, 2003. Idem., "Body and Mind in Early China: An Integrated Humanities- Science Approach", *Journal of the American Academy of Religion*, 81 - 1, 2013, pp.6 - 55.

② 金仕起《中国传统医籍中的乳痈、性别与经验》，《政治大学历史学报》第 47 期，2017 年，1—74 页。

本之外,别无他物。单从前文对"医者,意也"的分析来看,在此表述中并非没有区分,比如,心手之间的差异,但更重要的是,这并非是概念或范畴的对立/对应,同时也是一个运作过程,以及这一过程是否能被言语所表达。也就是说,将"经验"与医者之意相对应,产生的错位并非是问题的全部,更重要的是将分析逐渐固化。也就意味着,当以文本知识和阅读身体的经验之间的张力作为一种分析的框架,也成为了错位,要对其加以调整,关键依然在"医者,意也"的叙述之中。

三　庄子的路径:身体和语言之间?

而这种调整并非是一个概念的改变,而需要放在不同概念和分析工具的关系之中。在前文分析"医者,意也"的意涵时,曾指出其中有一个若隐若现的层次,即语言。而巧合的是,当前的中国身体史中身体和语言的问题成为了关注的重点。费侠莉(Charlotte Furth)在阐述她与栗山茂久的观点差异时,强调了这一问题:"我将我的身体语言与社会意义联系在一起;栗山茂久则将身体语言联系至一种近乎语言学形塑,但最终又不依赖语言学的特质,即经由触觉的感知的文化风格。在书末,我们分别有不同的反思。我谈到翻译——如果我们要在我们的身体中确认共通的人文特质,我们需要一种语言可译性(translatability)的理论。栗山茂久提到一个最后的秘密,生命的存在在于它对感觉是可触知的,但最终仍捉摸不住。我认为我们应该找寻较好的言辞;栗山茂久则反对言辞。你们可能会说我像是维特根斯坦(Wittgenstein);他听起来则像庄子。"[①]在这个对比之中,费侠莉专门引用到了庄子关于"言不尽意"的论述,并认为栗山茂久的研究"听起来则像"这样的路径。如果这个论述成立,那么栗山茂久的路径显然会成为探索"医者之意"的重要参考。

栗山茂久在他的著作中,展示出一种"惊异"。让他惊奇的是,人们赖以为生存基础的身体,在不同文化中却有如此类似却又不同的表

---

① 费侠莉著,蒋竹山译《再现与感知——身体史研究的两种取向》,《新史学》第10卷第4期,1999年,137—138页。

达方式①。如果我们回到栗山茂久的思想渊源，即芭芭拉·杜登(Barbara Duden)，她声称想要探讨不同文化差异下的人们是如何感知自我身体，并将其变成一个知识的体系？ 如果不同的文化系统创造了不同的经验系统，那么一个文化系统下的人如何理解和感知另一个系统下的身体观念和感觉？ 文化差异的问题不仅存在于不同地域，也存在于不同的历史时段。她认为在西方历史中，现代身体的出现，造成了"传统的"基于知觉的身体感与"现代性"的基于视觉的身体感的区别②。当把芭芭拉·杜登的问题与中国历史和社会中的身体联系起来，身体的现代性与追寻过去人们对身体感知的问题，都变得更为复杂。如果我们假设，身体的现代性是一个在全世界"扩张"的过程，那么被它遮蔽的不同地域的身体世界，是否都以知觉为基础？ 在他们自身的历史中，不同的感觉是否有权力代谢或交替的过程？ 在这种身体的现代性在不同的地域扩展时，视觉是否都扮演了"优先性"的角色？ 视觉与现代身体的故事，是只有一种叙事，还是其中也充满了各种意外的叙述？ 这些问题都指向了一个方向，当我们尝试理解过去不同地域的身体感觉时，不仅仅是"古今"的差别，却也是不同地域文化表达方式的呈现。于是栗山茂久把关注的重点从不同的感觉类型，转移到言辞。在他对日本的"肩凝"、中国的"虚"和西方社会的"紧张"概念研究中，逐渐将作为身体经验范畴的"身体感"放到中心的位置，通过一种比较的路径检视感知身体的方式③。在他与北泽一利所合编的论文集中，他们强调，身体观随着科学知识的变化而不断改变时，身体感与文

---

① Shigehisa Kuriyama，*The Expressiveness of the Body and the Divergence of Greek and Chinese Medicine*，Zone Books，2001.此据张信宏、张轩辞译《身体的语言——古希腊医学和中医之比较》，上海书店，2009 年。

② Barbara Duden，"Images and Ways of Knowing- The History of Pregnancy as an Example"，Kuriyama Shigehisa ed.，*The Imagination of the Body and the History of Bodily Experience*，Kyoto：International Research Center for Japanese Studies，2001，pp.119-136.其中论述问题的进一步展开请见 Barbara Duden，*Der Frauenleib als öffentlicher Ort. Vom Missbrauch des Begriffs Leben*（Frankfurt，1991）；Lee Hoinacki trans.，*Disembodying Women: Perspectives on Pregnancy and the Unborn*（Cambridge and MA：Harvard University Press，1993）；Idem，*Die Anatomie der Guten Hoffnung. Bilder vom ungeborenen Menschen 1500-1800*（Habil.-Schr. 2003）。

③ 栗山茂久、北澤一利编著《近代日本の身体感覚》，東京：青弓社，2004 年，11—12 页。

化相互联系而更为稳定①。栗山茂久在一种比较的路径之中，找到了庄子的道路，即如何在语言之外找到身体的主体性及其表达方式，其关键在于语言之间的缝隙之中。

在余舜德主编的《体物入微：物与身体感的研究》一书中将身体感与另一种主题相联系，即物质的世界。但更重要的是他发展了栗山茂久所使用的"身体感"一词，将其定义为"身体作为经验的主体以感知体内与体外世界的知觉项目（categories）"，强调身体经验是多种感官的运作、融合文化的过程，同时也是身心的结合。他还试图进一步讨论，在文化环境中塑造的"有经验能力"的身体，如何感知周遭的世界及他人行动的意义，并具有使用身体感行动的能力②。在近来《身体感的转向》一书中，余舜德更强调如何将身体感建立为"我们探索世界的焦点，是形成感知内涵与文化意涵的关键"，因此对其的探索，可构成一个探索文化和感觉经验的关系的理论概念，甚至可以重新检视文化理论。当然，他承认其"身体感"的定义和理论架构是从西方社会科学传统的项目化架构出发，但是他强调，这个概念将持续关注结合其他文化感知理论的可能性③。

在这样的学术脉络中，一个比较身体史的问题逐渐变成了一个跟"语言"相关的问题。正如栗山茂久在《身体的语言》（*The Expressiveness of the Body and the Divergence of Greek and Chinese Medicine*）一书的开端所引用的"罗生门"式的故事，不同的语言承载着多元的文化意义，讲述着身体的不同的故事，同时在建构着身体的感觉。我们需要以语言为线索，但在找寻身体的过程中，却需要记得语言表达的限制所在，以求"忘言"。这样的路径本身来自欧美科学和社会科学中的身体转向，以西方认识论传统中的对立的颠覆，来创造新的研究模式④。这种路径与前文提到

---

① 栗山茂久、北澤一利编著《近代日本の身体感覚》。

② 余舜德主编《体物入微：物与身体感的研究》，台北：清华大学出版社，2008 年。

③ 余舜德《身体感的转向》，台北：台湾大学出版中心，2015 年。

④ 对此反思的概述可参考 Drew Leder, *The Absent Body*（Chicago：University of Chicago Press, 1990）。在对中国的研究中，以身体为基础反思原有的存在和知识等议题，除了前文提及的研究之外，在哲学的层面进行反思的著作包括杨儒宾编《中国古代思想中的气论及身体观》，台北：巨流图书公司，1993 年；杨儒宾《儒家身体观》，中研院　（转下页）

的科学史中强调身体经验的潮流相互关联。虽然这种模式的颠覆，于人类学中对异文化的研究中得益甚多，但是其根基性的问题依然根植于西方知识论自身的反思之中。当其迁移到中国的语境中，或者以一种比较身体史的路径呈现时，太急于以"身体感"概念的成立区分出一个独立的维度，却并没有对中国关于感官知识的认识论基础做一清理。其中最重要的问题在于，在中国古代的知识传统中，感官之间是否没有区别？它们是否已如"身体感"的概念一样成为一个整体的概念？如果这个概念存在，它的对应物是什么？是语言吗？近来左娅（Zuo Ya）的研究区分了中国知识论中德性之知和闻见之知①。若从此点出发，"医者，意也"的论述中有意无意忽视的实际是闻见之知形成的过程，即，《孟子》中所谓"物交物"的过程。在清理其认识表述的基础之后，问题则变成，这种认识表述既是一种有待拆解的对象，同时，又成为一种更为切近中国古代知识群体和知识形态的方法论的起点；同时，在这种认识论之中显然也充满着对立和等级，比如左娅已经指出德性之知被认为优于闻见之知，那么在中国是否也需要以闻见之知为中心建立一种新的方法论。或者说，是否需要全面探讨在这个心手之间的动态过程之中"感官之知"的位置，并将这种认识转化为一种理解中国古代知识的方法。那么在建立以"感官之知"为中心的研究路径，是应该区分不同的感官，还是将其视为整体？

另外，在中国古代医学之中，不同的感官与不同的医学诊断和治疗知识技术相关联，而展现出不同的历史进路。比如，许小丽（Elisabeth Hsu）指出，如果对尸体的视觉探查是近代欧洲解剖学发展的中心因素的话，那么对活体的触觉探寻是中国古代医学出现时最重要的感觉因素②。同时，她试图强调触觉在中国医学中居于主导地位，也是一个历史性的过程。

（接上页）中国文哲所，1996 年；黄俊杰《中国思想史中"身体观"研究的新视野》，《中国文哲研究集刊》，第 20 期，2002 年，541—564 页；黄俊杰《先秦儒家身体观中的两个功能性概念》，《文史哲》2009 年第 4 期，40—48 页。

① Zuo Ya, "Zhang Zai's（1020 – 1077）Critique of the Senses", *Journal of Chinese History*, 2018, pp. 1 – 29. Idem., *Shen Gua's Empiricism*, Harvard University Asia Center, 2018, pp. 15 – 17.

② Elisabeth Hsu, "Tactility and the Body in Early Chinese Medicine", *Science in Context*, 18 – 1, 2005, pp. 7 – 34.

强调触觉与脉诊相关,这一点与许胤宗对"唯是别脉,脉既精别,然后识病"的强调相一致。但也有重要的区别,比如许胤宗的论述中,从别脉到用药治病,是一个整体而连贯的过程,而非一个等级体系,而种种的感官之知都在"心手之间",并参与到这个过程中。同时,许胤宗的论述中虽然重视诊断,但并非将诊断视为唯一的医学过程。这意味着,在此过程中,感官之知不仅参与到诊断过程中,从而感知病人的身体,也在感知药物,乃至医学书籍。将感官之知的对象仅限于身体,实际是对医学知识形成和运作过程的简化。

　　最后,在这个时代的医学论述中,脉诊探查的中心地位并非稳定不变,相反,不同争论的话语也在出现①。因此,在观察中国医学中的感官之知时,不能直接将脉诊以及触觉体验直接视为中国古代医学的中心,而需要关注一系列的问题:感官之知之间的区别和等级是如何建立的? 基于不同感官之知的知识话语如何呈现竞争的姿态? 这些感官之知如何参与到医学知识的生成和实践的过程之中? 他们与不同的医学之物(包括身体、药物、治疗器械和医书等)之间如何互动?

　　而以"物交物"的感官之知,体现为眼、耳、口乃至手与医学之物的互动,但是并非是感官之知与语言之间存在张力,正如前文所论述,先是心与手之间"意"的连接,即意如何连接起心所代表的德性之知与"物交物"的感官之知,然后才是意与语言之间的张力。

四　言意之间的文本

　　于是我们来到前文提及的第二个层次,即语言是否能捕捉这个动态的过程。如果我们同意"医者,意也"的表述背后有言意之辨的底色的话,我们就需要重新思考其意义。言意之辨的核心问题是语言能否表达圣人之意,特别是六经之言是否能表达圣人之意,但是并不意味着,这一论断

---

①　比如关于不同的诊断方法与医者知识能力之间的关系就有各种不同的论述,智凯在《摩诃止观》中称:"上医听声,中医相色,下医诊脉。"《千金要方》与之同。但《千金翼方》中却称:"上医察色,次医听声,下医脉候。"敦煌本《明堂五脏论》与之略同。这些说法的共同点在于都将脉诊视为下医之技。

否认所有语言表达圣人之意的可能性，而是强调，当意被符号化时，其living 和 ongoing 的过程，就被忽略，而成为一个静止的对象。因此任何具体的言和象都难以表达"活意"。即，意需得到象和言的传达，但是言和象却不能展示意之全部。解读的路径，并非是放弃言和象，而是将意从特定的言和意中解放出来。在语言和体认（即超越语言）的层面建立起一种关联，而最终得意。而在"医者，意也"之中，"神"和"意"在心手之间，进而体察病患身体的过程，也因其 living 和 ongoing 的特质，而无法完全被语言所表达。但是在"医者，意也"的表述中，"意"是否与圣人或者说古典医学权威相关的问题，其实是模糊的。许胤宗强调自身不撰著，但并未否定医经及其依托的圣人的权威。同时，如前文所言，在语言不能表达和医学文本之间，本身也还有一个层面，即言和书的区别，在此论述中也未有体现。

那么在这里，我们如何将其转化为一种分析的视野呢？虽然在言意之辨中并未明确的提到作者和读者，但是唐君毅和林丽真都曾尝试从作者和读者的角度解读，以展开"意—言—象"三者之间的关系[1]。这一角度值得注意之处，其与言意之辨相连接的关键，其实在于解释意义的权威何来。在西文之中，作者与权威的关联，建立于 author 和 authority 的语义连接之上。罗兰·巴特（Roland Barthes）对文本意义与作者权威之间关联的解构，而将读者的意义纳入其中[2]。而这一路径，也将不同的与文本相关的角色，纳入意义的解读之中。如果我们将这一点与"医者，意也"进行对比的话，会发现在"医者，意也"所批评的对象是这样一种论述。这种论述认为语言能够捕捉到医者之意的论述，因此医者应该撰著医书，而意义可以凭借医学文本来传递。而保证这个意义传递的核心权威是什么

① 唐君毅《中国哲学原论·原道篇》，台北：学生书局，1986 年，245 页；林丽真《王弼》，台北：东大图书公司，1988 年，78—79 页；才清华亦认为这样的论述有助于更清晰的理解王弼的言说脉络，见《言意之辨与语言哲学的基本问题——对魏晋言意之辨的再诠释》，上海人民出版社，2013 年，134 页。

② Roland Barthes, "The Death of the Author", *Aspen*, 5 - 6, 1967. In Roland Barthes, *Image Music Text*, translated by Stephen Heath, New York：Hill and Wang, 1977, pp.142 - 148.

呢？还是所谓的"作者"吗①？这就意味着，如果不展开这个时代医学文本和权威的历史，其实无法理解这个时代医学知识表述的核心要素。同时也意味着，文本权威虽然与知识权威密切相关，但是却不是知识权威来源的全部。

如果我们关注中国医学史中对医学书籍的讨论，会发现一种关于解释权威的争论正在展开。李建民将"正典"的问题重新放回到中国医学史的讨论中，他这样写道："我特别注意古代医学'正典'的形成史。所谓正典，是一门学科的范例性文本（exemplary texts）。中医的文献固然浩若烟海、数以万计，但作为医学社群规范与权威的必读典籍（如《内经》等）也不过数种；其生产、维系及变迁的过程，涉及书籍在学科成员专业身分的确立、学科边界的划定与学术传统的建立等方面所扮演的角色。"②李建民特别重视一种知识传递的形式，即授书仪式，并将其称为"正典的胎动"。授书仪式或者禁方相授，特点在于其过程的秘密性，此种仪式有建立师徒关系、区别自我与他者的功能。随着授书仪式的衰落，道教医学和门阀医学成为医学知识传承的两种主要模式。魏晋医家对旧有医经的整理，是对医经正典性的发掘，从而重新划定了"医学"的边界，并塑造医学知识的正统。与之相伴随的，是一连串根本性的变迁：医学集团的扩大、文本公开化、医书撰写格式的改变、作者意识强化、方书形式的变化、古医经的改动以及不同医书位阶的确立。由此，"书"本身的权威被塑造，其合法性不再

① 宇文所安（Stephen Owen）强调在中文中，作者（author）和权威（authority）两词没有必然的联系，他基于佚名作者诗作的分析指出，在对中国诗歌的解读中，需要不再把"作者"看成可以被证实的历史事实，而将其视为文本属性和一种阅读文本的方式，以及文本演化史的一部分。见 Stephen Owen, *The Making of Early Chinese Classical Poetry* (Cambridge, Mass.：Harvard University Press, 2006. 此据胡秋蕾、王宇根、田晓菲译《中国早期古典诗歌的生成》，北京：三联书店，2012 年，257—309 页）。亚历山大·比克罗夫特（Alexander Beecroft）在宇文所安论述的基础上，强调作者性是一种归属于文学文本的属性。它反映了在为文本提供基础或语境时，试图将其写作或展演指向一个特定的个体，无论这个个体是真实的还只是一种假设。而关于其写作或展演过程的叙事再现是一种特定范畴的关于作者性的证据。见 Alexander Beecroft, *Authorship and Cultural Identity in Early Greece and China: Patterns of Literary Circulation* (Cambridge：Cambridge University Press, 2010, p.16)。在后文会进一步讨论"作者"在中国古代文本中的意义等相关问题。

② 李建民《中国医学史研究的新视野》，《新史学》第 15 卷第 3 期，2004 年，203—225 页。

依靠师授关系,也无须再从仪式中获得神圣性。"正典"以一种"祛魅"的方式被建立起来。在此之后,对经典文本的注释和整理都不只是赋予"正典性"的方式,也是对正典性的再发掘。他强调这些研究课题只有进一步突破传统书志学,将其与思想史、文化史结合才能有所突破①。在这个叙述模式中,医学正典及其权威,一则与医学群体的身分塑造密切相关,二则,与医学理论的演变互为表里。

而其他研究者则试图找到医学书籍的历史语境。罗维前(Vivienne Lo)则从西方古典医学研究的转向以及陆威仪(Mark Lewis)的研究中汲取灵感,开始讨论张家山汉墓所出的《引书》与《脉书》的书写结构是否与其要埋在墓葬中相关②。韩嵩(Marta Hanson)则在魏爱莲(Ellen Widmer)、包筠雅(Cynthia J. Brokaw)和周启荣(Kai-wing Chow)的影响下,注意明代中叶至晚期的图书贸易中,医学文献的重要性,以及其可能对医者阅读乃至观念形成的影响③。金仕起亦重视正典的问题,但他却选择了一种不同的路径去追问,在正典成立之前的历史如何? 正典化的历史叙述会不会遮蔽了我们对历史的认识:"中国古籍,如六艺之书从讽诵、言语形诸文本,到经典家法成立的过程也提示我们,与其根据既成事实,以倒放电影的方式从文本的形成与内容追溯其所以树立权威、成为经典的缘故,也许更应注意言语如何形成文本的机缘,文本如何受到解读诠释、运用体会,又基于哪些历史因素,在相关制度建置的缘助下形成经典。换言之,如果我们能够摆脱从已经典化(canonized)的角度重读古代医经文本,我们也许可能看到古代医学变迁的不同面貌。"④其中以 canonized 一词清晰的揭示出,以正典化为中心的思想史往往会将"正典形成"变成一种目的论的叙述,将各种与医学正典相关的文本(医学文本、书志目录

① 李建民《中国古代"禁方"考论》,《中研院历史语言研究所集刊》第 68 本第 1 分,1997 年,117—116 页;《中国医学史研究的新视野》,《新史学》第 15 卷第 3 期,2004 年,203—225 页。
② 罗维前《论早期中国医学论述之性质与目的:张家山〈引书〉结构研究》,李建民主编《从医疗看中国史》,台北:联经出版公司,2008 年,29—43 页。
③ 韩嵩《北攻伐,南保养:明代医学的风土观》,李建民主编《从医疗看中国史》,214—216 页。
④ 金仕起《中国古代的医学、医史与政治》,台北:政大出版社,2010 年,72 页。

和医史记载)串联成一种历史叙事。但是这些文本的声音是否在此过程被掩盖或者部分忽略了？我们是否能提供一种替代性的叙述？金仕起试图颠倒正典化历史叙述的文献使用原则，正典式的叙述往往以正典文本的解读，特别是对一种意涵的思想式解读为中心，辅以医学记载、书志记载将其串联为一思想的链条。在他这里，正典的历史可以是变动的，充满偶然性的。

这些问题本是讨论医学文本权威何来，要如何解读，但却再次转化为了"身分"问题。正如前文所说，李建民将中国医学史的变化，理解为医学"正典化"和"以文本为中心"的医学形成的过程，医学书籍及围绕其展开的知识传递，被看成"正典化"过程的一环，而在其背后的知识群体是"极端的中间"(radical middle)①。但韩嵩等的路径，是关注书籍的制作、流通过程对书籍造成的影响，除了作者、读者之外，包括印刷者、刻工和运输者都是其研究的重点。在这些差异颇大的论述中，争论的核心，一方面在文本本身的意义与书籍作为对象所在的环境和被运用的过程，另一方面则在经典/作者的权威和文本运作过程中其他的社会角色之间展开。文本能否表达的问题，转化为"谁"能够表达的问题？谁有权力解释意义，成为问题的核心②。由此，纷繁的身分围绕着书籍与文本展开，如何理解它们与身分塑造之间的关系。

这样的一个问题其实也落回到了"医者，意也"的叙事中，前文提及的核心的问题是医者是否应该撰著经方。这其实剥离了医者和医学书籍"作者"的角色。于是问题变成了，如何理解这个时代医者和医书的关系？我们思考的方式不能局限在医者和医学文本之间关系的割裂，而是在这个时代的知识表述中，一个文本运作的层次被从医学实践中分离出来，文本在这里产生了双重的意义，一方面是作为文本的创造和传递环节中的

① 李建民《旅行者的史学——中国医学史的旅行》，69—132 页。
② 在近代知识中的作者性除了涉及作者权威的层面，还牵涉到知识产权和信誉的意义，这同样意味着，谁从知识中获利，谁对知识的运作拥有解释权和控制权，而这一层的意涵在古代同样与文本相关。近代知识的信誉和知识产权请参考 Mario Biagioli and Peter Galison eds., *Scientific Authorship: Credit and Intellectual Property in Science* (Routledge，2013)。

角色，另一方面，则是在文本意义中所扮演的各种角色。在这个意义上，社会和文本意义在不同层面上运作。文本本身创造出"难言"的话题，在于"言"的角色，即多样性的角色谁在文本中有解释的权力，也创造出新一层的身分问题。而这种剥离成为了意与语言之间身分表象的张力，于是我们回到了身分问题。

五 回到身分问题

在分析了"医者，意也"的表述中涉及的复杂身分问题之后，我们需要回到表述与表述者之间的关系。前文提及"医者，意也"是一种比定的表述，通过这种比定，强调医学知识成立的关键要素。而由许胤宗作为表述者，也就将知识的身分赋予了表述者。那么关键的问题是，我们如何将这些知识论表述的要素与表述者许胤宗相关联。这个问题在叙事的层面，是如何理解叙述者和其表述的关系。但在更为广泛的社会文化意义上，对此叙事的解读，也意味着我们要如何将一个时代的知识表述与这个时代的知识群体的社会文化身分相关联。简言之，知识何以成为一种社会文化身分？

现代科学的社会性研究，关注知识与身分的关系，与这样一种知识表述和表述者的关系既有类似之处，也有差异。托马斯·库恩（Thomas Kuhn）在其对科学革命的解释中，提出了一个重要的问题，即科学家的共同体对于科学革命的意义。这个问题其实可以拆解为两个层面，第一，什么因素构成了科学家这个身分的共同体？第二，这些因素对于知识的创造意义何在？如果我们从这样的角度去观察，那么知识和身分共同体之间显然有复杂的互动关系，身分群体既是社会关系的集合，包括师生关系、同辈等，同时，也是分享共同的科学假定的群体；共同的科学假定界定了科学家的共同体，而在一定的时期内，科学家共同体也会对共同的科学假定进行捍卫①。现有论述强调库恩的讨论为科学革命提供了一种社会

---

① Thomas Kuhn, *The Structure of Scientific Revolutions*, Chicago：University of Chicago Press，1962.金吾伦、胡新和译《科学革命的结构》，北京大学出版社，2003 年。

性的解释,而消解了纯粹性的知识演进的过程。但是,从另一方面而言,此论述也将科学知识及其所塑造的职业共同体作为重要社会身分组成的层面。将科学研究过程和实验室作为人类学观察对象的研究,将科学发现的过程视为科学家在特定语境下选择的过程①。史蒂文·夏平(Steven Shapin)的研究在两个层面上进一步深化了这些认识,一方面,他展示了在一个时代中,某种以共享的文化和科学价值身分共同体形成之后,如何会使得反对者的声音边缘化,乃至在之后的科学史中失语;另一方面,则讨论这些群体的文化价值如何构成了科学实践的基本价值。在这样的讨论中,重视的是科学家群体及其社会身分如何对其知识实践造成了影响?对于科学知识的建构和语境性的讨论,不断在反思科学知识的制作过程,但是这个讨论的过程,实际不断在反思知识塑造和知识群体之间的关系②。如果我们将现代科学与科学家身分的关系理想化,会发现这种知识与身分的连接,将两种不同的历史性联系起来。现代科学的发现是两种历史观念的混合物,一方面它是进步的历史过程,另一方面科学发现一旦经过验证就超越了其发现的具体时间性和空间性成为永恒而普遍的存在。科学家的身分,特别是知识教育、知识时间和职业的同一,是一种现代的造物。从 19 世纪科学家(scientist)这个关于身分的词汇被创造出来开始,其背景就与当时科学的专业化和职业化密切相关③。追溯科学家共

① Bruno Latour, Steve Woolgar, *Laboratory Life: the Construction of Scientific Facts*, Los Angeles: Sage, 1979.刁小英、张伯霖译《实验室生活——科学事实的建构过程》,北京:东方出版社,2004 年。Bruno Latour, *Science in Action: How to Follow Scientists and Engineers through Society*. Cambridge, Massachusetts: Harvard University Press, 1987.《科学在行动——怎样在社会中跟随科学家和工程师》,北京:东方出版社,2005 年。

② Steve Shapin, *A Social History of Truth: Civility and Science in Seventeenth-century England*, Chicago: University of Chicago Press, 1994.赵万里译《真理的社会史——17 世纪英国的文明与科学》,南昌:江西教育出版社,2002 年。Steve Shapin, *The Scientific Life: A Moral History of a Late Modern Vocation*, Chicago: The University of Chicago Press, 2008. Idem., *Never Pure: Historical Studies of Science as if It was Produced by People with Bodies, Situated in Time, Space, Culture, and Society, and Struggling for Credibility and Authority*, Baltimore, MD: Johns Hopkins University Press, 2010.

③ Peter Harrison, *The Territories of Science and Religion*, Chicago: The University of Chicago Press, 2015.张卜天译《科学与宗教的领地》,北京:商务印书馆,2016 年,238—245 页。

同体与其知识之间关联的研究，都隐含着一种在身分上的目的论。即，以科学家这个身分（identity）而建立了一种实体（entity）的存在，知识被赋予此实体，从而成为了知识和身分的共同历史叙述的基础。但是，两者之间的关联的建立，是将一种永恒普遍的知识实体与一种现代的历史性身分创造相联系，而联系的基础却又是一种进步的共同历史叙述。库恩的论述实际通过知识身分的时间性和空间性为科学发现重新赋予了历史性和空间性的限制。即，身分成为了知识的历史语境。如果反向观察，科学家这一身分中"知识—教育—职业"的同一性也被逐渐消解，而被视为一种与知识相关联的过程、社会共同体乃至更广泛的社会环境所塑造的对象。

　　本书试图追问的是，在现代知识群体的身分成立之前，知识群体的社会身分与其知识表述之间的关系。这就意味着，本书不仅试图提供"医者，意也"的一种历史性解读，同时关注它是被怎样的知识群体怎样表述、怎样实践，又如何重塑了实践它的知识群体的身分。但是在这里我们可能会陷入一种社会身分分析的困境，这种困境根植于 identity 的语言结构中，即，一种语言上的比定如何成立？它是否意味着，不同的语言使用但却指向同一个"实在"（reality）？这在维特根斯坦（Ludwig Wittgenstein）的追问之中早已显现："但至少，相同是：相同；难道不是吗？……那么两个东西相同，是否就像一个东西那样相同呢？而我又该怎样把一个东西所显示的应用到两个东西上面呢？"①这一问题指向两个方向，第一是一种群体的身分如何可能，即，如何将群体中的多个个体指向同一种身分；第二，则是个体为何会经历自身身分的拉扯和困境，这是否意味着个体的身分还是一个整体，如果它不是整体的话，还可以作为比定的基础吗？文森特·德贡布（Vincent Descombes）则进一步指出，identity 词义的困境，是因为在近几十年学术研究的身分问题爆炸中，实际赋予了它一个完全不

————————

① Ludwig Wittgenstein, *Philosophical Investigations*, Blackwell, 1953.中译据陈嘉映译《哲学研究》，上海人民出版社，2001 年，114—115 页。

同的意涵，在这一意涵中，物自身的存在，本就与德性相关联①。由此，identity 不止局限于物之比定对应，而是这个自我比定过程中与价值论的种种拉扯。

但正如语义的困境，却会在语境之中变得可理解。而身分比定的困境，也在叙事的语境中获得意义。本书也试图采取类似的路径，在叙事的语境之中重新展开这个问题②。因为前文对"医者，意也"的分析，实际展示了在叙事中身分问题如何被形塑的过程。这段叙事，首先用将"医"和"意"的比定的方式，建立起一种知识的表述；而这种知识表述是为了解释为何不撰著医书，而其中展开了医学实践和医书撰著者的身分差异，本身却也表明了一种知识上的价值论立场。而这种知识的表述和身分差异最后体现在叙述者身上。作为叙述者的许胤宗，他的社会身分，构成了这段叙事一种隐含的要素③。而就此文本整体而言，这段叙事是出现在许胤宗的传记之中，也就是这段关于知识表述和身分差异的叙事其实构成了许胤宗的社会身分历史叙事的一部分。由此，本书调整了米格尔·卡夫雷拉（Miguel Angel Cabrera）对于 identity 研究的路径，他声称在后社会史（post-social history）范式中继承了新文化史对身分认同的看法，但强调不再从自然和社会建构的二元对立去把握身分认同，而是从社会位置或实际位置与话语性的社会想象之间的相互作用，来加以分析④。如果将这个

---

① Vincent Descombes, *Les embarras de l'identité*, Gallimard, 2013. 此据 Stephen Adam Schwartz trans., *Puzzling Identities*, Harvard University Press, 2016.

② 以叙事的语境展开身分比定的困境，见于 Derek Parfit 的分析，他在讨论个人身分的非同一性问题（the non-identity problem）时，曾用一个科幻小说式的叙事开场。但本书与 Derek Parfit 的路径差异在于，他以叙事展开问题，作为分析之引言，而本书认为叙事本身就可以提供一种理解的路径。见 Derek Parfit, *Reasons and Persons*（Oxford: Clarendon Press, 1984, pp.198 - 200）。

③ 前文已经提及将历史性的知识论与身分问题的研究相结合，之前见于 Dror Wahrman 的研究，但他的路径是通过历史知识中对不同社会范畴的人群以及人与动物的分析，讨论其中关于人的思想和行为的根本性假设，以及这些假设如何构成了人的身分。Dror Wahrman, *The Making of the Modern Self: Identity and Culture in Eighteenth-Century England*. 本书则关注知识论的表述与历史中身分叙事的互动。

④ Miguel Angel Cabrera, *Postsocial History: An Introducion*, translated by Marie McMahon, Lanham, Md: Lexington Books, 2004. 此据李康译《后社会史初探》，北京大学出版社，2009 年，80—121 页。

区分放到一个叙事的语境中，那么其差异很可能就是叙事者的社会身分和他对自身身分的表述之间的差异。正如前文所言，我们并不能确定"医者，意也"就是历史时代中医学群体自身的身分表述，其中还缠绕着历史写作者的种种意图，于是，"医者，意也"的表述和中国古代对医学群体的记载一样，其实都应被视为社会位置和文化叙述的混杂。我们需要在此张力中，追问知识表述和身分叙事的关系。那么接下来的问题就是，知识表述者的身分叙事又是如何？前文已经展开了"医者，意也"的历史主义解读的第一个方面，即其作为知识表述的层面；那么下一个问题，就是要如何理解叙述者的社会身分及其历史叙事。

第三节　"医者，意也"的历史解读之二：
如何将叙述者放回其时代

一　叙述者的时代与中国医学史的分期

理解叙述者社会身分及其历史语境的问题，也可以回到文本的语境中。前文提到许胤宗关于"医者，意也"的叙述是出现在他的传记之中。即，这段叙述被视为其生命经历的一部分，那么将知识表述与叙述者社会身分相关联，也就意味着我们需要在其生命经历和传记叙事中理解他对知识的表述。当我们追问一个叙述者的生命经历时，往往会先回顾他所生活的时代。但是这个时代却不会总与其生命的起止完全一致，在这个时候，时代问题成为了所谓"分期"的问题，即，我们将个体放置在怎样一个时段中，也意味着我们在更为广泛的意义上将其视为一个历史时间单元。根据许胤宗的传记，他生活的时代大致在南朝梁至唐初之间。前文提到的另一位讨论"医者，意也"的写作者孙思邈，他的年寿一直在争论之中，大致在西魏至唐前期之间。这两个个体应该被放到怎样的一个历史时段中？或者说，他们生活的时代是否能成为中国医学史的一个历史分期呢？

要回到这个问题，需要先对中国医学史的分期问题略加回顾。陈邦贤在《中国医学史》中将汉至元的医学划为中古，明清为近世①。廖温仁在写作中国"中世"的医学史时，也将汉至元的医学划分为"中世"②。吕思勉则认为："自宋以后之医学，实由医家以意推阐得之，其人多本治儒学，即非儒家，亦不能无囿于风气，遂移儒者治经谈道之说以施之于医，而其纷纭不可究诘矣。"③谢观在《中国医学源流论》中于"医学大纲"一条中将魏晋至唐列为搜葺残缺之期，两宋至明为新说代兴之期④。即，以魏晋至唐为一个时代。之后，中国医学史中对分期问题的讨论一直相对独立，但也受到中国史学界研究趋势的影响，比如 20 世纪 50 年代曾受到历史学界社会形态分期理论的影响，尝试将社会形态与王朝更迭结合起来成为一种"杂糅"式的分期法，这种分期实际上更为倾向于重视明清时期的医学变化⑤。

　　而在近些年的论著之中，研究时段选择也有所差异。一类使用"中古中国"或"中国中古"（Medieval China）作为研究断代，但中古（medieval）一词用于指涉中国历史的时段，本身就意涵复杂⑥，而每位医学史作者用它来指涉的时段也有所差异⑦。而另一类依然使用朝代性的时间概念，其时

① 陈邦贤《中国医学史》。
② 廖温仁《支那中世醫學史》，京都：カニヤ書店，1932 年。
③ 吕思勉《医籍知津》，《吕思勉文化思想史九种》，上海古籍出版社，2009 年，28 页。
④ 谢观《中国医学源流论》，福建科学技术出版社，2003 年，9、46、101 页。
⑤ 综述可见傅芳《中国古代医学史研究 60 年》《中华医史杂志》1996 年第 3 期，163—164 页。
⑥ 关于 medieval 一词用于中国历史及其所指涉时段的复杂性，请参见 Timothy Brook, "Medievality and the Chinese Senseof History", *The Medieval History Journal*, 1‑1, 1998, pp.146‑164. Keith N. Knapp, "Did the Middle Kingdom Have a Middle Period? The Problem of 'Medieval' in China's History", *Education about Asia*, 12‑3, 2007, pp.12‑17.孙英刚《西方学术话语与东方史学脉络——以"Medieval"为例》，《人文杂志》2010 年第 2 期，147—157 页；谢伟杰《何谓"中古"？——"中古"一词及其指涉时段在中国史学中的模塑》，张达志主编《中国中古史集刊》第 2 辑，商务印书馆，2016 年，3—19 页。
⑦ 比如前引林富士的著作，题目中的时段为"中国中古时期"，而其中具体的论文则以"汉魏晋南北朝"、"六朝"或"汉唐"之间为断代（林富士《中国中古时期的宗教与医疗》）。而两套以敦煌吐鲁番医药文书为主要研究对象的论文集，虽以中古为题，但是文书所承载的时代因素显然并非限制于此。见 Vivienne Lo & Christopher Cullen eds., *Medieval Chinese Medicine: The Dunhuang Medical Manuscripts* (London and New York: Routledge Curzon, 2005); Catherine Despeux ed., *Médecine, religion et société dans la Chine médiévale: Les manuscrits de Dunhuang et de Turfan et les pratiques de santé* (Paris, Collège de France, Institut des Hautes Études Chinoises, 2010)；范家伟在《中古时期的医者与病者》中论述的对象上至张仲景、华佗，下至白居易（上海：复旦大学出版社，2010 年）。

代划分包括"六朝隋唐"①、"汉唐之间"②或者"唐代"③等，但以"唐代"为题的著作，其研究时代也多上溯到南北朝，比如岩本笃志的新作《唐代的医药书与敦煌文献》(《唐代の医薬書と敦煌文献》)，但实际研究内容则关注北朝与隋唐医事制度和本草知识之间的连续性④。在这些研究中，基本都继承吕思勉和谢观的看法，将唐朝作为这个时段的结尾，但是上溯到汉、魏晋或南北朝。而对唐代的讨论大都更重视唐代前期。

值得注意的是，范家伟和岩本笃志的著作则进一步将此时代的医学史与原有断代史中对于此时代的观察相连接。在 2007 年出版的《大医精诚——唐代国家、信仰与医学》一书中，范家伟讨论隋唐时期官方医疗机构吸纳南朝医术世家入内，对隋唐医学知识带来重要影响。并以"南朝化"描述⑤。"南朝化"的术语来自唐长孺，唐长孺的南朝化之论涉及经济、政治、军事和文化的因素，同时强调唐代是中国社会由前期向后期的转变。而这些变化的最重要部分，是对东晋南朝的继承⑥。在这个学说中，一方面不再将唐代视为一个制度和文化整体，而是一个历史变化的过程，但同时又再次将隋唐之前的南北对立代入，作为观察这个历史变化的角度。进而形成了一种超越唐代的历史趋势的观察，即南朝传统的"回归"，造成了唐代乃至中国帝制时代后期的逐渐变化。值得注意的是，南朝化这个术语本身就隐含着一个假设，即隋至唐前期对北朝传统的继承。如果比较唐长孺和范家伟的论述，实际有一个时代的"错位"，即唐长孺更强调南朝因素在唐后期的回归，而范家伟则更为重视隋唐初期对南朝因素的直接继承。而其背后包含着一个分期的因素，而其底色都是陈寅恪的

① 比如范家伟的著作以《六朝隋唐医学之传承与整合》为题，即以六朝至唐为一个时代，但是其中讨论的主要六朝至唐代前期（香港中文大学出版社，2003 年）。

② 李贞德的著作以"汉唐之间"为划分（《女人的中国医疗史——汉唐之间的健康照顾与性别》）。

③ 比如于赓哲《唐代疾病医疗史初探》，北京：中国社会科学出版社，2011 年。

④ 岩本篤志《唐代の医薬書と敦煌文献》，東京：角川学芸，2015 年。

⑤ 范家伟《大医精诚——唐代国家、信仰与医学》，台北：东大图书公司，2007 年，47—72 页。

⑥ 唐长孺《魏晋南北朝隋唐史三论——中国封建社会的形成和前期的变化》，武汉大学出版社，1992 年，486—491 页。

论述。陈寅恪在《隋唐制度渊源略论稿》中将隋唐典章制度分为"一曰
(北)魏、(北)齐,二曰梁、陈,三曰(西)魏、周。"①三源,连续性叙述的同时,
却区分了政权和地域的要素,但却又以为:"故在三源之中,此(西)魏、周
之源远不如其他二源之重要。然后世史家以隋唐继承(西)魏、周之遗业,
遂不能辨析名实真伪,往往于李唐之法制误认为(西)魏、周之遗物,如府
兵制即其一例也。"②即,政权乃至统治集团的连续性,并不一定与制度的
连续性完全一致。但若仔细阅读其三源之论述,其分析更为复杂,每一源
又均有历史和地域性的传承和变化,本身就勾勒出其北齐、北周、陈乃至
隋制度渊源的复杂性。而就统治集团之分析,他揭示出北周皇室、隋皇室
和唐皇室的婚姻关联,并以地域集团来加以命名。也是提供了一种南北
朝后期至隋唐初期的连续性叙述,而变化的关键在武则天时期③。值得注
意的是,如果对比唐长孺和范家伟的"南朝化"概念会发现,虽然就南朝因
素对于隋唐的影响而言,他们关注的是不同时段。但从时代划分上,他们
却都将南北朝至隋唐前期视为一个历史时段。岩本笃志对于北朝因素的
重视,也可以放在此对话的语境之中。田余庆曾对于南朝化的论述有一
个回应。他强调北朝的意义,其论述根植于对中国帝国政治体制(即皇权
政治)的关注④。而阎步克的北朝出口论,一方面强调隋唐"一元化、多序
列"的官僚等级架构来自北朝,另一方面显然也重视皇权的因素,将官
僚制度的整合度与皇权强大相关联。同时,也将皇权和官僚制度作为中
华帝国连续性的核心特质⑤。在这样的叙述中,表面上是讨论隋唐时代的
种种特质来源为何,并展示出不同地域、政权,多个层面在不同时段呈现
出影响因素的过程。这样的叙述显然奠定了南北朝至隋唐(特别是唐前
期)的连续性叙述,特别是隋唐前期,而争论的是来源为何,什么时候发挥
作用,并引起改变。而变化的因素则集中在统治群体、政策、皇权政治和

①　陈寅恪《隋唐制度渊源略论稿·唐代政治史述论稿》,北京:三联书店,2001 年,3 页。
②　陈寅恪《隋唐制度渊源略论稿·唐代政治史述论稿》,4 页。
③　陈寅恪《隋唐制度渊源略论稿·唐代政治史述论稿》,183—235 页。
④　田余庆《东晋门阀政治》,北京大学出版社,1996 年。
⑤　阎步克《波峰与波谷——秦汉魏晋南北朝的政治文明》,北京大学出版社,2009 年。

官僚制度的问题之上。如果在这个语境下理解，范家伟和岩本笃志对于此时代分期的关注，已经不再限于中国古代医学知识的演进，而试图与断代史传统中对于政治、制度和统治群体的观察相沟通①。但是这样的路径会遭遇一个基本的问题：那么这种基于统治群体、政治权力和社会结构的分析如何才能代入中国医学史的观察，特别是医学知识与身分的观察之中？它的限度在哪里？但如果我们稍微回顾一下学术史的话，会发现在对此时代医学群体的讨论之中，早已有与统治群体、政治权力密切相关的身分分析，以下是几个重要的例证。

二　时代语境中身分分析的主题

(一)"门阀医家"的意义

对南北朝时期医学群体的观察，最重要的是范行准的论述，他指出："而一到南北朝时代，其权力便被两大集团——'门阀的医家'、'山林的医家'所占有。这我们要看过《隋书·经籍志》和附注中阮孝绪的《七录》，其医家类三百八十二部书中，除西晋以前的方书外，绝大多数的著作者，都属于这两个集团中的人物，很少有'草泽医'在内。"②在此段论述中，范行准将南北朝主要的医者群体归类为"门阀的医家"和"山林的医家"。我们先来讨论"门阀医家"。在范行准的研究中，这个概念也并非一以贯之。在1947—1948年在《医史杂志》上连载的《中华医学史》中，他使用的术语是"士大夫医学"和"医家门第"，并认为医家地位提升是当时医学发达的原因。但是又认为，医家重门第的弊端是不肯降志为贫贱持脉，后世医家诊病犹存贵贱贫富之见，也许与此有关③。由此可见，范行准之所以强调

---

① 另一个相关的问题是，北朝和南朝，北和南如何成为一种分析这个时代的范畴，特别是分析这个时代身分的范畴。值得注意的有以下几点，其一，南与北成为对应的地理和文化概念，与这个时代的政权对立密切相关；其二，这种对立是南北朝双方政权主动建构的结果，之后的隋唐王朝也是如此；其三，这种范畴的划分具有语境性，比如"南人/南士"在北朝的语境下可以指南朝人，而在南朝语境下可以是原籍北方的士人用来指南方本土之人。相关的分析见田晓菲《烽火与流星——萧梁王朝的文学与文化》，北京：中华书局，2010年，238—242页。
② 范行准《中国医学史略》，北京：中医古籍出版社，1984年，57页。
③ 范行准著，王咪咪编《范行准医学论文集》，北京：学苑出版社，2011年，270—271页。

门阀,高门,与其关注当时医家和医学知识的地位相关。在范行准之后,
对此问题讨论最为仔细的是范家伟,但值得注意的是,他虽然延续了范行
准对这个时代士族和医学之间关系的关注,却不再使用"门阀医家"这一
术语①。

　　要理解研究者使用概念的变化,我们需要来讨论"门阀"的意涵,"门
阀"一词,是《三国志》卷五三裴松之注引《吴书》中"家门阀阅"的简化,"阀
阅"本只与个人仕官生涯相关,魏晋之后可指"高门"、"士族"②。余英时对
士族曾有一个简明的界定,即,士与他们宗族的结合③。基于这个界定,可
以对士族有不同的理解角度,一则可以将其视为士人与其宗族的互动,二
则,士的身分带有知识阶层和道德价值的意涵,而宗族则涉及到其在地方
的政治、经济乃至军事权力,而加上"门阀"与仕官相关的本意,其身分意
涵呈现出知识、帝国官僚体制和地方权力三方面的特质④。而对于"门
阀"、"士族"的讨论,一方面将其视为一个群体,关注其塑造过程以及造成
之后呈现出的权力特质,比如杨筠如讨论九品中正制度的变迁,及其与门
阀制度造成之关联⑤。而王伊同则侧重于门阀在政治、军事等面之"垄断"

---

① 范家伟《六朝隋唐医学之传承与整合》。
② 祝总斌《试论魏晋南北朝的门阀制度》,祝总斌《中国古代政治制度研究》下编,西安:三
　　秦出版社,2006 年,177—178 页。
③ 余英时《东汉政权之建立与士族大姓之关系》,余英时《中国知识阶层史论》,台北:联经
　　出版事业公司,1980 年,113 页。余英时在讨论士族如何形成时,其实涉及到地方豪强
　　与士之间的相互转化,当然也有分析将其区别对待,比如唐长孺认为,从东汉到魏晋最
　　基本的统治势力是地方大族,地方大族分为两类人物,一是强宗豪族为核心的地方武
　　装集团,一是具有高度文化水平的士大夫。见唐长孺《晋代北境各族"变乱"的性质及
　　其五胡政权在中国的统治》,《魏晋南北朝史论丛》,北京:三联书店,1958 年,169 页。
　　对于此时代士族问题研究的反思请参考陈爽《近 20 年中国大陆地区六朝士族研究概
　　观》,《中国史学》第 11 卷,2001 年,15—26 页;仇鹿鸣《士族研究中的问题与主义——以
　　早期中华帝国的贵族家庭为中心》,《中华文史论丛》2013 年第 4 期,281—317 页。仇鹿鸣
　　《失焦:历史分期论争与中文世界的士族研究》,《文史哲》2018 年第 6 期,110—120 页。
④ 不同的讨论者分析侧重也因此产生差异,比如余英时的分析将士视为知识阶层
　　(intellectual stratum),见余英时《士与中国文化》,上海人民出版社,1987 年,1—2 页。
　　而甘怀真则强调其作为统治阶级的一面,并强调其特质超越家族,甘怀真《再思考士族
　　研究的下一步:从统治阶级观点出发》,甘怀真编《身分、文化与权力:士族研究新探》,
　　台北,台大出版中心,2012 年,1—22 页。
⑤ 杨筠如《九品中正与六朝门阀》,上海:商务印书馆,1930 年。

权力①。另一方面，则进一步将对此群体的分析与此时期的政治乃至社会结构相关联，将其视为命名这个时代政治形态或者社会形态的概念基础。内藤湖南以六朝至唐代中叶为所谓"贵族政治"。在这里以日文きぞく作为分析门阀士族的概念，其中不仅是带有 aristocracy 的意义，也带有日本本身的历史底色。也就说，在这个语义传译的过程中，不仅是西文—日文—中文之间的语义转换，同时也带有其自身的历史意涵。而且内藤湖南又以此为中国社会的区分，就意味着，门阀是一种政治制度，但却界定了当时的社会性质②。此后的争论，显然系于两端，川胜义雄和谷川道雄强调共同体，着重于门阀在地方社会中的权力来源和运作的角色③；矢野主税在国家的统治阶层（贵族）和国家权力之间进行讨论，得出"贵族即寄生官僚"的论点，更重视国家权力和贵族权力之间的关系④。田余庆以门阀政治仅在东晋一朝的论述，一方面强调门阀政治为皇权之变态，即门阀政治与皇权政治之一体两面，另一方面，在东晋之外的时代，门阀则回归家族在地域社会内的意涵⑤。由此，门阀一词，本是表明此时代的高门家族在政治等方面之特权，进而被视为一种政治—社会制度，进而视为界定时代社会的性质。如前文所说，范行准这个术语的使用以及之后对其的讨论，使得医学史与南北朝时期政治、制度、经济和思想的讨论之间建立起对话。不过这一术语与医学史的对话，也引出多个新的问题。

第一，首先让我们回到所谓"士—宗族"的基本分析范畴中，余英时将士视为知识阶层。虽然余英时承认自己从赛亚·伯林（Isaiah Berlin）和帕森斯（Talcott Parsons）的分析里获益，但他对知识阶层概念的使用，更接近于帕森斯，试图将其作为一个超越时代和地域的普遍现象和价值中立

---

① 王伊同《五朝门第》，成都：金陵大学中国文化研究所，1943 年。
② 内藤湖南《概括的唐宋时代观》，《日本学者研究中国论著选译》第 1 卷，北京：中华书局，1992 年，10—11 页。
③ 川勝義雄、礪波護《中國貴族制社會の研究》，京都大学人文科学研究所，1987 年。谷川道雄《中国中世社会と共同体》，東京：国書刊行会，1976 年；马彪译《中国中世社会与共同体》，北京：中华书局，2004 年。
④ 矢野主税《門閥社会成立史》，東京：国書刊行会，1976 年。
⑤ 田余庆《东晋门阀政治》。

的描述,而不如以赛亚·伯林那样对这个词在 20 世纪中叶以前可能带有的
负面意涵保持着敏感。Intellectual 通常代表一种广泛的知识兴趣者,区别于
专长于某种知识的专家。而现代社会中,医学被视为一种专门的知识。也
就是说,在现代学术的话语中,如果在讨论士族与医学时,依然将 intellectual
视为一种分析底色,其中其实隐含着一种知识价值论的冲突。因此,要将
intellectual 作为分析士族与医学的一种概念底色,就需要回应以下几个问
题:在这个时代是否有一种更广泛的知识兴趣模式建立起来? 医学是否被
包含其中? 如何被包含其中? 这样的知识模式建立,是否意味着与医学相
关的身分认知的改变? 其次,intellectual 带有一种强烈的对自我身分和群
体的认知,也就意味着其身分模式是建立在共同的知识兴趣或者说知识
网络所构成共同体之上的。那么在"士—宗族"的模型中,则需要讨论,士
的共同兴趣的知识网络和宗族各自在其知识塑造中扮演了什么角色①。

　　第二,承袭前一个问题,需要继续追问的是,宗族对于医学知识意味
着什么? 医学知识在家族内传递在中国古代历史中本是一个长期延续的
现象,即明代医家李梴所谓"以医为业,世代相传者也。"②《礼记·曲礼下》
云:"医不三世,不服其药。"《正义》云:"择其父子相承至三世也,是慎物调
齐也。"③南北朝时期的"门阀医家"与其他时代的医学家传有何不同? 如
果我们回到余英时关于士族是士与宗族结合的界定,那么首要的问题是
如何理解"宗族"。吕思勉以为"宗"与"族"两词意涵其实有差别,凡是有
血统关系的均可称为"族",而"宗"的关键则在于在亲族中奉一人为主,主
者死,则奉其继世之人④。莫里斯·弗里德曼(Maurice Freedman)用
lineage 来翻译宗族⑤。我们如果借用梅耶尔·福特斯(Meyer Fortes)的

---

① 对于这个时代的士人交游已有研究者注意,比如郑雅如《齐梁士人的交游:以任昉的社
　交网络为中心的考察》,甘怀真主编《身分、文化与权力:士族研究新探》,229 页。赵立
　新《南朝士人起家前的名声与交游》,《张广达先生八十华诞祝寿论文集》,台北:新文丰
　出版公司,2010 年,第 77—110 页。
② 李梴《医学入门》,北京:中国中医药出版社,1995 年,21 页。
③ 《礼记正义》,北京大学出版社,1999 年,151 页。
④ 吕思勉《中国制度史》,上海世纪出版集团、上海教育出版社,2005 年,216 页。
⑤ Maurice Freedman, *Lineage Organization in Southeastern China*, Athlone Press, 1958.
　此据刘晓春译《中国东南的宗族组织》,上海人民出版社,2000 年。

界定，即 lineage 是一个父系继嗣团体，成员的身分由出生决定，采用一条清晰明了的继嗣原则；lineage 是一个共同体，在时间上有连续性，从而形成一个永久的团体；lineage 内部不同的家庭之间存在差异①。同时，莫里斯·弗里德曼的分析，也将家庭（包括主干家庭）与宗族、支房作为宗族分析的两端。但如果我们将这个理解用于宗族内的知识传递，会发现医学在宗族内的传递，并非仅仅意味着在主干家庭（stem family）中医学知识的父子相承。它也意味着，知识在这个广泛的父系继嗣团体中传递的基础，以及其中的不平衡现象。这种不平衡意味着知识传递的差异，即在某些支系内传递的知识，并不一定在其他支系中传递。同时还意味着其不连续性，即在不同支系传递的同类知识之间，不一定能建立起传递的链条。

　　第三，是"士族"所代表的政治—社会等级差异，对理解此时代医学有何影响？正如姜士彬（David Johnson）在比较 hereditary aristocracy、きぞく、士族时提出的问题：士，是否是有自我意识、清晰界定、有确定的法律和制度标准？是否会有家族会是永远的精英②？也就是说，士族并非基于一种有法律和制度性保障的固定社会阶层，需要以社会流动的视野观察。同时，士族研究中得出的种种观察，能否推广为对当时社会的一种整体观察，比如对于士族家族的观察和研究，是否能视为此时代家族的普遍结构？如果以这样的视角观察范行准门阀医家的讨论，会发现种种错位，这个时代医学传递的家族却并不一定是高门。而且如果要将医家与门阀相关联，不仅需要将其视为一种知识兴趣，也需要在仕官、乡里社会等多个层面进行追问，比如，医学与这个时代士人的仕官生涯之间是否有关联？他们的医学在地方社会中是否扮演着角色？

　　范行准对于"门阀医家"的观察，显然是理解这个时代医学群体的重要角度。但是在使用"门阀"时出现的种种意义错位，也意味着对其的分析不能局限于医学群体社会地位对于医学知识产生的影响，而需要分析

① Meyer Fortes, *Kinship and the Social Order*, Routledge, 1969.
② David Johnson, *The Medieval Chinese Oligarchy*, Westview Press, 1977. 中译可参见范兆飞、秦伊译《中古中国的寡头政治》，上海：中西书局，2016 年。

这些医学群体背后牵涉的种种社会和文化意义。本书延续范家伟的方式,不再使用"门阀医家"的术语,在大多数时候使用医术世家或者医学家族,这就意味着分析的对象不仅是高门,士族,而将家族与知识之间的关系作为一个更为广泛的要素进行分析,但是在分析的过程中会依然以社会流动的视角关注家族和士人个体在不同层面的地位变化。

(二) 山林和宗教

所谓的"山林医家",范行准这样解释:"在这三百年中,因南北的分裂,不断地战争,社会经济受到严重的破坏,许多人不免悲观失望,退而独善其身,或因仕宦不达,退隐山林,而上层统治者,又竭力宣传迷信,故佛教、道教亦盛行于这一时期。其故有不少官僚和士大夫阶级,多承魏晋老庄哲学,并通禅学,根究内典,佛教徒亦往往精通老庄,因此彼此帮闲,挥尘谈玄,以为名高。"①在其中依然强调其与士大夫之间的关系,同时重视道教/老庄哲学、佛学对此时代医学群体的影响。然而在后文,他举出的山林医家的例证,则包括葛洪、陶弘景和僧人。如果我们认为,他试图强调宗教与医学的关系的话,他却之前在《中华医学史》中,将北朝崇佛祈病造像和天师道的符水等术称为"二弊"②。也就是说,在他的分析之中,士大夫的知识取向或者"理性"的知识取向仍然被视为是具有价值优势的,也就是说,"隐逸"作为山林隐喻性指向的意涵,并非代表佛教和道教医学的全体,而是隐含有一个阶层性和知识性的前提,即前文提及的"门阀"。也正因为如此,"隐逸"的群体与这个时代的社会再次相关联。同时,价值区分背后隐含着对"医学"治疗和宗教或信仰性治疗的区分,也就是说,将医学/科学与宗教/信仰对立起来。

而关于佛教和道教对于中国古代医学的影响,有更长的研究传统,但这些研究并不限于南北朝这个时段。戴密微(Paul Demiéville)在1937年为其所编的《法宝义林》——基于中日文资料的佛教百科全书》(*Hôbôgirin*,

---

① 范行准《中国医学史略》,58 页。
② 范行准著,王咪咪编《范行准医学论文集》,271—272 页。

Dictionaire encyclopédique du Bouddhisme d'aprés les sources chinoisese et japnoaises)第 3 卷撰写"病"（"Byô"）一词条，为中国和日本佛教文献中医学资料研究之滥觞，其中特别注意到了孙思邈的医学理论与佛教的关系，以及道宣的《戒坛图经》中的"病院"①。李丰楙在《道藏所收早期道书的瘟疫观》一文中指出，道教在汉晋之际形成，也正是中国疾疫史的关键阶段，道教吸收此前的疾疫信仰，创立相关伦理和仪式②。林富士在近年的一系列研究中，勾勒出初期道教的另一种历史图景：东汉晚期疾疫频生的社会环境下，道教以及其他宗教势力的兴起，它们通过吸收和整合各方面的医疗知识，一方面扩大教团，另一方面其医疗知识和技术也逐渐自成体系③。在这样一个错位的对话中，"山林医家"的术语实际限定了阶层性和知识性，但其中隐含的身分问题，在林富士的研究中已被揭示，如果按照林富士的描述，六朝时期道、巫和医之间的身分日益清晰，但是在医学知识和实践方面却依然在共享着知识底色。宗教和医学/科学的划分，不仅是一种知识—价值论的划分，其背后也暗含着宗教者与医学群体的社会身分差异，知识和治疗技术的区隔。如果我们同意这样的看法，即，时代身分分化在逐渐形成中，但知识技术依然又呈现着共享的样态，那么就不仅要反思医学和宗教是否能作为一对对应的分析范畴④，同时也需要讨论将佛教、道教等词作为定语放在"医学"之前，用来划定研究对象的路径，在这

---

① Paul Demiéville，"Byô"，Paul Demiéville ed.，*Hôbôgirin. Dictionaire encyclopédique du Bouddhisme d'aprés les sources chinoisese et japnoaises*，Ⅲ，Paris：Adrien Maisonneuve，1937，pp. 224 - 265. Mark Tatz tans.，*Buddhism and Healing：Demiéville's Article "Byô" form Hôbôgirin*，Lamham，New York and London：University Press of America，1985，pp.54 - 56，94 - 96.

② 李丰楙《道藏所收早期道书的疾疫观——以〈女青鬼律〉及〈洞渊神咒经〉系为主》，《中央研究院中国文哲研究集刊》3 期，1993 年，417—454 页。

③ 这些文章都收入林富士《中国中古时期的宗教与医疗》。关于中古时期道教和医学的最新讨论可以参考徐源（Michael Stanley-Baker）的博士论文，Michael Stanley-Baker，"Daoists and Doctors：The Role of Medicine in Six Dynasties Shangqing Daoism"，PhD thesis：University College London，2013.

④ 进一步将两者作为对应分析范畴的研究可见 C. Pierce Salguero，"Healing and/or Salvation？The Relationship Between Religion and Medicine in Medieval Chinese Buddhism"，Working Paper Series of the HCAS "Multiple Secularities — Beyond the West，Beyond Modernities"（Leipzig，2018）。

个时代是否适用？就本书分析的核心而言，则需要追问，佛教、道教、巫和医是否已经成为排他性的身分范畴。这种排他性有两个层次，一则是宗教和医学是否在这个时代的身分分析中可以作为截然区别而对应的范畴；二则是佛教、道教和巫的医学实践者，其身分可以截然区隔吗？如果可以，区隔的基础是什么，是信仰的差异，还是知识与实践的差异？如果不可以，我们又需要以怎样的方式来理解宗教与知识身分的塑造及其之间的关系。

另外，如果回到范行准的问题，即宗教相关医学知识和身分如何成为改变这个时代知识的核心力量。范家伟认为这个时代的医术世家的知识与其天师道信仰有关[1]。但是，如果我们回到"山林医家"这个概念，"山林"作为隐逸的实践空间，进而转化为一种空间性隐喻。但是这种空间性的隐喻虽然带有宗教色彩，但是其对立面却不是"知识"或者士人的知识，而更多的是隐逸和政治权力之间的关系[2]。同时，隐逸也被视为一种个体性意识的凸显，在这种凸显中，知识却又如一条暗线，连接起了朝与逸之间的关系。于是问题变成了，我们如何在宗教本身的语境中解读其与医学知识的关系，但是不能将医学知识视为在其"之内"的或者从属于宗教？而这些与宗教相关知识如何对这个时代的身分叙事产生了影响？同时，也不能忽视这些宗教相关身分与政治权力结构之间的关系。

（三）医学官署和作为身分要素的官僚制

至于到了隋唐时期，太医署以及其他国家医疗机构的建立，则被看作是对中国古代医学知识的传承有深远影响的制度因素，自陈邦贤在其《中国医学史》中将其作为隋唐时代医家地位的重要表现而加以强调以来[3]，

[1]　范家伟《六朝隋唐医学之传承与整合》。
[2]　在魏斌对山中六朝史的讨论中，也强调宗教信仰和政治权力共同塑造了山中的景观差异和文化变动。见魏斌《"山中"的六朝史》，《文史哲》2017 年第 4 期，115—129 页。
[3]　陈邦贤《中国医学史》，48 页。

论者甚众①。李涛在 1953 年《中华医史杂志》的创刊号上发表《隋唐时代（589—907）我国医学的成就》一文，从医学学说、疾病认识、药物治疗的成就、医学教育和医疗机构等几个方面分析隋唐时代的医学成就②，成为医史隋唐断代研究之滥觞，其中也将官方医学教育和医疗机构视为唐代医学的重要特质。在 1963 年薮内清所主编的论文集《中国中世科学技术史之研究》中，宫下三郎发表《隋唐时代之医疗》一文，其中对隋唐时代的医疗机构与医官、医学教育与教科书，地方与庶民的医疗进行详细的讨论，并根据尚药局、药藏局和太医署的机构划分将史籍中散见的医官系于其下③。医学官署不仅被视为机构，也被视为一种改变知识传递模式的力量，范家伟曾这样总结其意义："唐代医学知识继承魏晋南北朝丰富遗产

①　兹举要者如下，唐志炯《唐宋的医事律令》，《医学史与保健组织》1958 年第 12 期；龚纯《隋唐的医学教育与卫生组织》，《人民保健》1960 年第 5 期；宫下三郎《隋唐时代的医疗》，薮内清编《中国中世科学技术史的研究》，東京：角川書店，1963 年；山本德子《中国中世における医者の地位について》，《日本医史学雑誌》第 22 卷第 1 号，1976 年，28—38 页；邓宝辉《唐代的医学》，《食货》复刊第 8，9 期，1977 年，85—99 页；吉田寅《唐宋时代的医学教育》，《中世アジア教育史研究》，1979 年；山本德子《唐代における翰林医官》，《立命館文學》第 418—421 卷，1980 年，171—185 页；任育才《唐代的医疗组织与医学教育》，《中兴大学文史学报》第 11 期，1981 年；黄克武《钦天监与太医院——历代的科学研究机构》，洪万生主编《中国文化新论（科技篇）》，台北：联经出版公司，1982 年；山本德子《唐代にあける太医署の太常寺への所屬をめぐつて》，《東洋の科学と技術——薮内清先生頌壽紀念論文集》，京都：同朋舍，1982 年，209—222 页；又《唐代官制における医術者の地位》，吉田忠編《東アジアの科学》，東京：勁草書房，1982 年，147—185 页；任育才《唐代医学的分科与人才培养》，《中兴大学文史学报》第 17 期，1987 年，147—158 页；丸山裕美子《日唐医疾令の復原と比較》，《東洋文化》第 68 卷，1988 年，189—218 页；赵刚《隋唐时期的医学教育》，《辽宁师范大学学报》1990 年第 5 期；山本德子《唐代史における医》，《布目潮渢博士古稀記念論集》，東京：汲古書院，1990 年，279—303 页；周一谋《唐代的医事制度与医学教育》，《医古文知识》1991 年第 1 期；山本德子《唐代における医療について——制度史の観点より》，《立命館文學》第 537 卷，1994 年，116—130 页；刘光明《唐代学校式医学教育及其对后世的影响》，《上海中医药大学学报》2002 年第 3 期，15—17 页；彭炳金《论唐代的医学教育与考试制度》，《南阳师范学院学报》2005 年第 11 期，83—85 页；王振国编《中国古代医学教育与考试制度研究》，济南：齐鲁书社，2006 年，130—194 页。近来亦有对其影响进行反思的论述，见沈柏宏《唐代医疗设施及其效益评估》，《社会／文化史集刊》第 4 集，2010 年，37—90 页；于赓哲《〈天圣令〉复原唐〈医疾令〉所见官民医学之分野》，《历史研究》2011 年第 1 期，36—50 页。

②　李涛《隋唐时代（589—907）我国医学的成就》。

③　宫下三郎《隋唐时代之医疗》。

的同时,在传习方面却有了极大的转变,一方面官方医学教育的出现,另方面传习观念亦起了转变。……为医学传习观念展现出较前代开放的一面。"①虽然这些制度所代表的只是唐前期,但是却被视为整个唐代的特质。

于是,我们又回到了所谓"医事制度"的问题。在前文的讨论中指出,医事制度的研究长期在一种复原性的讨论中。而中国古代的制度研究也随着与另一个词汇的相连,而产生了复杂的现代转向。这个词就是Bureaucracy,其词源 Bureau 最初的意涵是覆盖桌面的毛呢,进而指代办公桌和办公室②。马克斯·韦伯(Max Weber)在讨论权力组织形式的时候,赋予官僚制(Bureaucracy)这个曾带有苛政和滥权的贬义的词汇一种"理性"的色彩,将其界定为一种由科层行政人员来管理的合法性支配,它由拥有客观化专业知识进而获得资格的官吏组成,进而按照规定职权范围和官位阶层划分原则来组织,在处理公务时,必须符合公务条文,忠于职责义务,毫不徇私的彻底执行。当官僚制与现代理性资本主义及其货币经济、集行政权与军事权力于一身的现代国家,摧毁世袭权利和教育民主化等同时实现时,一种现代性的科层官僚制才得以真正成立。与"现代性西方"的官僚制相对应,他也讨论了其他地区和时代的官僚制(Bureaucracy)比如在东方的家产制传统国家中,发展出一种官僚制,其成员所受的教育及生活方式使得这个制度倾向于传统主义式的封闭性,之后会形成统一、具有支配地位的身分团体③。由此,这个词被纳入对中国历史的分析之中,中国的官僚集团及其与"儒教"的关系成为韦伯关注的

① 范家伟《六朝隋唐医学之传承与整合》,123 页。
② Raymond Williams, *Keywords: A Vocabulary of Culture and Society*, Croom Helm, 1976.此据刘建基译《关键词:文化与社会的词汇》,北京:三联书店,2005 年,30 页。
③ 韦伯关于官僚制的论述,较为集中的英文翻译,可参考 Max Weber, *From Max Weber: Essays in Sociology* (translated, edited and with an introduction from H. H. Gerth and C. Wright Mills, New York: Oxford University Press, 1958, pp.196 - 244)。近来的进一步讨论可以参考 Scott A. Gale and Ralph R Hummel, "A Debt Unpaid? Reinterpreting Max Weber on Bureaucracy" (*Administrative Theory & Praxis*, Vol. 25, No. 3, 2003, pp. 409 - 118)。Glynn Cochrane, *Max Weber's Vision for Bureaucracy: A Casualty of World War I* (Palgrave Macmillan, 2017)。中文的讨论请参考李猛《理性化及其传统:对韦伯的中国观察》,《社会学研究》2010 年第 5 期,12—13 页。

重点，他以为中国的官僚机构在与国家制度的关系中，虽然他们是被选拔出来的，但是他们却是一种"有着文学教养、现实的、理性主义的身分伦理"的产物，他们的实践理性主义来自"升华之经验"和对于现世适应、顺从秩序的倾向。他们教育的过程是通过古典文学，这一教育过程并不是为了培养专业人员，而是为了塑造起一种有教养的"世界人"（Weltmann），以及建立起一种身分式行为理想在社会上的根据。而基于这种人文式教育的声望，中国的官僚集团一方面尚能够对抗君主权力，也可以反对分科的专门教育和资本主义。在这样一个分析模式中，官僚制的特制以等级制和分工，而劳动分工为基础造成知识的分隔乃至专业化。将这个模式转移到对中国的观察时，劳动分工和知识分化之间的关联被断裂，从而创造出一种以文化为基础的社会群体①。之后，中国古代的官制逐渐被冠以官僚制度之名，比如顾立雅（H. G. Greel）强调中华帝国与现代超级国家（super-state）的相似性，特别值得注意的是它是由一个中央化的官僚制度管理的②。由此，官僚制与中国古代官制之间的对应似已成定论。

　　关注复原性的医事制度研究，与将中国古代官制作为官僚制的分析，两者本无交集，但是却因为韦伯的另一个论断而关联起来。这就是韦伯对于中国自然科学思维欠缺的看法，他的论断建立在中国古代与文艺复兴的比较之上，他认为文艺复兴是两种要素的结合，西方艺术家基于手工实践的经验技术，以及他们的理性名利心，这种名利心使得他们追求艺术的永恒意义和社会声誉，进而将艺术变为了科学。而中国的官僚阶层竞争在科举之上，而缺乏理性的名利心。他认为中国官僚体系承载的文化产生的结果就是儒教，而在官僚体系的实践理性之外，没有理性的自然科学、医学和技术③。这一关于知识/宗教传统与官僚职业分工之间错位的

① Max Weber, *The Religion of China: Confucianism and Taoism*, translated by H. H. Gerth, The Free Press, 1951, pp.107‑172.马克斯·韦伯著，洪天富译《儒教与道教》，南京：江苏人民出版社，1995 年，127—198 页。

② H. G. Greel, "The Beginning of Bureaucracy in China: The Origin of the *Hsieh*", *The Journal of Asian Studies*, 23‑2, 1964, pp.676‑686.

③ Max Weber, *The Religion of China: Confucianism and Taoism*, pp.147‑151.洪天富译《儒教与道教》，172—177 页。

论述有巨大的影响。列文森(Joseph R. Levenson)在强调儒学中国在现代性的命运时,再次彰显了这样的论说,即中国的官员的纯文学素养,进而将中国的价值认为是象征高的文化、知识和文明的终极价值①。那么在这样的情况下,其他的知识乃至技术要被放置于何处? 这种士人—官僚群体对于其他知识和技术的意义如何? 对这些问题的回答,陷入争论之中。白乐日(Etienne Balazs)强调中国士大夫(scholar-officials)是对于权力的占有和大片的土地所有权,基于其对教育权力的独占。而他们在社会中扮演者协调和管理的功能。士大夫就是国家的具体化。这也奠定了中国全权国家的性质。在全权主义之下,即使最小的革新也会遭遇极大的困境。士大夫从他人那里获取创造。他以造纸、印刷和纸币为例,儒家正统不喜爱任何形式的实验、创新和思想的自由,官僚制度对传统的技术相当满意②。李约瑟(Joseph Needham)和鲁桂珍试图讨论官僚封建主义(bureaucratic feudalism)对医学职业的影响,并认为医学知识的官僚化(bureaucratisation)具有正面的意义③。虽然他依然将关注社会秩序的儒家与关心自然现象的道教区分开来④。

　　但是关于唐代医学官署的论断却甚少接续这个话题,其讨论的核心与另一种现代性的问题相关。即,唐代的医学官署与现代的国家医学体系的比较,特别是其为民众提供的医疗服务的限度。那波利贞在 1960 年发表《唐朝政府的医疗机构与庶民疾病救济方法小考》一文,延续他对唐代经济社会史的关注,并以此为切入点,讨论政府医疗机构对庶民疾病救

①　Joseph R. Levenson, *Confucian China and Its Modern Fate*, London: Routledge & Kegan Paul, 1958 - 1965.中译可参郑大华译《儒教中国及其现代命运》,桂林:广西师范大学出版社,2009 年,14 页。

②　Etienne Balazs, *Chinese Civilization and Bureaucracy*: *Variations on a Theme*, New Haven: Yale University Press, 1964, Translated by H. M. Wright, pp.13 - 27.

③　Joseph Needham, "Medicine and Culture in China", Medicine and Culture. Proceedings of a Historical Symposium Organised Jointly by the Wellcome Institute of the History of Medicine, London, and the Wenner-Gren Foundation for Anthropological Research, New York. Publications of the Wellcome Institute of the History of Medicine.

④　Joseph Needham, *The Grand Titration: Science and Society in East and West*, Routledge, 2005, pp.130 - 132.

济的贡献与不足①。此文以社会经济角度观察唐代医事制度与机构，区别于当时隋唐医学史研究的一般路径，将唐代官方医学教育和治疗体系的建立与民众疾病的治疗两个的问题结合起来。这样的学术理路，开始推动中国医学史从关注医学制度中走出，逐渐重视到宫廷与官衙以外的医疗活动，以及民众对医疗服务的需求。但是之后的争论更多陷入"是与不是"的讨论之中。如果我们仔细观察这个争论，在这里，医事制度中"system"的语义底色显然扮演着角色。System 与医学的关联，在 20 世纪初产生，20 世纪 30—40 年代开始具有医疗系统的意涵，而直到 20 世纪60—70 年代才最终被广泛使用，其中有两个要素，其一是国家对医疗的介入，其二则是医疗构成了一个各方关系合理连接的系统。将其纳入对唐代医学官署的讨论，呈现出种种与现代对比的错位，但也揭示出对医学官署解读的复杂性。比如，医学在官署中教授、传递和实践，是否意味着医学知识的官僚化？或者，它是否可能借着国家机构的权力和力量而渗入到这个时代的社会中？无论使用官僚制度还是现代医学体系的分析，实际上都将未曾明言的身分假设纳入了对这个时代医学群体的观察，但是却未能分析这种身分假设的基础何在，也并未回答这种假设对我们理解这个时代的医学身分有何帮助或限制。

当我们仔细检视这些与断代相关的研究主题，首先会发现如果仅从关注的主题出发，似乎在南北朝末期与隋唐初期之间，医学群体及其知识传递的方式发生了"翻天覆地"的变化。但知识群体和知识传递的方式显然不会因为政治变迁就变得截然不同，范家伟的研究已经展示了医学家族在隋至唐前期的延续，以及其对隋唐时代医学知识的影响②。而这种群体的延续与个体的生命历程一样，为知识和社会之间提供了一个中介，也

---

①　那波利贞《唐朝政府の医療機構と民庶の疾病に対する救済方法に就きての小攷》，《史窓》第 17—18 号，1960 年，1—34 页。
②　范家伟《东晋南北朝医术世家东海徐氏之研究》，37—48 页；又《南朝医家入仕北朝之探讨——唐代医学渊源考论之一》，143—166 页；又《六朝隋唐医学之传承与整合》，107—108 页；又《大医精诚——唐代国家、信仰与医学》，台北：东大图书公司，2007 年；又《中古时期的医者与病者》，70—91 页。

将成为本书"断代"的依据。本书会将从医学家族兴起的时代（大致是南朝宋）开始讨论，而终止于他们逐渐失去声音的唐高宗武后时代，即公元6—8世纪。

当医学史进入到所谓"断代的语境"，其叙述的主题依然根植于政治—社会的历史中，国家为中心的叙述显然是重要的，也涉及到这个时代的社会政治基础与统治群体的变化。于是在这样的叙述中，士人—知识阶层及其家族/宗族、医学官署—官僚制和山林—宗教性的因素成为讨论这个时代医学身分最重要的议题。这些分析要素进入学术史的过程，都带着种种现代与古典之间的错位。但是，对于一个时代知识身分的观察，不仅意味着要反思其中种种叙述主题的错位，也意味着，要在这些社会要素与知识表述之间建立起一种整合性的叙述。如果回顾学术史，之前最重要的整合性叙述的模型，依然来自马克斯·韦伯。

三　韦伯的遗产——社会结构的认知表象和叙述者的文本功能

前文提及我们需要在一个时代的语境下理解知识群体的身分叙事和知识表述，而在这个时代身分相关的要素，包括士人—知识阶层及其家族/宗族、医学官署—官僚制和山林—宗教性，那么我们要如何将这些要素的叙述转化为一种整体式的身分叙事并与知识表述相关联。马克斯·韦伯实际上建立了一个关于知识的叙述和中国社会的认知模型，在这个模型中官僚制、知识阶层以及宗教都被纳入其中。虽然这个认知模式建立在与现代世界的形成及其理性认知基础的比较之上，在其中包括了现代以来欧洲的科学知识与中国古代的知识的比较，也包括现代欧洲的官僚体系与中国古代官僚体系的比较，还包括了欧洲与中国古代知识群体的比较。

这个比较的论断，基于一种"相似但却不是"分析，即在其他地域出现的相似性因素为何没有最后形成欧洲式的"现代"。中国古代的知识无法形成欧洲近代以来的科学，中国古代的官僚制度也无法转化为一种现代的官僚制，中国古代的宗教精神亦无法扮演新教伦理在欧洲现代过程中角色。但在马克斯·韦伯的模式中，通过这些否定，却又给予了中国社会一种自成一体的解释,即中国古代的官僚群体、儒教、道教和知识构成了一个文化的整体。当研究者在反思韦伯关于中国古代知识和中国古代官僚系统的论断,并试图不断将其语境化和历史化的过程中,无论有关中国本身的知识论述,中国古代的官僚体制以及儒教和道教,都产生了诸多成果。但这样一个语境化和历史化的过程中,马克斯·韦伯原有的整体式观察,也在消解之中。若以此推之,如何将其重新组成一个整体的分析模式,已成为一个问题。

但是若仔细观察韦伯的分析中,这些要素并非是机械式的组合在一起。无论是现代科学知识,还是现代官僚制度,其中都有所谓的理性底色。若施路赫特(Wolfgang Schluchter)的分析不错,那么马克斯·韦伯的理性概念有其知识论底色,即现代西方科学知识的知识论①。他进而将其灌注于宇宙观、伦理,进而进入人日常行为的逻辑之中。在这个意义上,就将知识论放在了其理论的底色之中。而知识成为身分的分析,则建立在知识分化、劳动分工、国家制度和社会群体塑造(包括价值体系)的互动之上,而中国官僚制的特质被视为国家制度之中知识分化与劳动分工不一定对应,进而塑造出一个独特价值体系的群体。而这个群体若与世俗化的新教伦理信奉者相比较,其似乎尚未完成世俗化的过程。儒学和文学之外的知识,不仅是在价值体系中被忽视,而且需要在一个官僚体系下知识和分工的关系中被理解。另外,这个分析也不能忽视宗教、知识和世俗化的关系。若要建立一个整体式的分析,先需要追问,对于知识表述的历史化,是否能变成理解中国社会的知识论底色? 这首先是一个技术性的问题。就如福柯(Michelle Foucault)在《词与物》(*Mots et les choses*)和他早期其他著作中所面对的问题,要穿越不同的知识门类和学科,找到它们共享的知识论底色,用福柯的术语说是"知识型"(épistémè);还是对于一种知识门类和学科进行分析,那么就不可能是纯粹的知识型探索,背

---

① 施路赫特(Wolfgang Schluchter),顾忠华译《理性化与官僚化——对韦伯之研究与诠释》,桂林: 广西师范大学出版社,2003 年,5 页注 2。

后涉及着话语之外的权力关系网络①。当本书将研究对象设定为"医学"时,前一种可能性已经被否定。同时,本书关注的要点也与福柯有所差异,本书关注的不仅是要挖掘出知识话语和身分话语背后的底色和动力,而关注的是它们是如何连接,进而呈现为表述和叙事的。

　　这也意味着,本书的目的,并不完全是以关于医学的知识表述建立一种历史性的知识论基础,进而把对知识群体、知识分工、官僚制和国家统治的理解建立在其结构之上。而如前文所强调的,在面对医学史写作的"错位",以及现代学术对中国古代知识理解所产生和可能产生的种种概念和范畴"错位"时,本书试图在叙事的语境之中,尝试找到一种叙事的可解释性(accountability),这种努力并非试图修正所有的"错位"或者重建整体性的解释,而是试图在种种的裂隙和德性的争论之间找到一种重现身分叙事连续性的可能②。这种可能会成为历史写作的基础。这意味着在叙事中界定身分问题的研究,将会把关于知识的表述,放到其与这个时代知识阶层的关系中理解,亦即,需要在士大夫的知识结构及其在官僚制中的位置中理解。这样的理解不会简单地基于知识和身分对应的专业化模式之上。因此,本书并非试图提供一种替代性的理解士大夫、官僚制、儒学、宗教与知识的结构性认识,而是试图追问知识和身分的关联,如何在这样一个结构中获取意义,而这样一个意义获取的过程,需要建立在身分叙事的分析之上。正如在本章一开头所引用的许胤宗的叙事中,社会结构对于知识表述的种种影响在文本中具象化为表述者的角色,即许胤宗的身分如何在社会文化结构中成为一种有意义的历史叙事,同时,社会结构又如何成为一种认知表象,并在知识表述的每个层面中展开。也就是说,本书并非试图找到一种"知识型"来理解这个时代的思想文化世界,而是试图以知识叙述的分析为线索,来观察在"医者,意也"的每一个知识层次中,社会要素如何参与其各个层次的运作。从感官之知到心手之间,

① 对福柯相关论述的分析请见 Arnold Davidson, *The Emergence of Sexuality: Historical Epistemology and the Formation of Concepts* (pp.192-209)。
② 对叙事的可解释性、连续性与传统的分析可见 Alasdair MacIntyre, *After Virtue*。(中译据宋继杰译《追寻美德——伦理理论研究》,276—277 页)。

再到医学文本意义的形成，它们如何在叙事的过程中被知识阶层、官僚制等身分要素赋予意义。

第四节 路径的展开与本书的内容结构

本书以下的章节会以一个逆序的方式逐渐展开前文的问题，全书分为五个部分，导论是第一部分。在第二部分包括第二、三、四章，讨论此时代医学知识与士人群体、官僚制度乃至"山林"的互动如何造成了种种的身分叙事。因此，此部分论述的核心是这个时代关于医学知识和医学群体的社会位置的表述，及其背后的意义。对这些表述的关注，不意味着只关注特定的个体或知识群体，相反，本书试图以这些表述为线索，展开更为复杂的知识群体的光谱。第二章将讨论南北朝时期的医学家族，核心的问题是医学知识对于他们意味着什么。研究的例证是徐氏家族，徐氏家族的重要性不仅在于医学知识在其中传递多代，成为了一个"极端"的例证。也是因为在徐氏家族相关的叙述中呈现出了种种可以观察的差异，这些差异或者来自不同的记载，如史传和墓志，或者来自其家族内部的多样性。对徐氏家族为中心的叙事的分析，将成为将这个时代不同阶层、地域的医学知识群体勾连起来的线索。第三章和第四章以一种身分的"对立"出发，在现代的医学史叙述中，都将孙思邈描述为隋至唐初最重要的医者之一，但是在孙思邈的叙述中，当时最重要的医学群体却是"在朝大医"。第三章以墓志和《天圣令·医疾令》等资料为基础，勾勒孙思邈眼中的"在朝大医"，进而讨论南北朝以来形成的医学家族进入隋唐时代的医学官署所面对的身分拉扯，以关注医学官署与家族知识传统之间的互动对医学身分有什么意义。而第四章则回到孙思邈本身，以孙思邈传记叙事的造成为核心，试图勾勒孙思邈的知识构成与叙事，如何在这个时代的山林、宫廷、士人文化和医学群体的互动之间形成。这两章不只希望讲述关于"对立"的故事，而是试图以不同医学群体面对隋唐国家的医学官署为叙述的线索，而展开不同的身分要素，包括官僚制、国家、儒学、隐逸和士人文化与医学身分互动,并重新界定医学知识的位置的过程。

　　之后,转入第三部分讨论文本知识的运作与身分要素的互动,其中基本的问题是,如何将文本相关的身分在这个时代"历史化",并将其作为线索理解文本在知识运作中的意义。第四章关注的重点在于,如果在中文中"作者"的意涵并非直接与 authority 相关联。那么写作者与文本的关系需要怎么理解,这种关系是否有一种语言表述上的基础? 在语言基础之外,其主要的塑造要素又是哪些? 第五章选取了隋至唐初三本医学书籍作为例证,包括《诸病源候论》、《新修本草》和《黄帝内经太素》,来讨论写作者、文本权威如何在这个时代被塑造;第六章则试图分析这个时代挑战写作者权威和文本固定性的要素,即知识文本如何流动,在流动的过程中意义如何被选择乃至重新塑造。而龙门石刻药方和吐鲁番出土的药方提供了例证,即不同物质载体的知识文本如何流动,其背后的社会文化要素又是哪些?

　　然后本书进入第四部分,讨论这些要素对身体经验的塑造。第七章是一个转折,它试图分析指向药物的名与听觉之间的关系如何在本草音义类的著作中展开。第八章则进一步指向感官和药物的关系,在医术世家那里,身体经验就并非是纯粹的个体体验,从尝药礼仪与本草书中记载药物的味觉性质来看,味觉体验已经随着尝药礼仪的"扩散",逐渐与医者尝药之味而感知药性的本质渐行渐远。《新修本草》对味觉性质的记载与唐前期的御药仪进一步强化了文本记载对于身体经验的影响力。第九章对《明堂图》与身体的图像的讨论,揭示出这种影响力的另一面,唐代初期整理医学图谱时,曾产生一种将明堂与五脏合置一图的"明堂图",此种图像在后代的医学图像传承中似乎并未被广泛接受,但却在佛教和大众信仰中意外地找到了接受群体,虽然他们观看这个身体图像的方式,也许重点与制作图谱时的初衷并不完全一致。可见在涉及更为个体化的身体经验时,国家的力量亦有其有限性。在最后一部分,即尾声里,我们会再次回到许胤宗和孙思邈。

　　当然,写作者并不能强制要求读者沿着他的思路阅读本书,读者可以按照自己感兴趣的方式用阅读"重组"此书的内容。着急了解许胤宗故事的读者可以直接跳到最后的尾声部分。对孙思邈感兴趣的读者，可以直接阅读第四章，然后进入尾声。关心书籍史和写本文化的读者，可以阅读第二章的中间部分，然后转入第三部分。对感官之知和身体经验感兴趣的读者，第四部分也许是更值得阅读的。如果读者愿意尝试跟着写作者的思路去逐渐打开层层的"俄罗斯套娃"，那么下一章就将进入医学如何在历史中成为一种身分叙事的讨论。

身分・叙事・差异

医生反正是要到办公室去找首长签字。到那里，他才看到一个最不成体统的场面。

　　俨然成了这个小城镇当前第一号风头人物的新政委，并不急于去上任，反而逗留在这间同司令部当前急务毫不相干的办公室里，站在这几个部队文牍人员的面前口若悬河地讲个不停。

　　"这是我们的又一位明星"，"县长"这样说着把医生介绍给政委，可是政委完全限于自我陶醉的境地，对他一眼也不看。

　　　　——Борис Леонидович Пастернак，"Доктор Живаго"
　　　　　　（蓝英年、张秉衡译《日瓦戈医生》）

第二章 "不以医自业"与 "世相传递"

——南北朝时期徐氏家族的医学知识与身分叙事

第一节 引 言

在导论中,展开了本书的中心议题,即,如何在种种的裂隙和德性的争论之间找到一种恢复身分叙事连续性的可能,这种可能性需要建立在历史中叙事本身的基础之上,而首要的问题,就是在历史的叙事中,医学知识的表述如何通过叙事与社会身分相关联。从本章开始,将讨论医学知识如何成为南北朝至唐前期的社会身分要素,以及相关的叙事是如何展开的。《南史》卷三二《张融传》之后附有徐文伯的传记,其中有一段关于医学与身分的对话,可以作为这个讨论的起点:

道度生文伯,叔向生嗣伯。文伯亦精其业,兼有学行,倜傥不屈意于公卿,不以医自业。(张)融谓文伯、嗣伯曰:"昔王微、嵇叔夜并学而不能,殷仲堪之徒故所不论。得之者由神明洞彻,然后可至,故非吾徒所及。且褚侍中澄富贵亦能救人疾,卿此更成不达。"答曰:"唯达者知此可崇,不达者多以为深累,既鄙之何能不耻之。"文伯为效与嗣伯相埒。①

这段记载在一开篇解释其因缘:"(张)融与东海徐文伯兄弟厚。"这段关于其身分与医学的关键对话,也安排在徐文伯兄弟与张融之间展开。在张融和徐文伯、徐嗣伯的对话场景中,两个问题交织在一起,一是如何获得医学上的造诣,二是医学知识和社会位置之间的关系。"不以医自业"与不鄙之共同构成了一种与医学相关的社会身分,不鄙之才能获得进入医学门径的可能,不以学医为耻,却又不以医自业。由此展开了关于医学和身分的两个问题,即获得医学知识与以医为业。徐文伯、徐嗣伯兄弟及其家族,被视行准所谓"门阀医家"或范家伟所谓"医术世家"的典型例证。范家伟对徐氏家族的个案研究已经成为认识中古医术世家的经典案例。因此,史籍中记载的徐氏家族的成员关于医学身分的表述,会成为我们理解南北朝时期医学与身分问题的重要线索。而本书关注的是,在不同文类的史传文本中,关于医学家族的医学知识与其他社会、文化要素的叙事是如何展开的。

　　能够完成对徐氏家族精细的个案研究,得益于这个家族相关墓志的出土②。这些墓志出土之后,徐氏家族医学知识传统和身分叙述的问题引起进一步关注。赵万里指出:"志多藻释之辞,无一事及其医术。铭云:

① 《南史》,北京:中华书局,1976 年,838—839 页。《太平御览》、《册府元龟》等书引文,指出出自《宋书》。

② 徐之才墓志清末民初在河北磁县出土,罗福颐在《满洲金石志别录》中著录并有录文,其中记载此墓志"壬子年出磁州南乡申家庄",此壬子年应是指 1912 年。罗福颐还对比了墓志记载与《北齐书》中之传记的异同(《石刻史料新编》第 23 册,台北:新文丰出版公司,1982 年,17433—17435 页)。赵万里在《汉魏南北朝墓志集释》中根据沈阳博物院所藏辑入,并以墓志订正《北齐书》中之相关传记(赵万里《汉魏南北朝墓志集释》,北京:科学出版社,1956 年,图版 343,叶二二〇)。周一良在《魏晋南北朝史札记》中又有申论(周一良《魏晋南北朝史札记》"徐之才传"条,北京:中华书局,1985 年,415—417 页)。赵超在《汉魏南北朝墓志汇编》中加以录文(赵超《汉魏南北朝墓志汇编》,天津古籍出版社,1990 年,455—459 页)。1976 年和 1978 年,在山东嘉祥县满硐公社杨楼大队英山与马集公社孟良山,发现了徐氏家族的墓地,分别出土了徐之范、徐敏行夫妇以及徐薈的墓志(嘉祥县文物管理所《山东嘉祥英山二号隋墓清理简报》,《文物》1987 年第 11 期,57 页;山东博物馆《山东嘉祥英山一号隋墓清理简报——隋代墓室壁画墓的首次发现》,《文物》1981 年第 4 期,28—33 页;李卫星《山东嘉祥发现唐徐师薈》,《考古》1989 年第 2 期,185—186 页)。三方墓志的拓片图版都在 (转下页)

'王寿焚书,杨云阁笔,岂伊发瘵,非徒愈疾。'亦隐约言之。使无史传,几不知之才为扁张之俦矣。"①罗新和叶炜指出:"虽然徐氏数代以医术闻名,但在徐之才墓志、徐之范墓志以及徐敏行墓志、徐蕡墓志对父祖的追溯中,对这一点都只字不提。而徐之才、徐之范自己的墓志,除了任'尚药典御'能透露出与医学的关系外,也没有其他的反映。这在一定程度上显示了当时医学不入流的社会地位。"②这样的解读,都基于同一种思维逻辑,即,在徐氏家族墓志中医学记载的"缺席",意味着徐氏家族对于医学知识的"实际"态度,进而体现了这个时代医学知识的社会地位。而其中存在多个逻辑缺环,特别是将其与之前的引文相比较,会产生出更多疑问:如果医学知识对这个时代的知识群体在社会阶层和文化资本上只是妨碍,那么为何会有家族成员习医,甚至会在家族中世代传递?为何会有家族成员强调,学习医学的关键在于不鄙之的态度?既然不鄙之,也不耻之,在墓志中对其医学知识和相关经历的"沉默",又意味着什么?

而这两个问题又都在《南史》卷三二《张融传》对其家族医学的追述中,得到了一定程度的回答。徐氏家族医学知识渊源的记载,追溯到徐熙,而徐熙医学知识(徐氏医学之祖)的来源记载如下:"(徐)熙好黄、老,

---

(接上页)《隋唐五代墓志汇编·江苏山东》第 1 卷中刊布,之后也有录文刊布。徐之范墓志与徐敏行夫妇墓志的录文见韩理洲《全隋文补遗》,西安:三秦出版社,2004 年,103—104 页;徐蕡墓志见《全唐文补编》第 4 辑,西安:三秦出版社,1997 年,298 页;《全唐文新编》20 卷,吉林文史出版社,2000 年,13778 页,周绍良、赵超《唐代墓志汇编续集》,上海古籍出版社,2001 年,19—20 页。赖非根据新出三方墓志研究了徐氏家族的相关问题(赖非《齐鲁碑刻墓志研究》,济南:齐鲁书社,2004 年,268—280 页)。罗新和叶炜校录了徐之范和徐敏行夫妇的墓志,并对其家族谱系和家族成员生平作了详尽和精确的讨论(罗新、叶炜《新出魏晋南北朝墓志疏证》,北京:中华书局,2005 年,355—365 页。修订本 2016 年出版)。陆扬在《新出魏晋南北朝墓志疏证》的书评论文中,提示可以将其工作与范家伟的研究成果对读(陆扬《从墓志的史料分析走向墓志的史学分析——以〈新出魏晋南北朝墓志疏证〉为中心》,《中华文史论丛》第 84 辑,2006 年,112—113 页)。赵海丽则强调《徐之才墓志》与《徐之范墓志》在补充和校正史料方面的价值(赵海丽《北朝墓志文献研究》,山东大学文史哲研究院博士论文,2007 年,225—226、228、247 页)。范家伟在其新作中也提及相关墓志材料(范家伟《大医精诚——唐代国家、信仰与医学》,台北:东大图书公司,2007 年,26 页)。

① 赵万里《汉魏南北朝墓志集释》,叶七五正。

② 罗新、叶炜《新出魏晋南北朝墓志疏证》,359—360 页。在 2016 年的修订本中,此段论述并未改动。

隐于秦望山,有道士过求饮,留一瓠瓻与之,曰:'君子孙宜以道术救世,当得二千石。'熙开之,乃《扁鹊镜经》一卷,因精心学之,遂名震海内。"①在分析这段记载的内容之前,需先对此文本的来源略加讨论。《太平御览》、《册府元龟》等书引用此段文字,皆称其出自《宋书》。惟《太平广记》引自《谈薮》②。关于《谈薮》的记载纷杂,无论是其撰者的准确姓名,还是撰著的时间都依然在争论之中③。就目前对《谈薮》的辑佚来看,其中收录的条目的时间下限在隋代。也就是说,其成书的时间晚于《宋书》。就此段记载而言,《宋书》和《谈薮》的基本叙事结构并没有差异,只是行文细节有几处不同,却并不影响故事的通顺。也就意味着,这个故事可能已经文本化。《谈薮》本身的性质,却能为我们理解其中的叙事提供背景。按照刘知己《史通·杂述》中的说法:"小说为言,犹贤于己,故好事君子,无所弃诸,若刘义庆《世说》、裴荣期《语林》、孔思尚《语录》、阳松玠《谈薮》,以之谓琐言也。"④《谈薮》记录士人群体中资以谈笑的轶事,此时代的轶事小说与流传在口头上的人物传闻有密切的关系,这种关系并不是单向的将口头传闻整理和剪裁而变成小说以文本的形式流传的过程,也是小说中的轶事传闻再次口头流传的过程。这构成了理解此段故事流传的社会语境。而《宋书》和《谈薮》的修撰时间和地域也界定了我们对此段故事可能流传的时间和地域跨度的理解基础。

此外,此段文字中记载的医学文本传承的过程,与《史记》中所记长桑君传授扁鹊禁方书有类似之处:"长桑君亦知扁鹊非常人也。出入十余年,乃呼扁鹊私坐,闲与语曰:'我有禁方,年老,欲传与公,公毋泄。'扁鹊

---

① 《南史》,838页;亦见于《太平御览》卷七二二、卷九七九引《宋书》、《太平广记》卷二一八引《谈薮》。可参考山本德子《南北朝时代の医术者》,田中淡编《中国技术史の研究》,京都:京都大学人文科学研究所,1998年,642页。

② 《太平广记》引书以及其与《太平御览》的亲缘性,请参考张国风《太平广记版本考述》,北京:中华书局,2004年,113—366页。仅就丹阳徐氏家族的故事而言,《太平御览》所引基本来自史书,包括《宋书》、张太素《齐史》、《南史》,而《太平广记》则包括史书与笔记小说,包括《南史》、《谈薮》和《太原故事》(即《太原事迹》)。

③ 侯忠义《关于〈解颐〉和〈谈薮〉》,《厦门教育学院学报》2004年第1期,22—23页,此据侯忠义《汉魏六朝小说简史》(增订本),太原:山西人民出版社,2005年,84—87页;黄大宏《隋〈谈薮〉及其作者阳玠考》,《文学遗产》2011年第1期,128—131页。

④ 《史通通释》,上海古籍出版社,1978年,274页。

曰：'敬诺。'乃出其怀中药予扁鹊：'饮是以上池之水，三十日当知物矣。'乃悉取其禁方书尽与扁鹊。忽然不见，殆非人也。扁鹊以其言饮药三十日，视见垣一方人。以此视病，尽见五藏症结，特以诊脉，为名耳。"①李建民曾详细讨论此段记载指出："上言医学传授的几个程序是：受书、诵读、理解及验证；医学固然以经验为主，实作体验尤不可少，但典籍本身也是医术经验的呈现，而诵读古人的文本心法则是习医的必经过程。……典籍在此有着'社群规范性的功能'（communally regulative function）。也就是说，医学文本具有建立师徒系谱、区别我群与他群的作用。"②传给徐熙《扁鹊镜经》（或为《扁鹊医经》），也是只传书，而并不亲授，同时其内容也极其隐秘。此类传授故事有模仿旧事造作之可能，特别是传授的医书依托扁鹊，而故事也与扁鹊的叙事相近，模仿以强调其知识来源的"造作"痕迹浓厚。但其"造作"过程也与当时之社会环境有密切互动，而对故事的细节加以修改以适应环境的变化，因此其中与旧事不同之部分需特别加以措意③。时代性的差异就是其中一项，虽然故事描述的是徐熙④，但按照之前的讨论，这个故事流传的时代大概是南朝至隋代。而在故事流传的时代，医学知识的传递和权威性已经发生了变化。在李建民的观察中，这个时代的知识传授与授书仪式的时代已经差异颇大，随着授书仪式

① 《史记》，北京：中华书局，1959 年，2785 页。
② 李建民《中国医学史研究的新视野》，《新史学》第 15 卷第 3 期，2004 年，203—225 页，此据李建民《生命史学——从医疗看中国历史》，台北：三民书局，2005 年，6—9 页。中国古代医学的传授请参见 Nathan Sivin, "Text and Experience in Classical Chinese Medicine", Don Bates eds., *Knowledge and the Scholarly Medicine Traditions* (Cambridge and New York: Cambridge University Press, 1995, pp.177‐204)。李建民《中国古代"禁方"考论》，《中研院历史语言研究所集刊》第 68 本第 1 分，1997 年，117—166 页；又《中国医学史における核心问题》，《内经》第 151 号，2003 年，16—36 页；又《禁方书、圣人与正典》，《读书》2003 年第 8 期，64—70 页。
③ 可以参考民俗学对故事讲述者叙述的内容和风格与个人生活实践的关系，见 Robert A. Georges and Michael Owen Jones, *Folkloristics: An Introduction* (Indiana University Press, 1995, pp.274‐277)。韩健平尝试以口述叙事活动中异文生成过程的理论来讨论扁鹊的相关记载，见韩健平《传说的神医：扁鹊》，《科学文化评论》第 4 卷第 5 期，2007 年，5—14 页。
④ 对此叙事细节的考察和解读可参考岩本笃志《北齐政权の成立と"南士"徐之才》，《东洋学报》第 80 卷第 1 号，1998 年 27—59 页。此据岩本笃志《唐代の医药书と敦煌文献》，角川学芸出版，2015 年，32—36 页。

的衰落,道教医学和门阀医学成为医学知识传承的两种主要模式。魏晋医家对旧有医经的整理,是对医经正典性的发掘,从而重新划定了"医学"的边界,并塑造医学知识的正统。与之相伴随的,是一连串根本性的变迁:医学集团的扩大、文本公开化、医书撰写格式的改变、作者意识强化、方书形式的变化、古医经的改动以及不同医书位阶的确立。由此,"书"本身的权威被塑造,其合法性不再依靠师授关系,也无须再从仪式中获得神圣性①。按照这个说法,在故事被讲述的时代,扁鹊式的授书仪式已不再具有原有的意义,那么在此模仿扁鹊故事式的叙述,除了试图彰显自身家族医学与扁鹊的联系,以及回溯古典获取意义之外,需要如何理解? 如对比两个故事,最重要的差异在于授书者的直接引语,扁鹊的故事强调禁方的不可外传,而徐氏家族的故事则要点有三:第一,传授者预言医术会在徐熙家族中传递;第二,传授者预言徐家的子孙可以凭借医术得到"二千石"的官;第三,传授者的身分是道士。这三个部分也其实在回答前文所提出的问题,即,重要的不是徐氏家族医学知识的来源,而更是这种医学知识的权威性何来? 而医学知识与他们的社会地位、文化资本之间的关系如何,进而如何在他们社会和文化身分塑造中扮演着角色? 以下会逐节讨论这些差异所展示的历史信息。

第二节　"书"的意义
——南北朝医学知识传递的
物质和文本语境

　　徐熙的故事,一方面以授书/受书仪式展示徐氏家族获得医学知识的"起源",另一方面则强调医学知识不只是传递给徐熙,而是在其子孙中传递。之前已指出,授书/受书仪式中不能泄露医学知识,意味着仪式的关键在于关系的建立,即,以授书/受书仪式建立师徒的关系。而在这个故

---

① 李建民《生命史学——从医疗看中国历史》,6—9页。

事中,授书/受书仪式已经决定了医学知识未来传递的路径。甚至可以说,在这段叙事中,未来在家族中知识的传递决定了授书的机缘。那么需要进一步回答的问题是,在这个时代医学知识传递的图景之中,医学知识如何在徐氏家族内传递,并且对这个图景的整体有何意义。前文已指出,徐熙的故事有模仿旧事的痕迹,并与这个时代的知识传递模式有所差异。那么让我们回到这个时代的另一种知识来源的叙述模式,《隋书》卷七八记:"许智藏,高阳人也。祖道幼,尝以母疾,遂览医方,因而究极,世号名医。诫其诸子曰:'为人子者,尝膳视药,不知方术,岂谓孝乎?'由是世相传授。"[①]在这段叙述中,故事的主角变成了另一个医术世家高阳许氏,其家族的医学传统追溯到许道幼。而许道幼的医学兴趣来源于家人的疾病,特别是家内长辈的疾病,然后他获得医学知识的途径,通过阅读医学文本实现的。这段叙事将其与"孝"的价值相联系,进而构成了"世相传授"的价值基础。这个故事比之前徐氏家族的故事时间略晚。汉唐之间此类叙述的普遍性,已为李贞德的研究所证实。她曾详细列举汉唐之间孝子事母,自学习医,进而以医传家的例子[②]。徐熙和许道幼的故事都涉及医书,也涉及医学在家族中的传递。但徐道幼的故事中,有两个要素值得注意,第一,疾病体验是学习医学知识的基础。而自我的疾病体验显然可以成为获得医学知识的最初机缘。比如《周书》卷四七记武康姚氏家族获得医学知识的起源:"(姚僧垣之父姚菩提)尝婴疾历年,乃留心医药。"[③]林富士曾以汉隋之间的道教传记资料,指出早期道教的传统中,有道士是"因病入道",甚至因而得道[④]。可见,以自身的疾病体验,求助医者、道士等而逐渐获得医药或修道的知识,在魏晋南北朝时期是常见的叙述。但是在这里有重要的变化,即,学习医学的动机如何从自身的疾病体验扩大到家人,特别是家中的长辈;第二,则是在遭遇自身和家人的疾病之

---

① 《隋书》,北京:中华书局,1973年,1782—1783页。
② 李贞德《汉唐之间家庭中的健康照顾与性别》,黄克武主编《第三届国际汉学会议论文集——性别与医疗》,台北:中研院近代史研究所,2002年,29—31页。
③ 《周书》,北京:中华书局,1972年,839页。
④ 林富士《疾病与"修道":中国早期道士"修道"因缘考释之一》,《汉学研究》第19卷第1期,2001年,137—165页。

后如何获得知识，并将其加以传递。许道幼的故事与徐熙故事以及其他求助医者、道士故事的差异在于，自身或家人罹患疾病者，可以通过阅读医学书籍直接获得医学知识进而进行医学实践。《北史》卷三三《李密传》中甚至呈现出名医诊疗不如自身精习医方的叙述："密性方直，有行检，因母患积年，得名医治疗，不愈，乃精习经方，洞晓针药，母疾得除。"①自身或家人的疾病，可能在求助医者之后却无法痊愈，但却可以通过阅读医书获得医学知识而治愈。由此，"书"在知识传递中的意义发生了变化，从李建民所强调的"社群规范性的功能"，转化为获得医学知识的直接载体，并且其功能可以超越师徒关系而存在，本节就试图分析这种转变背后的语境。

要以书籍的意义为中心，分析这个时代医学知识传递的转变及其背后的语境，我们需要从多个层面加以讨论。首先要分析的，是对医学书籍的阅读兴趣或者知识需求是如何产生的。在徐熙的故事和许道幼的故事中提供了两种原因，前者指向一种个人的知识兴趣，即"好"，而后者则是个人或家人罹患疾病的实际需求。如徐熙的故事所展示的，在南北朝之前，医学知识的阅读已经不仅是由于罹患疾病而造成的需求，而是一种"知识的兴趣"。这种兴趣的诞生来自阅读兴趣的扩展，即不来自医学本身，而是其他知识兴趣对医学的"流溢"。蒲慕州对《后汉书·方术传》进行研究，指出："这些例子显示出一种趋势，即在东汉时有些知识分子具有驳杂的背景，不专守某一家法，也不仅以儒家典籍为学习的范围。"②李建民则指出："拥有古脉资料的马王堆、张家山、双宝山墓主，身分为贵族或士大夫（官僚），并不是专业术士。……《史记·扁鹊传》便称这些人为'喜方者'，他们爱好方术、略识医理，程度佳者甚至能与专业医者辩论。……士大夫收藏医方，上疗君亲，下济齐民，或求一己保身延年。这些家藏医方书见诸汉代墓葬，六朝以后更蔚为'门阀的医

---

① 《北史》，北京：中华书局，1976年，1239页。
② 蒲慕州《追寻一己之福——中国古代的信仰世界》，台北：允晨文化有限公司，1995年；此据上海古籍出版社，2007年，222页。参见蒲慕州《墓葬与生死——中国古代宗教之省思》，台北：联经出版事业公司，1993年，267—268页。

学'一系。"①其中直接指明汉代士人阅读医书的知识兴趣与六朝之后医学家族形成之间的连续性。中古士人读书范围涉及医药书籍时,确实强调其实际的用途。颜之推在《颜氏家训·杂艺篇》中言:"医方之事,取妙极难,不劝汝曹以自命也。微解药性,小小和合,居家得以救急,亦为胜事,皇甫谧、殷仲堪则其人也。"②这段对家中子弟的告诫,强调阅读医方可以"居家救急"。但是颜之推阅读医方的知识兴趣,可能不仅于此,也在于"博览"的知识取向。《北齐书》卷四五《文苑传》记:"(颜之推)早传家业,博览群书,撰《家训》。"③在这个时代叙述士人阅读医学书籍时,多数是强调其广博的阅读兴趣。比如《宋书》卷六二《王微传》:"微少好学,无不通览,善属文,能书画,兼解音律、医方、阴阳术数。"④《周书》卷四二《萧撝传》:"撝善草隶,名亚于王褒。算数医方,咸亦留意。"⑤在这样一种博览的风气中,医学书籍显然不是阅读的中心,而是为了"博"所扩及的知识类别。

在这里,进入了分析的第二个层次,即"博览"的风气对士人如何阅读医学书籍产生了影响。萧纲在《劝医论》中强调医学文本的重要性:"天地之中,唯人最灵。人之所重,莫过于命,虽修短有分,天寿悬天。然而寒暑反常,嗜欲乖节,故虐寒痟,致毙不同,伐性烂肠,摧年匪一,拯斯之要,实在良方。"⑥而成就医学方式与玄学、儒学、作诗相似:"至如研精玄理,考覈儒宗,尽日清谈,终夜讲习,始学则负墟尚谀,积功则为师乃著,日就月将,方称硕学。专经之后,犹须剧谈,网罗愈广,钩深理见,厌饫不寤,惟日不足。又若为诗,则多须见意,或古或今,或雅或俗,皆须寓目,详其去取。然后丽辞方吐,逸韵乃生,岂有秉笔不讯,而能善诗,塞况不谈,而能善义?

---

① 李建民《死生之域——周秦汉脉学之源流》,台北:中研院历史语言研究所,2000 年;此据李建民《发现古脉——中国古典医学与数术身体观》,北京:社会科学文献出版社,2007 年,33—34 页。
② 王利器集解《颜氏家训集解》,北京:中华书局,1993 年,588 页。
③ 《北齐书》,北京:中华书局,1972 年,617 页。
④ 《宋书》,1664 页。
⑤ 《周书》,北京:中华书局,1972 年,753 页。
⑥ 此文见《文苑英华》七五〇,北京:中华书局,1966 年,3920 页下一栏。

扬子云言：读赋千首，则能为赋。"①知识的取得需通过长时间的学习和阅读，而这个学习和阅读的过程的重点之一，是如何在众多医学文本中获得"良方"。而同时，又需要"清谈"和"讲习"。"博览"，并非是诸书平等，而是有知识的中心和边缘之别，"博"将边缘的知识纳入阅读之中，却也将在中心的知识路径带到边缘的知识世界之中。"博览"突破了师授的文本和知识边界，成为一种医学知识获得的价值基础。

在这样一种博览的风气中，聚书②、博览、隶事③和交谈，被视为一个知识的过程。胡宝国以为这样的知识变化始自东晋后期，而逐渐形成南朝知识风气的改变④。但在时人的叙述中，这样的知识取向被追溯到更早的时代。萧子显在讨论当时的文学写作时，举出其中一个类型："次则辑事比类，非对不发，博物可嘉，职成拘制。或全借古语，用申今情，崎岖牵引，直为偶说。"而他将这种"体"追溯到傅咸、应璩，应璩为东汉末至魏间人，傅咸则为魏晋间人⑤。即在时人眼中，这样的知识风气并非新见，而是之前知识传统的进一步发展。而按照前文的引文，之后这样的知识风气不再限于南朝，也在北朝流行。这样的知识风气和取向呈现出一种"知识超载"（knowledge overloaded）的现象，在这样的现象中，知识群体对获得知识的需求增加与他们面对的知识增长构成相互关联的两个方面⑥。对

---

①　《文苑英华》七五〇，3920 页下一栏至 3921 页上一栏。

②　关于这个时期聚书的讨论请参考赵立新《梁代的聚书风尚——以梁元帝为中心的考察》，《魏晋南北朝史研究：回顾与探索——中国魏晋南北朝史学会第九届年会论文集》，武汉：湖北教育出版社，2009 年，626—644 页；又《〈金楼子·聚书篇〉所见南朝士人的聚书文化和社群活动》，甘怀真主编《身分、文化与权力——士族研究新探》，台北：台湾大学出版中心，2012 年，231—270 页。

③　关于隶事的问题在之后的章节会有进一步的讨论。

④　胡宝国《知识至上的南朝学风》，《文史》2009 年第 4 期，151—170 页。

⑤　对此的讨论可参考童岭《南齐时代的文学与思想》，北京：中华书局，2013 年，78—86 页。

⑥　在这里对于知识超载的讨论，基于安·布莱尔（Ann Blair）对于信息超载（information overload）的分析，即对于超载的感知不能简单解释为某种客观状态的结果，而是在现存工具、文化、个人期待、信息数量和质量的变化以及获取和管理信息的图景之间的互动。这是一个在多个时代普遍存在的文化现象，但是感知到超载的人，却往往会认为这是一种全新的体验。见 Ann Blair, *Too Much To Know: Managing Scholarly Information before the Modern Age*（Yale University Press，2010.此据徐波译《工具书的诞生——近代以前的学术信息管理》，北京：商务印书馆，2014 年，19—20 页）。

于"知识超载"的讨论,都离不开知识的物质性基础,这里进入了分析的第三个层次。在这个时代,最明显的物质性背景是纸张作为书写材料的普及。藤枝晃认为,公元4世纪是简牍与纸卷并用的时代①。童岭推测公元5世纪(东晋末期)纸张在南朝宫廷官府中得以普及②。但从史籍记载和出土文献来看,纸张替代简牍的过程显然更为复杂,由于地域不同、官府/私人的不同、书籍或者文本类型不同存在着差异。但是4世纪后期,此转化的倾向已经颇为明显③。这种转化和普及的过程与纸张制造的技术和经济因素相关。就技术的层面而言,纸张产量的增加,与帘纹纸技术相关。但这个时代的考古证据显示,帘纹纸并未完全取代布纹纸④。胡宝国推测刘宋时期纸张对穷人而言依然昂贵,而到了梁朝纸张价格可能有所降低⑤。

但是物质载体的变化并不能决定知识变迁的全部,需要观察的是一种"纸面知识"(paper knowledge)如何诞生及其特质为何⑥,即,本章讨论书籍意义的第四个层次。纸张相对简牍而言,变化在书籍的重量、所占空间,这些变化如何转化为时代知识的特质?田晓菲以为理解此时代的关键词是"流动性"、"共存"和"互动"⑦。流动性(fluidity)的特质来自于对气体和液体性质观察的隐喻性使用。流动性可以以一种隐喻的方式用作

---

① 藤枝晃《樓蘭文書札記》,《東方學報》第41册,1970年:197—215页。又可参藤枝晃《文字の文化史》,東京:岩波書店,1971年,130页。

② 童岭《"钞"、"写"有别论——六朝书籍文化史识小录一种》,《汉学研究》第29卷第1期,2011年,261页。

③ 可以从多个层面的实物观察,比如在地方的官文书,吐鲁番出土的《前秦建元二十年(384)三月高昌郡高宁县都乡安邑里籍》是纸本户籍,可能意味着在前秦的地方纸本户籍在替代木牍。而在西北出土的衣物疏,在甘肃出土的最晚有升平十三年(369)的衣物疏,均为木牍。而新疆吐鲁番出土的纸质衣物疏,目前所见最早是白雀元年(前秦建元二十年,384年)。

④ 潘吉星《新疆出土古纸研究——中国古代造纸技术史专题研究之二》,《文物》1973年第10期,53—57页。

⑤ 胡宝国《知识至上的南朝学风》,157页。

⑥ "纸面知识"的概念来自 Lisa Gitelman, *Paper Knowledge: Toward a Media History of Documents* (Durham and London: Duke University Press, 2014)。本书用此概念来表达纸张成为知识的基本物质载体之后,其物质形态与知识生成、流传以及遗失之间的互动。

⑦ 田晓菲《陶渊明的书架和萧纲的医学眼光》,《国学研究》第37卷,2016年,120页。

分析概念,齐格蒙·鲍曼(Zygmunt Bauman)曾对此有所观察,强调流动的时间维度、流动与轻易相关联以及不易停止,或者说通过形态的改变而保持运动①。《梁书》卷三三记:"(刘孝绰)辞藻为后进所宗,世重其文,每作一篇,朝成暮遍,好事者咸讽诵传写,流闻绝域。"②田晓菲强调这条记载可以让"我们看到抄本流传速度之快,覆盖面之广。"③虽然"朝成暮遍"和"流闻绝域"的说法带有修辞的色彩,但却也说明,流动性与时人眼中的知识传递是相一致的。刘孝绰文字所体现出的传递性,以及其在短时间之内所到达的空间维度,都体现出轻灵和流动的特质,代表了这个时代对于文字传递的期待④。但值得注意的是,"朝成暮遍"和"流闻绝域"的方法,是"讽诵传写",即口头、文本和知识的流动被联系在一起。"讽诵"和"传写"指出了口头和书写的两种传递模式。背诵和朗读被认为能够帮助知识"朝成暮遍"和"流闻绝域",那么,口头的表述与文本的传递显然被联系在一起了。而其物质基础也被认为是与纸张的使用相关,而孙少华和徐建委则以为:"纸张大量应用之后,边读边写的方式产生了,这就使得读、写合一成为可能,并使默读、诵读、背诵、记忆成为可能。"⑤在这种表述中知识的表达路径,特别是在口传和文本之间的互动,就构成了其流动

①　Zygmunt Bauman, *Liquid Modernity*, Cambridge: Polity, 2000.此据欧阳景根译《流动的现代性》,上海:三联书店,2002 年,2—3 页。

②　《梁书》,北京:中华书局,1973 年,483 页。

③　Tian Xiaofei, *Beacon Fire and Shooting Star: The Literary Culture of the Liang (502 - 557)*, Cambridge and London: Harvard University Press, 2007.此据田晓菲《烽火与流星——萧梁王朝的文学与文化》,北京:中华书局,2010 年。她在《陶渊明的书架和萧纲的医学眼光》中还补充了其他例证(132 页)。

④　Daniel Bellingradt 和 Jeroen Salman 曾将当前书籍史对于书籍流动的分析归纳为三个要素,第一,社会性(sociality),参与书籍制作、阅读和流动等过程参与者的行动和动机;第二,空间性(spatiality),书籍制作和使用的空间;第三,物质性(materiality),书籍及其制作的物理特性。见 Daniel Bellingradt and Jeroen Salman, "Books and Book History in Motion: Materiality, Sociality and Spatiality", Daniel Bellingradt, Paul Nelles and Jeroen Salman eds., *Books in Motion in Early Modern Europe: Beyond Production, Circulation and Consumption* (Palgrave Macmillan, 2017, pp.1 - 11)。

⑤　孙少华、徐建委《从文献到文本——先唐经典文本的抄撰与流变》,上海古籍出版社,2016 年,4 页。

性的基础①。在这样的叙述中,无论是获得知识的方式还是知识流动的方式,都以口传和文本相交织,但其根基却在于文本再生产方式的变化。

而这种文本再生产方式的变化,近来的讨论集中于写本时代"抄"和"写"的区别。这一观察最重要的证据是僧祐在《抄经录》序中的一段论述:"抄经者,盖撮举义要也。昔安世高抄出修行,为《大地道经》,良以广译为难,故省文略说。及支谦出经,亦有孛抄。此并约写梵本,非割断成经也。而后人弗思,肆意抄撮。或棋散众品,或苄剖正文。既使圣言离本,复令学者逐末。"②在这段论述中,僧祐对于抄经呈现出复杂的态度,他以为安世高和支谦"省文略说"和"约写梵本"是合理的,但后人"棋散众品"、"苄剖正文"却会造成严重的后果。这段记述被转化为现代学术研究的对象,始自佛教的研究,但抄经被视为一种经典的类型。织田德能的《佛学大辞典》中解释钞经,又作别生钞、钞本、别钞经典。即钞撮经中之章品,并前后杂糅而自成一经者,称为钞经③。小野玄妙《佛教经典总论》中称:"抄经又称为别生经或支派经。即指由大部经典中摘取一章或一节,抄录而成者。亦即所谓之抄本。既欲抄录,则必是绝对必要之部分,并归纳有关事项而后始抄记之。总之,抄经乃于几十卷之大部经目中,抄录而成之小经,故若仅看其抄本,将无以辨别其为独立之小经典,或经典之摘本,若未将双方合并查看,则无法明确地鉴别之。"④也就是说抄经成为了一种文类,乃至于书籍的类型⑤。将"钞/抄"视为一种普遍的文本在生产方式,始自吕思勉,他在《秦汉史》中比较《史记》和《汉书》文字时言:"昔人读书,不

---

① 对此互动的讨论可参见 Christopher Nugent, *Manifest in Words*, *Written on Paper: Producing and Circulating Poetry in Tang Dynasty China*, Cambridge, Massachusetts: Harvard University Asia Center, 2010.

② 《大正新脩大藏經》第 55 册,高楠順次郎,渡邊海旭編輯,東京:大正一切經刊行會,1927 年,37 頁下一栏。

③ 织田得能《佛学大辭典》,東京:太倉書店,1929 年;此据丁福保编译《佛学大辞典》,上海书店,1991 年,2288 页上。

④ 小野玄妙,杨白衣译《佛教经典总论》,台湾:新文丰出版公司,1983 年,268 页。

⑤ 之后的学者(如兴膳宏)依然延续这样的说法,《兴膳宏〈文心雕龙〉论文集》,济南:齐鲁书社,1984 年,85 页。

斤斤于字句,传钞时亦无所谓之虚字,率加删节,钞胥尤甚。"①之后他在
《两晋南北朝史》中强调:"钞字之义,今古不同。今云钞者,意谓誊写,古
则意谓摘取。故钞书之时,删节字句,习为固然。"②而近来,研究者特别强
调"抄/钞"的意涵与"写"的区别,李瑞良指出,南北朝时期,南北方都流行
边读边抄的读书方法,这种抄书都是"广略去取",近于摘要,有时称为"钞
略",并不是一字不易。而照本誊录,一字不易,叫作"写"③。童岭也认为,
六朝隋唐学术界之汉籍纸卷文化中,照本不动而誊录者谓之"写";部分摘
录且可作改动者谓之"钞"④。对字义区别的强调,不能视为在这个时代所
有的文本中"抄/钞"和"写"之间的意义区别已经固化,而更需要注意对这种
区别的叙述是如何展开的,其背后的原因如何。特别是,在这两种文本再生
产方式的背后,不仅是抄写者有意无意的选择,而是不同的知识价值论⑤。

僧祐的论述显然是基于对"抄"的批评,他在《续撰失译杂经录》中进
一步称:"祐总集众经,遍阅群录,新撰失译,犹多卷部。声实纷糅,尤难铨
品。或一本数名,或一名数本;或妄加游字,以辞繁致殊;或撮半立题,以
文省成异。至于书误益惑,乱甚梦丝,故知必也正名,于斯为急矣。是以

① 吕思勉《秦汉史》,上海:开明书店,1947 年,此据上海古籍出版社,1983 年,783 页。
② 吕思勉《两晋南北朝史》,上海:开明书店,1948 年,此据上海古籍出版社,1983 年,
　1370 页。
③ 李瑞良《中国古代书籍流通史》,上海人民出版社,2000 年,131—132 页。
④ 童岭《"钞"、"写"有别论——六朝书籍文化史识小录一种》,《汉学研究》第 29 卷第 1 期,
　2011 年,262 页。
⑤ 从这一点来看,此时期"抄"和"写"的区别以及异文的产生已经区别于早期中国相关讨
　论,这些讨论集中于抄手复制文本方式,柯马丁(Martin Kern)指出,在早期中国抄写文
　本的方式可能有三种,一是抄手复制底本,二是有人拿底本,给抄手念书,三是没有底
　本,抄手按照记忆或者他人唱诵来抄写。而第三种是最重要的方式。见 Martin Kern,
　"Methodological Reflections on the Analysis of Textual Variants and the Modes of
　Manuscript Production in Early China"(*Journal of East Asian Archaeology*, 4.1 - 4,
　2002, pp.143 - 181.此据李芳、杨治宜译《方法论反思——早期中国文本异文之分析和
　写本文献之产生模式》,陈致主编《当代西方汉学研究集萃——上古史卷》,上海古籍出
　版社,2012 年,349—385 页)。Cirk Meyer 继承了这种看法,见 Dirk Meyer,
　Philosophy on Bamboo: Text and the Production of Meaning in Early China, Leiden:
　Brill, 2012.而李孟涛(Matthias Richter)则试图通过上海博物馆藏楚简《天子建州》甲乙
　本的对比指出抄手是模仿一个抄本而抄写了另一个抄本,见 Matthias Richter,
　"Faithful Transmission or Creative Chang: Tracing Modes of Manuscript Production
　from the Material Evidence"(*Asiatische Studien/Etudes Asiatique*, 63 - 4, 2009)。

雠校历年,因而后定。其两卷以上,凡二十六部,虽缺译人,悉是全典。其一卷已还,五百余部,率抄众经,全典盖寡。观其所抄,多出《四含》、《六度》、《地道大集》、《出曜》、《贤愚》及《譬喻》、《生经》,并割品截偈,撮略取义。强制名号,仍成卷轴。至有题目浅拙,名与实乖,虽欲启学,实芜正典,其为愆谬,良足深诫。今悉标出本经,注之目下,抄略记分,全部自显。使沿波讨源,还得本译矣。"①其中所谓"或一本数名,或一名数本;或妄加游字,以辞繁致殊;或撮半立题,以文省成异。"以及"割品截偈,撮略取义。强制名号,仍成卷轴。"大致展示了他所观察到的抄撮的特质。王文颜认为僧祐的区分,关键在于,一种是译经师从大部的佛经原典之中,先行摘取重要的片段,然后汉译成文;一种是摘录已经汉译的佛典的一部分,使其单独流通于世②。摘译和摘抄的差别,在于抄者是否能得其"义要",而"义要"的关键显然在于经典的权威之中。道安《道行经序》言:"佛泥涅后,外国高士抄九十章为《道行品》。桓灵之世,朔佛赍诣京师,译为汉文,因本顺旨,转音如已,敬顺圣言,了不加饰也。然经既抄撮,合成章指,音殊俗异,译人口传,自非三达,胡能一一得本缘故乎? 由是《道行》,颇有首尾隐者,古贤论之,往往有滞。仕行耻此,寻求其本,到于阗乃得,送诣仓垣,出为《放光品》。斥重省删,务令婉便,若其悉文,将过三倍。"③显然道安以为自佛经原典摘译也并不可取。《老君音诵诫经》:"老君曰:道官、箓生,未使写经诫律。脱误增损,一字有不得,抄撮写诫,三纸二纸,不说卷首,使科律不具,灾当及身。"④其中明确强调抄撮是不被允许的。也就是说,"写"的价值在于经典的权威,而"抄"的成立在某种程度上意味着对经典权威的背离。这也就意味着,写经者不会如吕思勉所说的"率加删节",相反,"写",作为一字不易的抄写方式的强化,显然基于抄写的专业化。以佛教抄写经文为例,藤枝晃对于敦煌吐鲁番佛经的观察,认为存在所谓

---

① 《大正新脩大藏經》第 55 册,21 页中一栏。
② 王文颜《佛典别生经考察——以唐代及其之前的佛典目录为范围》,《政大中文学报》第 2 期,2004 年,145 页。
③ 《大正新脩大藏經》第 55 册,47 页中一栏。
④ 《正统道藏》第 30 册,上海涵芬楼影印本,1923—1926 年,532 页上一栏。其中文字据杨联陞的校定,见杨联陞《中国语文札记》,北京:中国人民大学出版社,2006 年,71 页。

"写经所"的抄写组织,同一写经所的书手之间虽然略有差异但是书风相似,不同写经所的书风则迥然不同。这与其书法的师授关系相关,也与其使用同类的书写材料,包括纸和笔相关①。而他举出最早的写经所是北魏时期敦煌的官镇经生。施萍婷对吐鲁番和敦煌本《大般涅槃经》的考察,根据其中存在个体书写差异,但书写水平相差极微,推测这是出自有组织的写经组织,可能师徒式的,也可能是家族式的②。崔中慧则推测北凉自凉州时期就有一定规模的抄经组织③。在这个专业化的过程中,书法作为一种家族或者师徒传授的技术④。佛教经典的权威,与政权下"写"的专门机构联系起来,而将一种一字不易的抄写模式强化。抄写模式的强化也就意味着复制书籍和阅读书籍之间的边界更加清晰。

　　而"抄"的背后则体现出一种对知识进行选择的自觉,进而与"撰"相联系,成为一种知识创造的途径。曹之考南北朝时"抄撰"一词之义,指出"抄撰"是抄书与著书一体的写作形式,南北朝时期抄撰的特点,一是抄撰者都是学者,二是抄撰内容一般有两类,常用书(经书、谱牒和医书)和翻检不易的大部头书⑤。抄撰不仅是一种抄写中的写作,同时也是一种抄写中的阅读,在写本时代,通过抄撰阅读与写作是统一起来的过程。船山彻文则更重视译经和抄经的关系,认为"抄"、"抄集"、"抄撮"、"略撮"更多是编辑而非翻译⑥。田晓菲认为"撮举义要"有两种办法:"一是用自己的话对原作进行概括总结;一是有选择地抄写重要篇章。"⑦刘全波试图进一步讨论"抄撰"和"抄撮",即,当学者按某一个主旨有选择地进行抄写时就成了"抄撮",当学者以著书为目的有计划地抄写时,就变成了"抄撰"。⑧ 在

① 藤枝晃著,李博运译《汉字的文化史》,北京:新星出版社,2005 年,114—115 页。
② 施萍婷《敦煌研究院藏土地庙写本源自藏经洞》,《敦煌研究》1999 年第 2 期,44—46 页。
③ 崔中慧《佛教初期写经坊设置蠡测》,《台大佛学研究》第 32 期,2016 年,99—134 页。
④ 对抄经群体的讨论请见尚永琪《3—6 世纪佛教传播背景下的北方社会群体研究》,北京:科学出版社,2008 年,55—59 页。
⑤ 曹之《中国古籍编撰史》,武汉大学出版社,1999 年,91—97 页。
⑥ 船山彻文《"汉译"和"中国撰述"——以汉文佛典特有形态为中心》,《佛教史学研究》45—1,2002 年,10—14 页。
⑦ 田晓菲《烽火与流星——萧梁王朝的文学与文化》,52 页。
⑧ 刘全波《魏晋南北朝时期的抄撮、抄撰之风》,《山西师大学报(社会科学版)》2011 年第 1 期,70 页。

这些论述中,呈现了"抄"的多层意义,即读一本书、获得/拥有一本书、翻译一本书和创作一本书都可能跟"抄"相关联。如果我们相信这个时代是抄撮和抄撰大兴的时代,"抄"的知识价值基础在哪里? 什么支持了这种文本再生产方式对于经典完整性的挑战。抄录与讽诵首先是作为获得书籍的手段,进而在读书时成为帮助记忆的手段。《北史》卷四〇《李彪传》记:"(高)悦兄闾博学高才,家富典籍。(李)彪遂于悦家手钞口诵,不暇寝食。"①《梁书》卷三三《王筠传》记其《自序》言:"余少好书,老而弥笃,虽偶见瞥观,皆即疏记,后重省览,欢兴弥深,习与性成,不觉笔倦。自年十三四,齐建武二年(495)乙亥至梁大同六年(540),四十六载矣。幼年读《五经》,皆七八十遍。爱《左氏春秋》,吟讽常为口实,广略去取,凡三过五抄。余经及《周官》、《仪礼》、《国语》、《尔雅》、《山海经》、《本草》并再抄。子史诸集皆一遍。未尝倩人假手,并躬自抄录,大小百余卷。不足传之好事,盖以备遗忘而已。"②抄在记忆价值上的体现,也就成为了重组记忆中知识的基础。但是,抄的功能显然超出了"记得"的范畴,《北史》卷二四《崔子愍传》记:"崔子愍,字长谦。……后为青州司马,贼围城二百日,长谦读书不废,凡手抄八千余纸,天文、律历、医方、卜相、风角、鸟言,靡不闲解。"③"抄"进而成为理解的基础。一旦成为理解,抄写而成的书籍就不再是原书的节略,而成为一种著作的模式。在中古史志中注录的以"钞"、"要钞"、"钞略"、"义钞"、"要略"、"撮要"、"略"、"杂钞"等为题的著作可能都是以这种形式撰著的④。这一撰著的方式并非新创,张舜徽曾指出,这一撰述形式来自汉代"某家言"类书:"昔之读诸子百家书者,每喜撮录善言,别抄成帙。《汉书·诸子略》儒家有《儒家言》十八篇、道家有《道家言》二篇、法家有《法家言》二篇、杂家有《杂家言》一篇,小说家有《百家》百三十九篇,皆古人读诸子书时撮抄群言之作也。可知读书摘要之法。自汉以来然矣。后人

① 《北史》,1452 页。
② 《梁书》,北京:中华书局,1973 年,486 页。
③ 《北史》,879—880 页。
④ 田晓菲《陶渊明的书架和萧纲的医学眼光》,130—131 页;胡宝国《东晋南朝的书籍整理与学术总结》,《中国史研究》2017 年第 1 期,60—61 页。

效之,遂为治学一大法门。"①但是某家言类的书籍,意味着在某个学术传统和群体之中,而抄撮旧史则依然是针对一类著作。而在"博览"的风气之下,意味着阅读和抄写的风气并不限于某个学术传统和著作之中。

在这样的背景下,我们可以重新观察南北朝时期阅读医书的风气,特别是医术世家风气。在此风气之下,中古医籍的纂著者,与依托黄帝、扁鹊等的撰著方式已经有了相当的区别②,比如《黄帝内经》的撰著方式以黄帝君臣的问答体为中心,如果观察中古时代医学写本(特别是敦煌文书 P.3287 和 P.3481r)中对黄帝君臣问答这种文本形式的取舍,会发现各种不同的实践。P.3287 第一部分来自《黄帝内经》"三部九候"的内容,基本未保留黄帝问的部分,而只保留岐伯答的内容。也有将黄帝和岐伯的问答省略问答的主体,而改为"问曰"和"答曰"。敦煌写本 P.3481r《甲乙针灸经》中就是这样做的③。陈明认为这是因为敦煌当地的抄写者对教材略有简化,目的可能是为了便于记诵④。但是 P.3287 中的情况更为复杂,因为它并不仅仅是在简化黄帝君臣的问答体,相反,它在很多部分又呈现出对这种文本形式的模仿。其中一部分将脉学的内容以黄帝君臣问答的方式呈现。这个现象,恰恰反映了在抄撰中,不同时代的文本权威堆积在新的文本之中,通过冲突和整合找寻一种新的经典权威的过程⑤。

而在这个时代撰著的医书出现了各类要钞,都与此风气相关。比如,徐叔向所撰的书籍中包括《针灸要钞》一卷、《本草病源合药要钞》五卷,正好说明了这种阅读、抄写、撰著合为一体的知识传递方式。在这些著作

---

① 张舜徽《汉书艺文志通释》,武汉:湖北教育出版社,1990 年,122—123 页。
② 依托黄帝作为书籍纂著和知识传递的方式,请参考齐思和《黄帝的制器故事》,作者《中国史探研》,石家庄:河北教育出版社,2000 年,413 页。参见丁元《黄帝书研究》,北京大学中国语言文学系硕士学位论文,2003 年,15 页。
③ 此文书可参看李应存、史正刚《敦煌佛儒道相关医书释要》,北京:民族出版社,2006 年,1—8 页。
④ 陈明《敦煌的医疗与社会》,北京:中国大百科全书出版社,2018 年,7 页。
⑤ 李建民根据《褚氏遗书》"辨书篇"中"诸书不否足信邪"的疑问,指出这个时代的正典化一方面是典籍权威的加强;另一方面古书的神圣性也被稀释。见李建民《从中医看中国文化》,北京:商务印书馆,2016 年,50 页。而在此篇中也提到要"博涉知病"。见赵国华校释《褚氏遗书校释》,郑州:河南科学技术出版社,1986 年,51 页。

中,既有以针灸为主题的要钞,也有试图打通不同类别医书,比如本草与"病源"的著作。而《徐叔向等四家体疗杂病本草要钞》等著作意味着除了打通不同类别的医书,也在打通不同医家的著作。《北齐书》卷四九《马嗣明传》:"少明医术,博综经方,《甲乙》、《素问》、《明堂》、《本草》莫不咸诵。"[1]而在马嗣明的例子中,"诵"成为了广博的获得医学知识的途径[2],即通过"读"不同的医书,而获得医学知识,那么这种获得还是要以医学文本的获取为前提。撰著内容也需在此传统中理解,比如题名为徐之才的《逐月养胎方》,其医理的渊源可以从马王堆《胎产书》和《素问》系列的脏腑经脉学说中找到,但是中古时期胎儿发育的学说渊源复杂[3],《逐月养胎

---

[1] 《北齐书》,680 页。

[2] 李建民强调古代医学学习中"讽诵"的作用:"讽是背诵;诵则是以声节读经文。今天教学多以理解为主,经常会忽略古代学习中的背诵、朗读的过程。"见李建民《中国医学史研究的新视野》《新史学》第 15 卷第 3 期,2004 年,203—225 页;此据李建民《生命史学》,7 页。对"诵"的讨论还可以参考 Wolfgang Behr and Bernhard Führer, "Einführende Notizen zum Lesen mit besonderer Berücksichtigung der Frühzeit," (in Bernhard Führer, ed., *Aspekte des Lesens in China in Vergangenheit und Gegenwart*, Bochum: Projekt Verlag, 2005, pp.13 - 27)。

[3] 对于这些不同的知识传统,之前已有详细的讨论。范行准曾详细讨论《淮南子》、《文子》和《广雅》一系的胎儿发育学说(范行准〈中国病史新义〉,北京:中医古籍出版社,1989 年,628—639 页)。李建民将中国古代关于胎儿的记载分为四种类型,他认为:"以时代来看,《胎产书》最早,其说在《诸病源候总论》等书尚得以见,流传最广。其次,是《淮南子·精神》所载之胚胎说,并见《尹文子·九守篇》、《广雅·释亲》、《太素》等书。此外,《耆婆五脏论》、《颅囟经》之胚胎说则受佛教影响较深。"(李建民《马王堆汉墓帛书"禹藏埋胞图"笺证》,《中研院历史语言研究所集刊》第 65 本第 4 分,1994 年,755—757 页。此据李建民《生命史学——从医疗看中国历史》,台北:三民书局,2005 年,209—323 页。另请参见李建民〈《明译天文书》的妊娠思想》,《大陆杂志》第 100 卷第 3 期,2000 年,1 页)杜正胜讨论中国古代的胚胎学说,以为:"印度医学最主要的胚胎观,七日为度,并未对中国医学理论或民间观念有所影响。"(杜正胜〈作为社会史的医疗史〉,《新史学》第 6 卷第 1 期,1995 年,133 页)费侠莉则讨论明清时期的医者对胎儿发育变化的叙述(Charlotte Furth, "From Birth to Birth: The Growing Body in Chinese Medicine", Anne Behnke Kinney eds., *Chinese Views of Childhood*, Honolulu: University of Hawai'i Press, 1995, pp.159 - 172)。李勤璞将《耆婆五脏论》对胎儿发育的记载与《八支心要方本集》(Astanga-hrdaya-samhita)第二部分的《住胎品》对比,认为其有一半内容相同或相近。他指出《耆婆五脏论》的妊娠论说是来自《住胎品》,并指出《四部医典》第二部第二章成身论的内容也是渊源自此。他还讨论了《颅囟经》中有关胎儿发育的记载,认为其与《太上说六甲直符保胎护命妙经》有联系(李勤璞《耆婆五藏论》研究——印中医学关系的一个考察〉,《文史》第 45 辑,1998 年,89—91、94 页注 29)。由此将汉籍中的胎儿发育学说分为五种类型。陈明在此基础上进一步 (转下页)

方》对《胎产书》基本学说的继承，意味着面对复杂知识传统时的选择。而在《逐月养胎方》中，将十二月养胎纳入《胎产书》的胎儿发育说，并添加逐月养胎的汤药和补胎汤方，针对妊娠期间的针禁、养胎汤药和补胎汤方都围绕此说展开而成一系统。即，《胎产书》的学说为骨架，而将经脉、药物和针灸等方面的知识纳入其中，创造出一种胎产实践中可以寻求指南的著作。这是一个典型的例子，即如何以原有医籍中的知识通过加以整合形成新的知识，放入自己的撰述之中，这成为中古医学家族成员知识"创造"的途径。

第三节　"家"与知识

在廓清了"书"的意义在南北朝的变化之后，让我们回到前文叙述的另一个要素，即"家"的要素。在许家的叙事中，疾病体验从自身扩展到家内的长辈，其核心在于"孝"的价值的支持。王勃在《黄帝八十一难经序》中亦称："（王）勃养于慈父之手，每承过庭之训曰：'人子不知医，古人以为不孝。'因窃求良师，阴访其道。"①父母罹患疾病，孝子孝女侍疾进而学习医术，本身在子女与父母长辈的关系中。南恺时（Keith Nathaniel Knapp）在解读中古《孝子传》的流传时，特别重视东汉以来家族结构的变化以及

（接上页）分析了来自印度的两类妊娠理论，其一为"十月胎象系"，主要包含在生命吠陀体系的医典中；其二是"七日系"的妊娠学说，是印度佛教医学体系的观点（陈明《"十月成胎"和"七日一变"——印度胎相学说的分类及其对我国的影响》，《国学研究》第 13 卷，北京：北京大学出版社，2004 年，167—216 页；陈明《敦煌出土胡语医典〈耆婆书〉研究》，台北：新文丰出版公司，2005 年，228—246 页）。Anne Behnke Kinney 通过《管子・水地篇》中的胎儿发育理论分析其与中国早期宇宙论的关系（Anne Behnke Kinney, *Representations of Childhood and Youth in Early China*, Stanford, California: Stanford University Press, 2004, pp.154-158）。真柳诚则对来自马王堆帛书《胎产书》一类胎儿发育学说的变化作了详细的谱系分析（真柳诚《〈产经〉妊娠图研究》，王淑民、罗维前主编《形象中医——中医历史图像研究》，北京：人民卫生出版社，2007 年，142—143 页）。李勤璞和陈明两位学者对印度医学胎儿发育学说及其传播的影响的研究，已经修正杜正胜原有的观点。上述学者的研究已经充分展示出中国古代胎儿发育学说说法纷繁，来源复杂，不同的知识和宗教传统都试图参与其中。
① 郭霭春编《八十一难经集解》，天津科学技术出版社，1984 年，2 页。

儒家化的过程,他指出,中古时期儒家学说面临着一个复杂的历史局面和社会背景,但它对精英阶层维持其家族的利益有重要作用,因此它在士人的价值取向和礼仪实践中仍有重要的作用①。因孝学医的叙事,需要放在此时代家族结构的背景中理解。不过,即使我们认为,医疗照顾被从亲情而生的自然行为纳入"孝行"的范围之后,它就不再是士人个体的选择,而被视为一种维护家族整体价值和利益的取向,而相关的叙事和实践也都以此为基础。士大夫个体的知识兴趣与家族的要求之间的张力依然存在。

但"家"在这个关于医学知识的故事里的意义不止于此,让我们回到之前徐熙故事的预言性结果,即"世相传递"。如果我们观察这个时代的医学家族,其知识传递其实是由两个现象组成的。一是医学知识在男性直系血亲中的传递,二则是在不同的支系内出现家族成员以医学知识知名的现象,比如褚氏家族、许氏家族,而就史料所见的知识在男性直系血亲中的传递,一般为两到三个代际。如果回到导论中的分析,那么这两个现象分别代表了医学知识传统在主干家庭(stem family)和宗族(lineage)中的存在。知识在主干家庭中父子相承是常见的现象,而宗族的存在,有两个层面的意涵,第一是知识在宗族的范围内不限于其中的某个主干家庭,第二,则是在宗族内部不同家庭在知识上存在差异,即不是所有的家庭都有医学知识传承。

而也正因为如此,徐氏家族在这个时代成为了一个极端的例证。徐氏家族作为这个时代医技世家的典型例证,其重要的特质,就在于史传中塑造出一个代际相传的家庭医学谱系,即从徐熙受书之后,到徐秋夫,到徐道度、徐叔向,再到徐文伯和徐嗣伯、徐謇,医学传统在男性家庭成员中似乎完全没有断绝。之后彰显的则是徐嗣伯以下,到徐雄,再到徐之才这一代谱系,医学传统也依然在延续。(家族谱系见图2-1)

如何从徐氏家族这样"极端"的例证来理解这个时代医学知识传递和

① Keith Nathaniel Knapp, *Selfless Offspring: Filial Children and Social Order in Medieval China*, Honolulu: University of Hawai'i Press, 2005.

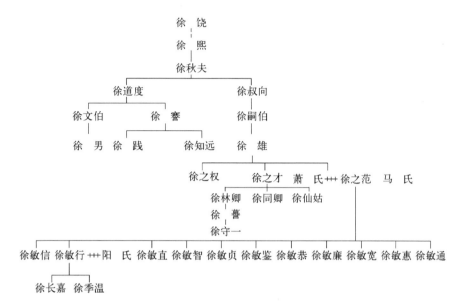

图2-1　徐氏家族谱系图

家族的关系？我们需要再次回到"书"的意义，重新解读在这个时代的知识语境中"授书"与"世相传递"之间关系。医学知识能够溢出主干家庭，而在宗族之内的不同家族中出现，意味着即使在家族之中也有超越父子相承的知识传递媒介的存在。这样的媒介显然是医学书籍，范凤书已经指出，南北朝时期私家藏书的来源，抄录是最主要的手段，其次是继承家藏旧书，接受赐书，赠书和购买①。而且书籍作为家庭财产的一部分，在家内通过继承来传递，更揭示了这种知识传递的方式。这也是建立在家中藏书基础上的。

　　但是能维持多个代际的医学知识传递，个人对医书的阅读显然并不足够。徐之才墓志中有一点透露出其与医学的关系："五岁诵孝经，八年通论语。方数小学，经耳得心；琴书众艺，过目成手。"所谓"方数"，即方技与数术。周一良指出："汉以来童蒙读书多自《孝经》、《论语》始，……如五

---

① 范凤书《中国私家藏书史》，郑州：大象出版社，2001年，20页；参考徐凌志主编《中国历代藏书史》，南昌：江西人民出版社，2004年，52—72页；焦树安《中国藏书史话》，北京：商务印书馆，2004年，39—58页。

岁诵《孝经》至八岁始略通其义旨,则不足称为'幼而俊发'矣。"①这里已经敏锐地注意到徐之才的童蒙教育与常人不同,《北史·徐之才传》亦言:"之才少解天文,兼图谶之学,共馆客宋景业参校吉凶,知午年必有革易。"②可能徐之才在年幼时代就学习方技和数术的知识,这透露出其家族医学知识传递的要素。但是并非所有医学家族的成员都在早年即接受医学教育。《周书》卷四七《姚僧垣附其子最传》记姚僧垣之次子姚最"最幼在江左,迄于入关,未习医术",直到天和中才"始受家业"③。这一叙述,一方面体现出家族子弟对于接受知识可以有自己的选择,另一方面也透露出"授业/受业"可能有专门的仪式。一个可资参考的例证是日本宫内厅书陵部就收藏有日本名医世家和气氏家藏《千金方》写本,其中的题记可以提示在 13 世纪后期到 16 世纪传授的历史,包括家传秘本、家传秘说的抄写和授音的过程。也就意味着,在医学家族的内部,"讽诵传写"并非仅是知识流通的途径,也可以是以经典文本为中心建立秘传的核心。《外台秘要》卷四引《必效方》中的"黄疸方"言:"此方是徐之才家秘方,其侄珍惠说密用。"④这段文字是在方前后之说明,其见于徐家成员著作之外的药方,本身说明其知识已流溢于家外,但是又通过强调"秘方"、"密用"凸显其价值。这本身就呈现出流动与秘传之间的张力,而这时代文本物质性的变化以及相关知识运作的模式也需在此张力中理解。

这本身就再次展示了徐熙传记在南北朝流传时呈现出的叙事张力,即在一个强调博览医方以获得医学知识的时代,为何徐氏家族会重新强调秘传的授书仪式? 他们似乎在一个知识流动的时代,试图强调其家族知识的独特性有关。在这个知识时代,作为知识更为"开放"的传递基础的藏书与"讽诵传写"同样可以作为一种"秘传"的知识基础。而这样的一种模式,其实也可以帮助我们理解这时期医学家族内不同的支房出现以医学知名的现象,即家内的医学知识作为普遍性的知识基础,但是"授书/

---

① 周一良《魏晋南北朝史札记》"徐之才传"条,416 页。
② 《北史》,北京:中华书局,1974 年,2970 页。
③ 《周书》,844 页。
④ 高文铸校注《外台秘要方》,北京:华夏出版社,1993 年,70 页。

受书"是否依然有其边界？这种边界显然被重新界定,那么这个界定的过程值得注意。而也不能忘记其中的个体选择。回到前文的讨论,如果在这个时期学医侍亲已成为"孝"的价值的一部分,那么当个体选择是否承袭家族医学传统或者是否以医求名的时候,他们的动因何在？ 这是下一节要讨论的问题。

第四节　以医得"二千石"和以医为业
——医者身分认同的分化

让我们继续讨论徐熙故事中透露出的另一个历史信息,即所谓"当得二千石"。汉代以"若干石"构成的"禄制"来标志文官等级,两汉郡守一般秩二千石,因以二千石为郡守别名,徐熙后为濮阳太守,因此称其"当得二千石",道士预言徐熙以医术救世当得郡守之官。一方面并不是以医术为业,另一方面将医术与"救世"进而入仕联系起来。在这里,医学知识、"业"和官仕生涯之间产生出复杂的身分差异。

而以医术为业的医人,在墓志书写中丝毫不避讳其医学知识传统。《高昌延寿十七年(640)医人墓表》:"□□□□□□人也,建莫盖于上世,表□质于今辰,历代名医,流芳三世。精穷药性,□□岐伯之风。诊侯(候)废方,善□和编(扁)之术。宜延遐寿,救济□苦,天不憗遗。"①此时中原已经进入唐朝。此医人就与徐氏家族的身分认同截然相反,在墓表中反复强调其医术,以此为荣耀,"名医"成为了一种身分标志。

但是在不以医自业的士族之间,身分还是有复杂的区别,在魏晋南北朝时期,士族与若干代官宦之间有密切的关系②。医术在家庭医疗照顾之外,亦可成为入仕而且若干代官宦的凭借,进而在乡里之间赢得声誉,以提升家族之地位,这才是理解魏晋南北朝医术世家的关键处所在。但是,

---

① 王树楠《新疆访古录》,聚珍仿宋印局印本,1918 年。
② 毛汉光《两晋南北朝士族政治之研究》,台北:精华印书馆,1966 年,48—53 页。

医学仍然只能归于杂术之类,依靠医学入仕,能获得何种官职,是其微妙之处。在南朝任官强调的是"清浊",《隋书》卷二六《百官志》记载梁陈制度中官有清浊,清浊与任官者门阀高下相联系①。而医官显然不是清显之官,但是医术在不同等级的士族群体内对其入仕的生涯有何意义呢?

如前文所述,当时士人学习医术,所能达到的典范则是褚澄,《南齐书》卷二三《褚澄传》记:"(澄)善医术,建元中,为吴郡太守,豫章王感疾,太祖召澄为治,立愈。"②前文提及的"富贵亦能救人疾",当是"以医达闻,历官清显"的意思。但是这里的以医达闻,并非是指阳翟褚氏家族,阳翟褚氏早在晋时已经奠定其社会身分,在刘宋王朝中他们政治地位的稳固,其家族成员也与皇室频繁联姻。也就是说,褚氏家族的地位显然与医学知识无关。但是褚澄的地位则是颇为微妙,其传记记:"(褚)澄字彦道。初,湛之尚始安公主,薨,纳侧室郭氏,生渊;后尚吴郡公主,生澄。渊事主孝谨,主爱之。湛之亡,主表渊为嫡。澄尚宋文帝女庐江公主,拜驸马都尉。历官清显。"③之后是其善医术的记载褚渊为侧室郭氏所出,但被褚澄之母吴郡公主表为嫡。此事与柳芳在《姓氏论》中所谓"江左之人文,故尚人物,其智可与也",但是"尚人物者进庶孽、退嫡长"的描述相一致④。传记中特别强调褚澄因治愈豫章王而转迁为左民尚书之事,特别强调褚澄在褚渊的"人物"阴影之下以医学作为自身转迁的依傍。

与之相对应的就是武兴姚氏,其并不能算高门。王永平指出吴兴姚氏自汉末孙吴时期,长期为素族⑤。《姚僧垣传》记其历官,他在梁武帝时期入仕:"大通六年(534),解褐临川嗣王国左常侍。大同五年(539),除骠骑庐陵王府田曹参军。九年,还(或作"追")领殿中医师。……十一年,转领太医正,盖文德主帅、直阁将军。……太清元年(547),转镇西湘东王府

① 周一良《〈南齐书·丘灵鞠传〉试释兼论南朝文武官位及清浊》,《魏晋南北朝史论集》,北京大学出版社,1997年,102—126页。
② 《南齐书》,北京:中华书局,1972年,432页。
③ 《南齐书》,432页。
④ 《新唐书》卷一八九下《儒林·柳冲传》,北京:中华书局,1975年,5678—5679页。
⑤ 王永平《中古武兴姚氏之家风与家学——从一个侧面看文化因素在世族传承中的作用》,《扬州大学学报》2003年第2期,65—72页。

中记室参军。"①可知其起家为王国属官。王国属官在南朝时期已并非清途,也不再是高门士族起家的优先之选。之后,他就在王国属官与医官之间转迁。在其入仕之前,其父亲姚菩提的医术即为梁武帝所看重,而姚僧垣传家业之后,也被梁武帝诏入禁中。而其传记中记载他担任的殿中医师,应为殿中监下之医师,即掌皇帝医疗之事。《晋书》卷三十三《王览传》记其乞骸骨之后:"诏听之,以太中大夫归老,赐钱二十万,床帐荐褥,遣殿中医疗疾给药。"②可知殿中医之事,始自西晋。后隋代殿内有尚药之职,此处的殿中医师与之类似。后来唐代制度中,尚药局隶属殿中省,而《大唐六典》卷十一"尚药局"条尚药奉御之下有注文称:"自梁、陈、后魏已往,皆太医兼其职。"③梁朝未见尚药奉御之职,这里很可能指的就是殿中医,并且可能是由太医兼任的。大同十一年姚僧垣又转任太医正,《宋书》卷四十"百官"下记:"太医令,一人。丞一人。"④即未记载南朝宋有太医正之职。《大唐六典》卷一四"太医署"条太医令下注文记:"梁门下省领太医令、丞,令班第一,丞为三品蕴位。陈因之。"⑤亦未见有太医正的记载。如果"正"不是讹字的话,按照唐代的制度,太医正在太医令、丞之下,此时可能也是如此。这也就是意味着,姚僧垣在梁代的太医署之内也未能成为太医令或太医丞。由此,我们一方面可以观察到姚氏家族成员在以家族医学入仕和其他入仕途径之间的拉扯,另一方面也大致可以推知医官在这个时代官职中的社会和文化位阶。

姚菩提

姚僧垣

姚 最

图2-2 姚氏家族谱系图

---

① 《周书》卷四七《姚僧垣传》,840 页。
② 《晋书》,北京:中华书局,1974 年,991 页。
③ 《大唐六典》,广池千九郎训点,内田智雄补订,柏市:广池学园事业部,1973 年。
④ 《宋书》,北京:中华书局,1974 年,1244 页。
⑤ 《大唐六典》,299 页。

那么徐氏家族的身分如何？岩本笃志认为徐氏家族不是高门①。从徐文伯、徐嗣伯等家族成员的官职来看，他们的身分似乎在褚氏家族和姚氏家族之间。要进一步分析其家族身分，可以从其郡望的叙述略加讨论。在本章一开始的《南史》引文中，称其为"东海徐文伯兄弟"，周一良曾以《徐之才墓志》加以考辨，以为《南史》"东海徐文伯"之海字乃莞字之误，其郡望应是丹阳②。但是不同文献中关于徐氏家族郡望的记载差异颇大，岩本笃志曾详细列举关于徐氏家族的郡望记载，《徐之才墓志》、《徐之范墓志》和《魏书》卷九一《徐謇传》记其郡望为东莞，《徐晷墓志》记为"兖州高平"，《北史·徐之才传》记为丹阳。由此，岩本笃志以为徐氏家族的居住地迁徙过程，从高平至东阳，再到钱塘，再到丹阳③。宋代《广韵》"徐"字条记："又姓，自颛顼之后。春秋时徐偃王，行仁义，为楚文王所灭，其后氏焉。出东海、高平、东莞、琅邪、濮阳五望。"④若按此五郡望划分，徐氏家族在南朝徐文伯、徐嗣伯时期，自称东海徐氏；在徐之才入北朝之时，则称丹阳人；徐之才、徐之范墓志以及《徐謇传》自称东莞人，后自称兖州高平。无论这些记载是否能反映其家族早期迁徙的历史，但鉴于郡望对于士族的重要性⑤，这种不断的郡望塑造⑥，显然与提升其家族的地位有关。那

---

① 岩本笃志《北齐政権の成立と"南士"徐之才》，《東方學報》第 80 卷第 1 號，1998 年；此据岩本笃志《唐代の医薬書と敦煌文献》，東京：角川学芸，2015 年，37 页。
② 周一良《魏晋南北朝史札记》"徐之才传"条，北京：中华书局，1985 年，415—417 页。
③ 岩本笃志《北齐政権の成立と"南士"徐之才》；此据岩本笃志《唐代の医薬書と敦煌文献》，28—29 页。相关讨论还可以参考王凤兰《北齐医家徐之才籍贯考》，《中医文献杂志》2010 年第 5 期，50—51 页。
④ 《宋本广韵》，北京：中国书店，1982 年，48 页。
⑤ 毛汉光指出："士族乃具有时间纵度的血缘单位，其强调郡望以别于他族，犹如一家老商店强调其金字招牌一般，故郡望与士族相始终。"见毛汉光：《从士族籍贯迁移看唐代士族之中央化》，《中国中古社会史论》，上海：上海书店出版社，2002 年，238 页。
⑥ 仇鹿鸣在对南阳张氏的个案研究中展示了"郡望与谱系是中古时代重要的知识资源，但这种知识如何传播、流布，士人如何习得这种知识，进而加以利用、改造，将其作为冒入甚至制作郡望的一种手段，通过对祖先记忆的重构，谋取高贵的社会身分乃至背后的政治、经济利益。"见仇鹿鸣《制作郡望：中古南阳张氏的形成》，《历史研究》2016 年第 3 期，21—39 页。

么徐氏家族在南朝初期将东海作为郡望,是否能视为一种"攀附"①? 东海徐氏本也并非一等高门,但是在徐羡之时期(即在南朝初期)却获得权力,后又有徐逵之尚公主。也就是说,徐文伯兄弟对东海徐氏的"攀附",应是其家族地位的反映。

徐氏家族在南朝虽多依靠医术见幸于帝王,却不会担任医官。若回到文章一开始的叙事,徐文伯、徐嗣伯正因为有学行,"倜傥不屈意于公卿",故特别强调自身不以医为业。但是当张融认为他们凭借医术难以达到褚澄"富贵亦能救人疾"的境界时,他们又为医术的价值辩护,强调并不以之为耻,其背后折射着复杂的身分等级、知识与官职之间的关系。

第五节　北奔之后的身分转化

这种在知识、官职和身分等级之间建立起来的身分认同和差异,在医家北奔之后又产生了变化。墓志中记载徐之才与徐之范都曾担任尚药典御,北奔的医术世家成员担任医官,之前已有例证。徐家的另一支系,徐道度的儿子徐謇在北奔之后,曾任中散大夫,后转右军将军、侍御师。什么是"侍御师"? 胡三省有一个解释:"医师侍御左右,因此名官。后魏之制,太医令属太常,掌医药,而门下省别有尚药局侍御师,盖今之御医也。"②即侍御师是尚药局的官员,区别于太医。胡三省的说法是否成立? 如果成立,担任侍御师而非太医的意义又在哪里? 要回答这些问题,需对北魏的医官制度和担任医官之人员略加讨论。

按照《魏书》的记载,北魏道武帝时期即有太医令之职,《魏书》卷十四《拓跋题传》记:"击慕容驎于义台,中流矢薨。帝以太医令阴光为视疗不

---

① "攀附"一词的概念化源自王明珂《论攀附——近代炎黄子孙国族构建的古代基础》,《历史语言研究所集刊》第 73 本第 3 分,2002 年,583—624 页。将此概念用于中古士族的讨论,可见仇鹿鸣《"攀附先世"与"伪冒士籍"——以渤海高氏为中心的研究》,《历史研究》2008 年第 2 期,60—74 页。
② 《资治通鉴》卷一四七"天监七年",北京:中华书局,1956 年,4581 页。

尽术,伏法。"①《魏书》卷二记:"初,帝服寒食散,自太医令阴羌死后,药数动发,至此逾甚。而灾变屡见,忧懑不安,或数日不食,或不寝达旦。"②阴光与阴羌或为同一人。《魏书》卷九一记明元帝时,周澹为太医令。同时亦记:"时有河南人阴贞,家世为医,与澹并受封爵。"③阴贞很可能与前文提及的阴光或阴羌来自同一家族,甚至有可能是父子。阴氏家族在北魏早期宫廷医疗中扮演着重要的角色。

而徐謇入北魏,在献文帝之时,初任中散。而与其同时以医知名者李修,曾任中散令④。而周澹的传记还提及其子:"子驴驹,袭,传术。延兴中,位至散令。"⑤也就是说,在献文帝、孝文帝时期,几位知医术者以中散、中散令的身份在宫中服务,并未担任太医,可能与太医官署内阴氏家族的势力延续有关。而在迁都洛阳之后,则任太医令和侍御师。之后任侍御师还有王显,《魏书》卷九一《王显传》记其:"召补侍御师、尚书仪曹郎,号称干事。"⑥这应该是在宣武帝时期了。虽然之后唐代官职,侍御师为尚药局之职,但是此时并没有证据证明侍御师隶属尚药局,不过,确如胡三省所言,太医令与侍御师的分立,已略有之后太医署和尚药局分立的雏形。同时,北朝的医学家族,包括阴氏、周氏和李氏,都曾担任医官。但是,徐之才和徐之范担任的尚药典御,则来自另一官职的转化,即尝药典御。北齐的尚药典御应来自北魏的尝药典御,岩本笃志已指出两者之渊源关系,并推测尚药典御之职可能在北魏末年成立⑦,北齐隋唐因袭之。此职的设立与中国古代尝药传统相关,李建民曾讨论中国古代早期尝药的礼仪,尝药除了礼仪的象征意义之外,也有别药口味之用意。尝药不是因古人制药工具不精、度量不确,而是医家尝味,以意分量。尝药的责任除了医者

① 《魏书》,北京:中华书局,1974 年,345 页。
② 《魏书》,44 页。
③ 《魏书》,1965 页。
④ 《魏书》卷九一《李修传》,1966 页。
⑤ 《魏书》,1965 页。
⑥ 《魏书》,1969 页。
⑦ 岩本笃志《北齐·徐之才『薬対』と尚薬局の誕生》,《东洋史研究》第 60 卷第 20 号,2001 年,此据岩本笃志《唐代の医薬書と敦煌文献》,63—68 页。

与病人之间,还衍生到父子之间,君臣之间①。君臣之间的尝药责任,使得国家官僚系统中逐渐建立起专门为皇帝尝药的系统,司马彪《续汉志·礼仪志》下"大丧条":"不豫,太医令丞将医入,就进所宜药。尝药监、近臣中常侍、小黄门皆先尝药,过量十二。公卿朝臣问起居无间。"②司马彪《续汉志·百官志》"少府条"记:"章和以下,中官稍广,加尝药、太官、御者、钩盾、尚方、考工、别作监,皆六百石,宦者为之,转为兼副,或省,故录本官。"③东汉的尝药监应是由宦官执掌,其功能主要在于防毒和尝药之温凉,并无医疗责任。北魏也有宦官执掌的尝药机构,《魏书》卷九四《阉官传·贾粲传》:"贾粲,字季宣,酒泉人也。太和中,坐事腐刑。颇涉书记。世宗末,渐被知识,得充内侍,自崇训丞为长兼中给事中、中尝药典御,转长兼中常侍。"④同卷《杨范传》:"灵太后临朝,征为常侍、崇训太仆卿,领中尝药典御,赐爵华阴子。为平西将军、华州刺史。"⑤此是中尝药监,是沿袭东汉以内官尝药的制度。

在内官执掌的中尝药监之外,《魏书》卷一一三《官氏志》记有"尝药监"这一官署。而就《魏书》中的记载,《魏书》卷九三《恩幸传·徐义恭传》记:"灵太后临政,义恭谄附元叉,又有淫宴,多在其宅。为尝药次御,出为东秦州刺史。"⑥同卷,《侯刚传》记其子侯详:"(正光)五年(524),拜司徒左长史,领尝药典御、燕州大中正。"⑦可知此时的尝药次御与尝药典御授予恩幸,并非擅长医术之人。《徐之才墓志》记:"魏安丰王拥旄彭泗,恤刑新国,利获顾荣,深期关羽。既而锋颖斯脱,皋泽有闻,爰发紫泥,言登绛阙。衣裾满席,车骑填门,倾洛相招,谊动时俗。乃除散骑常侍在员外,寻□,尚药典御。曹嘉此选,本藉先代之资;任恺兹班,实媿他山之举。"《徐之才

---

① 李建民《"哎咀"笺证——兼论古代"尝药"礼俗》,《简帛研究汇刊》第 1 辑,2003 年,557—566 页。
② 《后汉书》卷九六,北京:中华书局,1965 年,3141 页。
③ 《后汉书》,3600 页。
④ 《魏书》,2029 页。
⑤ 《魏书》,2029 页。
⑥ 《魏书》,2002—2003 页。
⑦ 《魏书》,2006 页。

传》记其到洛阳在孝昌二年(526),也就是说其担任尚药奉御的时间大概就在此之后。在这里值得注意的是,其一,若墓志记载为确,他担任的官职已经是尚药奉御,而非尝药典御;其二,按照墓志他是以医术担任此职,区别于之前不知医术的恩幸。但是如果就此认为尚药典御在徐之才时已替代尝药典御,也有反证,《魏书》卷六五《邢峦列传附子逊传》记:"孝静初,以本官领尝药典御,加车骑将军。"[①]就是在东魏孝静帝时期任然有尝药典御一职。那么是否可能在孝明帝之后至东魏时期此官职又改回尝药典御呢?《北齐书》卷二十三列传记崔景哲与崔景凤兄弟:"景凤涉学,以医术知名。魏尚药典御,天保中谯州刺史。景凤兄景哲,魏太中大夫、司徒长史。子国,字法峻,幼好学,泛览经传,多伎艺,尤工相术。天保初尚药典御,干明拜高阳郡太守、太子家令,武平假仪同三司,卒于鸿胪卿。"[②]崔景凤在魏任尚药奉御,北齐时任谯州刺史,可知其任职时期大约在北魏后期至东魏。即,在目前的记载中,尝药奉御与尚药典御关系复杂,难以梳理出清晰的演变线索。

尝药奉御与尚药典御的复杂关系,可通过与其相似的职位加以推测。《魏书》卷九三《恩幸传·侯刚传》:"侯刚,字乾之,河南洛阳人,其先代人也。本出寒微,少以善于鼎俎。进饪出入。久之,拜中散,累迁冗从仆射、尝食典御。……于是令曰:'廷尉执处侯刚于法如猛。刚既意在为公,未宜便依所执。但轻剿民命,理无全舍,可削封三百户,解尝食典御。'刚于是颇为失意。刚自太和进食,遂为典御,历两都、三帝、二太后,将三十年,至此始解。……及领军元叉执政擅权,树结亲党,刚长子,叉之妹夫,乃引

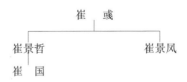

图2-3 崔氏家族谱系图

---

① 《魏书》,1448 页。
② 《北齐书》,338 页。

刚为侍中、左卫将军,还领尚食典御,以为枝援。"①其中叙述侯刚的历官,
称其先解尝食典御,后还领尚食典御,"还领"一词可推知其应为同一官
职。侯刚自太和年间即为尝食典御,在熙平元年失去此职②,在元叉执政
时又任尚食典御。但如果将关于尝食典御和尚食典御的记载列表如下:

表 2 - 4　尝食典御、尚食典御记载列表

姓　名	任　职	时　间	史料来源
侯　刚	尝食典御	太和年间至熙平元年 （477—516）	《魏书》卷九三
元　叉	尝食典御	灵太后临朝初期（515—?）	《魏书》卷一六
元　罗	尝食典御		《魏书》卷一六
侯　刚	尚食典御	元叉执政（520—525）	《魏书》卷九三
奚　混	尝食典御	正光二年（521）	《魏书》卷七三
杨　暐	尚食典御	孝昌前（—525?）	《魏书》卷五八
郑　俨	尝食典御	孝昌初（525—528）	《魏书》卷九三
李侃晞	尝食典御	孝庄帝（528—531）	《魏书》卷八三上
高　湖	尚食典御	永兴末（532）	《魏书》卷三二

　　从侯刚的经历而言,其自太和中任尝食典御是因为其厨艺,也就意味
着尝食典御本来是需要知鼎俎之人,其开始授予恩幸,甚至是不知鼎俎的
人,大概是在灵太后时期。尚食典御在元叉执政时出现,之后两种官职记
载混乱。大约要到北齐,尚食典御才完全取代了尝食典御,而尚药奉御的
情况可能也是类似,也就是说,我们并不清楚尝药典御在北魏设立之初是
否授予知医学之人,在灵太后至东魏时期,尝药典御和尚药典御记载混
乱,并授予恩幸,直到北齐官制之中,尚药典御才取代了尝药典御。

　　这两个职务授予恩幸,可说明其颇为时人所看重。北奔的徐氏家族

---

① 《魏书》,2004—2005 页。
② 《资治通鉴》将此事系于天监十五年,即熙平元年,见《资治通鉴》卷一四八,4622—
　 4623 页。

情愿担任侍御师、尝药典御等官职,皆因近于皇帝而获得权势,成为一种特殊的身分。医家进入尝药监,也使得其性质从单纯尝药之温良与预防毒害之机构,逐渐演变为宫廷医疗机构,从而出现隋唐时期太医署与尚药局的职能划分。

但是在北周情况似乎略有差异,《周书》卷十六《侯莫陈琼传》:"大统二年(536),迁尚药典御。"①侯莫陈琼并不知医术,其任尚药奉御,似乎意味着北周依然承袭着北魏灵太后时期的传统。而姚僧垣入北周所担任的官职是太医下大夫,即北周改官制,而将太医令改成的官职。《周书》卷四七《褚该传》记其:"武成元年(559),除医正上士。"②即,北周似乎仍然以太医授予知医术之人,而尚药典御授予恩幸。但是医学身分的变化却是类似的。前文提及《周书》卷四七《姚僧垣附其子最传》记:"(姚僧垣)次子最,字士会。……最幼在江左,迄于入关,未习医术。天和中,齐王宪奏遣最习之。宪又谓最曰:'博学高才,何如王褒、庾信? 王、庾名重两国,吾视之蔑如,接待资给,非尔家比也。勿不存心。且天子有敕,弥须勉励。'最于是始受家业,十许年中,略尽其妙。每有人告请,效验甚多。"③王永平指出,吴兴姚氏在北朝颇受重视,与其精于医术有关④,而在此例子中竟然凭借医术可与琅琊王氏、颍川庾氏相比拟。以医得二千石,不仅是个体官职的实现,某个意义上也是医术突破家族内孝的意义,在更大的范围内获得意义的体现。

医学家族北奔之后,其身分的塑造与北朝的政治和制度背景密切相关,也就意味着北齐和北周也有差异。这种政治和制度背景的关键在于尝药相关职位接近于皇帝的位置及用这些位置来任命恩幸的传统,北奔的医学家族成员选择这些职位显然是看重其带来的位置和权力,但是他们一旦进入这些职位,其实又给这些位置赋予了恩幸之外的知识意义。

---

① 《周书》,270 页。
② 《周书》,850 页。
③ 《周书》,844 页。
④ 王永平《中古武兴姚氏之家风与家学——从一个侧面看文化因素在世族传承中的作用》,《扬州大学学报》2003 年第 2 期,65—72 页。

第六节　信仰抑或知识的博通

在前文对徐熙受书故事的分析,强调授书的是一位道士。《太平广记》引《墉城集仙录》记:"徐仙姑者,北齐仆射徐之才女也。不知其师。已数百岁,状貌常如二十四五岁耳。善禁呪之术。……咸通初,谓剡县白鹤观道士陶蒉云曰:'我先君仕北齐,以方术闻名,阴功及物,今亦得道。故我为福所及,亦延年长生耳。'以此推之,即之才女也。"①在徐氏家族知识传递的开始和已知其知识传递的最后一代,都以其与道士的关系展开,之前道士是授书者,而最后又是徐仙姑长生的见证者。但是徐氏家族知识与道教之间的关系并不能视为确论。近来,陆扬根据《徐之范墓志》中的厌劾卜辞,推测:"出现这种言辞是否说明徐氏家族也是天师道的信奉者,从而在墓葬礼仪中采用了这种也许和天师道墓葬礼仪有关系的表达方式。"②本节并非试图证明或者否定徐氏家族中有成员是道教的信仰者,而是试图在徐熙和徐仙姑的故事之间解读不同文本中关于徐氏家族医学知识与其他知识、伎术乃至信仰的表述。除了前文已经提及的记载之外,徐氏家族传记中的叙述也值得注意。《南史》卷三二在徐熙的故事之后记其子徐秋夫:

> 生子秋夫,弥工其术,仕至射阳令。尝夜有鬼呻,声甚凄怆,秋夫问何须,答言姓某,家在东阳,患腰痛死。虽为鬼,痛犹难忍,请疗之。秋夫曰:"云何厝法?"鬼请为刍人,按孔穴针之。秋夫如言,为灸四处,又针肩井三处,设祭埋之。明日见一人谢恩,忽然不见。当世伏其通灵。③

---

① 《太平广记》卷七〇,北京:中华书局,1961 年,435 页。
② 陆扬《从墓志的史料分析走向墓志的史学分析——以〈新出魏晋南北朝墓志疏证〉为中心》,112—113 页。
③ 《南史》,838 页。

此故事通过徐秋夫针灸刍人以治鬼之腰痛,强调其医术"通灵"。而叙述关键的要素,一在于视鬼,一在于以"为刍人,按孔穴针之"。见鬼之术在此时代的叙述中逐渐与巫觋的身分相关联,葛洪在《抱朴子内篇》卷一《论仙》论曰:"《神仙集》中有召神劾鬼之法,又有使人见鬼之术。俗人闻之,皆谓虚文。或云天下无鬼神,或云有之,亦不可劾召。或云见鬼者,在男为觋,在女为巫,当须自然,非可学而得。"①在葛洪看来,见鬼之术并非是学而得之的,那么其与巫觋身分的关联就更为紧密②。徐秋夫故事也是如此,鬼呻出现在其面前,符合"自然"的要素,只是是否能就此判断徐秋夫为巫觋。孙英刚已勾勒中古时期见鬼之术与不同宗教群体互动的复杂性③,即,巫觋以见鬼之术见长,但施行见鬼之术者并不一定是巫觋。在这个故事中叙事的关键在于对鬼腰痛的治疗,而在徐氏家族之后的叙述中有一则关于徐嗣伯的故事:"后沈僧翼患眼痛,又多见鬼物,以问嗣伯。嗣伯曰:'邪气入肝,可觅死人枕煮服之。竟,可埋枕于故处。'如其言又愈。……夫邪气入肝,故使眼痛而见魑魅,应须邪物以钩之,故用死人枕也。气因枕去,故令埋于冢间也。'"④在这里见鬼物已被视为疾病,而且给予了医理上的解释,即邪气入肝。如果我们进一步观察针灸刍人之术,与之相关联的实物在近年也有出土,四川绵阳双包山 2 号西汉墓所出的经脉漆木人形⑤,上有黑色重漆,用红色漆线表示经脉循行路径。李建民推

---

① 《抱朴子内篇校释》(增订本),北京,中华书局,1985 年,20 页。

② 林富士曾讨论见鬼之术与此时期巫觋身分之关联,林富士《中国六朝时期的巫觋与医疗》,《中研院历史语言研究所集刊》,第 70 本第 1 分,1999 年,1—48 页。

③ 孙英刚《幽明之间:"见鬼人"与中古社会》,《中华文史论丛》2011 年第 2 期,221—254 页。

④ 《南史》卷三二,840 页。

⑤ 发掘简报见四川省文物考古研究所、绵阳市博物馆《绵阳永兴双包山二号西汉木椁墓发掘简报》,《文物》1996 年第 10 期,13—29 页。请参何志国、唐光孝《我国最早的人体经脉漆雕》,《中国文物报》1994 年 4 月 7 日第 4 版;何志国《西汉人体经脉漆雕考——兼论经脉学起源的相关问题》,《大自然探索》1995 年第 3 期,116—121 页;何志国《西汉人体经脉漆雕考》,《故宫文物月刊》第 13 卷第 9 期,1995 年,67—71 页;马继兴《双包山汉墓出土的针灸经脉漆木人形》,《文物》1996 年第 4 期,55—65 页;梁繁荣等《从西汉人体经脉漆雕看早期经络学说》,《中国针灸》1996 年第 4 期,49—52 页;真柳诚《前漢時代の墓から出土した黑漆木製人形——はたして經絡人形か》,《漢方の臨床》 (转下页)

测其与汉武帝巫蛊之祸时所发现的桐木人相关①。若李先生的推测成立，其知识的基础是桐木人上的经脉可与人的经脉相通，而在徐秋夫的故事中，刍人也可以与鬼所相通。刍人与鬼、人的魂魄相关联，在徐秋夫之前集中见于解除镇墓的实践中，饶宗颐将这种人偶的源流追溯到曾侯乙墓简中所提到的"柏大奚"和"桐奚"②。出土实物可以上溯到春秋晚期和战国早期出土的"木片俑"，比如湖北当阳曹家岗 5 号墓所出的无臂小木俑③，这种风气一直延续到西汉，在长沙马王堆 1 号墓出土 36 个桃木小俑，3 号墓出土 2 件④。虞丽琦认为："这些简单的小俑的作用就是辟邪除祟，应该属于入葬时的举行的驱鬼巫术的道具。"但是她认为这些小俑是西汉以后镇墓俑的来源，与解除俑用所区别。镇墓俑与解除俑的分化是需要进一步研究的问题，但是这些"木片俑"与解除俑在功能上有近似的部分，可以看作其来源⑤。在中原地区的汉魏镇墓文中提到了铅人、蜜人被当作"仆人、替罪羊或者保护者"⑥。此外，人参也被认为具有同样的功能，但墓葬中发现的实物仅有铅人，比如江苏睢宁县的东汉墓在中室上部

(接上页)第 43 卷第 7 号，1996 年，1386—1388 页；《内经》第 92 号，1996 年，3—5 页；He Zhiguo and Vivienne Lo, "The Channels: A Preliminary Examination of A Lacuered Figurine from the Western Han Period", *Early China*, 21, 1996.何志国等《人体经脉漆雕年代及相关问题考察》,《四川文物》1997 年第 1 期，20—23 页；马继兴《双包山西汉墓出土经脉漆木人形研究》,《新史学》第 8 卷第 2 期，1997 年，1—58 页；刘澄中《绵阳双包山出土的经脉漆木人形浅论》,《故宫文物月刊》第 16 卷第 31 期，1998 年，78—89 页；刘澄中《西汉涪水经脉木人》,《中华针灸医学会杂志》第 1 卷第 1 期，1999 年；何志国《西汉人体经脉漆雕再考》,《四川文物》2000 年第 6 期，6—11 页；刘澄中《大陆经脉史学研究的新检讨——从经脉现象、出土脉书与经脉木人说起》,《新史学》第 11 卷第 2 期，2000 年，75—144 页。

① 李建民《〈汉书・江充传〉"桐木人"小考》,《中国科技史料》2001 年第 4 期，360—362 页。

② 饶宗颐《记建兴廿八年"松人"解除简——汉"五龙相拘绞"说》,《简帛研究》第 2 辑，北京：法律出版社，1996 年，392 页。

③ 湖北宜昌地区博物馆《当阳曹家岗五号楚墓》,《考古学报》1988 年第 4 期，455—499 页。

④ 湖南省博物馆等《长沙马王堆一号汉墓》，北京：文物出版社，1973 年，73 页。

⑤ 虞丽琦《战国秦汉时期的人形"塑像"与"画像"的研究——以中国古代的"偶像崇拜"问题为中心》，北京大学考古文博学院硕士论文，2001 年，7 页。

⑥ Peter Nickerson, *Taoism, Death, and Bureaucracy in Early Medieval China*, Diss. University of California. Berkeley, Ann Arbor: UMI 97 - 03229, 1996, p.137.

填土的陶罐中出土三个铅人①。之后的解除镇墓实践以及道教仪式中,此类的技术依然在施行。只是,无论是见鬼、巫蛊还是解除镇墓实践,都难以简单的将其与道教直接画上等号。

我们如果回到徐秋夫的例证,即使史籍记载的他的"通灵"的部分意味着他和徐氏家族的治疗技术中有与巫蛊、镇墓等知识传统相关的知识底色,但是前文叙事之中却将这些知识都描述为医学知识"灵验"的证据。等到《南史》描述徐文伯和徐嗣伯的时候,其特质已经不完全相同,所强调的是其对疾病或者身体状况的预测准确,进而呈现出一种博闻的特质。其中记载了这样一段故事:"宋明帝宫人患腰痛牵心,每至辄气欲绝,众医以为肉症。文伯曰:'此发症。'以油投之,即吐得物如发。稍引之长三尺,头已成蛇能动,挂门上适尽一发而已,病都差。"发之成蛇,即为变怪。林富士已经注意到这条记载,并在汉唐之间方书中关于吞咽头发而造成疾病的脉络中解读,发之成虫,在虫病的脉络中解释发之成蛇②。也就是说,在这里,精怪引起疾病及其治疗的过程,已经进入方书之中,并逐渐与医学的解释相融合。而徐氏家族施行这些技术,已经不意味着他们在医学之外还了解关于精怪的知识,而是这些知识已经是"医学"的一部分。这意味着,在博览的风气之下,医学以及知识群体显然也在改变他们的知识边界。

等到徐之才、徐之范一代,让我们先来检讨陆扬提供的新证据,《徐之范墓志》记:"卜此葬地,得泰卦,后一千八百年为孙长寿所发。"此类卜辞不仅见于徐之范墓志,也见于其他的墓志之中,且已为前代学者所注意,况周颐在《蕙风簃随笔》中就曾著录《唐宣城尉李夫人贾嫔墓志》云:"后一千三百年为刘黄头所发。"③顾燮光在《梦碧簃石言》中详细列举所见墓志中的厌劾卜辞④。不过其中《晋保母砖》和《隋赵洪砖志》均可能为伪作⑤,

---

① 睢文、南波《江苏睢宁县刘楼东汉墓》,《文物资料丛刊》第 4 辑第 3 期,北京:文物出版社,1981 年,53—57 页。
② 林富士《头发、疾病与医疗——以中国汉唐之间的医学文献为主的初步探讨》,《历史语言研究所集刊》第 71 本第 1 分,2000 年,80—82 页。
③ 况周颐《蕙风簃随笔》,上海:中国书店,1926 年。
④ 顾燮光《梦碧簃石言》卷三,1925 年第三版,8—9 页。
⑤ 参见史树青《从〈萧翼赚兰亭图〉谈到〈兰亭序〉的伪作问题》,《文物》1965 年第 12 期,18 页。

也有将铭文误为厌劾卜辞。瞿中溶在《古泉山馆金石文编》中亦著录《贾嬑墓志》,并言:"可知术家之言妄为。……惟言发冢岁数,已不相符,则刘黄头亦必是随口浑造之姓名,未必今实有其人,而相传乃云掘得之果称刘黄头,盖安信邪说,傅会不经之谈耳。"①赵万里指出:"盖术者厌胜之辞。古人志墓之文多有之。"②2001 年洛阳伊川县新出的《唐故贝州邮县主簿柳君(山涛)墓志》又有类似的卜辞③。瞿中溶和赵万里都认为此类卜辞与术者有关。从目前的材料看来,这种墓志所附的厌劾卜辞内容可分为两部分,以《苏崇侠妻张氏墓志》为例,前半部分是"田石为棺,田石为门户,故勒石铭,急急如律令",与东汉以来的镇墓传统有联系,后半部分是"忽有程陆开此墓,必灭程氏",即占辞与诅咒掘墓者的语言。但是在《苏崇侠妻张氏墓志》之前的大多数墓志中都只有后半部分的内容,也就是说这些墓志中的占辞并未与镇墓的文字相结合。至于《苏崇侠妻张氏墓志》中"急急如律令"之言,始见于汉代所谓"告地策"、镇墓文和买地券等文书中,应该是方士或巫者在仪式实践中,模仿神的语气来书写,这种文书格式摹仿官文书的部分用语企图创造出"神圣性"④。实际这类占辞曾见于

① 《石刻史料新编》第 2 辑第 3 册,1670 页。
② 赵万里《汉魏南北朝墓志集释》叶二二○。
③ 赵振华、王学春《谈隋唐时期丧葬文化中的墓志谶言——读〈柳山涛墓志〉及其谶言》,《碑林集刊》第 10 辑,2004 年,193—199 页。
④ 相关研究请参考原田正己《墓券文に見られる冥界の神とその祭祀》,《東方宗教》第 39 号,1967 年,17—35 页;又《中國人の土地信仰についての一考察》,《白初洪淳昶博士還曆紀念史學論集》,1977 年,39—72 頁;吴荣曾《镇墓文中所见到的东汉道巫关系》,《文物》1981 年第 3 期,此据吴荣曾《先秦两汉史研究》,北京:中华书局,1995 年,362—378 頁;Anna Seidel, "Traces of Han Religion in Funerary Texts Found in Tombs",秋月观映主編《道教と宗教文化》,東京:平河出版社,1987 年,21—57 頁;此据赵宏勃译《从墓葬的葬仪文书看汉代宗教的轨迹》,《法国汉学》第 7 辑,北京:中华书局,2002 年,126—130 页。原田正己《墓券についての二三の問題》,*Museum yushu*, vol.29, 1988, pp.36-37;又《中國古代死生觀散論——"解謫"という文言のとなど》,《東洋の思想と宗教》第 7 号,1990 年;劉昭瑞《谈考古發現的道教注解文》,《敦煌研究》1991 年第 4 期,51—57 頁;東賢司《漢代鎮墓文考——漢代人の冥界意識の變遷》,《書道研究》第 52 號,1992 年;東賢司《後漢時代の鎮墓陶書に關する》,《二松学舍大学東洋学研究所集刊》第 8 集,1994 年,401—423 頁;姜伯勤《道释相激:道教在敦煌》,《敦煌艺术宗教与礼乐文明》,北京:中国社会科学出版社,1996 年,276—280 頁;张勋燎《东汉墓葬出土的解注器材料和天师道的起源》,《道家文化研究》第 9 辑,上海古籍出版社,1996 年,253—266 頁;饶宗颐《魏晋南北朝敦煌文献编年序》,《敦煌吐鲁番研究》第 3 卷,(转下页)

史籍记载,《新唐书》卷一九八《儒学传》记:

> 郑钦说,后魏濮阳太守敬叔八世孙。开元初,县新津丞请试五
> 经,擢第,授巩县尉、集贤院校理。历右补阙内供奉。通历术,博物。
> 初,梁太常任昉大同四年七月于钟山圹中得铭曰:"龟言土,蓍言水,
> 旬服黄钟启灵址。瘗在三上庚,堕遇七中巳。六千三百浃辰交,二九
> 重三四百圮。"当时莫能辨者,因藏之,戒诸子曰:"世世以铭访通人,
> 有知之者,吾死无恨。"昉五世孙升之,隐居商洛,写以授钦说。钦说
> 出使,得之于长乐驿,至敷水三十里而悟曰:"卜宅者庚葬之岁月,而
> 先识墓圮日辰。旬服,五百也,黄钟十一也,县大同四年郊求汉建武
> 四年,凡五百一十一年。葬以三月十日庚寅,三上庚也。圮以七月十
> 二日己巳,七中巳也。浃辰,十二也,建武四年三月至大同四年七月,
> 六千三百一十二月,月一交,故曰六千三百浃辰交。二九,十八也。
> 重三,六也。建武四年三月十日,距大同四年七月十二日,十八万六
> 千四百日,故曰二九重三四百圮。"升之大惊,服其智。[①]

如果按照郑钦说的解读,这块铭文中记载的是其安葬的时间,及其与墓志铭文
被发现的时间差(很可能也就是墓葬为人所发的时间差)。另外从《徐之范
墓志》、《王节墓志》和《董穆墓志》可以看出,其中占卜之辞与《周易》有密切
的关系。以《周易》占卜葬地或者墓葬是否会被盗掘,见于吐鲁番写本《易杂
占》:"干化为昆(艮),任身之妻诤讼,冢墓动遥(摇),虵在门户中为忧。"[②]敦

(接上页)1997 年,北京大学出版社,13—18 页;连劭名《汉晋解除文与道家方术》,《华夏考
　古》1998 年第 4 期,75—86 页;坂出祥伸《冥界の道教的神格——"急急如律令"をめ
　ぐって》,《東洋史研究》第 62 卷第 1 号,2003 年,75—76 页;铃木雅隆《鎮墓文の系譜
　と天師道との關係》,《史滴》第 25 号,2003 年,東京:早稻田大学東洋史懇話会,2—
　20 页。

① 《新唐书》,5704 页。
② 图版和录文见荣新江、李肖、孟宪实编《新获吐鲁番出土文献》,北京:中华书局,2007
　年;文书研究见余欣、陈昊《吐鲁番洋海出土高昌早期写本〈易杂占〉考释》,《敦煌吐鲁
　番研究》第 10 卷,2007 年,174—211 页。

煌文书《易三备》之《下备》即以《易》占坟地风水之休咎①。但目前并未从现存文献中见到以《易》占墓葬被盗时间的例子。仅就占卜之辞与诅咒之语而言,其与道教的联系也并不明显。那么要如何理解占卜和预测的技术在徐氏家族内的意义呢?

《北齐书》卷三三《徐之才传》记:

> 大宁二年春,武明太后又病。之才弟之范为尚药典御,敕令诊候。内史皆令呼太后为石婆,盖有俗忌,故改名以厌制之。之范出告之才曰:"童谣云:'周里跂求伽,豹祠嫁石婆,斩冢作媒人,唯得一量紫綖靴。'今太后忽改名,私所致怪。"之才曰:"跂求伽,胡言去已。豹祠嫁石婆,岂有好事?斩冢作媒人,但令合葬自斩冢。唯得紫綖靴者,得至四月,何者?紫之为字'此'下'系','延'者熟,当在四月之中。"之范问靴是何义。之才曰:"靴者革旁化,宁是久物?"至四月一日,后果崩。②

在中国古代医学传统中判断生病和死病本是重要的基石③,但是徐之才这里的判断却是基于对童谣的解读,在其传记中曾提及他"兼图谶之学"。《后汉书》卷五九《张衡传》解释"谶"为"立言于前,有征于后。"④在这里图谶和童谣的解释,与前文一样,与医学诊断混杂在一起。若从知识的角度,则可以延续前文的论述,体现出医学知识与包括术数、图谶等知识的博通。

这个时代道教与医学知识之间的关系已为之前的研究所证实⑤。但

---

① 陈槃《敦煌唐咸通钞本易三备残卷解题——古谶纬书录解题附录之一》,《中研院历史语言研究所集刊》第 10 本,1942—1943 年,1948 年再版,381—401 页;张志清、林世田《S.6015〈易三备〉缀合与校录——敦煌本〈易三备〉研究之一》,《敦煌吐鲁番研究》第 9 卷,北京:中华书局,2006 年,389—402 页。

② 《北齐书》,445 页。

③ 相关分析请见李建民《发现古脉——中国古典医学与术数的身体观》,1—10 页。

④ 《后汉书》,1912 页。

⑤ 包括在导论中提到的林富士和徐源(Michael Stanley-Baker)的研究,见林富士《中国中古时期的宗教与医疗》,台北:联经出版事业公司,2007 年;Michael Stanley-Baker, "Daoists and Doctors: The Role of Medicine in Six Dynasties Shangqing Daoism" (PhD thesis: University College London,2013)。

本节试图指出的是,在解读医学家族知识获得与道教关联的叙事时,不能止步于道教的影响,或者推测医学家族与道教信仰之间的关系。而需要从"若即若离"的记载中,发掘这个时代宗教、术数与医学互动而建立起来的知识模式。

余论　身分的转化和知识的传递

徐之才和徐之范在北齐担任尚药奉御,并非徐氏家族与医学知识故事的终结。在他们的下一代中,医学知识依然在延续。《徐敏行墓志》记其"周大象元年,除司膳二命士",职责为负责皇帝饮食,"凡进食必先尝之"①。医食同源,徐敏行很可能也是以医学知识为北周宫廷服务。南宋张杲《医说》卷一引《隋书》:"徐敏〔行〕,齐太常卿之范子也。工医,博览多艺,开皇中赠朝散大夫。"②南宋周守忠《历代名医蒙求》卷上引《齐书》记:"太常卿之范子,代传攻医,博览多艺,隋开皇中为驾部郎中。"③罗新和叶炜根据《医说》认为徐之范有子名敏齐指出:"这两条关于徐敏齐的材料,不见于今本《隋书》和《北齐书》,且此墓志所记徐之范十二子中也没有叫'敏齐'的,但是,《历代名医蒙求》称敏齐在开皇中为驾部郎中,与墓志'第二子敏行尚书驾部郎中'的任官相合。二者是否为一人,难以断定,存疑。"④宋本《医说》的目录与此条的条目都作"徐敏齐",可能是宋人所见《隋书》脱"行"字,又误将"齐"作为名字,因此读作"徐敏齐",实际"齐"字应该下属。除了徐敏行之外,还有其他例证说明其同辈中医学知识的传递。前文已提及《外台秘要》所引徐珍惠密用的药方⑤。前一节亦提及关于徐仙姑传递徐之才的禁咒与长生之术的记载。范家伟认为徐氏家族的

---

① 《大唐六典》卷一一"殿中省尚食局奉御"条,233页。
② 张杲《医说》卷一叶二八背,上海科学技术出版社影印宋本,1984年。
③ 周守忠《历代名医蒙求》,北京:人民卫生出版社影印宋临安本,1955年,29页。
④ 罗新、叶炜《新出魏晋南北朝墓志疏证》,359页。
⑤ 高文铸校注《外台秘要方》,70页。

医学传统在隋开皇年间中断,因而在隋唐初期,另一批南朝医家代之而起①。确实,徐敏行这一代以下,徐氏家族内的医学知识传递,记载阙如。但是在从《外台秘要》到《墉城集仙录》的时段之内,关于徐氏家族医术的叙事显然依然在继续流传。

但是对徐氏家族而言,这也确实是一个变化的时代。徐氏家族试图彰显的自身知识取向确实出现了变化,这一变化与徐氏家族地位的变化相关。徐氏家族在北朝地位提升的关键在于徐之才在东魏北齐嬗代之际的角色。随着徐之才在北齐政权中的角色变化,徐氏家族呈现出的知识倾向也有变化。徐之才在生命终结之前待诏文林馆。《徐敏行墓志》记其也曾待诏文林馆,凸显作为"文学之士"的身分。《徐暮墓志》中记其与刘炫、刘焯的关系,《隋书》卷七五《儒林传》有刘炫,刘焯的传记,为当时之大儒,刘焯亦擅长历算等方术之学。当然在徐氏家族相关记载中,试图强调这并非完全是新的知识传统,在《北齐书·徐之才传》中曾称:"年十三,召为太学生,粗通《礼》、《易》。彭城刘孝绰、河东裴子野、吴郡张嵊等每共论《周易》及《丧服仪》,酬应如响。咸共叹曰:此神童也。"②这两点都能折射出徐氏家族在北朝地位巩固之后,自身认同再次发生转变并开始强调自身家族知识传统的另一面。但是其家族内医学传统是否就此断绝,却很难确论。但是之后其他医学家族的出现,却也带来不同的历史图景,而这是下一章要讨论的内容。

在导论中,强调本书试图找到一种"历史性"的理解知识群体和个体的叙事的路径。而本章试图以徐氏家族为例,讨论与医学知识相关的叙事如何展开。但是即使以一个医学家族为例,史传和墓志关于医学传统的记载差异,本身就意味着,本书要观察和解读的是"叙事们",而非一种单一的历史叙事。家族医学传统在记载中"彰"与"不彰"的关键,与本章一开头引用的张融与徐氏兄弟对话的核心一样,都在于医学知识对于医

---

① 范家伟《大医精诚——唐代国家、信仰与医学》,台北:东大图书有限公司,2007年,26页。
② 《北齐书》卷三三,444页。

学家族的意义,以及医学家族和其他写作者如何将这些意义放在相关的身分表述之中。在与徐氏家族相关的叙述中,体现出的南北朝的医学家族的身分认同与医学知识的社会处境,显然并不是能用"地位高低"就简单涵盖的。这里叙事的层次其实有两个,第一是某种知识对个体或者家族的意义是什么? 第二,则是这种知识能否构成他/他们身分的组成部分,无论能否构成,都需要找到"是"或"否"的历史和社会语境。

本章以徐熙的故事为线索,试图在多个层面上展开医学知识进入或者被排除出社会身分叙述的过程,同时回答前文的这两个问题。就第一个问题而言,首先,在知识需求和知识兴趣的层面,医学是一种实际的需求,但是需求不一定会转化为知识兴趣。方技与数术知识自汉代以来,已是士人阅读的范围,而随着中古知识载体和风气的变化,博览的阅读风气,医书成为士人阅读的组成部分。博览意味着一种扩展,医学被"扩展"到其中,也就意味医学知识的习得和生成方式受到原有知识模式的影响。而博览的知识模式,与这个时代道教、佛教乃至方士、巫觋参与医疗实践的现实互动的结果,就是虽然知识群体的身分边界逐渐清晰,但是其知识和技术之间却在共享着共同的结构和底色。这种结构和底色也使得它们在徐氏家族的叙事中变成"博"的知识的一部分。其次,这个时代医学知识在家族内的传递是重要的现象,也就意味着医学知识不仅只是个人的阅读兴趣,而中古时期方技与孝道的医疗照顾实践相联系,与家内进行医疗照顾的实践相关。同时医术的知识也为士人及其家族在乡里赢得声誉,并提供其入仕的凭借。

于是这里转入第三个层面,即医学知识与任官之间的关系,这实际上是家族医学传统是否在历史记载中彰显的关键。医学知识和任官之间的关联最简单的就是医官,但是南朝士人是否担任医官,却和医学如何能帮助其实现家族与个人实现其在官僚系统中的期待相关。不过南朝医家北奔之后,这种身分认知发生了细微的变化。服侍皇帝医药饮食的官员在北朝的权力运作中占有重要的地位,而北奔之后的医学家族失去了原有的乡里家族力量支持,凭借医术见幸迁任高官成为其重要选择,而随着其家族地位的差异,以及北齐和北周制度的差异,他们或担任尚药的官员,或者开始在太医署中任官。但是这种倾向并非一直延续，徐氏家族自徐之才在北朝稳固其家族地位之后，又重新强调其家族知识的其他侧面，更为重视文学和儒学。这展示出家族所呈现的知识特质与家族的政治地位以及用怎样的知识帮助实现家族的政治地位密切相关。知识、家族和仕官本身是士族身分成立的关键要素，而医学和这些要素的互动，使得此时代的医学家族在不同的时期、地域做出了不同的选择，选择本身是基于政治和身分的判断，而这些判断使得他们对于医学与自身的叙述中呈现出了种种差异的叙事，同时这些"叙事们"也是在历史中层层叠加或遮蔽的过程，而我们需要观察的关键，就是在剥离这种叠加或遮蔽的过程中，医学知识如何与其他身分要素互动而构成了身分叙事的差异。

第三章 "在朝大医"的叙事
——隋至唐前期的医学家族与医学官署

引言 差异的叙事

在前一章的最后,描述了徐氏家族的知识兴趣的逐渐转向,但徐氏家族知识取向的转变不意味着医学家族的终结。正如前文所言,医学家族进入隋唐初期,虽然有家族更替和"代谢",但医学与家族的关联,作为一种知识传递模式并没有立即被官方医学教育改变,影响力仍在。在这里,我们依然延续前一章的分析路径,从身分群体的叙事入手。

孙思邈《备急千金要方》卷二〇收录"治霍乱使百年不发丸方",其后记此方因缘:"武德中(618—626),有德行尼名净明,患此已久,或一月一发,或一月再发,发即至死,时在朝大医蒋、许、甘、巢之徒,亦不能识,余以霍乱治之,处此方得愈,故疏而记之。"[1]《外台秘要》卷八引《救急(方)》言:"昔在幼年,经患此疾,每服用食饼及羹粥等物,须庾吐出。正(贞)观中

---

[1] 李景荣校释《备急千金要方校释》,北京:人民卫生出版社,1998年,711页。标点略有改动。此条记载中的蒋、许、巢氏家族都已有较多资料,唯有甘氏家族。冯汉镛推测甘氏是撰写《名医传》的甘伯宗,冯汉镛《从两部〈千金〉看医书中的史料》,《文献》1987年第1期,222—227页。

（627—649），许奉御兄弟及柴（疑为"巢"之误）、蒋等家时称名医，奉敕疗病，罄竭口马，所患终不能瘳，渐羸惫，候绝朝夕。"①这两段文字都是药方之前的"序言"，说明药方验效的"过去"，以凸显其流传的价值。《备急千金要方》中所引之条，以一个医者的角度叙述，女尼净名能得到在朝大医的治疗，应该是在长安的尼寺之中。张文仲，是唐高宗、武后时的医官，著有《救急方》。《外台秘要》转引自《救急方》的医方中，以病人的角度叙述了病人年幼时能得到众多宫廷医官"奉敕疗病"，其出身之家应相当显贵②。这两条记载虽都凸显出武德、贞观年间蒋、许等医学家族的声名和权势，但却是作为叙述主旨的"陪衬"：即使是这些声名显赫的医学家族也有无法辨识和治疗的疾病，进而彰显记载药方的价值。这些医方都以批评医学家族而建立自身价值，孙思邈、张文仲和王焘将其收录到方书之中，似也说明了对医学家族医术的某种"质疑"。这种"权势"与"质疑"相纠结的描述，也许是一种"外人"的观察，那"内在"的观察又是如何？ 正如前文对"在朝大医"的称呼，其权势并非只是来自其家族医学传统，也来自官方医学机构，这意味着，这种"内在"的观察包括两个不同的方面，来自医学家族自身以及为其权势提供资源基础的国家官僚制度，代表这两个角度的材料，分别是医学家族的墓志和唐代初期官修《新修本草》的编撰列位名单③，其中展示了前文所引这些"外人"观察中缺乏的家族历史的细节，同时希望能展示出这些家族在医学官署中交替代谢的历史。

---

① 高文铸校注《外台秘要方》，北京：华夏出版社，1993 年，147 页。

② 尚药奉御等尚药局的官员本只为宫廷提供医疗，《唐会要》卷六五"殿中省"条引"开元五年十月二日敕"言："尚药局医官，王公已下，不得辄奏请将外医疗。"（《唐会要》，上海古籍出版社，1989 年，1331 页）可知尚药局若要在宫廷之外治疗，按照制度应该是王公以上的身分才能奏请，但专门颁布敕文，也说明有不到王公身分者越制请尚药局官员治疗。

③ 编纂列位表保存在《新唐书·艺文志》（《新唐书》，1570 页）和日本抄本《新修本草》的编撰列位名表中（见池田温《中国古代写本识语集录》，東京大学東洋文化研究所，1990 年，202—203 页）。

第一节　隋至唐初医学家族的历史及其
在医学官署中代谢的图景

前文所提及的"在朝大医"的叙事,包括两个侧面,其医学知识传统和其在医学官署中的位置。我们在尝试叙述隋至唐前期医学家族的图景时,一方面试图展示其家族的谱系和知识传递的图景,另一方面,则试图展示其家族进入医学官署的时间和过程。

一　许氏家族

许氏家族,在前一章已有提及。即,其家族医学传统,见于史籍记载的始自许道幼,他因母亲的疾病学习医方,并以医传家①。其孙许智藏仕陈、隋两朝,传中记其"为方奏之,用无不效"。但是许智藏在陈、隋时,并未担任医官:"智藏少以医术自达,仕陈为散骑侍郎。及陈灭,高祖以为员外散骑侍郎,使诣扬州。"②许氏家族进入医学官署始自另外一个支系。《隋书》卷七八记:"宗人许澄,亦以医术显。父奭,仕梁太常丞、中军长史。随柳仲礼入长安,与姚僧垣齐名,拜上仪同三司。澄有学识,传父业,尤尽其妙。历尚药典御、谏议大夫,封贺川县伯。父子俱以艺术名重于周、隋二代。史失事,故附见云。"③许澄由北周入隋之后,可能继续担任医学官员,那么很可能他是隋代初期的尚药典御。在这里,许氏家族的情况与前章提及的徐氏家族一样,即先行北奔的家族支系,也较早进入医学官署。

在隋代还有其他许氏家族成员担任医官,《隋书》卷四"炀帝下"记参与江都之变的人物,其中有一位"直长许弘仁"④。《隋书》卷八五《宇文化

---

① 李贞德《汉唐之间家庭中的健康照顾与性别》,黄克武主编《第三届国际汉学会议论文集——性别与医疗》,台北:中研院近代史研究所,2002 年,29—31 页;又《女人的中国医疗史——汉唐之间的健康照顾与性别》,台北:三民书局,2008 年,324—342 页。
② 《隋书》,北京:中华书局,1973 年,1782 页。
③ 《隋书》,1783 页。
④ 《隋书》,93 页。

及传》记:"义宁二年(618)三月一日,德戡欲宣言告众,恐以人心未一,更思谲诈以协骁果,谓许弘仁、张恺曰:'君是良医,国家任使,出言惑众,众必信。君可入备身府,告识者,言陛下闻说骁果欲叛,多酿毒酒,因享会尽鸩杀之,独与南人留此。'弘仁等宣布此言,骁果闻之,递相告语,谋叛逾急。"①由此段可知许弘仁是医官,其所任的直长,应是尚药局的直长。而其与高阳许氏的关系,可见《隋书》卷五八《许善心传》记:"(大业)十四年(618),化及杀逆之日,隋官尽诣朝堂谒贺,善心独不至。许弘仁驰告之曰:'天子已崩,宇文将军摄政,合朝文武莫不咸集。天道人事,自有代终,何预于叔而低徊若此!'善心怒之,不肯随去。弘仁反走上马,泣而言曰:'将军于叔全无恶意,忽自求死,岂不痛哉!'"②许弘仁称许善心为叔,可知其为高阳许氏家族之成员。《旧唐书》卷三《太宗纪下》记贞观七年(633)的诏书对参与江都之变的成员"宜置重典,以励臣节",因此"其子孙并宜禁锢,勿令齿叙"③。按照此条诏书,许弘仁的子孙不能再在唐代担任官员。

许智藏的支系应该是在唐代才开始进入官方医学机构,《唐故太医令许君(弘感)墓志铭并序》更详细地叙述了许智藏之后的家族谱系:"曾祖智藏,玄史双总,智勇兼备。蛟怀惊梦,分美玉于文河;猿臂呈姿,开伏石于飞箭。隋右卫将军。祖藏,余庆克传,良弓必嗣。拥将门之材气,隆作室之基堂。载居推毂之荣,频效蒙轮之勇。唐左卫大将军。父德,地望增峻,天姿英拔。皮里阳秋,气冲牛斗。仙禽卓卓,方惊唳于九皋;逸骥昂昂,旋见羁于六局。唐六局奉御,信哉。珠潭圆折,玉水方流。将嗣美于珍裘,自标奇于碧树。孰当其秀者,惟我太医乎。"④按照墓志中的记载,高阳许氏的这一直系应该是在许德的时候开始在唐朝担任医官。许弘感最后官至太医令,书写墓志者在其中写下"孰当其秀者,惟我太医乎"之语⑤,大约也能反映其自身的一种体认。其身分的认同已发生了相当的变化,

① 《隋书》,1889页。
② 《隋书》,1430—1431页。
③ 《旧唐书》,北京:中华书局,1975年,42页。
④ 吴钢主编《全唐文补遗》第8辑,西安:三秦出版社,2005年,310—311页。
⑤ 墓志中未书撰者,但是其叙述中很可能渗入了家族的自我叙述。

这也许并不代表所有医官家族的认同，甚至也不代表许氏家族所有成员或者其一以贯之的取向，但是与以前医学世家的认同对比，可以观察到官僚系统对许家自我标榜的种种影响。

进入唐代之后，许德的谱系在官方医学机构中担任重要位置。另外，《新修本草》的编撰列位名单中，除了前文提及的太常寺太医令许弘感，还有中大夫行尚药局奉御许孝崇、尚药局直长云骑尉许弘真。范家伟曾指出，许孝崇与高阳许氏的关系，资料有缺，无法多做推断①。因此前文张文仲《救急方》里的许奉御兄弟，所指为何，还并不清楚。于赓哲也曾推测许胤宗与许孝崇等属于同一个医学家族②。但《旧唐书·方伎传》记其许胤宗为常州义兴人③。

除此之外，还有两方与高阳许氏相关的墓志值得注意，即《行右清道副□上柱国□□李府君墓志铭》和杨齐哲所撰《□唐□武□□□清道率□□李公亡夫人高阳郡君许氏（懿）墓志》④。两墓志都残缺甚多，未见许懿丈夫全名，仅能知道他姓李，曾任医官。唐代前期的医官史志中有记载的，有李虔纵，《旧唐书》卷一九一《方伎传》记："张文仲，洛州洛阳人也。少与乡人李虔纵、京兆人韦慈藏并以医术知名。……虔纵，官至侍御医。慈藏，景龙中光禄卿。自则天、中宗已后，诸医咸推文仲等三人为首。"⑤墓志中所记的李府君葬在洛阳，应该是洛阳人，也是武周、中宗时期的医官，李府君可能就是李虔纵。但两类文献记载也有抵牾之处，史传中记载李虔纵官至侍御医，《李府君墓志》中则记其："神龙初，授朝散大夫、殿中尚药奉御□□正议大夫（后缺）"⑥，《许懿墓志》记："神龙三年（707）三月六日，有制授李公朝散大夫，尚药奉御。"⑦因此对其身分仍有疑问。不论李

① 范家伟《六朝隋唐医学之传承与整合》，224—226 页注 91。
② 于赓哲《唐代的医学教育及医人地位》，《魏晋南北朝隋唐史资料》第 20 辑，武汉大学出版社，2003 年，156—157 页。
③ 《旧唐书》卷一九一，5091 页。
④ 吴钢主编《全唐文补遗》第 5 辑，西安：三秦出版社，1998 年，28 页；《唐代墓志汇编续集》，上海古籍出版社，2001 年，466 页。
⑤ 《旧唐书》，5099 页。
⑥ 《唐代墓志汇编续集》，495 页。
⑦ 《全唐文补遗》第 5 辑，28 页。

府君是何人,许懿是属于高阳许氏。不过两墓志对许懿父祖谱系的记载
有所不同,因此难以确认许懿与许智藏一支或者其他医学支系的关系。
可知,与高阳许氏有婚姻关系的家族,也有任医官者。南北朝以来医学家
族的知识传递以父系为中心,李府君墓志的例证可能意味着两个医学家
族之间的联姻,也可能意味着医学知识溢出父系的范围。高阳许氏家族
相关的人物自北周开始担任医官,延续到高宗、武则天、中宗统治时期。

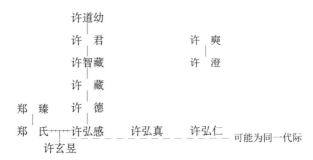

图 3 - 1　许氏家族谱系图

二　吴氏家族

吴氏家族的历史之前并不彰显,由于近来墓志的出土而逐渐受到重
视。《大唐中散大夫行□药奉御永安男吴景达及其妻刘氏墓志》记:"大唐
中散大夫行□药奉御永安男吴景达、夫人彭城刘氏之灵,今以贞观四年
(630)岁次庚寅十一月壬申朔,廿三日甲午,殡于芒山旧陵,恐川谷□移,
故铭之玄石□□。"①《大周故承奉郎吴府君墓志之铭并序》记:"王考景达,
隋尚药奉御,唐秦王祭酒、中散大夫、尚药奉御、永安县开国男。"②两方墓
志都提到一位尚药奉御,范家伟推测吴景达与修撰《诸病源候论》的吴景
贤是同一人③。吴景达的父亲在陈任官,此家族应是陈灭入隋。而吴景达
的官衔是尚药奉御,其任官可能在尚药典御改称尚药奉御的大业三年(607)
之后,也就是说,这个家族可能在隋炀帝时期进入隋代的官方医学机构中。

---

① 《唐代墓志汇编》贞观 017,上海古籍出版社,1992 年,20 页。
② 《唐代墓志汇编》久视 004,968 页。
③ 范家伟《大医精诚——唐代国家、信仰与医学》,30—31 页。

濮阳吴氏还有另一支系曾在唐代担任医官,《大唐故尚药奉御上柱国吴君(本立)墓志铭并序》记:"父嗣,皇朝朝议郎行太医令……永徽元年(650),医举及第,寻授太医监,俄转令,又任太子药藏监。……神龙二年制授殿中尚药奉御。"①吴嗣,《新修本草》的撰者名单中有"朝请郎守太子药藏监上骑都尉臣吴宗嗣"、《新唐书·艺文志》写作"吴嗣宗",三处写法不同,可能是同一人。暂从墓志,作"吴嗣"。吴嗣、吴本立的家族也是由陈入隋,在唐初开始担任医官,延续到武则天时期。唐前期的吴姓医官还有吴吉甫,龙门石窟老龙洞(669窟)有其龙朔元年(661)的造像记,官衔为"承议郎行皇子侍医"②。但仅凭此条记载,却难以了解其是否与吴氏家族相关。不过大致可以知道,吴氏家族的各支系自陈入隋,自隋炀帝时期开始担任医官,一直延续到唐高宗武后时期。

三 巢氏家族

至于巢氏家族,最知名的成员为隋代巢元方,史志著录为《诸病源候论》撰者,金泽文库藏南宋坊刻本在每卷下有"隋大业六年太医博士臣巢元方等奉敕撰"。唐代此家族依然在医学官僚机构中任职,《新修本草》的编撰者有一位为:"给事郎守尚药局侍医云骑尉臣巢孝俭"。另外,唐代墓志材料中还有一件铭文为"大周故司礼寺太医正直左春坊药藏局巢思玄神灵"③的墓砖。只是巢氏家族来源却一直晦暗不明,宋代邓名世的《古今姓氏书辩证》提供了理解巢氏家族的关键材料:"望出义兴者,宋中书舍人巢尚之。玄孙公逸为唐尚药奉御,世传医术,今称为巢氏《病源》者。"④巢尚之,《宋书》卷九四《恩幸传》记:"鲁郡巢尚之,人士之末,元嘉中,侍始兴王浚读书,亦涉猎文史,为上所知。"⑤巢尚之以"人士之末"的身分在南朝宋皇权重振的背景之下担任被称为"真宰相"的中书舍人,为南朝"寒人掌

---

① 《唐代墓志汇编续集》神龙 018,419 页。

② 刘景龙、李玉昆主编《龙门石窟碑刻题记汇录》,北京:中国大百科全书出版社,1998年,216 页。

③ 录文见周绍良、赵超主编《唐代墓志汇编》,967 页。

④ 王力平点校《古今姓氏书辩证》卷一一,南昌:江西人民出版社,2006 年,157 页。

⑤ 《宋书》卷九四,北京:中华书局,1974 年,2303 页。

机要"的重要例证。巢氏家族在隋代开始担任医官,巢元方任隋太医博士,巢公逸在唐代任尚药奉御,其在唐代医学官署中任职也大致延续到唐高宗武后的时代。

四　蒋氏家族

蒋氏家族,就目前墓志来看,蒋少卿是第一代进入唐代官方医疗机构的。《唐故殿中侍御医上护军蒋府君墓志》记:"公讳少卿,义兴阳羡人,陈灭入随,因家于长安。曾祖天宝,齐桂州刺史;祖硕尚,梁散骑常侍、右军将军、将乐县开国伯;父子翼,陈鄱阳王国常侍、随永和令。……公早明因果,游心释教,摄生之道,拯救之方,颇迁雅思,略皆贯涉。"[1]蒋少卿曾祖蒋天宝仕南齐,祖父蒋硕尚仕梁,其父蒋子翼仕陈。陈灭于隋之后,进入长安,隋灭于唐,蒋少卿就在唐代的医疗官署服务,任尚药局的侍御医。当然他可能并非是蒋家此代唯一进入医学机构的子弟,《文苑英华》卷九三〇收录员半千《蜀州青城县令达奚君神道碑》记:"君夫人义兴县蒋氏,则尚药奉御岂之曾孙,太子门郎义安之女。"[2]但是蒋义忠墓志中并未提及蒋岂曾任尚药奉御,可能是蒋义忠墓志遗漏,但也可能是员半斤误将蒋岂与蒋孝璋的官职混同。且他的墓志也清晰的揭示了,蒋氏家族进入医学机构的时机,是在隋唐嬗代之际。

之后蒋氏家族的子弟都在医学官署中任职。《文馆词林》卷六六四《贞观年中抚慰百济王诏》亦记扶余慈曾要求唐太宗让蒋元昌到百济给自己看病[3]。《孙处约墓志》则记载其在咸亨元年(670)罹患疾病时,药藏丞蒋义隆受皇太子派遣为其治疗[4]。在显庆四年(659)修撰《新修本草》的编撰列位名表中则记录多位蒋姓医官,包括尚药奉御蒋孝璋、太子药藏监蒋

---

[1]　杨君凯、陈昊《新出蒋少卿夫妇墓志与唐前期的蒋氏医官家族》,《唐研究》第17卷,北京大学出版社,2011年,251—270页。

[2]　《文苑英华》,北京:中华书局,1966年,4892页上一栏,亦见《全唐文》卷一六五。

[3]　罗国威整理《日藏弘仁本文馆词林校证》,北京:中华书局,2001年,251页。参见于赓哲《唐代的医学教育及医人地位》。

[4]　墓志录文见周绍良主编《唐代墓志汇编》,558页。

孝瑜、太医令蒋孝琬、太医丞蒋元昌、太子药藏局丞蒋义方①。蒋氏家族已占据当时三个中央官方医学机构中最重要的位置。蒋义方、蒋义隆与蒋孝璋之子蒋义忠都是"义"字辈,因此他们都应该是蒋孝璋的后辈。也就是说,蒋氏家族势力在官方医学机构中也延续到唐高宗武后的时代。

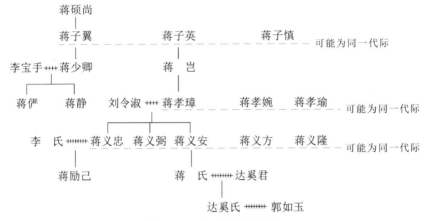

图3-2 蒋氏家族谱系图

唐代初期的墓志以父系的家族谱系及其任官为书写重点,并不会特别凸现医学知识的传递或任医官者之间的联系,官修医书的列位名单只记录其官位,而不会涉及亲属关系。因此这两个角度的材料虽能展示出唐代前期医学家族的部分历史图景,但若以之为基础勾勒出医学家族中家族成员与医学的关系,往往缺环甚多。我们可以知道这些医学家族进入医学官署的时间有所差异,从北周到唐前期都有新的家族进入医学官署,他们大部分出自南朝,家族地位却颇为不同。而这些家族与医学官署的关联大部分都延续到高宗武后统治时期。这样的现象似乎意味着,从北周到唐初,随着政权变动和医学官署的扩张,新的医学家族进入到医学官署中,而在唐初到高宗武后时期,他们在医学官署中的地位稳定,这可能是他们被称为"在朝大医"的背景。但是这并不能完全回答前文的问题,即,为何在当时病人和其他医者描述中,并存着"权势"和"质疑"话语?

---

① 池田温《中国古代写本识语集录》,202—203 页。

同时,这样的图景来自于医学家族的方面,我们也需要从医学官署的角度进一步探索唐代前期医学家族是在怎样的制度背景下建立起他们的"权势"和身分叙事。

第二节　令文规定与个体选择

正如本章导言所言,在朝大医的话语包括两个部分,即医学家族的延续和其在隋唐时期医学官署中的位置。那么医学家族在唐代前期官方医学机构中势力的延续,从医学官署的角度,又应该如何理解?这是玛丽·道格拉斯(Mary Douglas)式的"制度如何思考"的问题①。制度显然不会思考,无论是规章、政策的制定,还是制度内的实践都是由人完成的。只是道格拉斯不将制度单纯想象为,理性个体在利益最大化基础上为约束彼此而建立的规则②。制度如何思考的问题,首先是制度如何形成的问题,即制度形成过程中所遭遇的社会和文化群体,什么在影响他们的决定和行动,同时,他们选择或者可以将其中的哪些部分成文而形成规则。其次,则是基于制度所赋予人的身分,能否构成一种群体/集体意志(collective will)。但是即使制度形成之后,并非只有个体与制度所造成的群体之间的张力,在制度中,人可能因为分工、等级等分化为不同的群体。因此考察制度思考的过程,也就意味着观察不同群体在其中的互动过程。

让我们先从制度的载体,即唐令的条文来进行分析③。从这些令文看

① Mary Douglas, *How Institutions Think*, Syracuse University Press, 1986.

② 这样的界定可以见于 Douglass North 的论述,见 Douglass North, *Institutions*, *Institution Change and Economic Performance* (Cambridge: Cambridge University Press, 1990)。

③ 从本章开始,令文等制度文本会成为本书研究的基本资料,制度文本并不一定反映制度运作实态,这一点不仅在中国古代制度史的研究中有所反思,也有现代的调查分析加以佐证,比如 John Meyer 和 Brian Rowan 基于旧金山一个学区内制度规定和教师教授行为的调查,见 John Meyer and Brian Rowan, "Institutionalized Organizations: Formal Structure as Myth and Ceremony" (*American Journal of Sociology*, 83-2, 1977, pp.340-363)。本书对于令文等制度的讨论,并非将其与制度运作的实态进行对比,除非有足够的研究资料提供对运作实态的考察,而是将其视为一种思考的倾向,以考察背后群体互动的可能性。

来,这种延续并非仅仅是医学家族的权势造成的,而是令文规定本身就在选拔进入太医署的各种学生时都以"家传其业"者优先,这种选拔考虑的是医学知识的基础。比如根据《天圣令·医疾令》和日本《养老令·医疾令》复原的《唐令·医疾令》第 1 条记:"诸医生、针生、按摩生、咒禁生,先取家传其业,次取庶人年十四以上,十九以下攻习其术者。"① 根据《天圣

---

① 《天圣令·医疾令》第 1 条记:"诸医,大小方脉、针科、灸科、眼科、风科、疮瘟科、咽喉科、口齿科、产科、〔书〕禁科、金镞科、伤折科,选补医学,先取家传其业,次取庶人入习其术者为之。"(中国社会科学院历史研究所天圣令整理课题组、天一阁博物馆《天一阁藏明钞本天圣令校证 附唐令复原研究》,北京:中华书局,2006 年,315 页)日本《养老令·医疾令》:"医生等取药部及世习条"作:"凡医生、按摩生、咒禁生、药园生,先取药部及世习,次取庶人年十三已上十六已下、聪令者为之。"(《令义解》,《新订增补国史大系》本,东京:吉川弘文馆,1972 年,279 页)仔细比较两条记载,实际有相当大的差异。程锦依此复原的《唐令·医疾令》第 1 条为:"诸医生、针生、按摩生、咒禁生,先取家传其业,次取庶人攻习其术者为之。"但她也指出由于《天圣令》和《养老令》对此条都有相当的改动,复原有相当的困难:"所以此条'补选医学'后的部分无法确切复原,只能根据《唐六典》和《养老令·医疾令》条文大致推知其内容。"(《天一阁藏明钞本天圣令校证 附唐令复原研究》,565—567 页)张耐冬质疑程锦的复原,其问题有三。其一为复原后的唐令第 1 条是否要包括药园生在内;其二,复原时,是要使用《唐六典》所言的"上手医子弟",还是《天圣令》的"家传其业";其三,其中是否要包括年龄标准。张耐冬重新复原的唐《医疾令》第 1 条为:"诸医生、针生、按摩生、咒禁生,先取上手医子弟代(世)习者,次取庶人年十六以上,二十以下聪令者。"(张耐冬《唐代太医署学生选取标准——以〈天圣令·医疾令〉及其复原唐令为中心》,《唐研究》第 14 卷,北京大学出版社,2008 年,277—289 页)陈登武也对复原年龄标准提出疑问,认为应复原为:"次取庶人年十四以上,十九以下,攻习其术者为之。"(见陈登武对《天圣令·医疾令》校正的书评,高明士等《评〈天一阁藏明钞本天圣令校证附唐令复原研究〉》,《唐研究》第 14 卷,540 页。)丸山裕美子首先改动了复原条文的顺序,她将此条复原为唐令的第 2 条,其次她同意陈登武关于年龄标准的意见(丸山裕美子《北宋天圣令による唐日医疾令の復原試案》,《愛知県立大学日本文化学部論集·歴史文化学科編》第 1 編,2009 年,34 页)。此条复原的困难在于《天圣令》与《养老令》有相当的文字差异,以哪种为底本复原,难以判断。第一个问题是此条补选学生包括哪些科目,《养老令》此条包括药园生,但不包括针生。程锦和张耐冬都在复原中补充针生,而未将药园生放入其中,其理由均在于《天圣令》附抄唐令第 12 条对补选药园生有详细规定:"京都各置药园一所,择良田三顷,置师,取庶人年十六以上二十以下克(充)生,教读《本草》,辨识诸药并采种之法。随近山泽有药草之处,采掘种之。士(土)无其物而种得生者,令所有之州送子种蒔(蒔),犁、牛、人力,司农寺给。其乡土所宜,种即堪用者,太常斟量责课入度之用。其药园生,业成之日补药园师。"(《天一阁藏明钞本天圣令校证 附唐令复原研究》,411 页)但按照《养老令》之叙述,宋 1 条与附抄唐令第 12 条是否可能分拆自同一条唐令?《大唐六典》卷一四"药园师"条:"京师置药园一所,择良田三顷,取庶人十六已上、二十已下充药园生,业成,补药园师。"现在看来可见此条是来自《唐令》,但对比其文字,则似从《唐令》中截取一部分,以说明药园师职掌之由来。但此两条,均可看出《唐令》中叙述药园生的补选应是在药园相关条目之内,而非太医署补选诸生条目之下。其二,则是如何(转下页)

令·医疾令》第 6 条和《养老令·医疾令》复原的唐令第 6 条记："诸有私
自学习解医疗者，投名太常，试验堪者，听准医、针生例考试。"①以上是中
央医学官署将医者纳入其体系的规定，关于地方亦有类似规定。《新唐
书》卷四六"百官志祠部郎中"条记："凡名医子弟，试疗病，长官莅覆，三年
有验者，以名闻。"②《唐会要》卷八二记："自今已后，诸州应阙医博士，宜令
长史各自访求选试，取艺业优长、堪劾（效）用者，具以名闻。"③相关的规定

（接上页）复原诸生的补选资格，《大唐六典》卷一四"医博士"条注："晋代以上手子弟代习
　　者，令助教部教之。"程锦认为《唐六典》文字本已经过加工，并且所述乃是晋代，因此不
　　能将其作为《唐令》复原的直接根据，将《天圣令》文字作为复原的直接依据（《天一阁藏
　　明钞本天圣令校证 附唐令复原研究》，566 页）。张耐冬根据两晋文献中未见"上手医
　　子弟"的说明，认为此概念是《唐六典》编者以唐令之概念改造的结果，因此《唐六典》之
　　文字为复原依据（张耐冬《唐代太医署学生选取标准——以〈天圣令·医疾令〉及其复
　　原唐令为中心》，284—285 页。）。但若检索其他的唐代文献，其中也没有见到"上手医
　　子弟"的说法，同时《唐六典》中并未明言此段文字是令文，因此以《天圣令》中文字为复
　　原基础，是更为妥当的。其三，是关于选取庶人的标准，程锦仍以《天圣令》为复原的文
　　字基础，但又指出："又或许《唐令》对取庶人有年龄限制，参'唐 12'条应为'年十六以上
　　二十以下'。"（《天一阁藏明钞本天圣令校证 附唐令复原研究》，567 页）张耐冬根据国
　　子监诸学生的选拔有年龄限制，《养老令》中有关于年龄限制之规定，认为应该将选拔
　　之年龄限制复原到《唐令》之中（张耐冬《唐代太医署学生选取标准——以〈天圣令·医
　　疾令〉及其复原唐令为中心》，285—287 页）。陈登武认为唐代医学生考试登用如"国子
　　监"，而按照《新唐书·选举志》，国子监的入学年龄标准是"限年十四以上，十九以
　　下。"（高明士等《评〈天一阁藏明钞本天圣令校证附唐令复原研究〉》，540 页）笔者也
　　同意将年龄标准复原入唐令，但是先有的分歧，在于是依靠《新唐书·选举志》中关
　　于国子监生的标准复原，还是按照唐令中关于药园生的标准复原，其实难以判断，就
　　目前的证据，笔者更倾向于前者。综合以上的讨论，《唐令·医疾令》第 1 条似可复原
　　为：诸医生、针生、按摩生、咒禁生，先取家传其业，次取庶人年十四以上，十九以下攻
　　习其术者。

① 　《天圣令·医疾令》第 6 条："诸有私自学习解医疗者，若医官阙人，召赴医官院，令尚药
　　奉御简试所业，答义三十道，本院副（疑衍）使、副等糊名覆校，艺业灼然者录奏，听旨补
　　充。"（《天一阁藏明钞本天圣令校证 附唐令复原研究》，315 页，标点略改）日本《养老
　　令·医疾令》"自学习解医疗"条："有私自学习解医疗者，投名典药。试验堪者，听准医
　　针生例考试。"（《令义解》，279 页）程锦主要依照《养老令》复原唐令："诸有私自学习解
　　医疗者，召赴太医署，试验堪者，听准医针生例考试。"（《天一阁藏明钞本天圣令校证 附
　　唐令复原研究》，572 页。）陈登武和丸山裕美子则倾向于复原为："诸有私自学习解医疗
　　者，投名太常，试验堪者，听准医、针生例考试。"（高明士等《评〈天一阁藏明钞本天圣令
　　校证附唐令复原研究〉》，540 页；丸山裕美子《北宋天聖令による唐日医疾令の復原試
　　案》，31 页）暂从陈登武与丸山裕美子之说。
② 　《新唐书》，1195 页。
③ 　《唐会要》，1525 页。

也见于复原唐令的第 29 条①。《天圣令·医疾令》附抄唐令第 17 条记地方医学博士和助教的选拔原则："诸州医博士、助教，于所管户内及停家职资内，取医术优长者为之。军内者仍令出军若管内无人，次比近州有处兼取。皆州司试练，知其必堪，然后铨补，补讫申省。其学生取人，依太医署。若州在边远及管夷獠之处，无人堪习业者，不在置限。"②由此可知，在唐令规定中，无论是在中央医学官署，还是地方医学官署的选拔，都重视医学知识的基础。从制度传统而言，在《唐六典》中将其追溯到"晋代以上手医子弟代习者，令助教部教之"。但除了这个制度的传统，南北朝以来医学家族的现实，以及有医学基础者可以节省制度成本的要素，显然都在这个制度形成的过程中扮演了重要的角色。而家传医学知识仍然是这个时代医学知识传递最重要的形态之一，被直接写入到令文规定中，并不仅仅是对医学家族的承认，而更是为医学家族进入医学官署提供了制度性的入口。唐代的其他医官也有因家传医术，两代都在官方医疗机构供职的。比如《大唐故护军奉医大夫陆公（敬道）墓志铭并序》记其子陆元瞻为太医丞③，《大唐故宣德郎皇太子侍医程府君（伦）墓志铭并序》记其父程诰为太医监④。

　　显然令文规定说明在制度上已为医学家族进入医学官署以及其权势提供了基础，但是要进一步观察这种制度倾向的实际运作过程，我们需要

① 《天圣令·医疾令》第 13 条则记："诸州医生，有业术优长、效验无失、情愿仕者，本州具述以闻。即私医有明达经方、闲解药性、疗病有验、灼然为乡间所推许者，州司精加试练，亦录名奏闻。"（《天一阁藏明钞本天圣令校证 附唐令复原研究》，409 页）日本《养老令》此条文字略有不同："凡国医生业术优长、情愿仕者，本国具述艺能，申送太政官。"（《令义解》，280 页。）程锦复原唐令第 29 条为："诸州医生，有业术优长、效验无失、情愿仕者，本州具述以闻。凡名医子弟，试疗病，长官莅覆，三年有验者，以名闻。"（《天一阁藏明钞本天圣令校证 附唐令复原研究》，574 页）丸山裕美子则复原为："诸州医生，有业术优长、效验无失、情愿仕者，本州具述以闻。即私医有通利经方、闲解药性、疗病有验，灼然为乡间所推许者，州司精加试练，亦录名奏闻。"（丸山裕美子《北宋天聖令による唐日医疾令の復原試案》，35 页）程锦和丸山裕美子复原的分歧在于选拔的途径方式，但是其复原的条文也都证明政府在选择有医学知识和治疗经验的人。
② 《天一阁藏明钞本天圣令校证 附唐令复原研究》，411 页。
③ 录文与初步研究见樊波《新出唐〈陆敬道墓志〉疏证》，《碑林集刊》第 11 辑，2005 年，109 页。
④ 录文见吴钢主编《全唐文补遗》第 7 辑，西安：三秦出版社，2000 年，297 页。

观察个体如何参与到此运作过程中,并做出自己的选择。而个体的历官经历可视为一个观察的路径,而出土唐代墓志中有相当部分的医官,并不属于前文所述医学家族,对他们的考察也能为这个时代的医官群体提供一个更为整体的历史图景。

让我们先从医学出身和起家官开始讨论,按照前文所引的令文,想要以医官为起家官,首选的途径可以是进入太医署学习,当然也有其他更为便捷的途径,前文提到的吴本立,墓志记载他医举及第①,医举是制科之一②。前文提及吴本立的父亲是太医令,他本可进入太医署学习,但是选择医举的原因是医举及第之后起家官更高,是从八品下的太医监。而从太医署学习考核得第的起家官,医生是从九品上,针生降一等③,前引《天圣令·医疾令》附抄唐令第 2 条规定通过考核的医针生:"得第者,医生从九品上叙,针生降一等。不第者,退还本学。经虽不第,而明于诸方,量堪疗疾者,仍听于医师针师内比校,优者为师,次者为工。即不第人少,补阙不足,量于见任及以理解医针生内,简堪疗疾者兼补。"④前文提及的太子侍医程伦起家官就是从九品下的太医正。

吴本立和程伦都可以视为这个体制中的"成功者",而也有失败者。有一方梁师亮的墓志,其中记载他曾任左春坊别教医生⑤。左春坊别教医生是什么身分?敦煌文书 P.4634《唐永徽东宫诸府职员令》和《大唐六典》卷二六"药藏局"条详细记载唐代前期东宫药藏局官署设置⑥。但两文献

---

① 墓志录文见周绍良、赵超主编《唐代墓志汇编续集》,上海古籍出版社,2001 年,419 页。
② 冯金忠已经根据《吴本立墓志》讨论过唐代的医举,可参看。冯金忠《墓志中所见唐代弘文馆和崇文馆明经、清白科及医举》,《中国史研究》2005 年第 1 期,41—42 页。
③ 录文见《全唐文补遗》第 7 辑,297 页。
④ 《天一阁藏明钞本天圣令校证 附唐令复原研究》,410 页。
⑤ 墓志录文见《唐代墓志汇编》,页 899。研究请参考樊波《西安碑林收藏的几方三阶教碑刻》,《碑林集刊》第 8 辑,2002 年,200—201 页;王原茵《浅析西安碑林收藏的两方武周时期墓志》,《碑林集刊》第 10 辑,2004 年,45—46 页。
⑥ T. Yamamoto, O. Ikeda & K. Okano, *Tun-huang and Turfan Documents concerning Social and Economic History*, Ⅰ Legal Text (A), Tokyo, 1980, pp. 36 - 39, 102 - 107.参见李锦绣的校正,《唐代制度史略论稿》,北京:中国政法大学出版社,1998 年,58—61 页。

中都未记载"医生"。武忆即对此有怀疑,推测有医生隶属药藏局①。李锦绣则从当时东宫设立学生的整体情况以及当时政治形势出发,认为虽然史籍无载,但可以认为药藏局有生徒②。太医署的诸生是具有双重身分的,梁师亮身分的问题应与太医署机构的双重性质相联系,一方面是国家医学教育机构的学生,一方面也是医学官署的基层工作人员。《大唐六典》卷一四"医博士"条注文记录医生学习的年限:"体疗者,七年成;少小及疮肿,五年;耳目口齿之疾并角法,二年成。"③《天圣令·医疾令》附抄唐令第 3 条则记:"诸学体疗者限七年成,学少小及疮瘇者各五年成,学耳目口齿者四年成,学角法者三年成,针生七年成。"④两者记载略有差异,但可以知太医署的医针生最多的学习年限是七年。完成学业的医针生实际已经脱离了学生的身分,需要通过考核成为医官。《大唐六典》卷一四"太医令"条注文记:"博士月一试,太医令、丞季一试,太常丞年终总试。若业术过于见任官者,即听补替。其在学九年无成者,退从本色。"⑤完成学业的医针生,如果业术出众可以补替官员,如果一直没能获得补替的机会,则可能仍有机会在医疗机构中服务,但一旦超过年限,就会被退还本色。此处所称的"左春坊别教医生",可能是完成学业的医生在药藏局服务,但未获得正式的官职。梁师亮最后很可能未能及第,因而被退还本色。从梁师亮墓志中记载的背景来看,似乎并没有家传医学的背景,而如果将其与吴本立和程伦比较,后两者不仅有家传医学背景而且父亲均在太医署任职。因此梁师亮试图以医官为入仕途径,但很可能因为知识背景和缺乏

① 武忆《金石三跋·二跋》卷一,《续修四库全书》第 892 册,上海古籍出版社,1995 年,589 页。
② 李锦绣《试论唐代的弘文、崇文馆生》,《文献》1997 年第 2 期,76—77 页。
③ 《大唐六典》卷一四,300 页。
④ 《天一阁藏明钞本天圣令校证 附唐令复原研究》,410 页。两条材料关于耳目口齿和学角法的成业年限的规定有所不同,程锦认为,《唐六典》记载可能有误,也可能保存的是开元前令的数字,见《天一阁藏明钞本天圣令校证 附唐令复原研究》,576 页。
⑤ 《大唐六典》卷一四,299 页。《天圣令·医疾令》附抄唐令第 2 条记载与之相似:"诸医针生,博士一月一试,太医令、丞一季一试,太常卿、丞年终总试(其考试法式,一准国子监学生例)。若业术灼然,过于见任官者,即听补替。其在学九年业无成者,退从本色。"见《天一阁藏明钞本天圣令校证 附唐令复原研究》,410 页。

家族势力,难以从医生升任医官。由此可以推测,在制度倾向于选拔有医学背景的人员的背景下,医学家族之外的人员即使进入太医署,在完成学习和转迁的过程也可能遭遇种种障碍。

但若通过其他官职起家,先进入官僚系统,再转为医官,绕开被医学家族"把持"的入口,则可能性更大,但这种转迁的情况更为复杂。《大唐故左卫长史颜君(仁楚)墓志铭》记载颜仁楚从非医官转为医官的过程:"弱冠州举孝廉,射策高第,授文林郎。……麟德元年(664),特征待诏此阙,擢迁奉医直长。"①此处所称的"举孝廉",应该是指贞观十七年(643)下诏举行的"孝廉举",这是一次制举,与唐后期的"孝廉举"不同。及第之后颜仁楚被授从九品上的散官"文林郎",即进入了"常选"的程序,颜仁楚的起家官是"汾州孝义县尉",后来转任奉医直长。《大周故朝散大夫行左春坊药藏郎上柱国张君(金才)墓志铭》记其起家官是"沛王府参军",其任右藏署丞,服阕后,除上药医佐。《大唐故护军奉医大夫陆公(敬道)墓志铭》记其由社署令转为太医令②。《大唐奉常寺太医署故医监上骑尉吕君(文强)之墓志铭并序》记其本为直太常供奉,之后授太医监③。但值得注意的是,《颜仁楚墓志》记其从庐州巢县令转为奉医直长,实际上损失了品级。

而无论是起家即任医官,还是转为医官者,大部分之后都一直在医学官署中服务,少数从医官转迁为非医官。颜仁楚由庐州巢县令转为奉医直长,麟德元年又授左卫长史,他转任医官时有品级的损失,在重新转为非医官时又恢复了品级。但这"一降一升"的运作过程,使得他从地方官员转为京官,这在唐前期"重内轻外"的风气下,实际是个人职业生涯的进展。萧贞亮墓志记其起家授上药奉御,转迁左卫翊府翊卫游击将军④。在这里,上药奉御是否能等同于尚药奉御,如果可以,那么萧贞亮是从医官

---

① 墓志录文见《唐代墓志汇编》,445—446 页。
② 樊波《新出唐〈陆敬道墓志〉疏证》,109 页。
③ 陕西省考古研究院编著《长安高阳原新出土隋唐墓志》,北京:文物出版社,2016 年,81 页。
④ 《唐代墓志汇编》,1142 页。

转为非医官。但是,尚药奉御为正五品下,游击将军为从五品下,墓志中所记上药奉御恐怕并不能简单等同于尚药奉御。另,起家即任尚药奉御,亦不合常理。因此,能够确定从医官转为非医官的,仅见颜仁楚一例,墓志中记其原因为"帝有嘉",不知是否是夸饰之辞,但可知此类转迁显然代表特殊的恩遇。但由此看来,具有医学知识的非医官转入医学机构的途径依然相对开放的,但从医官转为非医官似乎并不多见,这种在医官与非医学官之间的转迁需要在"伎术官"身分逐渐成立的语境下加以理解。

第三节 唐代前期"伎术官"身分的成立与国家语境下医者身分的重构

在之前的研究中,曾指出唐宋之间伎术官的"身分化"是一个重要的制度变化。所谓的"身分化",张邦炜和余贵林曾讨论宋代伎术官升迁困难,同时身分被限制,使得伎术官成为一种不同于文官、武官的特殊身分,不能轻易变动①。叶炜指出,一旦身处伎术官这个官僚序列内,想要跳出这个行列的难度相当大②。也就是说,这里的"身分化"指的是伎术官在官僚系统中成为一个单独的身分序列。那么这种身分序列是如何形成的?是否意味着知识在官僚系统中成为了身分序列区分的关键因素?要回答这些问题,需要回到唐代前期的制度规定之中。

《大唐六典》卷二"吏部侍郎"条记:"凡伎术之官,皆本司铨注讫,吏部承以附甲焉(谓秘书、殿中、〔太常、左春坊〕、太仆等伎术之官,唯得本司选转,不得外叙。若本司无缺,听授散官,有缺先授。若再经考满者,听外叙)。"③此条中的伎术官是意指相应官署中执掌伎术的官职,尚药局、太医

① 张邦炜、余贵林《宋代伎术官研究》,《大陆杂志》第 83 卷第 1、2 期,1991 年,此据张邦炜《宋代政治文化史论》,北京:人民出版社,2005 年,115—120 页。
② 叶炜《南北朝隋唐官吏分途研究》,北京大学出版社,2009 年,30—31 页。
③ 《大唐六典》,26 页;亦见《唐会要》,1399 页。

署和太子药藏局的医官均在之内。虽然制度规定限于伎术官本机构之内转迁,但更侧重于对伎术官的铨选职责在于本司之内,若"再经考满"仍可外叙。因此这里有两个层次,第一,伎术,是官僚体制内区分出的特定知识及其实践;第二,从事和实践这些知识的人,在升迁的路径上,略加限制。目的似乎是为了保证这些人员在专门知识的职位上服务一定的年限。而《唐会要》卷六七载"神功元年(697)十月三日敕"言:"自今以后,本色出身,解天文者,进官不得过太史令;音乐者,不得过太乐鼓吹署令;医术者,不得过尚药奉御;阴阳卜筮者,不得过太卜令;解造食者,不得过司膳署令。"①这一条限制了伎术官转迁的范围与上限,进一步将其任职的范围限制在"本司"之中,在本司之内的转迁仍有诸多限制。但这里对"伎术官"强调的重点也略有变化,即强调本色出身。所谓"本色",对医官来讲,应指由太医署医(针)生出身,以医官起家。那么在这里伎术在官僚体制内的意涵显然发生了进一步的变化,不仅是专业的划分,也规定了其知识训练的来源。《大唐六典》卷二"吏部郎中"条注文记:"本阶正六品上伎术官,本司无六品官,频任三政七品者,限二十考已上,并所司勘责讫,上中书门下,重勘讫,然后奏闻,别制以授焉。"②太医令、太乐鼓吹署令为从七品下,太卜令为从八品下,医官尚得在太子药藏局和尚药局中转迁,其他类别的伎术官员实际就已经限制于此。《唐会要》卷六七载"开元七年(719)八月十五日敕"言:"出身非伎术,而以能任伎术官者,听量与员外官。其选叙考劳,不须拘伎术例。"③在这一条中,区分是否为"伎术"不再是其所担任的官职,而是其出身,"伎术官"的称呼完全与其本色的出身联系起来。在此条敕文中,采取一种较为严格分隔出身以及其后转迁的策略,虽然限制伎术出身的转迁范围,但非伎术出身进入伎术官署,也是在员额之外。在这些规定中,关键的变化,一方面是对出身的强调,另一方面是对转迁上限的限制,而两者是相关联的。

《唐会要》同卷载"天宝十三载(754)五月吏部奏"言:"准格:伎术官各

---

① 《唐会要》,1399 页。
② 《大唐六典》,33 页。
③ 《唐会要》,1399 页。

于当色本局署员外置,不得同正员之数,从之。"①与开元七年的制度相比,在当色的官署内,伎术出身的官员和非技术出身的官员身分完全调转,伎术出身的官员成为员外官。此两规定之间的重要的变化,在于员外官不一定具有判事权。《唐会要》卷六七"员外官"条记:"神龙元年(705)五月三日敕:内外员外官及检校、试官,宜令本司长官量闲剧取资历,请与旧人分判曹事,自外并不在判事之限。其长官、副贰官,不在此限。"《大唐六典》卷五"吏部侍郎"条所记略有不同:"其内外员外官及检〔校〕、试官,本司长官量闲剧取资历清正旧人分判曹事,自外则不判。若长官及别驾、长史、司马等官,则不在此例。"杜文玉曾根据此条指出,玄宗时期大部分员外官和试官都没有判事权②。伎术出身与非伎术官在员外与员内之间的转换,同时也表明在伎术官署内行政事务与伎术实践分离的取向。"伎术官"已经不再仅仅指称特定官署内的相应官职,而是标志官员出身的称呼,这种出身会限制官员在官僚体制内转迁的范围和上限,也就是伎术官成为了一种"身分"。

以上讨论的与伎术官身分的成立相关的政策,每一条的制定都应是一个复杂的决策过程,涉及当时整个官僚制度的调整、实际的政治局势甚至皇帝个人的喜好。比如神功元年的敕文,山本德子将此敕令与武则天老年寻求不老长生的努力相联系③。刘后滨则认为这是由于当时面临选人多而官阙少的矛盾,采取的试图从入仕途径上解决入流浮滥问题的政策④。但若将其作为一个整体的历史变化加以观察,特别是关注其与"在朝大医"家族的互动,则需要注意以下几个问题:第一,对出身的强调,与前文讨论的有医学基础者纳入官僚系统的倾向开始出现区别,就是说,作为官僚系统入门资格的知识,需要通过一种官僚系统承认的方式实现,这就是太医署的医学的意义。第二,在转迁的途径上的限制,呈现两方面的

---

① 《唐会要》,1399 页。

② 杜文玉《论唐代员外官与试官》,《陕西师范大学学报》1993 年第 3 期,92 页。

③ 山本德子《唐代官制における医术者の地位》,176—179 页。

④ 刘后滨《唐前期文官的出身与铨选》,吴宗国主编《盛唐政治制度研究》,上海辞书出版社,2003 年,349—350 页。

意义,其一是将太医署与尚药局等之间的身分区隔被打破,在这个意义上,是知识取向超越了原有的皇帝近臣的权力意义;其二,也正是因为皇帝近臣的意义被弱化,从尚药向高位转迁的基础不再存在,而从制度成本而言,也需要将受过官学训练的人员更多留在相应的位置之上。因此,伎术官的身分,是知识与官僚系统互动的结果,一方面是一种官僚系统承认并重新组织的知识传递方式构成了新的官员出身,另一方面则是这种身分在官僚系统中获得了一个固定且逐渐封闭的序列。

并没有足够多的材料来说明"伎术官"身分的成立如何影响了医学家族子弟的入仕选择。但是可以知道医学家族的子弟并不一定都进入太医署,甚至很可能以其他方式入仕。而其家族的知识取向转向也只能从整体上加以观察。较为典型的例子是蒋氏家族,其家族转型的关键人物是蒋少卿的儿子蒋俨。蒋俨依靠明经入仕,后在唐太宗征高句丽之前出使,为高句丽所扣,后得机会回到唐朝,获得唐太宗和唐高宗的信任。在此之后,蒋氏家族的入仕途径发生了一些变化。在蒋子慎的支系里甚至出现了世代以进士举入仕的取向。以此途径入仕的蒋氏成员,也不再限于医官系统,而开始进入三省六部的官职系统。即使在蒋孝璋的后代中,也有以其他方式入仕的,其子蒋义弼的官职为"越府功曹参军"[1]。另一个儿子蒋义忠的历官为:"麟德□年始以衣冠子从事设邸,满岁从调,解褐眉州参军。后补齐州司法,转陕州录事参军。……迁魏州武圣县令。久之,加朝散大夫上护军,领职如故。"[2]但是并非意味着蒋氏家族的整体转型,蒋氏家族的子弟之中仍然有以医学入仕者。这种分化和转化的结果最终在唐玄宗朝及其之后凸显出来。《许弘感墓志》记其子许玄昱的官职为"梁州参军",吴景达的儿子吴续"永徽三年(652)明经擢第,……授承奉郎。"《许懿墓志》记载其子的历官:"长子谔,河南府登封县尉。次子诠,左监门率府兵曹参军。季子纳,亳州真源县主簿。"[3]他们并没有选择以最为便捷的

---

① 见《□故尚药奉御蒋府君夫人刘氏墓志铭》,《唐代墓志汇编》,1033页。
② 见《大唐故朝散大夫上护军行魏州武圣县令蒋府君(义忠)墓志铭》,《唐代墓志汇编续集》,443页。
③ 《全唐文补遗》第5辑,28页。

途径(医学)来进入国家官僚系统,从他们的入仕时间来看,大致在高宗朝到玄宗朝之间,与前文所叙述的"伎术官"身分逐渐成立的时间也较吻合。同时也有新的群体试图进入医官的转迁体系当中,比如前文提到的陆敬道,他从非医官转为医官,其子又继续担任医官。但是伎术官身分与医学出身相联系,并非只阻碍了医学世家的子弟进入医学官僚系统。从另一个方面理解,它也推动了医学家族的子弟在中央医学机构中的横向扩张。南北朝以来的医学家族更倾向于选择尚药的职位,是因为其与皇帝的密切关系,并非是以医官为职。因此其在尚药和太医之间有所区分和选择。这一情况在隋代时依然延续,唐代前期的尚药局官员应是承自前代或征召而来。但在伎术官身分化之后,医官成为一个单独的转迁系统。

在官僚制度内,官员的选择是一个自我塑造的过程,依赖于其对自身所属于的社会群体能在官僚系统内获得多大程度成功的预期。这种期待并不能完全与他在官僚系统内部转迁的机会成正面对应,但却与其选择怎样的方式进入官僚系统以及如何通过其他的方式(比如制举)改变在官僚系统内对升迁不利的状态等问题相关。同时,在社会的文化分类的等级当中,伎术的地位是低于儒学和文学的。正是这种不对等的文化权力关系,使得官僚系统要保持住此类专门人才,就需要使其成为一种转迁途径有限的身分。但当"伎术官"身分化,即这种在官僚制度内转迁的阻碍仅仅与出身相联系,并不直接与知识相联系。医学反而又重新成为了官员的一种知识选择,它能够提供一种在官僚系统内改变身分位置的可能性,非医官出身的官员可以通过向医官转迁而得到更为有利的职位(回到京畿或近君侧),却不用承担身分限制所造成的种种不利因素。同时这也造成了一种身分分化的可能:在医学官僚系统内转迁的医官,还是在其他官僚系统中转迁但是保有自身对医学兴趣的士人,在国家官僚制介入的时候,知识兴趣似乎变成了"非公即私"的选择。那些以医疗知识进入医学官署的医学家族成员,并非意味着他们就能保有南北朝以来的传统,他们亦需要面对新的挣扎和选择。

第四节 唐代太医署内的医学教育与
医学生自身身分的重构

在前文的论述，分析了唐代医学官署的两种倾向，既征召具有医学基础的人员，但是这些人员需要在太医署的医学教育中获得官僚体系所承认的出身。而这个教育与"承认"的过程，是本节要分析的重点。唐代太医署之所以被视为一种新的医学教育模式，关键在于其收生徒的特质。但是这一模式在南北朝时即有其渊源，《唐六典》追溯其渊源："宋元嘉二十年，太医令秦承祖奏置医学，以广教授；至三十年省。后魏有太医博士、助教。"①将制度渊源追溯到南北朝两方的传统，这使得太医署兼具教育和医疗实践的功能。经选拔进入太医署学习的医学家族的子弟，其家族医学传统与国家医学教育之间是否会有冲突？ 其身分认同又有怎样的变化？ 就需要考察太医署医学教育的制度中所呈现的教授方式。

这一教授模式的中心为"分经受业"，程锦依《天圣令·医疾令》第 3 条和《养老令·医疾令》复原的《唐令·医疾令》第 1 条为："诸医针生，各分经受业。医生习《甲乙》、《脉经》、《本草》，兼习《张仲景》、《小品》、《集验》等方。针学习《素问》、《黄帝针经》、《明堂》、《脉诀》，兼习《流注》、《偃侧》等图、《赤乌神针》等经。"②所谓"分经受业"，首先是强调经典在医学知识传递中的核心位置，其次则详细的规定了医、针生分别学习的教材，此

---

① 《大唐六典》，299 页。
② 《天一阁藏明钞本天圣令校证 附唐令复原研究》，568 页。《天圣令·医疾令》第 3 条记："诸医及针学，各分经受业。医学习《甲乙》、《脉经》、《本草》，兼习《张仲景》、《小品》、《集验》等方。针学习《素问》、《黄帝针经》、《明堂》、《脉诀》，兼习《流注》、《偃侧》等图、《赤乌神针》等经。"(《天一阁藏明钞本天圣令校证 附唐令复原研究》，315 页。)日本《养老令·医疾令》："医针生受业条"："医针生，各分经受业。医生习《甲乙》、《脉经》、《本草》，兼习《小品》、《集验》等方。针生，习《素问》、《黄帝针经》、《明堂》、《脉诀》，兼习《流注》、《偃侧》等图、《赤乌神针》等经。"(《令义解》，279 页。)此条复原最大的讨论，是关于是否复原《集验方》，丸山裕美子坚持她与《唐令拾遗补》的意见，认为不应包括《集验方》(丸山裕美子《北宋天聖令による唐日医疾令の復原試案》，31 页)。但陈登武则支持程锦的复原(高明士等《评〈天一阁藏明钞本天圣令校证附唐令复原研究〉》，540 页)。

医、针学之分似乎是以治疗技术为区分标准,但实际学习的经典内容,也许并无大的差别,《甲乙经》即是从《素问》、《灵枢》(即引文所称《黄帝针经》)抄撰而成,而更大的区别在兼习,医学侧重本草和医方,针学侧重针法及图谱。但是令文的记载又有抵牾之处,比如程锦复原《唐令·医疾令》第4条:"诸医、针生,初入学者,先读《本草》、《脉诀》、《明堂》。读《本草》者,即令识药形、知药性;读《明堂》者,即令验图识其孔穴;读《脉诀》者,即令递相诊候,使知四时浮、沉、涩、滑之状。次读《素问》、《黄帝针经》、《甲乙》、《脉经》,皆使精熟。其兼习之业,各令通利。"①这一条与之前的条文强调分经不同,强调的是经典阅读的先后,而先后的区分则颇为值得注意。"读《本草》者,即令识药形、知药性;读《明堂》者,即令验图识其孔穴;读《脉诀》者,即令递相诊候,使知四时浮、沉、涩、滑之状。"表面上是强调初学者要在阅读医书的同时,需要获得药物、孔穴和诊脉的"感官之知",但是其识药形、记忆孔穴可能都并非完全依靠直接感知药物的经验,而是记忆药物和孔穴图谱。而读《脉诀》时,是依靠学生之间的"递相诊候"。另外值得注意的是,《脉诀》在先读之类,而《脉经》在次读之类。今传本《脉诀》内各段落与敦煌文书《七表八里三部脉》、《青乌子脉诀》均以"歌"、"诀"或者"歌诀"为名,形式为五言或七言的韵文。韵文以其节奏便于初学者理解,是否说明需要先依靠记忆,再进一步学习经典? 在经典作为区分"业"的基础,与学习的顺序之间,似乎存在着一种冲突。如果与前一章讨论的南北朝医学家族的抄撰和博览的知识风气相比较,以医学经典而分"业"显然是一种"创造"。

---

① 《天一阁藏明钞本天圣令校证 附唐令复原研究》,571页。《大唐六典》"太医令"条记:"诸医、针生,读《本草》者,即令识药形而知药性;读《明堂》者,即令验图识其孔穴;读脉诀者,即令递相诊候,使知四时浮沉涩滑之状。读《素问》、《黄帝针经》、《甲乙》、《脉经》,皆使精熟。"(《大唐六典》,299页)《天圣令·医疾令》第4条记:"诸医、针学,先读《本草》、《脉诀》、《明堂》。读《本草》者,即令识药形、知药性;读《明堂》者,即令验图识其孔穴;读《脉诀》者,即令递相诊候,使知四时浮、沉、涩、滑之状。次读《素问》、《黄帝针经》、《甲乙》、《脉经》,皆使精熟。其兼习之业,各令明达。"(《天一阁藏明钞本天圣令校证 附唐令复原研究》,409页)范家伟提出一个假说,认为此条文中的"先读"、"次读"是开元二十五年令重组开元七年令时误读原文,而误加。见范家伟《读〈天圣令·医疾令〉》,范家伟《中古时期的医者与病者》,188—189页。

在南北朝至唐初医学发展中,医学知识虽有分化的趋向,但在医学家族的教育中,并未区隔本草、医方之学与针灸之学。这种将学习的医书分类以及区分学习先后次序的做法,很可能来自对国子监教授儒家经典的模仿。《唐六典》卷二一"国子监"条记:"凡教授之经,以《周易》、《尚书》、《周礼》、《仪礼》、《礼记》、《毛诗》、《春秋左氏传》、《公羊传》、《谷梁传》各为一经;《孝经》、《论语》、《老子》,学者兼习之。(诸教授正业:《周易》,郑玄、王弼《注》;《尚书》,孔安国、郑玄《注》;《三礼》、《毛诗》,郑玄《注》;《左传》,服虔、杜预《注》;《公羊》,何休《注》;《谷梁》,范宁《注》;《论语》,郑玄、何晏《注》;《孝经》、《老子》,并开元《御注》。旧《令》:《孝经》,孔安国、郑玄《注》;《老子》,河上公《注》。其《礼记》、《左传》为大经,《毛诗》、《周礼》、《仪礼》为中经,《周易》、《尚书》、《公羊》、《谷梁》为小经。)"①其中区分经与兼习之书,然后"五分其经以为之业,习《周礼》、《仪礼》、《礼记》、《毛诗》、《春秋左氏传》,每经各六十人,余经亦兼习之。习《孝经》、《论语》限一年业成,《尚书》、《春秋》、《公羊》、《谷梁》各一年半,《周易》、《毛诗》、《周礼》、《仪礼》各二年,《礼记》、《左氏春秋》各三年。"②以五经分业教习,很可能就是太医署分经授业的制度渊源。太医署教授经文和考核制度上模仿儒经,可作为旁证。《天圣令·医疾令》附抄唐令第5条记:"诸教习《素问》、《黄帝针经》、《甲乙》,博士皆案文讲说,如讲五经之法。私有精达此三部者,皆送尚书省,于流内比校。"③博士讲授医学经典的方法仿照讲授五经的。

医、针生的考核亦如考核儒经之法,《天圣令·医疾令》附抄唐令第7条记:"诸医、针生,以业成申送尚书省者,所司覆试,策各十三条。医生试《甲乙》四条,《本草》、《脉经》各三条。针生试《素问》四条,《黄帝针经》、《明堂》、《脉诀》各二条。其兼习之业,医、针各三条。问答法式及考等高下,并准试国子监学生例。得第者,医生从九品上叙,针生降一等。不第者,退还本学。经虽不第,而明于诸方,量堪疗疾者,仍听于医师针师内比

---

① 《大唐六典》,394—395 页。
② 《大唐六典》,396 页。
③ 《天一阁藏明钞本天圣令校证 附唐令复原研究》,410 页。

校,优者为师,次者为工。即不第人少,补阙不足,量于见任及以理解医针生内,简堪疗疾者兼补。"①讲经和考核都仿照国子监的制度建立,唐代官府的医学教育这种对官学儒学教育的模仿,对其中的知识传授和医学群体的认同有重要影响。

这种影响在束修的仪式中集中的展现出来。《天圣令·医疾令》附抄唐令第 4 条记:"诸医针生初入学者,皆行束修之礼于其师。医、针生各绢一疋,按摩、咒禁及诸州医生率二人共绢一疋。皆有酒脯。其分束修,准国子监学生例。"②《大唐六典》卷二一"国子监"条记国子监学生:"其生初入,置束帛一篚、酒一壶、修一案,号为束修之礼。"③国子监和医学束修之礼的过程和形式,现存史籍无载,但《通典》卷一一七"皇太子束修"条记载详细记载了皇太子的束修之礼④,国学束修之礼程序可能与之大致相同。太医署诸生的束修之礼大约也是仿此。《唐会要》卷三五记"神龙二年九月敕"言:"学生在学,各以长幼为序。初入学,皆行束修之礼,礼于师。国子太学,各绢三疋。四门学,绢二疋。俊士及律书算学,州县各绢一疋。皆有酒醢。其束修三分入博士,二分助教。"⑤不同学所准备绢的数量有所不同,太医署医针生所行的绢数与俊士及律书算学、州县学相同,按摩与禁咒生则折半。其束修分配的原则也按照国子监的标准,应该是三分入博士,二分入助教。唐代国家规定的束修礼仪被视为是对魏晋南朝以"私人"关系为中心的门生关系的重整⑥,但是当它被纳入太医署的医学教育中时,显然也在重整医学传递中的师生关系,这种重整带有两个意义,一个是对官方儒学的模仿,一个是对私人师生关系的改变。

---

① 《天一阁藏明钞本天圣令校证 附唐令复原研究》,410 页。
② 《天一阁藏明钞本天圣令校证 附唐令复原研究》,410 页。
③ 《大唐六典》卷二一,396 页。
④ 对此礼仪过程的讨论,可参考陈戌国《中国礼制史·隋唐五代卷》,长沙:湖南教育出版社,1998 年,286—288 页。
⑤ 《唐会要》卷三五,740 页。
⑥ 川勝義雄《六朝貴族社会の研究》,東京:岩波书店,1982 年,此据徐谷芃、李济沧译《六朝贵族制社会研究》,上海古籍出版社,2007 年,187—220 页。

第五节　医学官署内"宗教"身分的重塑
——禁咒的成立

　　束修仪式的影响,在禁咒生身上体现尤其明显。禁咒,又称禁术、咒禁、禁架、禁驾、越方等,黄镇国解释其含义为:"'禁'字本身有'戒'、'诫'之意涵,则有'命令'、'强制'、'控制'、'压制'的意味在,同时亦有'限制'、'不允许'、'禁忌'之意",禁术即指"禁的技术"、"禁的法术或方法。"①隋唐在太医署中正式设立咒禁科,《大唐六典》卷一四"咒禁博士"条云:"咒禁博士一人,从九品下。隋太医院有禁咒博士一人,皇朝因之,又置咒禁师、咒禁工以佐之,教咒禁生也。咒禁博士,掌教咒禁生,以咒禁拔除邪魅之为厉者。"②其下小注为隋唐太医署中咒禁术知识来源结构的说明:"有道禁,出于山居方术之士;有禁咒,出于释氏。以五法神之,一曰存思,二曰禹步,三曰营目,四曰掌诀,五曰手印。皆先禁食荤血,斋戒于坛场以受焉。"③前者"道禁",来自东汉以来的方术传统,后为道教所吸收;而后者应该是翻译的问题,《佛光大辞典》解释:"咒,指不能以言语说明的特殊灵力之秘密语。乃祈愿时所唱诵之秘密章句。又作神咒、禁咒、密咒、真言。……通常将梵语 mantra 译作咒。"④而咒和陀罗尼并不是一开始就结合在一起,咒(Vidayā)⑤是来自印度原始宗教的祷告和赞词,在原始佛教中是被禁止的,李小荣认为:"在部派佛教时期咒术虽遭禁行,但已开始渗入佛教中。到了大乘佛教时期,咒术已被普遍采用,……并且将咒与陀罗尼等同看待。"⑥

---

① 黄镇国《宗教医疗术仪初探——以〈千金翼方·禁经〉之禁术为例》,辅仁大学宗教学系硕士论文,2000 年,5 页。
② 《大唐六典》,300 页。
③ 《大唐六典》,300 页。
④ 《佛光大辞典》,台北:佛光出版社,1999 年,3114—3115 页。
⑤ Monier Willians, *A Sanskrit-English Dictionary*, New Delhi, 1963. pp.963 - 964.
⑥ 李小荣《敦煌密教文献论稿》,北京:人民文学出版社,2003 年,291 页。参见 Paul Copp, *The Body Incantatory: Spells and the Ritual Imagination in Medieval Chinese Buddhism* (New York: Columbia University Press, 2014, pp.48 - 49)。

但就此记载而言,道教和佛教的禁咒本应该是两类独立的知识系统,似乎是被统一在禁咒的名称之下,又在医学官署建立了专门的传授机制,两者实现了整合。但若观察这个时代记载禁咒之术的文本,比如《千金翼方·禁经》和敦煌文书 S.2498《六臂童子咒》,可知其知识归属并非限于佛道,同时在技术也没有清晰的边界,可能出现混同的情况。

值得注意的是,禁咒在太医署中成立的制度和知识基础。朱瑛石曾指出:"隋唐两朝的'禁咒博士'正是在《内经》中医理论提供学理支撑;巫、释、道提供技术资源;北朝提供制度模式;'禁咒'一词地位上升等诸因素的影响之下产生的"[①]。她强调了北朝制度所提供的支持,但是其制度追述却缺乏说服力。而就知识基础而言,若参考上一章关于徐氏家族在治疗中所使用的各种与信仰相关的知识和技术的讨论,禁咒术,及其与各种信仰的关联[②],显然可以视为这一知识传统的延续。如果我们将前一章徐氏家族相关叙事,将巫、方术和道教相关的医疗实践转化成一种广博的知识倾向相对比,禁咒虽然被纳入太医署的知识体系中,但却在身分上与医学、针学等以医学经典教授为中心的知识区分开来,呈现出一种以身分重新分类知识实践的倾向。

另外还应该充分重视当禁咒之术被纳入医学官署之内,对实践者的身分群体有何影响?束修礼仪中所建构的禁咒博士与禁咒生之间的师生

---

① 朱瑛石《"禁咒博士"源流考——兼论宗教对隋唐行政法的影响》,156 页。

② 沢田瑞穂《中国の呪法》,平河出版社,1984 年;山田庆儿《夜鸣之鸟——咒术的结构与思考方法》,《古代东亚哲学与科技文化》,沈阳:辽宁教育出版社,1996 年,180—215 页;朱瑛石《"禁咒博士"源流考——兼论宗教对隋唐行政法的影响》,荣新江主编《唐研究》第 5 卷,1999 年,147—160 页;黄镇国《宗教医疗术仪初探——以〈千金翼方·禁经〉之禁术为例》;Fang Ling, "La tradition sacrée de la Médecine Chinoise ancienne. Étude sur le Livre des exorcismes de Sun Simiao(581 – 682)", Doctoral dissertation, Universite de Paris Ⅳ(Sorbonne),2001. 松本浩一《中国の呪法》,東京:大修館書店,2001 年;又《呪術の本:禁断の呪詛法と闇の力の血脈》,東京:学習研究社,2003 年;于赓哲《唐代医疗与社会及其相关问题研究》,武汉大学博士论文,2004 年,17—29 页;范家伟《六朝隋唐医学之传承与整合》,59—88 页;Philip Cho, "Ritual and the Occult in Chinese Medicine and Religious Healing: the Development of Zhuyou Exorcism", PH. D. Dissertation, University of Pennsylvania, 2005. 廖育群《医者,意也——认识中医》,桂林:广西师范大学出版社,2006 年,72—90 页;张寅成《古代东亚世界的禁咒师》,《古今论衡》第 14 期,2006 年,48—69 页。

关系,是一种国家建构的儒家式的师生关系①。从而区别于原有禁咒术中道教、佛教的师徒传授关系。在孙思邈的《千金翼方·禁经》中记载了持禁的仪式,在受禁之前除了"禁食荤血"之外,还要用特殊的药方沐浴解秽,并且"斋戒百日"②,并声称遵守相关的戒律和禁忌。而在唐代官府的禁咒科中,这种仪式性的传授关系与束修所代表的师生礼仪关系显然差异甚大,参与其中的禁咒生,如何理解自身与禁咒博士的关系,是儒家的师生关系,还是禁咒术的"师授"关系,又如何理解自身的身分,都成为问题。但是这种儒家束修礼所代表的并非仅仅是儒家式的师生关系,更成为了官学本身知识权威的体现。以上对禁咒生身分冲突的讨论,也可以给家传医学者进入太医署之后身分认同的拉扯提供一个参考。

余论　当医学家族遇到医学官署

在本章的一开始,提及了时人将在医学官署内服务的医学家族称为"在朝大医"。而在这些医学家族成员的墓志中也在彰显自身职位和服务的医学官署,比如许弘感的墓志中描述其父亲许德时,称"孰当其秀者,惟我太医乎"。只是,蒋少卿的墓志中这样记载他的信仰世界:"公早明因果,游心释教,摄生之道,拯救之方,颇迁雅思,略皆贯涉。老氏后下之诫,太易明谦之理,率由自至,不资学习。"墓志在叙述蒋少卿的信仰之后,描述其性格特质:"寂静自居,安贫乐道,家人未尝见喜愠之色。初不以势利经怀,故莫阶荣级,安时处顺,居常待终。"③信仰的描述与医学知识的关联,在前文已经有所分析。但在这里更重要的是,信仰的叙述成为了一种铺垫,以便将医官生涯描述为"安贫乐道"之选。而在这两种身分表述之间,重新展开了医学家族叙事的多样性。特别是当我们关注家族成员未

① 参见高明士《东亚教育圈形成史论》,上海古籍出版社,2003 年,126—128 页。
② 《禁经·持禁斋戒法第一》,按黄镇国研究,该方也见于陶弘景的《登真隐诀》。
③ 进一步的讨论见杨君凯、陈昊《新出蒋少卿夫妇墓志与唐前期的蒋氏医官家族》,269—270 页。

来路径的选择,许弘感依然在担任医官,而蒋少卿之子蒋俨已走上另一条仕宦的道路。两者对读,家族知识传统、官僚制度中的生存策略和家族记忆的重塑之间的张力已经展现出来。这里的关键不再是是否以医为业却又对医学不耻之的冲突,而是"在朝"的权势和"寂静自居"中呈现的期待乃至"不甘"之间的抵牾。

而理解这种变化的关键在于南北朝以来医学家族如何遭遇隋唐时代国家的医学官署,他们的对应之道,以及这些变化如何改变了他们。这是个体在面对自己实际的社会位置和期待或想象的话语位置之间,尝试建立对群体认知的过程,即身分认同建构的过程。严格上来讲,医学官署和医官对南北朝的医学家族并不是一个全新的问题。前一章已经展示了他们在医学知识及其所能带来的职位之间选择的过程。但唐代太医署的建立,带来的不仅是一种新的医学官僚机构,也是新的医学知识传递方式,而且在国家力量的支持下,这种方式有机会快速成为最重要的知识传递形式之一。这种制度得以建立和顺利运作的基础,实际在于它继承了南北朝医学家族传统,选拔医学家族成员进入医学官署并担任医官。这一制度设计背后,可能有医学家族凭借自身家族势力的强力推动。而且政策的运作上,他们很有可能在努力控制选拔医学官员的"入口",以保证自身家族的势力和利益。不过,他们也面对着制度和政策带来的种种后果,最突出的就是"伎术官"身分的逐渐成立。"伎术官"身分逐渐成立过程中诸次政策的变化不一定是专门为了限制医官等群体的身分,但是其结果却逐渐将官僚制度构建身分的两个基本因素纳入知识与身分的互动之中:社会文化等级与职位。其背后的动因,除了官僚制度将专业人才置于专门职位的倾向之外,还打上了社会文化等级观念中将某种知识与身分相联系的烙印。将医学家族的子弟纳入官方医学教育,在达到考核标准之后,通过限制其转迁尽量使他们一直在官方医疗机构中服务。这一趋势,破坏了医学家族在"以医为业"和"以医求官"之间保持的"微妙差异",尝试使两者合流。以国子监儒学教育为基本范本的太医署教育,使太医署成为不同知识传递方式相遇的地方。以家藏书籍与秘方传授的家传医学,与通过模仿国子监教育试图建立分经授业、课本与考核方式的官方医学教育之间的冲突,在医学家族日复一日的医学学习和实践中展开。

　　同时,官僚制度内部的流动性,也为医学家族的成员提供了进入官僚系统的其他方式,以及规避"伎术官"身分的可能。这使得医学又重新成为了其入仕与转迁的一种"备选"资源,帮助他们实现在官僚系统内预期。另外,从非医官转为医官的途径相对开放,也给了医学家族之外的人进入医学官署的可能性。个体的选择,呈现为其在官僚系统内转迁的过程,但在整体上,一方面,不同的医学家族在唐代前期的中央医疗机构中"代谢",另一方面,医学家族在中央医疗机构中的力量也逐渐消退。这种消退与唐代前期世家大族势力的社会变化相伴随,但它并非意指"人的消失",而更多强调身分的重构和分化,南北朝以来的医学家族在隋唐初期开始分化为医官和习医士人,或者坚持医官的身分,将医学变成自身的官职和身分要素;如果没有机会担任医官,或者有比担任医官更好的仕途选择时,他们就变成学习医术的士人。医学对他们而言,回到了南北朝时期的"基本意义":个人的知识兴趣和家庭内部医疗照顾的需求。

　　如果回到导论中提及的马克斯·韦伯(Max Weber)关于中国古代官僚制度的分析,我们可以重新追问,将中国古代的官制视为官僚制度,带来了一种怎样的身分观察。伎术官的身分表面上提供了一个反例,他们的知识训练和在官僚体系中的位置之间是具有一致性的。但是,如果回到他们的知识训练,这种训练由两个部分构成,一方面将家传医学者纳入医学官署的教育系统,另一方面则以模仿国子监的教育制度,规定其学习的医学书籍、学习先后、学习年限与考核方式。单从这个制度本身,则可以看作医学知识传递"标准化"的过程,从教科书、教育程序到教授方式都试图提供一个固定而可操作的模式①。这个模式可以被视为对有医学基础者的重新规训。但是这个看起来"理性"的模式,其知识来源是国子监

---

① 这里医学知识传递的"标准化"使用许小丽(Elisabeth Hsu)的术语,许小丽曾根据她在中国的田野调查将中医学的知识传递模式归纳为秘传(the secret mode of transmission)、个人的传授(the personal transmission)和标准化的传递(the standardized mode of transmission),见 Elisabeth Hsu, *The Transmission of Chinese Medicine* (Cambridge University Press, 1999, pp.1-5)。

的儒学①,其背后的期待则是以同样的方式组织儒学和医学知识,并将其再生产。而一旦完成了这个学习的过程,他们获得的是一种进入官僚制度的出身,而这种出身会将他们的转迁限制在特定的范围之内。因此,这才是官僚制度赋予身分要素过程的关键,贯穿知识训练和在官僚体系中的位置的不仅是知识的一致性,也在于医学官署贯穿了学到实践的过程。而医官和习医士人的身分分化是在这个贯穿的过程中展开,在这个意义上,医学官署才与士人文化影响下的知识风气、家族医学知识传统一样获得了对医学知识的身分意义。

---

① 高明士曾使用"儒学化"的概念,见《东亚教育圈形成史论》的相关论述。

第四章　山林、宫廷与士人文化
——重访孙思邈的传记与身分叙事

第一节　被忽视的"山林医家"?

前一章以孙思邈的观察讨论了唐代前期的医学家族,本章将回到孙思邈本人,但问题是,我们要将他放入怎样的群体中讨论? 在导论里曾提及,范行准在讨论南北朝时期的医者群体时,将"门阀的医家"和"山林的医家"列为此时代的主要医学群体①。而他论述山林医家时,一方面强调他们是退隐山林的官僚和士大夫,一方面强调其对释典和老庄的知识兴趣②。近来,接续范行准对"门阀医家"的讨论,研究者也以此为观察点揭示出南北朝医学进入隋唐时代的变化③。但所谓"山林医家",接续讨论者则不多。在导论中已经分析此概念可能造成的歧义和问题。但是如果回到山林作为"隐逸"的空间隐喻这一意涵,则与孙思邈传记中试图呈现的形象相符,其传记记载:

> 孙思邈,京兆华原人也。七岁就学,日诵千余言。弱冠,善谈庄、老及百家之说,兼好释典。洛州总管独孤信见而叹曰:"此圣童也。

---

① 范行准《中国医学史略》,北京:中医古籍出版社,1984 年,57 页。
② 范行准《中国医学史略》,58 页。
③ 对南北朝到隋唐时期医学史中医学家族的研究现状,范家伟在近来的一篇文章中有详细而精彩的讨论,见范家伟《魏晋南北朝隋唐时期的医学》,《中国史新论:医疗史分册》,台北:联经出版事业股份有限公司,2015 年,151—194 页。

但恨其器大,难为用也。"周宣帝时,思邈以王室多故,隐居太白山。隋文帝辅政,征为国子博士,称疾不起。尝谓所亲曰:"过五十年,当有圣人出,吾方助之以济人。"及太宗即位,召诣京师,嗟其容色甚少,谓曰:"故知有道者诚可尊重,羡门、广成,岂虚言哉!"将授以爵位,固辞不受。显庆四年(659),高宗召见,拜谏议大夫,又固辞不受①。

传记中记载,孙思邈在周隋之时都隐居山林,直到唐代才进入长安。如果参考前引范行准的论述,在周隋唐初的动乱之中,显然也有医学知识群体隐居山林之中,这个医学群体对当时医学知识有何影响? 在唐帝国建立之后这个医学群体如何转化? 孙思邈的经历和知识成为理解此问题一个重要的例证。来到帝都的孙思邈最终以一个带有神秘色彩的结局离开人世:"永淳元年卒。遗令薄葬,不藏冥器,祭祀无牲牢。经月余,颜貌不改,举尸就木,犹若空衣,时人异之。"②在这个结局中,山林之士的仙去,又彰显出其与帝都之间的差异,山林和帝都之间的张力是否能成为我们理解这个时代的"山林医家"? 是否有其他的故事被这个叙事所掩盖?

孙思邈的研究自中国医学史作为一个现代学科成立开始,就是最重要的议题之一。徐伯英 1924 年发表《孙思邈记》,仍承袭中国医史之传记传统,重写孙思邈之传记③。黄竹斋以《旧唐书·孙思邈传》为底本,博引《华严经》、《高僧传》、《独异志》等书为证以考证孙思邈之生平④。之后研究积累众多⑤。范家伟指出,在对孙思邈的研究中,"如果没有新的资料和

① 《旧唐书》卷一四一,北京:中华书局,1975 年,5094—5095 页。
② 《旧唐书》卷一四一,5096 页。
③ 徐伯英《孙思邈记》,《三三医报》第 2 卷第 7 期,1924 年,9 页。
④ 黄竹斋《孙真人思邈传》,《光华医药杂志》第 3 卷第 9 期,1936 年,50—51 页;第 3 卷第 11 期,1936 年,43—44 页。此据黄竹斋《孙思邈传》,西安:中华全国中医学会陕西分会,1981 年。
⑤ 此处兹述要者如下,徐伯英与黄竹斋之后的研究者已逐渐超越传记传统的研究,以"问题"切入对孙思邈的研究,比如董志仁、李涛和耿鉴庭注意到其与药王信仰的关系(董志仁演讲、蒋拯青速记《天医与药王》,《光华医药杂志》第 3 卷第 10 期,1937 年,34—36 页;第 3 卷第 11 期,1937 年,28—31 页;李涛《药王庙与十大名医》,《中华医学杂志》第 27 卷第 2 期,1941 年,105—112 页;耿鉴庭《药王与药王圣诞》,《中华医学杂志》第 29 卷第 6 期,1943 年,322—325 页)。王吉民则注意到《千金方》中对麻风病(民国时写作"麻疯")的相关记载(王吉民《中国最早之麻疯专家——孙思邈》,《麻疯季刊》第 14 卷第 1 期,1940 年,2—6 页)。新中国成立之后,李涛开始组织人员对医史相关古迹(转下页)

新的眼光，要突破前人的成果，殊非易事。"①若从眼光而言，对孙思邈的研

（接上页）进行调查和实地考察，他与马堪温、邢德刚、龚纯、孔淑贞于 1954 年 8 月前往陕西省耀县调查与孙思邈相关的古迹，调查报告由马堪温执笔发表在《中华医史杂志》上（马堪温执笔《唐代名医孙思邈故里调查记》，《中华医史杂志》1954 年第 4 号，253—257 页）。1967 年，席文（Nathan Sivin）以孙思邈的生平经历和《千金方》的医学理论为背景，尝试分析《千金方》中所记载的医案（Nathan Sivin, "A Seventh-Century Chinese Medical Case History", *Bulletin of the History of Medicine*, 41 - 3, 1967, pp.267 - 273）。山崎宏 1974 年发表《初唐道士孙思邈考》一文，充分利用孙思邈的各种传记资料（特别是佛道史传文献），详细考证孙思邈之生平（山崎宏《初唐の道士孙思邈について》，《立正大学文学部論叢》第 50 号，1974 年，19—40 页）。赵有臣则对《千金方》成书与孙思邈生平之关系加以论述（趙有臣《〈千金方〉と其の作者孫思バク に關する史の考察》，《日本医学史雜誌》第 26 卷第 2 号，1980 年，204—211 页）。1981 年第 4 期的《中华医史杂志》是"纪念孙思邈诞生 1400 周年"专号，其中刊载李经纬的《孙思邈的养生学思想和贡献》、马伯英的《孙思邈生年考及年谱简编》两篇论文，马伯英、郑金生、傅芳等前往陕西耀县孙思邈故里调查，并由马伯英执笔写成《孙思邈故里纪念建筑现状及沿革——孙思邈故里考察记》一文，亦刊载在此期。1983 年第 1 期的《中华医史杂志》则是"纪念孙思邈逝世 1300 周年"专号，集中刊载中华医学会"纪念孙思邈逝世 1300 周年"学术会议的部分论文，主要以专科史或专门史路径讨论孙思邈医学的论文，同时刊载所有提交会议论文的题录。在此期最后，还刊载宫下三郎的《孙思邈在日本》一文，讨论孙思邈著作在日本流传的诸版本以及研究综述。王旭则指出《旧唐书·孙思邈传》前半部分史料源自刘肃《大唐新语·隐逸篇》中关于孙氏的记述（王旭《〈旧唐书·孙思邈传〉前半部分史料来源考》，《中华医史杂志》1986 年第 4 期，215 页）。冯汉镛 1987 年发表的《从两部〈千金〉看医书中的史料》一文，讨论了《千金方》中记载当时历史与社会的相关史料（《文献》1987 年第 1 期，222—227 页）。同年，戴思博（Catherine Despeux）出版《〈备急千金要方〉中的针灸方——七世纪孙思邈的针灸疗法》一书，在第二章"药方的作者——孙思邈"（"L'Auteur du traité, Sun Simiao (581 - 682)"）中，她讨论了《旧唐书》中孙思邈的传记、其与药王信仰的关系以及孙思邈的图像（Catherine Despeux, *Prescriptions d'acuponcture valant mile onces d'or: traité d'acuponcture de Sun Simiao du VIIe siècle*, Paris: Guy Trédaniel, 1987, pp.15 - 37）。任育才在 1991—1992 年间发表多篇论文讨论孙思邈的年寿与思想（任育才《唐代医学家孙思邈生年考辨》，《中兴大学文史学报》第 21 期，1991 年，85—94 页；又《唐人的预防医学思想——以孙思邈为例》，《中兴大学历史学报》创刊号，1991 年，25—32 页；又《论孙思邈之年寿及其医学思想》，《中兴大学历史学报》第 2 期，1992 年，41—58 页）。坂出祥伸 1992 年發表《孫思邈與佛教》一文，系統檢討孫思邈行跡與知識傳統中和佛教相關的部分（坂出祥伸"Sun Simiao et le Bouddhisme"，《關西大学文学論集》第 42 卷第 1 期，1991 年，81—98 页；又《孫思邈と佛教》，《中国古典研究》第 37 号，1992 年，1—19 页）。朱建平也讨论了孙思邈与佛教的关系，但强调佛教对孙思邈的影响远不如道教（朱建平《孙思邈〈千金方〉中的佛教影响》，《中华医史杂志》1994 年第 4 期，220—222 页）。干祖望系统的清理记载孙思邈的正史、笔记小说、金石和医书中的史料，考订孙思邈的生卒时间，并呈现孙思邈神仙、鸿儒、居士、真人和大医的多个侧面（干祖望《孙思邈评传》，南京大学出版社，1995 年）。碧悦华（Sabine Wilms）在其博士论文《中古中国医学中的女性身体——孙思邈〈备急千金要方·妇人方译注〉》中回顾了孙思邈的研究史，并对史料中记载的形象进行了讨论（Sabine Wilms, "The Female Body in Medieval Chinese Medicine: A Translation and Interpretation of Women's Recipes in Sun Simiao's *Beiji qianjin yaofang*", Ph. D. Dissertation, The University of Arizona, 2002）。钱超尘和温长路近来编辑了《孙思邈研究集成》，其中有详细的孙思邈及《千金方》研究目录，并重新刊发了一部分重要的研究论文（钱超尘、温长路主编《孙思邈研究集成》，北京：中医古籍出版社，2006 年），可参看。

① 范家伟《孙思邈生年与传记考论》，范家伟《中古时期的医者与病者》，上海：复旦大学出版社，2010 年，93 页。

究一直与其时代颇为脱离，他与当时的医学知识传统和社会之间如何关联，都讨论不多。这种脱离是由两种交缠的叙事共同塑造而成，一方面在于孙思邈的"大医"特质所带来的伟大医者的叙事，另一方面则是其"隐逸"的特质，似乎与当时的社会并不直接关联。若从新资料的角度，最近也有重要的资料出现。

大唐西市博物馆收集的墓志中有一方孙思邈之子孙行的墓志，其中虽然对孙思邈着墨不多，仅提道："父思邈，曩在唐运，肃簪梁苑，身居魏阙之下，志逸沧海之隅。"①但对其子孙行的记载则大为丰富，《旧唐书·孙思邈传》只记载："子行，天授中为凤阁侍郎。"②对此墓志，胡明曌已刊文，除刊布录文之外，还借其讨论孙思邈的年寿问题③。陆扬则将孙行视为"词臣"群体的一员，并由此对其经历进行阐发④。孙行的生活历程与史传中对其父的记载略显差异，孙行在调露中应岳牧举入仕，历官县尉、右拾遗、凤阁舍人、凤阁鸾台夏官三司侍郎、左台御史大夫、司礼卿、太子中允，其进入中央之后，一直在中书（凤阁）历职。在其去世之后，由徐彦伯撰写墓志，亦可知其在任官期间交游的世界。其身分和经历与其父差距颇大。虽然可以从此时期科举制度选拔寒士进入官僚机构的历史背景加以解释，但是通过制举入仕，并不意味着其不需要家族知识背景。墓志中记载孙行"好读书，富词彩，亡笑能记，下笔不休。"值得追问的是，一个山林医家的子弟如何成为"词臣"？陆扬指出："岳牧举发生在调露二年（680），距孙思邈'称疾还山'的上元元年（674）并不很久。"⑤并推测孙行应举已年近四十⑥。孙行在孙思邈还山之后，才以近四十岁的年龄应岳牧举，本身就是值得注意的问题。孙行的知识特质和仕官历程，可以帮我们反思对孙

---

① 拓片与录文见《大唐西市博物馆藏墓志》，北京：北京大学出版社，2012年，326—327页。
② 《旧唐书》，5096页。
③ 胡明曌《从新出孙行墓志探析药王生卒年》，中国文化遗产研究院主编《出土文献研究》第10辑，北京：中华书局，2011年，406—410页。
④ 陆扬《论唐五代社会与政治中的词臣与词臣家族——以新出石刻资料为例》，《北京大学学报（哲学社会科学版）》2013年第4期，6—7页。其他的研究文章还包括陈晓捷、任筱虎《药王孙思邈家世源流再考》，《咸阳师范学院学报》2014年第3期，81—84页。
⑤ 陆扬《论唐五代社会与政治中的词臣与词臣家族——以新出石刻资料为例》，7页。
⑥ 陆扬《论唐五代社会与政治中的词臣与词臣家族——以新出石刻资料为例》，7页。

思邈传记的种种理解。特别是,孙思邈在《备急千金要方序》中这样写道:"君亲有疾不能疗者,非忠孝也。末俗小人,多行诡诈,倚傍圣教,而为欺绐,遂令朝野士庶咸耻医术之名,多教子弟诵短文,拘小策,以求出身之道。医治之术,阙而弗论。吁,可怪也。嗟乎! 深乖圣贤之本意。"①孙行的生涯选择似乎与这段论述呈现出不同的倾向,由此,我们应该回到孙思邈生平叙事造成的历程之中,以剥离其历史叙事造成的过程。

第二节　孙思邈的最后十年
——卢照邻与孙思邈叙事的造成

在对孙思邈的诸多记载中,一段来自当代人的叙述尤为重要,即卢照邻的《病梨树赋序》,其中记载:

> 癸酉之岁,余卧病于长安光德坊之官舍。父老云是鄱阳公主之邑司。昔公主未嫁而卒,故其邑废。时有处士孙君思邈居之。君道洽今古,学有数术。高谈正一,则古之蒙庄子;深入不二,则今之维摩诘。及其推步甲子,度量乾坤,飞炼石之奇,洗胃肠之妙,则甘公、洛下闳、安期先生、扁鹊之俦也。自云开皇辛丑岁生,今年九十二矣。询之乡里,咸云数百岁人矣。共语周、齐间事,历历眼见,以此参之,不啻百岁人也。然犹视听不衰,神形甚茂,可谓聪明博达不死者矣。余年垂强仕,则有幽忧之疾,椿菌之性,何其辽哉! 于时天子避暑甘泉,邈亦征诣行在。余独卧病兹邑,阒寂无人,伏枕十旬,闭门三月。庭无众木,惟有病梨一树,围才数握,高仅盈丈。花实憔悴,似不任乎岁寒;枝叶零丁,绝有意乎朝暮。嗟乎! 同托根于膏壤,俱禀气于太和,而修短不均,荣枯殊贯。岂赋命之理,得之自然;将资生之化,有所偏及? 树犹如此,人何以堪? 有感于怀,赋之云耳。②

---

① 李景荣、苏礼、焦振廉校订《孙真人千金方》,北京:人民卫生出版社,1996 年,13—14 页。
② 李云逸校注《卢照邻集校注》,北京:中华书局,1998 年,22—23、25—26 页。

其中所称的癸酉应该是咸亨四年(673)，在这样的一段记载中，呈现了大部分后来组成孙思邈形象基本的要素，其高寿，和令人惊叹的历史记忆，对于老学、佛学、方技、数术等的知识。在近来受"圣传传统"影响的佛传和仙传研究中，已经强调对于"圣者"形象的建构，需要从其接受者和追随者的视角加以观察。在这段传记的描述中，当时的接受者显然扮演了重要的角色。之后的记载中，孙思邈和卢照邻的关系都成为叙述的重点。比如，《大唐新语》中孙思邈叙述的后半段，即以孙思邈和卢照邻问答的方式展开孙思邈自我观点的呈现①。而《谭宾录》的讲述，则从邓王与卢照邻的关系说起，由叙事以卢照邻的经历引入，而涉及孙思邈之经历，进而演化出一段对话式的场景，最后交代孙思邈的晚年结局。《旧唐书·孙思邈传》亦在后半段完全以孙思邈和卢照邻的对话展开。即，卢照邻的叙事不仅提供了孙思邈之后记载的诸多要素，同时，他也演化成为一个在孙思邈的叙述中重要的具有文本功能的角色。

　　但是这样一个叙述造成的过程，也就造成了一个复杂的状况。即卢照邻与孙思邈的相遇，在孙思邈居于公主邑司之后，显然在当地的社会群体中已经逐渐获得声誉，所以卢照邻"询之乡里，咸云数百岁人矣。"②按照《谭宾录》的记载，在这个时候："(孙)思邈既有推步导养之术，(卢)照邻与当时知名之士宋令文、孟诜，皆执师资之礼。"③也就是说，在孙思邈试图从宫廷求去之后，他与士人文士的密切交往日渐凸显，另一方面，他的儿子也在此时中制科。这是孙思邈的传记和他的知识遗产的一个关键性的时刻，之后关于孙思邈的知识和生平的叙述显然与此时期他与追随

---

① 许德楠、李鼎霞点校《大唐新语》，北京：中华书局，1984 年，155—156 页。《大唐新语》的今本问题依然在争议之中，见吴冠文《关于今本"〈大唐新语〉"的真伪问题》，《复旦学报》2004 年第 1 期，22—29 页；潘婷婷《今本〈大唐新语〉非伪书辨——与吴冠文女士商榷》，《南京大学学报》2005 年第 2 期，137—144 页；吴冠文《再谈今本"〈大唐新语〉"的真伪问题》，《复旦学报》2005 年第 4 期，47—52 页；杨光皎《今本〈大唐新语〉"伪书说"之再探讨》，《南京大学学报》2006 年第 3 期，134—144 页；吴冠文《三谈今本〈大唐新语〉的真伪问题》，《复旦学报》2007 年第 1 期，20—29 页；陶敏，李德辉《也谈今本〈大唐新语〉的真伪问题》2007 年第 1 期，91—96 页。

② 《卢照邻集校注》，23 页。

③ 《太平广记》卷二一八引《谭宾录》，北京：中华书局，1961 年，1669 页。

者的对话密切相关,而他的子孙也通过岳牧举实现了在长安生活的未来。如果由此推断,我们现在看到的孙思邈相关的叙事的造成,更可能是从他再次归隐开始的。但是如果我们分析这种叙事中,孙思邈知识权威的来源,则与这种塑造可能是相反的顺序:即文士的追随来自之前他在宫廷服务所得到的声誉,而其被征召则来自于其早年山林的经验。叙事本身塑造的过程,与叙事中知识权威来源,呈现相反的顺序,并非罕见的现象,而要如何拆解此叙事及其中知识权威塑造的过程,是问题的核心。

第三节　卢照邻的叙述
——塑造与遮蔽

让我们从后来传记中孙思邈和卢照邻的对话说起,在卢照邻自身的叙述之外,卢照邻和孙思邈的对话,构成了一系列传记的核心情节,包括《大唐新语》《谭宾录》《旧唐书》和《续仙传》。《谭宾录》提供了一个最为完整的对话叙述,《大唐新语》的今本问题依然在争议之中,因此《谭宾录》中的叙述成为需重点分析的对象。

这段叙述从卢照邻的经历说起:"照邻目伤年才强仕,沈疾困惫,乃作《蒺藜树赋》。以伤其禀受之不同,词甚美丽。"[1]然后解释了卢照邻追随孙思邈的社会背景,即前文已经提及的,知名之士皆执师资之礼。值得注意的是,这段叙事将孙思邈授官的内容,放置在这段文字之后,显然带有某种倾向性。之后便转入了他与孙思邈对话的场景,这个对话的场景以四段卢照邻和孙思邈的问答组成,第一段始于卢照邻追问孙思邈:"名医愈疾,其道何也?"[2]孙思邈将天与人身体之对应作为叙述的主题:"吾闻善言天者,必质于人;善言人者,必本于天。"[3]突然插入的大段对话场景本身就

---

① 《太平广记》,1669 页。
② 《太平广记》,1669 页。
③ 《太平广记》,1669 页。

显得突兀。如果我们在之前的典籍中找寻相似的对话主题，会发现：《黄帝内经素问》卷一一《举痛论》第三九记："黄帝问曰：余闻善言天者，必有验于人；善言古者，必有合于今；善言人者，必有厌于己；如此，则道不惑而要数极，所谓明也。今余问于夫子，令言而可知，视而可见，扪而可得，令验于己而发蒙解惑，可得而闻乎？岐伯再拜稽首对曰：何道之问也。"①在这里要关注的重点不是内容是否相似，而是形式的相似和差异。《黄帝内经》的内容以黄帝与黄帝之臣的对话展开，黄帝是问者，黄帝之臣本是知识的解答者。但是在这里关于天道之题，是由黄帝展开，虽然都以听说的方式表达，之后进而进入到更为具体的追问。岐伯询问"何道"之后，黄帝开始具体的发问："帝曰：愿闻人之五藏卒痛，何气使然？"②之后岐伯进入到对身体运作具体的解释。类似的场景也出现在《汉书》卷五六《董仲舒传》中记："制曰：盖闻'善言天者必有征于人，善言古者必有验于今'。故朕垂问乎天人之应，上嘉唐虞，下悼桀纣，寖微寖灭寖明寖昌之道，虚心以改。"③之后董仲舒加以回应。也就是说《黄帝内经》和《汉书》的结构是相似的，这段关于天道的话题，都是以帝王所闻的方式呈现，而成为对话的开始。而关于孙思邈的记载中，孙思邈成为了这个话题的开启者，而他却是被询问者。如果说在《黄帝内经》和《汉书》中的叙述模式对天人相应关系的对话，那么在孙思邈和卢照邻之间，孙思邈似乎是承担了所有关于天人相应的讨论的人。对这一点的理解是之后分析的关键。

在这段叙述中，孙思邈论述天之运行及其体现，以对应人的造成：

> 故天有四时五形（行），日月相推，寒暑迭代。其转运也，和而为雨，怒而为风，散而为露，乱而为雾，凝而为霜雪，张而为虹霓。此天之常数也。人有四肢五脏，一觉一寐，呼吸吐纳，精气往来。流而为

---

① 郭霭春主编《黄帝内经素问校注》，北京：人民卫生出版社，1992 年，502—503 页。
② 郭霭春主编《黄帝内经素问校注》，503 页。
③ 《汉书》，北京：中华书局，1962 年，2513 页。

荣卫,彰而为气色,发而为音声,此亦人之常数也。阳用其精,阴用其
形,天人之所同也。及其失也,蒸则为热,否则生寒,结而为瘤赘,隔
而为痈疽,奔而为喘乏,竭而为焦枯,诊发乎面,变动乎形。推此以及
天地,亦如之。故五纬盈缩,星辰错行,日月薄蚀,彗孛流飞。此天地
之危诊也。寒暑不时,此天地之蒸否也。石立土踊,此天地之瘤赘
也。山崩地陷,此天地之痈疽也。奔风暴雨,此天地之喘乏也。雨泽
不降,川泽涸竭。此天地之焦枯也。①

　　但是这个段落的来源,却尚有疑问。《法苑珠林》卷八〇引《搜神记》"论
山徙"条言:"夏桀之时厉山亡,秦始皇之时三山亡,周显王三十二年宋
大邱社亡,汉昭帝之末,陈留昌邑社亡。京房《易传》曰:'山默然自移,
天下兵乱,社稷亡也。'故会稽山阴琅邪中有怪山,世传本琅邪东武海中
山也,时天夜,风雨晦冥,旦而见武山在焉,百姓怪之,因名曰怪山,时东
武县山,亦一夕自亡去,识其形者,乃知其移来。今怪山下见有东武里,
盖记山所自来,以为名也。又交州脆州山移至青州。凡山徙,皆不极之异
也。"之后又言:"此二事未详其世。《尚书·金縢》曰:'山徙者,人君不用
道,士贤者不兴,或禄去,公室赏罚不由君,私门成群,不救,当为易世变
号。'"之后,以"说曰"开头,文字与前引孙思邈传的内容完全一致②。今二
十卷辑本将其全部视为《搜神记》的逸文,如果此说成立,孙思邈的传记显
然是从《搜神记》中抄录了这一段。汪绍楹已经注意到这个相似,但他以
为这是道世以他书窜入《搜神记》引文中③。李剑国也同意此说④。这样
的看法,与孙思邈传的研究者试图将此段文字视为孙思邈的论述的努力
相一致。

　　但无论这段文字是否出现在《搜神记》之中,其论述内容已见于之前
的文献,比如《淮南子·精神训》记:"天有四时、五行、九解、三百六十六

---

① 《太平广记》,1669 页。
② 周叔迦,苏晋仁校注《法苑珠林校注》,北京:中华书局,2003 年,2327 页。
③ 汪绍楹校注《搜神记》,北京:中华书局,1979 年,68 页。
④ 李剑国辑《新辑搜神记 新辑搜神后记》,北京:中华书局,2007 年,167—168 页。

日，人亦有四支、五藏、九窍、三百六十六节。天有风雨寒暑，人亦有取与喜怒。故胆为云，肺为气，肝为风，肾为雨，脾为雷，以与天地相参也，而心为之主。是故耳目者，日月也；血气者，风雨也。"①也就是说，无论如何，这段论述本身都不会是孙思邈的创见。当然，这段论述与孙思邈书中的表述确实有相似之处。比如《千金要方》卷一"理病"记："夫二仪之内，阴阳之中，唯人最贵，人者禀受天地中和之气，法律礼乐，莫不由人，人始生，先成其精，精成而脑髓生，头圆法天，足方象地，眼目应日月，五藏法五星，六腑法六律，以心为中极，大肠长一丈二尺，以应十二时，小肠长二丈四尺，以应二十四气，身有三百六十五络以应一岁，人有九窍以应九州，天有寒暑，人有虚实，天有刑德，人有爱憎，天有阴阳，人有男女，月有大小，人有长短，所以服食五谷，不能将节，冷热咸苦更相振触，共为攻击，变成疾病。"②《千金要方》"肝脏脉论"第一也有类似说法："夫人禀天地而生，故内有五脏六腑、精气骨髓、筋脉；外有四肢九窍、皮毛爪齿、咽喉唇舌、肛门胞囊，以此总而成躯。故将息得理，则百脉安和；役用非宜，即为五劳七伤六极者。……凡五脏在天为五星，在地为五岳，约时为五行，在人为五藏，五藏者，精神魂魄意也。论阴阳，察虚实，知病源，用补泻，应禀三百六十五节，终会通十二经焉。"③此段本为五脏脉论之起始，试图说明叙述五脏脉学之原因，其中涉及到天人之间关系的话题。这样的论述在更早的医学经典中已有出现，比如《黄帝内经》④。如果我们将《千金要方》"肝脏脉论"

---

① 张双棣校释《淮南子校释》，北京：北京大学出版社，1997 年，722—723 页。
② 李景荣、苏礼、焦振廉校订《孙真人千金方》，北京：人民卫生出版社，1995 年，6 页。
③ 李景荣、苏礼、焦振廉校订《孙真人千金方》，157 页，标点略改。
④ 比如《黄帝内经灵枢》卷十"邪客"第七十一有类似表述："黄帝问于伯高曰：愿闻人之肢节，以应天地奈何？伯高答曰：天圆地方，人头圆足方以应之。天有日月，人有两目。地有九州岛，人有九窍。天有风雨，人有喜怒。天有雷电，人有音声。天有四时，人有四肢。天有五音，人有五藏。天有六律，人有六府。天有冬夏，人有寒热。天有十日，人有手十指。辰有十二，人有足十指、茎。垂以应之；女子不足二节，以抱人形。天有阴阳，人有夫妻。岁有三百六十五日，人有三百六十节。地有高山，人有肩膝。地有深谷，人有腋腘。地有十二经水，人有十二经脉。地有泉脉，人有卫气。地有草蓂，人有毫毛。天有昼夜，人有卧起。天有列星，人有牙齿。地有小山，人有小节。地有山石，人有高骨。地有林木，人有募筋。地有聚邑，人有服肉。岁有十二月，人有十二节。地有四时不生草，人有无子。此人与天地相应者也。论曰：肝主魂，为郎官，随神往来，谓之魂，魂者，（转下页）
（转下页）

之后的文字与早期的医学经典比较,可以清晰的看到其中文本转化的过程①。那么,无论此段文字与《搜神记》文本的关系如何,它都不是孙思邈的创见,但是却又跟孙思邈的著作有所关联,即使这种关联也是建立在对之前经典内容的重述之上的。由此看来,这段文字被孙思邈的传记写作者放置在孙思邈和卢照邻之间,需要被视为一种"有意"的文本创造,即,它并不一定是孙思邈和卢照邻对话的记录,而是在这个语境下"应该"出现的对话。

要如何理解"应该"出现的对话?我们需要回到孙思邈传记叙述的"语境",来观察这个语境是如何将这段文字变得"合理"的。这个合理性是建立在孙思邈对卢照邻关于疾病和生命的追问之上的,即这段文字最后的回答:"良医导之以药石,救之以针灸。圣人和之以至德,辅之以人事。故体有可消之疾,天有可消之灾。通乎数也。"②但是当这段对话被放置在孙思邈的传记之中时,它就成为了对孙思邈形象的"塑造",我们需要追问,这样的叙述塑造出怎样的"孙思邈"?又是如何塑造的?而对话性是理解这种塑造的基础,即,在这段传记之中,孙思邈形象的塑造,需要在

(接上页)肝之藏也。目者,肝之官,肝气通于目,目和则能辨五色矣;左目甲,右目乙,循环紫宫,荣华于爪;外主筋,内主血;肝重四斤四两,左三叶,右四叶,凡七叶;有六童子、三玉女守之;神名蓝蓝,主藏魂,号为魂脏,随节应会。故云肝藏血,血舍魂,在气为语,在液为泪;肝气虚则恐,实则怒;肝气虚则梦见园苑生草得其时,梦伏树下不敢起;肝气盛则梦怒,厥气客于肝则梦山林树木。"(《黄帝内经灵枢》,北京:人民卫生出版社,1963年,127—128页。)

① 以下将《千金要方》中的文字与早期医学经典的文字进行对比:

肝主魂,为郎官,随神往来,谓之魂,魂者,肝之藏也。	《灵枢·本神》:随神往来者谓之魂。
目者,肝之官,肝气通于目,目和则能辨五色矣。	《灵枢·脉度》:肝气通于目,肝和则目能辨五色矣。
肝重四斤四两,左三叶,右四叶,凡七叶。	《难经·藏府度数》:肝重四斤四两,左三叶,右四叶,凡七叶,主藏魂。
故云肝藏血,血舍魂,在气为语,在液为泪;肝气虚则恐,实则怒。	《灵枢·本神》:肝藏血,血舍魂,肝气虚则恐,实则怒。

② 《太平广记》,1669页。

他和卢照邻对话的语境中理解。

那么为何在传记之中,会以这样的方式塑造并强调孙思邈与卢照邻的对话?从事后来看,孙思邈和卢照邻都在生命的最后阶段,但从《蒺藜树赋》来看,卢照邻的视野被限制在了另一种追问之中:"共语周齐间事,历历如眼见,以此参之,不啻百岁人也。然犹视听不衰,神形甚茂,可谓聪明博达不死者矣。余年垂强仕,则有幽忧之疾,椿菌之性,何其辽哉!"①卢照邻对于生命体差异的追问,成为了话题的核心,如果天道与人体互动,那么差异来自何处?而对于这种差异的追问,最后变成了质疑性的哀叹:"皇穹何亲兮,诞而生之?后土何私兮,鞠而育之?何故邀余以好学?何故假余以多辞?何余庆之不终兮,当中路而废之?彼有初而鲜克兮,贤者其犹不欺;况陶钧之匠物,胡不贞而谅之?岂其始终爽德,苍黄变色,无心意乎簮履,有悲哀乎杨、墨?已焉哉!"②天道所赋予的生命差异性,要如何理解?生命短祚和才华的赋予之间要如何理解?这种冲突是否最后成为对天道的质疑?这恰恰与这段叙事中关于人与天对应来理解人体疾病的论述形成了对话,同时也回答了前文的问题,为何与《黄帝内经》、《汉书》的对话不同,孙思邈在阐述天人之应时,是一场独角戏,这正是因为卢照邻的对天道之下差异性的追问,实际已成为一种对天人之应的挑战。

正因为卢照邻追问,在天道造成生命体的差异之下,个体该如何行为?这段叙事接下来也将孙思邈和卢照邻的对话转入了为人之道的讨论,在这段之中,孙思邈依然是那个化用经典的叙述者,但是他所引用的经典发生了变化。此段再次以卢照邻的追问开始:"人事如何?"然后是孙思邈的回答:"胆欲大而心欲小,智欲圆而行欲方。"③这句回答化用自《文子》:"文子曰:凡人之道,心欲小,志欲大;智欲圆,行欲方;能欲多,事欲少。"④但是有所改动,将"志"改为"胆"。之后对话则进一步开始解释:"照邻曰:何谓也?思邈曰:心为五脏之君,君以恭顺为主,故心欲小。胆为

---

① 《卢照邻集校注》,25—26 页。

② 《卢照邻集校注》,258 页。

③ 《太平广记》,1669—1670 页。

④ 李定生、徐慧君校释《文子校释》,上海古籍出版社,2003 年,278 页。

五脏之将,将以果决为务,故胆欲大。"①在这里再次跟早期医学经典中的论述有所差异,《黄帝内经素问》卷三《灵兰秘典论》第八记:"心者,君主之官。神明出焉。……肝者,将军之官,谋虑出焉;胆者,中正之官,决断出焉。"②也就是说,如果以《素问》的文本为标准,这里其实将"肝"和"胆"的意义混淆。之后孙思邈则进一步阐述"智欲圆而行欲方":"智者动象天,故欲圆。仁者静象地,故欲方。《诗》曰:'如临深渊。如履薄冰。'为小心也。'赳赳武夫,公侯干城。'为大胆也。传曰:'不为利回,不为义疚。'仁之方也。《易》曰:'见几而作,不俟终日'。智之圆也。"③其中引用《诗经》、《左传》和《周易》之言来作为"智欲圆而行欲方"的进一步阐释④。孙思邈的回应,呈现了两个层次,第一个层次,在于给予了人的行为一种身体性的基础,而这种身体性的基础是基于一种五脏与君臣的对应关联学说。而第二个层次,又在经典之中为人的行为找到了基础,值得注意的是,这段表述的核心化用自《文子》,但是为了加强其说服力,却需要以儒经来进一步阐释。而孙思邈也就被塑造为以儒经解说《文子》的角色,以回答卢照邻关于天道之下个体如何行为的问题。

这种回答的方式依然与卢照邻有关,因为卢照邻在怀疑天与人之间的连接之后,展示出一种对于生活的态度:"天且不能自固,地且不能自持,安得而育万物? 安得而运四时? 彼山川与象纬,其孰为之主司? 生也既无其主,死也云其告谁? 何必拘拘而调弱? 固可浩然而顺之。吾知恶之不能为恶,故去之曰群生之所蠹;吾知善之不能为善,故就之曰有生之大路。虽粉骨而糜躯,终不改乎此度。"⑤而《谭宾录》的叙述中还添加了最后的一段,即养性之道的内容,来回应进一步这种态度。这段文字再次以卢照邻的追问为开始:"照邻又问:养性之道,其要何也? 思邈曰:天道有

---

① 《太平广记》,1670 页。
② 郭霭春等校注《黄帝内经素问校注》,128 页。
③ 《太平广记》,1670 页。
④ 其中的引文分别来自《诗经·周南·兔罝》:"赳赳武夫,公侯干城。"《左传》"昭公三十一年":"是故君子动则思礼,行则思义,不为利回,不为义疚,或求名而不得,或欲盖而名章,惩不义也。"《周易·系辞下》:"君子见机而作,不俟终日。"
⑤ 《卢照邻集校注》,281 页。

盈缺，人事多屯厄。苟不自慎而能济于厄者，未之有也。故养性之士，先知自慎。自慎者，恒以忧畏为本。"①然后开始引述经典："《经》曰：人不畏威，天威至矣。忧畏者，死生之门，存亡之由，祸福之本，吉凶之源。"②其中引用的经典是《老子》第七十二章："民不畏威，则大威至。无狎其所居，无厌其所生。"河上公注："威，害也。人不畏小害则大害至，谓死亡也。"③以下的论述则是对此段文字的详细阐释，首先将养性的意义推及各种群体，士农工商、父子君臣均需忧畏："故士无忧畏则仁义不立，农无忧畏则稼穑不滋，工无忧畏则规矩不设，商无忧畏则货殖不盈，子无忧畏则孝敬不笃，父无忧畏则慈爱不着，臣无忧畏则勋庸不建，君无忧畏则社稷不安。"④然后回到养性者忧畏与心、形、神、志之关联："故养性者，失其忧畏则心乱而不理，形躁而不宁，神散而气越，志荡而意昏。"⑤进而形成了道、天、物、人、身的忧畏的次序："是故太上畏道，其次畏天，其次畏物，其次畏人，其次畏身。忧于身者，不拘于人，畏于己者，不制于彼。慎于小者，不惧于大。戒于近者，不惧于远。能知此者，水行蛟龙不能害，陆行虎兕不能伤。五兵不能及，疫疠不能染。谗贼不能谤，毒螫不加害。知此则人事毕矣。"⑥对于忧畏与养性的强调，若从与卢照邻对话角度，显然是一种对于生命无常之后任性而为的立场的驳斥。

综上所言，在《谭宾录》中孙思邈与卢照邻对话的场景和对话，如果从这个文本整体的叙述趋向来看，这个文本实际是在与卢照邻对话，特别是与卢照邻在病中所写作的文本对话。也就是说，它原有的语境和预期的阅读者，都应该是以卢照邻为中心的。但这种对话转化为了孙思邈传记的基本场景，这样的对话，成为了孙思邈形象塑造的基本语境。因此从这样的对话来理解孙思邈，显然会产生错位。而下一个问题是，其中所展现的卢照邻和孙思邈的对话，是否能反映当时文人对孙思邈执师礼时，他们

①　《太平广记》，1670 页。
②　《太平广记》，1670 页。
③　楼宇烈校释《老子道德经注释》，北京：中华书局，2008 年，179 页。
④　《太平广记》，1670 页。
⑤　《太平广记》，1670 页。
⑥　《太平广记》，1670 页。

与孙思邈互动的整体面貌?

如果我们回到卢照邻追随孙思邈时期的历史情境中,《旧唐书》卷一九〇上《卢照邻传》云:"卢照邻,字升之,……后拜新都尉,因染风疾去官,处太白山中,以服饵为事。"①《新唐书》二〇一《卢照邻传》亦云:"调新都尉,病去官。居太白山,得方士玄明膏饵之,会父丧,号呕,丹辄出,由是疾益甚。"②但是由于卢照邻传记所记甚简,对其罹患疾病乃至卧病洛阳的时间,尚有不少争议③。如前文所言,在《谭宾录》等一系列记载中,卢照邻在罹患疾病后与孙思邈的关系成为了记述的核心,这是对卢照邻《病梨树赋序》中叙述的延续。同时,在其他记载中呈现出卢照邻等文士对孙思邈执弟子之礼的历史图景,如果从卢照邻与孙思邈的关系推之,孙思邈与这些文士之间似乎是以疾病体验、治疗和养生为中心的群体。但是,如果我们将视野略扩大一些,观察此群体及其社会网络在此期间的变化。上元元年(674),孙思邈还山。之后,上元二年宋令文之子宋之问,登进士第。到了仪凤三年(677),卢照邻之弟卢照己中举,《卢照己墓志》记:"君仪凤三年,起家举词殚文律、藻思清华科,对策高第。授德州平昌尉。"④调露元

① 《旧唐书》,5000 页。

② 《新唐书》,5742 页。

③ 傅璇琮在"咸亨二年条"下以为卢照邻此年尚在蜀,之后离开,入太白山;又在"咸亨四年"条下记其此年离太白山,到长安(《卢照邻集 杨炯集》,217—219 页)。任国绪根据《朝野佥载》中关于卢照邻的记载,未提及其在任新都尉时患疾,卢照邻在咸亨四年染病,从洛阳来到长安,然后遭遇孙思邈,但认为其卧病太白山在洛阳乞药等事非其到长安之前而是之后,在上元元年年底之前(任国绪《卢照邻生平事迹新考》,《文学遗产》1985 年第 2 期,52 页)祝尚书根据《乐府杂诗序》中"时视巾三蜀,归卧一丘"一句,认为可表明他离蜀返长安后不久,即到太白山下居住。又据骆宾王诗,指出卢照邻约上元元年春已在洛阳,盖因在太白山下染疾、丁忧后,于咸亨四年到长安求医无效,故而东去。自咸亨二年至咸亨末上元初,卢照邻主要在太白山下卧疾(祝尚书《〈卢照邻生平事迹新考〉商兑》,《西北大学学报(哲学社会科学版)》1988 年第 2 期,36—37 页)。李云逸根据卢照邻《寄裴舍人诸公遗衣药直书》中提及水部员外郎独孤思庄,指出,独孤思庄由桃林令入朝为水部员外郎,至早当不早于调露元年。由此认定,卢照邻在调露二年(680)前后于卧疾登封县东龙门山(李云逸《关于卢照邻生平的若干问题》,《西北大学学报(哲学社会科学版)》1988 年第 2 期,30—31 页)。葛晓音则认为卢照邻咸亨二年春泛洛,滞留两年后卧病长安,后迁阳翟具茨山下,直至自沉颍水而死(葛晓音《关于卢照邻生平的若干问题》,《文学遗产》1989 年第 6 期,68—73 页)。

④ 胡可先《新出土〈卢照己墓志〉及相关问题研究》,《中国典籍与文化》2008 年第 2 期,67 页。

年(679)岳牧举,高宗即"御制词目以试之",二年,孙思邈之子孙行中举。之后,卢照邻做《释疾文》,之后数年即投颍水而死①。永淳元年(682)孙思邈"仙去"。在这个共同体中,孟诜也中进士,只是不知具体的时间②。

也就是说,如果将视线投向此群体更广泛的社会网络,会意识到他们与科举和官职选拔密切相关。这样一个知识群体,他们的叙事非常值得注意,即文学性的特质和养生的特质如何构成了他们的世界。特别是孙思邈请求归山之后,卢照邻等执弟子礼的时候,形成的共同体似乎是以养生和身体为中心的。但是他们的社会网络却是不断在科举和官职选拔中获得新的机会。而传记中以卢照邻的疾病为中心的交互方式的塑造,强化了孙思邈以养生和为人之道的形象,但是却也遮蔽了这个共同体与宫廷乃至官僚世界密切关联的社会性。

第四节 医案抑或史料?
——医方中第一人称叙述的文类与社会网络

前两节试图展示这样一个过程,即卢照邻对于孙思邈的记述,以及之后传记中对于孙思邈和卢照邻对话的塑造,如何创造出一种关于孙思邈经历的叙事。当然,对孙思邈经历的记载并非只有他人的叙述,如前章所引"在朝大医"的叙述。在《千金方》中有不少条目涉及第一人称的叙述。席文(Nathan Sivin)翻译了其中的七条,并将其视为医案(medical case)③。

---

① 《旧唐书》,5000页;《新唐书》,5742页。
② 《旧唐书》卷一九一《孟诜传》记:"孟诜,汝州梁人也。举进上。"(5101页)之后记其在垂拱初任凤阁舍人,中进士应在此之前。
③ Nathan Sivin, "A Seventh-Century Chinese Medical Case History".在这篇文章中席文认为从《史记·扁鹊仓公列传》中淳于意的记载开始,中国的医案达到了独立的重要性(independent importance)。而在百慕达(Miranda Brown)的近著中则辟专章对于淳于意的记载是否能视为医案进行讨论。Miranda Brown, *The Art of Medicine in Early China: The Ancient and Medieval Origins of a Modern Archive* (Cambridge University Press, 2015)。

任何一种文类(genre)的出现,都可以在之前找到源流。但是过度使用回溯式的界定,却会使我们忽视这样的写作在当时的文本和历史语境中的位置。冯汉镛从《千金要方》和《千金翼方》辑录出二十二条与史事相关者,将其视为史料,加以考证①。在解读其内容之前,对这些记载的文本性需加以分析。其中不只是对自身医理的陈述,同时也将自身的经历作为医方验效的说明。其中的记载并非只是以医者的角度叙述治疗的经验,也有自我的疾病体验叙述,如:

> 治热毒下黑血,五内绞切痛,日夜百行,气绝欲死方。
>
> 黄连(一升)、龙骨、白术(各二两)、阿胶、干姜、当归、赤石脂(各三两)、附子(一两)。
>
> 右八味以水一斗,煮取五升,分五服。
>
> 余以(贞)观三年七月十二日忽得此热毒痢,至十五日,命将欲绝,处此方药,入口即定。②

其中以自我第一语气叙述的行文习惯,在之前的方书中并不是普遍的写作方式。与同时代的医方相比较,在士人撰方中却更为常见,典型的例子是崔知悌的《崔氏纂要方》。在《崔氏纂要方》之中,颇多药方的来源与崔知悌的仕官生涯相联系,因此在提供药方时也说明药方的来源。更值得注意的是,为何需要在医方中描述个人经历?崔知悌叙述的方式与孙思邈叙述的方式相当类似,而另一个重要的共同点,则在于这种说明的模式,是为了指明方之验效。在所谓的验方之中,除了别人的身体经验来说明其有效性之外,以第一人称的叙述提示自身的经验也成为重要的叙述方法。比如《外台秘要》卷一"伤寒门"引《崔氏方》一十五首先借别人的身体经验说明医方的来源:

---

① 冯汉镛《从两部〈千金〉看医书中的史料》,《文献》1987年第1期,224页。
② 《孙真人千金方》,283—284页。

又疗伤寒敕色（或作"涩"）恶寒，发热体疼，发汗神丹丸方。

人参（五分） 乌头（四分，炮） 半夏（洗，五分） 茯苓（五分）
朱砂（一分，研） 附子（四分，炮）

右六味，捣为末，蜜和丸如大豆，每服三丸，生姜汤下，发汗出，令体中溅溅然，如汗未出，更以热粥投之，令汗出，若汗少不解，复如前法，若得汗足不解，当服桂枝汤，此药多毒，饮水解其热愈，周护军子期自说天行用之甚良，故记之，忌猪羊肉、大酢、生血物等。（《删繁》、《范汪》同）。兼主天行。①

此医方见于《删繁方》、《范汪方》，崔知悌也可以从古方书中得到。但在药方叙述中，特别强调从护军周子期处得到，而且对从别人处得到的药方，进而用第一人称的方式说明此方经过实际治疗的验证，之后才将此方添加自己的方书集当中。有时还会用第一人称的方式，说明曾根据自身的用药心得修改药方，并说明自身修改药方的原因：

《崔氏》：疗时行数四（疑衍）日而大下，热痢时作，白通诸药多不得止，吾思旧方多疗伤寒后下痢耳，未有尚在数日，便兼除热止下者也，四顺汤热，白通苦温，故吾思作此汤，以救数十人，兼主伤寒。黄连龙骨汤方。

黄连（三两，止利除热） 黄柏（三两，止利除热） 熟艾（如鸡子一枚，除热毒止利） 龙骨（二两，止利除热）

上四味，切，以水六升，煮取二升半，分三服，无不断者。忌猪肉、冷水。②

此方是在考虑到现有药方中没有治疗伤寒后多日仍然下热痢的药方，此一段论述，包含两个条件，第一，是其见过或者经历过此类状况，第二，则

---

① 高文铸校注《外台秘要》，13 页。
② 《外台秘要》卷三所引，高文铸校注《外台秘要》，44 页。

是他曾查览方书,未发现类似的药方。而在其中也说明了其配药的原则,即将多味止痢除热地药物配在一起。在药方传人之后,作者还会询问其效用:

> 又前军都护刘车者,得时疾三日已汗解,因饮酒复剧,苦烦闷干呕,口燥呻吟,错语不得卧,余思作此黄连解毒汤方。
>
> 黄连(三两) 黄芩 黄柏(各二两) 栀子(十四枚,擘)
>
> 右四味,切,以水六升,煮取二升,分二服,一服目明,再服进粥,于此渐瘥,余以疗凡大热盛,烦呕呻吟,错语不得眠皆佳,传语诸人,用之亦效,此直解热毒;除酷热,不必饮酒剧者,此汤疗五日中神效。忌猪肉、冷水。①

此方根据病人的情况,制订药方,并把药方传授给别人,进而询问其疗效,再写入方书之中。但是由于方书转相抄写,其中以第一人称表达的究竟是何人,却并不能完全清楚,也不能完全与方书题名的作者相联系。对所谓经验的"主体"是谁,其理解随着读者的不同也可能发生变化。即,以第一人称的方式在方书文本中呈现自身的经验,并非仅仅体现的是"作者"的意图,也是读者的理解,读者希望把这些书写理解成谁的经验②。那么所谓的"验",也是一个"作者"与读者沟通的过程,"作者"及传抄者以第一人称的叙述强调自身理解的"验"的特质。读者或抄录者在抄录时,将其中第一人称的叙述理解成他们想象的某个"作者"的体验,进而相信其中"验"的特质。这样一种知识传递的模式中,方的效果不再来源于其"师传"或者"古方"的特质,是基于一种药方实践的知识网络。

当然,孙思邈的叙述与崔知悌还是略有差异,其中特别强调自身使用此方的"验"的过程,特别是在他人方书都不效验的情况下,前章开头引在朝大医的情况就是例证,类似的例子还可见:

---

① 《外台秘要》卷一所引,高文铸校注《外台秘要》,14 页。
② 田晓菲讨论过读者对诗歌中异文的选择,进而产生出不同阐释,见《尘几录——陶渊明与手抄本文化研究》,北京:中华书局,2007 年,30—36 页。

人参汤,治男子五劳七伤,胸中逆满,害食,乏气呕逆,两胁下胀,少腹急痛,宛转欲死,调中平脏,理绝伤方。

人参、麦门冬、当归、芍药、甘草、生姜、白糖（各二两）、前胡、茯苓、蜀椒、五味子、橘皮（各一两）、桂心（二两）、大枣（十五枚）、枳实（三两）。

上十五味㕮咀,取东流水一斗半渍药半日,用三岁陈芦梢以煎之,取四升,内糖复上火煎,令十沸,年二十以上六十以下,一服一升;二十以下六十以上,服七八合;虽年盛而久羸者亦服七合,日三夜一。不尔,药力不接,则不能救病也。要用劳水陈芦,不则水强火盛猛,即药力不出也,贞观初,有人久患羸瘦殆死,余处此方一剂则差,如汤沃雪,所以录记之,余方皆尔,不能一一具记。①

在此方的叙述中强调自己医方的验效,并由此医方推及自己其他的医方。

那么要如何理解孙思邈方书与士人撰方在这方面的相似性呢？孙思邈在进入长安之后,也确实在此网络之中。前文引用崔知悌曾引孙处约之验方,《太平广记》引《仙传拾遗》及《宣室志》记孙处约与孙思邈之关联：

东台侍郎孙处约,尝将其五子俊、儆、俊、侑、佺,以谒思邈。思邈曰:"俊当先贵,侑当晚达,佺最居重位,祸在执兵。"后皆如其言。太子詹事卢齐卿,自幼时请问人伦之事,思邈曰:"汝后五十年,位登方伯。吾孙当为属吏,可自保也。"齐卿后为徐州刺史,思邈孙溥,果为徐州萧县丞。邈初谓齐卿言时,溥犹未生,而预知其事。②

此处孙思邈的"验效"是其占卜的技术,但一方面凸显出其在所谓的知识网络之中;另一方面则是其如何依靠验效赢得声誉。同时,在所谓自我叙述的风气中,显然呈现出其与士人世界之间的关系。但是细读之中,这样

---

① 《备急千金要方校释》,426 页。
② 《太平广记》卷二一"神仙"二一,141 页。

的自我表述也有差异,崔氏之方的叙述重在方上,强调验方之法,而孙思邈则显然更多将这种表述作为自我医理和能力的展现。孙思邈为何要使用这样的叙述方式,他论述针对的对象,或者说试图区别的对象是谁? 如果我们延续前章对于在朝大医和习医士人的身分区别来观察的话,孙思邈的撰著与崔知悌这样的群体更接近,而"在朝大医"则成为他在表述上想要竞争的对象。他是试图将习医士人作为自身的医疗市场,还是试图在身分上成为文士网络的一部分? 他与在朝大医的竞争姿态是否意味着医学知识和立场的差异? 这些问题都需要在孙思邈的宫廷生涯中寻找答案。

第五节　迷雾中的宫廷生涯

由此让我们回到宫廷和官僚的部分。前文引证孙思邈的传记,其中为展示他的隐逸特质,强调其屡次被征召,但对职位和爵位固辞不受的形象:"及太宗即位,召诣京师,嗟其容色甚少,谓曰:'故知有道者诚可尊重,羡门、广成,岂虚言哉!'将授以爵位,固辞不受。显庆四年,高宗召见,拜谏议大夫,又固辞不受。"①更重要的是一段关于隋代的叙事:"隋文帝辅政,征为国子博士,称疾不起。常谓所亲曰:'过是五十年,当有圣人出,吾方助之以济人。'"②在这段以"隐逸"为中心的叙事,将自己是否出山济人,与统治者是否是"圣人"相关联。这样的叙述一方面否定了隋代的合法性,而隋文帝之后五十年,直接指向唐高宗的统治时代,也就是将唐高宗视为"圣人"。在这段叙事中,隐逸的特质与对唐高宗合法性的承认相辅相成。同时,这样的叙事建立在一种隐逸者的"预言"的基础上,隐逸者的出山的目的在于济人。其中的潜台词是隐逸者在出山前已获得所有的技艺,也就将孙思邈的技艺与山林关联起来。这种叙事会给读者造成一个

①　《太平广记》,1669 页。
②　《太平广记》,1669 页。

错觉,即,当孙思邈从山林来到宫廷时其知识已然成型,也就暗示着,宫廷生涯对孙思邈的知识和技艺影响极其有限。

但是,在显庆到仪凤之间的宫廷生涯对孙思邈意味着什么?《谭宾录》记载孙思邈在应唐高宗之召后,"寻授承务郎,直尚药局。"①陆扬指出,承务郎直尚药局固然契合孙思邈的特长,但和《旧唐书·孙思邈传》的记载相差颇大,何况此时孙思邈已是高寿的隐逸之士,即使孙思邈传可能夸大了他的年纪,陆扬还是认为《谭宾录》中提及的这一职授更可能是唐太宗时孙思邈第一次被召入宫时的情况②。所谓的直尚药局,即在宫廷医药机构尚药局内的直官③。李锦绣在近来关于安金藏的研究中推论:"医直接近权力争斗核心,要摆脱政治纷争,多身不由己。不论是被动卷入还是直接投入,医直都与政治关系密切。"④按照这个看法,尚药局的直官跟宫廷医药服务的知识和技术密切关联,同时也涉入宫廷政治之中。无论孙思邈担任此职时是在太宗朝还是在高宗朝,我们都需要从这样的角度来观察孙思邈在宫廷时任职的角色。同时,对宫廷政治的介入,对其知识是否有影响,也是需要进一步观察的问题。

另外,值得注意的是,孙思邈之子孙行为何没有通过医官的身分入仕。前文已经指出,在制度规定的层面,无论是在中央医学官署,还是地方医学官署的选拔,都重视医学知识的基础,而家传医学知识仍然是当时医学知识传递最重要的形态之一。孙行这样山林医家的子弟,同样也可以通过家传医学进入到官方医学机构当中,不过按照前一章的分析,他们可能会在进入时遭遇到医学家族控制机构入口而造成的困境,逐渐成立的伎术官身分也会成为其在官僚机构中进一步转迁的阻碍。孙行的经历

---

① 《太平广记》,1669 页。

② 陆扬《论唐五代社会与政治中的词臣与词臣家族——以新出石刻资料为例》,6 页注 3。

③ 李锦绣曾指出:"在长官、通判官、判官、主典、勾官五种官吏之间还必须再加一类官——直官,唐国家机器的运转才可以得到保证。判官、典只能完成官府常务,一些专业技术工作他们是无能为力的。直官以他们特殊具备的专业技术才能,保证了专业工作的科学性,同时也使有的机构(如太医署、礼院、通玄院等)从常务执行机构变为科研机构。"李锦绣《唐代直官制初探》,《国学研究》,北京:北京大学出版社,1995(第三卷);《唐代制度史略论稿》,48 页。

④ 李锦绣《"乐工"还是"医匠"?——安金藏研究》,《晋阳学刊》2015 年第 3 期,42 页。

很特别,他在年四十时才通过岳牧举入仕,之前是否曾试图通过其他途径入仕,并不得而知。但从孙行来看,孙思邈及其家族与唐代宫廷之间的关系,显然并非是传记中"应召—归去"的模式可以完全涵盖的。

此外,如前文传记将孙思邈的预言与唐高宗作为"圣人"的论述相关联,这一点并非完全是传记写作者的创造,孙思邈本身的知识论述也与唐代的政治话语有密切的关联,可以以脚气病为例①。在《千金方》中,孙思邈提出关于脚气病冲突的说法。

> 考诸经方,往往有脚弱之论,而古人少有此疾。自永嘉南渡,衣缨士人多有遭者。岭表江东,有支法存、仰道人等,并留意经方,偏善斯术;晋朝仕望,多获全济,莫不由此二公。又宋齐之间,有释门深师师道人述法存等诸家旧方为三十卷,其脚弱一方近百余首。魏周之代,盖无此病,所以姚公《集验》殊不殷勤,徐王撰录未以为意。特以三方鼎峙,风教未一,霜露不均,寒暑不等,是以关西、河北不识此疾。自圣唐开辟,六合无外。南极之地,襟带是重,爪牙之寄,作镇于彼,不习水土,往者皆遭。近来,中国士大夫虽不涉江表,亦有居然而患之者,良由今代天下风气混同,物类齐等所致之耳。然此病发初得先从脚起,因即胫肿,时人号为脚气。深师云:脚弱者即其义也。深师述支法存所用永平山敷、施连、范祖耀、黄素等诸脚弱方,凡八十余条,皆是精要;然学人寻览,颇觉繁重,正是方集耳,猝欲救急,莫测指南。今取其所经用灼然有效者,以备仓猝,余者不复具述。②

孙思邈从阅读经方的体验开始说起,将脚气视为风土之疾,因为"古人少有此疾",但是从永嘉南渡之后,才开始罹患此疾病,显然是南渡士人与南方之风土遭遇之后所产生的结果。孙思邈论述之前脚气并不存在于北方

---

① 对此时代医籍中脚气病的讨论可以参考范家伟《东晋至宋代脚气病的探讨》,《新史学》第 6 卷第 1 期,1995 年,155—178 页。Hilary Smith, *Forgotten Disease: Illnesses Transformed in Chinese Medicine*, Stanford University Press,2017, pp.43‑66.
② 《备急千金要方校释》,162—163 页。

的证据,完全来自他阅读的经方,之所以认为脚气病存在于从岭南到江表的线路,不在于疾病本身,而在于脚弱之疾见于支法存到深师的经方,却未见于姚僧垣和徐之才的药方,因此说明此疾在北方未见。但是,正如前文对于南北朝医学家族的讨论,徐氏家族和姚氏家族成员由南北奔,其医学知识中并非没有南朝的影响。但孙思邈对其南北的划分更重视其任官和政权的南北性,由此则建立起了脚气病只在于南方的解释,即"三方鼎峙,风教未一,霜露不均,寒暑不等"。而这样的论述其实是为了后文对唐代脚气病的讨论,先是说明唐统一之后,前往南方之人会因不习水土会遭遇此疾。可是,问题又出现了,为何唐代有士大夫不涉及江表,却罹患此疾病。他的解释是"天下风气混同,物类齐等"。在孙思邈的叙述中,将南北朝的医学分成了两个传统,以说明脚气病只存在于江左。特别值得注意的是,孙思邈的叙述区别南北医学传统,将其与南北方土相联系,进而指出唐之统一,造成风气之混同,亦暗示在此背景之下需要"新医学"的出现。不过若细致考察其治疗方式,却并非完全如此。肖荣认为孙思邈对脚气病的治疗上固守南方之传统①。也就是说,他仍然以原有"南方"之方法治疗现已遍及南北之疾病。那么他对新医学和医学群体诞生的强调,基于唐代统一后的风气一统,显然是一种政治性的话语。这种政治性的话语将统一之后的风土、疾病和医学群体再造都纳入其中。就此例子可见,在孙思邈的论述之中显然有将医学叙述与当时的政治话语结合的倾向,这种倾向似乎建立在一种对南北医学身分的区分之上,从而强调"一统"之后的政治意义。这一叙事与《新修本草》中的论述非常接近②,但是我们需要进一步讨论的是,这种论述的知识基础与宫廷是否有关。

在孙思邈《千金方》中内容的知识来源与宫廷显然也有千丝万缕的联系,这种知识联系一个重要的例证就是《千金翼方》中药物的记载,这一部分的"药出州土"前言都说:"其出药土地,凡一百三十三州,合五百一十九

---

① 肖荣《中古时期脚气学术的发展历程——从张仲景到吴昇》,"中古方书:医学史、书籍史和社会史的解读"工作坊论文,北京大学,2011 年 9 月 18 日。肖荣老师应允征引会议论文,特致谢忱。
② 在第五章将讨论《新修本草》中的论述。

种。其余州土皆有,不堪进御。"①马继兴推考,《千金翼方》的该篇内容乃《新修本草》图经部分之佚文②。也就是说,他推测《千金翼方》与唐代官修本草书之间有知识关联。在罗凯讨论唐十道的一篇文章中,他详细讨论了"药出州土"中州名的设废时间,认为其上限不早于永徽年间,下限在显庆二年(657)之前③。这其实早于《新修本草》完成的时间。如果这一观点成立,孙思邈在《新修本草》撰成之前就能够接触到诸州土所出药物的官方记载。马继兴和罗凯的论证,都将《千金翼方》的知识来源与宫廷医学知识相关联。如果这些知识确实来源于宫廷,孙思邈是从哪里获得的这些知识的? 这种来源可以从另一则记载中讨论。

《千金翼方》卷二六《取孔穴法》记载:"安康公李袭兴称:'武德中出镇潞州,属随征士甄权以新撰《明堂》示余,余既暗昧,未之奇也。……贞观中,入为少府,奉敕修《明堂》,与承务郎司马德逸、太医令谢季卿、太常丞甄立言等,校定经图,于后以所作呈示。"④在武德时,甄权已有私撰的明堂图,是根据《甲乙针灸经》校正秦承祖的明堂图而完成,他参与官修的明堂图在贞观时完成,也是对旧有图谱的整理校定⑤。在这段论述中,主语的指向一直存在争议。比如"贞观中,入为少府,奉敕修明堂",是指甄权,还是孙思邈? 王雪苔认为指的是李袭誉。"吾十有八而志学于医,今年过百岁",又是指谁? 王雪苔认为,这段话是孙思邈本人撰《千金翼方》时发出的感慨议论,并不是转述甄权的言语。范家伟则认为引文中"余退以《甲乙》校秦承祖图",中的"余"是指孙思邈。如果这段话确实是孙思邈所言,那么他如何得到宫廷内整理的《明堂图》? 得到《明堂图》的同时,他如何

① 孙思邈撰、朱邦贤、陈文国等校注《千金翼方校注》,上海古籍出版社,1999 年,11 页。
② 马继兴《中医文献学基础》,研究所内部印刷,1981 年。
③ 罗凯《唐十道演化新论》,《中国历史地理论丛》2012 年第 1 辑,99—100 页。
④ 朱邦贤、陈文国等校注《千金翼方校注》,上海古籍出版社,1999 年,729 页。王雪苔以为此段史料中,参与官修《明堂图》的应是李袭誉而非甄权,见王雪苔《唐代甄权〈明堂人形图〉和官修〈明堂针灸图〉考》,《中华医史杂志》2003 年第 4 期,214—216 页。范家伟以为参与官修《明堂图》的是孙思邈,在图完成后呈给甄权,见范家伟《六朝隋唐医学之传承与整合》,香港中文大学出版社,2004 年,51 页。
⑤ 韩钟等《甄权〈针方〉和〈明堂人形图〉考辨》,《上海针灸杂志》1989 年第 3 期,35 页;国万春等《〈明堂孔穴〉沿革》,《河北中医药学报》2000 年第 2 期,37—38 页。

获得他人之对话？《太平御览·资产部十》"医针"条引《唐书》曰："贞观中，太宗幸甄权宅。权，颍川人，医术为天下最。孙思邈师之，以授针法。时年一百三岁。"[1]这段记载试图将孙思邈和甄权描述为师徒关系。需要注意的是，按照时间的排列，孙思邈与甄权之间知识联系的缔结，更可能是在唐太宗诏其入京时。但若"药土所出"中涉及的地方药物知识大致是在永徽至显庆二年之间，按照孙思邈的传记，他在显庆四年才受到高宗的征召。这是否意味着在唐太宗至唐高宗再次征召之间，孙思邈与宫廷之间依然有知识的联系？孙思邈的宫廷生涯对其写作显然带来了重要的影响，他与宫廷内的医学家族之间显然也有知识的流动。观察孙思邈医方的知识来源有一个便捷的途径，即宋代校正医书局校正《千金方》时所使用的其他唐代医书，《备急千金要方·序》中曾指出宋人用《延年秘录》校订《千金方》[2]，《延年秘录》虽不清楚撰写者，但其中引蒋孝瑜方。这一例证其实可以说明孙思邈与"在朝大医"之间并非没有共同的知识基础。但是无论是这种共同的知识基础，还是宫廷与孙思邈知识之间的关联，都在其传记的叙述中被"征召—归去—再次征召—再次归去"的模式掩盖，奉诏进入宫廷似乎只是"隐逸"的中断，而山林才是更重要的知识来源和身分的归宿，因此，我们需要讨论山林叙事是如何造成的。

第六节　山林的"造成"

前文已提及，在孙思邈传记的叙事中，山林和在长安的生活扮演着不同的角色。孙思邈早期的山林经历被一再强调，他在长安展现出的种种的"异迹"，被与山林隐逸联系起来。但在孙思邈自身对其医术来源的叙述中，早年罹患疾病与之后的医书阅读却是他知识来源的关键："吾幼遭风冷，屡造医门，汤药之资，罄尽家产，所以青衿之岁，高尚兹典，白首之

---

① 《太平御览》，北京：中华书局，2000 年，3836 页。
② 《千金要方校释》，3 页。

年,未常释卷,至于切脉诊候采药合和服饵节度将息避慎,一事长于己者,
不远千里伏膺取决,至于弱冠,颇觉有悟,是以亲怜中外有疾厄者,多所济
益,在身之患,断绝医门,故知方药本草,不可不学。"①法藏的《华严经传
记》卷五提供了与之冲突的叙述,一方面其中依然保持孙思邈服食的特
质:"善养性,好服食。尝服流珠丹及云母纷(粉),肌肤光润,齿发不亏。
耆老相传云百余岁。视其形状,如年七八十许。"②但是在之后关于孙思邈
早年经历,其中则不是隐者的形象,而是四处游历之人的面貌:"义宁元年
高祖起义并州时,邈在境内。高祖知其宏达,以礼待之。命为军头,任之
四品,固辞不受。后历游诸处,不恒所居。随时利物,专以医方。为事有
来请问,无不拯疗。"③此传记将孙思邈及其子孙行都塑造为华严的信仰
者,因此其叙述被认为过于倾向于信仰的塑造,但却也可以帮助我们反思
孙思邈自北周时就隐逸太白山的叙事。

在范行准的讨论中,将山林与佛、道教相关联。而在孙思邈的传记,
这种关联也非常明显,并且是通过在隐逸时的交游呈现的。《宋高僧传·
释道宣传》记:"唐武德中住有处士孙思邈尝隐终南山,与宣相接结林下之
交,每一往来议论终夕。"④范家伟在讨论孙思邈的服水之法时,已经指出
终南山在周隋唐初之际,已成为佛教、隐逸者的重要选择,孙思邈在终南
山的交游与其知识因缘有重要的关联。终南山在唐代确实已经是重要的
隐逸之所以及佛寺道观建立之地。无论在孙思邈自身还是他人的叙述
中,知识传统都被表述为与此种经历密切相关:"遐览前古,莫睹此方。有
齐人李孝隆者,自云隋初受之于定州山僧惠通道人,此方用之,大有效验,
秘而不传,但得其药,其方不可得而闻。始吾得之于静智道人,将三纪于
兹矣,时俗名医末(未)之许也,然此行之,极有神验。"⑤范家伟认为静智道

---

① 《孙真人千金方》,1 页。
② 高楠顺次郎,渡邊海旭編輯《大正新修大藏經》,東京:大正一切經刊行會,1927 年,第
　 51 册,171 页中一栏。
③ 高楠顺次郎,渡邊海旭編輯《大正新修大藏經》,第 51 册,171 页中一栏。
④ 高楠顺次郎,渡邊海旭編輯《大正新修大藏經》,第 50 册,790 页下一栏。
⑤ 《孙真人千金方》卷一二,202 页。

人就是陈永阳王伯智[①]，这段记载则呈现了孙思邈与王伯智之间的知识联系。在隐逸的叙事中，除了山林中的知识交往之外，其知识底色也跟佛教与黄老密切相关。那么山林是如何被呈现成一种知识特质的呢？这种呈现并非是孤例，《大唐故太子洗马杨府君及夫人宗氏墓志铭并序》记："年十有一，虚襟远岫，歄王孙之芳草，对隐士之长松。于是博综奇文，多该异说，紫台丹篋之记，三清八会之书，莫不得自天然，非由学至。又复留情彼岸，翘首净居，玩众经，不离朝暮，天亲天著之旨，睹奥义若冰销；龙宫鹿野之文，辩妙理如河泻。俄而翘弓远骛，贲帛遐征，丘壑不足自令，松桂由其禾虎色。"[②]墓志中所称的杨府君很可能就是杨上善，其也曾有隐逸的经历[③]，在隐逸的时代也强调佛教和黄老对其知识的影响，与信仰相关的记载再一次被呈现为知识和生命态度相关的叙述。

　　但是正如康儒博（Robert Campany）对仙传的讨论时所指出的，仙传的叙事中，几乎没有成仙的故事是不涉及修炼之外的人物的，而且这些人在叙述之中往往处于重要的位置。因此，"仙"并非是与社会隔绝的形象，我们需要把求仙放在一个广泛的社会网络之中考察。通过讨论公众对他们的响应，这些响应如何建构了他们的声誉，以及他们如何在当时重要的文化价值和制度性宗教之外提供了其他的选择性[④]。在《千金要方》中有两段重要的自我叙事值得对比。其中一段前一章已经引用过，即："武德中有竹德行尼名净明患此已久，或一月一发，或一月再发，发即至死，时在朝大医蒋、许、甘、巢之徒亦不能识，余以霍乱治之，处此方得愈，故疏而记之。"[⑤]武德中，按照前文引述的传记，孙思邈依然在隐逸之中，而能获得在朝大医的治疗，净明所在之尼寺应该在长安，也就是说武德中孙思邈可能到长安为病患治疗。另一条则是："故余所借骹者，其中颇有士大夫，乃至

<hr />

① 范家伟《大医精诚——唐代国家、信仰与医学》，台北：东大出版公司，2007 年，225—242 页。

② 周绍良、赵超主编《唐代墓志汇编续集》，上海古籍出版社，2001 年，284—285 页。

③ 在第五章会详细讨论该墓志。

④ Robert Campany, *Making Transcendents: Ascetics and Social Memory in Early Medieval China*, Honolulu: University of Hawai'i Press，2009.

⑤ 《备急千金要方校释》，711 页。

有异种名人。及遇斯患，皆爱恋妻孥，系着心髓，不能割舍，直望药力，未肯近求诸身，若能绝其嗜欲，断其所好，非但愈疾，因兹亦可自致神仙。余尝问诸病人，皆云自作不仁之行，久久并为极猥之业，于中仍欲更作云，为虽有悔言而无悔心，但能自新，受师教命，食进药饵，何有不除，余以贞观年中，将一病士入山，教服松脂，欲至百日，须眉皆生，由此观之，惟须求之于己，不可一仰医药者也。"[1]入山林即是修道之法，也是治疗大风之法。孙思邈出山将人入山，本身就揭示了山林与山林之外世界的关联。也就意味着，孙思邈并非一直在山中隐逸。这种"时隐时出"的状态昭示出山林与当地共同体乃至朝廷之间的关系。而前文也曾经指出，孙思邈可能在唐太宗和唐高宗的两次征召之间，依然跟宫廷保持着知识的联系。

如果说，山林确实构成了孙思邈知识来源的部分，但其叙事也部分掩盖了孙思邈与山林之外世界的知识联系。那么需要进一步讨论的是，山林的叙事是如何造成的。山林的叙事呈现出的神异色彩，本身也与信仰的因素相关，在佛教的隐逸和远游过程中产生的治疗叙事，也往往带有神异的色彩。比如道宣的《续高僧传》中提供了"华严初祖"杜顺和医药之间的关系：

> 三原县民田萨埵者，生来患聋。又张苏者，亦患生哑。顺闻命来与共言议，遂如常日，永即痊复。武功县僧，毒龙所魅。众以投之，顺端拱对坐。龙遂托病僧言曰：禅师既来，义无久住。极相劳娆，寻即释然。故使远近瘅疠淫邪所恼者无不投造，顺不施余术，但坐而对之。识者谓有阴德所感，故幽灵偏敬致。其言教所设，多抑浮词，显言正理。[2]

道宣之书初成于贞观十九年（645），所载则实止于麟德二年（665）。其中记载的治疗事迹，并非寻常的医疗技术，无论是治愈聋哑，还是驱逐精魅，

---

① 《孙真人千金方》，402 页。
② 高楠順次郎，渡邊海旭编辑《大正新修大藏經》，第 50 册，653 页下一栏。

都带有神异的色彩。这种色彩实际贯穿此传记的始终,镰田茂雄认为神异的力量和特异的宗教者是新宗教成立的重要条件,其神异的特质成为民众尊重和信仰的重要基础,使得杜顺的佛教具有实践性宗教的特质①。魏道儒曾指出杜顺具有双重的品格,一方面是游荡神异禅僧的品格,一方面则是培养义学弟子的法师品格,杜顺的这种双重品格体现出当时修行不同、理论见解不同的华严诸派逐渐向以义理研究为中心的转变与融合过程②。孙思邈的山林叙事与佛教传统的关系是一个值得注意的话题,特别是这种神异的色彩被进一步扩大,特别是孙思邈与道宣在山林交游的经历。在这个意义上,可以推测,山林不仅是一种知识互动,山林本身也在创造特定的叙事方式。

　　但是关于孙思邈的神异叙事的意义不限于此,《太平广记》卷二一引《仙传拾遗》及《宣室志》记:"开元中,复有人见隐于终南山,与宣律师相接,每来往参请宗旨。时大旱,西域僧请于昆明池结坛祈雨,诏有司备香灯,凡七日,缩水数尺,忽有老人夜诣宣律师求救曰:'弟子昆明池龙也。无雨时久,匪由弟子,胡僧利弟子脑将为药,欺天子言祈雨,命在旦夕。乞和尚法力救护。'宣公辞曰:'贫道持律而已,可求孙先生。'老人因至,思邈谓曰:'我知昆明龙宫有仙方三十首,若能示予,予将救汝。'老人曰:'此方上帝不许妄传,今急矣,固无所吝。'有顷,捧方而至。思邈曰:'尔但还,无虑胡僧也。'自是池水忽涨,数日溢岸,胡僧羞恚而死。"③此段记述将孙思邈和道宣的交往"错置"到开元时期,而竞争者的形象则是胡僧,进一步增加其中的神异色彩。但是这种叙事似乎可以放到重建唐王朝权威中理解,但是山林的叙事即另一个方式体现出唐代王权的正统性。在这里与孙思邈在唐高宗时代接受征召的叙事一样,孙思邈再次成为了帝王和王朝合法性的旁证。正如前文所说,孙思邈在这个塑造的过程中,并未是一个旁观者,他显然积极将自己的写作与唐朝的政治权力表述相关联。而之后,他确实被转化为了一个政治合法性的象征要素,被一次次使用。

---

① 　鎌田茂雄《中國華嚴思想史の研究》,東京大学出版会,1965 年,50—51 页。
② 　魏道儒《中国华严宗通史》,南京:江苏古籍出版社,1998 年,111 页。
③ 　《太平广记》,142 页。

余论 在朝与山林

在本章的导论中已经指出,研究孙思邈的困境在于,他的历史叙事是一种"伟大医者"和隐逸的结合,即在社会文化语境之外的伟大医者。但也正如本书导论中指出的那样,"山林"的隐喻一开始就带有政治性隐喻,本身就在彰显山林和朝堂之间的张力。而在孙思邈的传记中,有三个基本的要素,山林、宫廷和他与士人的交往甚至是师徒关系。在以《大唐新语》、《谭宾录》这一个文本系统的传记中,叙事都以孙思邈与卢照邻的交往和对话为中心展开,其中山林和宫廷建立了一种复杂的关系。山林是其知识和技艺的权威的来源,他离开山林的因缘在于唐帝国的建立,他受唐帝国的征召是其统治合法性的展现,而他最终又回归山林。但是如果我们分析这个叙事背后权威的来源,会发现他与士人的交往的基础,显然是他在宫廷获得的声誉,而在宫廷获得声誉则是基于在山林的知识来源。我们需要在叙事本身和叙事塑造的过程之间解读山林、宫廷以及其他的因素。

本章从这个造成的过程开始分析,从孙思邈生命的最后十年开始的,他与士人的交往所塑造的形象造成了其叙事的基础。这个叙事始于一个当代人的回忆,即,卢照邻临终前的记述,而这段记述也以一种更为深刻的方式嵌入了孙思邈的传记传统当中,在传记中的主要情节是孙思邈和卢照邻在临终前关于生命的对话。这样的对话,一方面遮蔽了孙思邈与文人交往的社会性,但是在另一方面又象征性地展示了他与文人的关系是理解其知识取向的重要角度,正如他在药方中呈现出的写作与此时代撰写方书的士人相接近的倾向。但是被遮蔽的是,这个群体的社会网络与唐帝国科举制度的关系,即这样一个以追问生命意义为中心的群体网络显然与唐帝国的权力网络有千丝万缕的联系。这样的张力不仅存在于他人写作的传记之中;在孙思邈著作中以第一人称表达的医方里,我们同样可以找到相关的痕迹,也就是他与士人撰写方书的相似性。士人撰方的特质在其中以"验"为中心建立起来的社会知识网络,孙思邈显然试图通过医方的撰写进入此网络之中。另外,孙思邈的表述既在试图挑战在朝大医的权威,也在以他们的声誉为基础建立自身医方的价值。

本章试图将孙思邈的知识塑造过程和其自身传记表述的过程联系起来讨论。这构成了一个对立,即山林在其知识造成的叙事中占有最重要的位置,但是我们却能将其知识不断与宫廷的经历相关联;而山林的经历则与王朝的权力再次相连。但是,宫廷在其写作中的存在,不仅提供了一种政治合法性的叙述底色,同时也与其知识来源密切相关;而山林本身就是一种隐逸内外的混合体,终南山与长安之间关系密切,隐逸的时期显然就与长安社会之间有所互动;从隐逸离开进入帝都,被视为对唐代合法性的承认,而这种承认在之后又被一次次再塑造。山林、宫廷和他与士人的交往在传记中被凸显为一个前后相继的时间序列,分别代表着孙思邈生命某个时期的特质。但是它们在孙思邈的生命各个阶段都在彼此互动,并进一步成为叙事塑造的要素。

那么在理解孙思邈传记叙事的基础上,我们又要如何理解山林对医学身分的意义?在孙思邈自己写作的身分语境之中,他的身分是与"在朝大医"相区别的,但是这与山林和宫廷的身分差异又略有错位。按照孙思邈传记的记载,他曾经在尚药局任职,也就是他曾经进入过医学官署。因此他与在朝大医身分的区别,与前一章的分析一样,关键在于医学的出身。因此山林对于孙思邈叙事的意义,一方面试图凸显出他与在朝大医的知识来源差异。虽然我们也指出了,他们其实有很多的共同知识底色,这种共同性既在于宫廷知识对孙思邈知识构成的影响,也在于佛教和黄老在医学中转化为了一种知识来源。另一方面,山林又赋予了孙思邈在唐朝政治权力中的另一种意义,他本人在写作中试图积极参与到唐代的政治话语中,而他也在历史叙事中成为了唐代帝王合法性的一个旁证和配角。

在这一章之中,对于医者身分叙事的关注,已经开始离开了传记资料,而开始观察医者的著作对理解他们的身分有何帮助。其中关注的不仅是"作者"的意图和文本呈现的撰述取向,也是文本本身的特性,比如文类、文本中不同人称的使用等等,而在下一部分将全面的检讨文本运作与身分叙事之间的互动。

文本·权威·流动

站在窗沿的鹦鹉波妮歪头目送马休离去之后，马上飞到杜立德医生的看诊桌上，神气活现地说："那家伙讲得真有道理，你就是应该这么做！"

　　"噢，但是天下的兽医多得是！"杜立德医生正把花盆放到窗外去淋雨，心不在焉地随口回答。过了两秒后，他好像触电般跳起来，直盯着这只心爱的鹦鹉，舌头打结着问道："波……波妮，你……会说话？"

　　"我当然会说话，我经常在说话的，不是吗？"

　　"可是，那一切只是一些像'你好吗？'、'我叫波妮'这样的简单句子，不像是有意义的组合。"

　　"哦！这我可是不同意！我说的话一向都是很有意义的。"

　　"但为什么我总是听不懂呢？"

　　"因为我说的是鸟话，可是你对鸟话却一窍不通哩！"

　　……

　　"的确悦耳极了！"杜立德医生向波妮热情地要求："再多告诉我一些你们的语言，好不好？"

　　"哼，你要先答应我那件事。"

　　"哪一件事？"

　　"做兽医呀！让那些笨头笨脑的人知道，你是世界上最好的医生。面对现实吧！你只有成为动物医生才能够将你的事业推向高潮，然后还赚一大笔钱，安排我们这个可爱的动物家庭。"

　　"我答应！我答应！"

　　杜立德医生不等波妮说完，就心花怒放地叫喊着上前捧住它，在它长着细软羽毛的头顶上，用力亲吻一下。

Hugh Lofting, *The Story of Doctor Dolittle*, *Being the History of His Peculiar Life at Home and Astonishing Adventures in Foreign Parts*

（陈晖阳译《杜立德医生的故事》）

第五章 "撰者"的意义

——隋至唐前期医学著作的权威塑造与历史语境

引　言

在本章中会讨论隋至唐代前期的三本医学著作,包括《诸病源候论》、《新修本草》和《黄帝内经太素》,这三本著作都至少有一部分内容传世。但除了传世的内容之外,我们对这三部书籍的编纂过程,都了解有限,最有用的线索都是其"作者"的题名或者名单。于是问题回到了我们之前的讨论,即,一方面,如何通过这些"作者"的题名或者名单理解医学书籍中意义创造和传递的过程;另一方面,如何通过这些著作理解参与医学文本写作、阅读、传递等诸环节的角色和身分,而"作者"是第一个要讨论的身分和角色。

如导论中引述宇文所安(Stephen Owen)的论断,在中文之中作者(author)①和权威(authority)并没有词源上的联系,也就是说,在中文之中,作者对于文本的控制并非来自作者一词本身的意涵。但是这却并不妨碍陆威仪(Mark Edward Lewis)展示中国古代的写作与权威之间更为

---

① 在本章之中,凡使用作者一词,都是在 author 的意义使用这个术语,在后文不再括注英文;在一般意义上描述写作书籍和文本的身分时使用"写作者"一词;而使用"撰者"等词时,则是强调在历史文本中使用的描述写作者和文本之间关系的动词是什么,并试图分析其历史语义的展开。

复杂的关联，以及外在的其他力量如何参与其中，包括宗教、政治和师授①。而柯马丁（Martin Kern）则对早期中国作者的起源提供了一个更为复杂的历史图景，以为在战国的知识语境下，六艺的文本和礼仪实践中没有作者的立足之地。《诗》和《易》中，作者的缺席都不是缺点，而是其文本和传统权威的一部分。而《五经》变成需要作者的文本，孔子被重构成作者的形象，不可能早于汉代。而个体作者出现关键性的文本是司马迁的《史记》。司马迁在其著作中创造出个体作者的谱系，又以自身的苦难将自己强化为《史记》的个体作者。但是"作者"的成立并非是司马迁个人的创造，其深层的原因在于帝国对于文本传递的意义，因而，他强调，作者是文本和帝国的功能②。这样的论述基于司马迁《报任安书》中的一段叙述：

> 盖西伯（文王）拘而演《周易》；仲尼厄而作《春秋》；屈原放逐，乃赋《离骚》；左丘失明，厥有《国语》；孙子膑脚，《兵法》修列；不韦迁蜀，世传《吕览》；韩非囚秦，《说难》《孤愤》；《诗》三百篇，大底贤圣发愤之所为作也。此人皆意有所郁结，不得通其道，故述往事、思来者，及如左丘明无目，孙子断足，终不可用，退论书策，以舒其愤，思垂空文以自见。③

在柯马丁的论述中，注意到了司马迁将个体写作者与文本相联系，但是却忽视司马迁使用了多样而复杂的动词以区别描述这种联系，这些不同的动词，都是在表示同一种作者和问题的关系吗？还是词汇的差异也展示了个体和文本之间关系的微妙区别。如果回到本章要讨论的三部著作，它们都有一个共同性的特征，即其中都提及"奉敕撰"。"奉敕撰"有两个层次，其一，"奉敕"将写作与国家的权力运作联系了起来；其二，则是用动词"撰"将写作者和文本联系起来。我们先来讨论后一个层次。

---

① Mark Edward Lewis, *Writing and Authority in Early China*, State University of New York Press, 1999.
② 柯马丁《孔子：汉代作者》，《从游集：恭祝袁行霈教授八秩文集》，北京：中华书局，2016年，104—133页；又《〈史记〉里的"作者"概念》，柯马丁、李纪祥主编《史记学与世界汉学论集续编》，台北：唐山出版社，2016年，23—61页。
③ 《汉书》卷六二《司马迁传》，北京：中华书局，1962年，2735页。

所谓"撰",慧琳《一切经音义》卷二七言："撰,述也。"①卷四九又引《韵英》言："撰者,修著也。"②《广韵》又言："撰,撰述。"③李惠仪（Wai-yee Li）指出"撰"在公元 1 世纪开始普遍的被使用来指代写作者与文本之间的关系④。而撰在指代写作者与文本之间的关系时,不仅指向写作,也指向"集"（compile）,即曹丕在《与吴质书》中所谓："顷撰其遗文,都为一集。"⑤也就是说,它不仅意味着写作者对于文本的创造,也在强调写作者如何将文本的碎片变为整体。如果我们回到《隋书·经籍志》中描述写作者与书籍关系的词汇,包括：传、注、撰、撰议、章句、集解、训、释、笺、解、集、集注、录、私记、抄/钞、解诂、述、义疏。而最为常用的就是"撰"和"注"。如果从这个角度理解,"撰"似乎是区别于注释之外的著作方式。但是如果我们进入具体的文本之中,情况却更为复杂。

然后我们回到"奉敕",这个词将文本的创造与王朝联系了起来,但是这样的关系却并不简单。柯马丁论述的另一个有趣之处,在于将个体作者与"帝国"相联系。"帝国"（empire）本身就有其复杂的意涵⑥,但是这里只想接着"奉敕撰"提出一点,即"奉敕"的著作需要被视为皇帝的个体意图,还是所谓"国家"的意图⑦? 在两者之间是否还有其

---

① 徐时仪校注《一切经音义三种校本合刊》,上海古籍出版社,2002 年,1370 页。
② 徐时仪校注《一切经音义三种校本合刊》,1370 页。
③ 《宋本广韵》,北京：中国书店,1982 年,267 页。
④ Wai-yee Li, "Concepts of Authorship", *Oxford Handbook of Classical Chinese Literature* (*1000 bce - 900 ce*), Oxford University Press, pp.361 - 362.
⑤ 《艺文类聚》卷二六"人部十"所引,见汪绍楹校注《艺文类聚》,上海古籍出版社,1998 年,478 页。
⑥ Empire 一词用于指涉中国的学术史请见曹新宇、黄兴涛《欧洲称中国为"帝国"的早期历史考察》,《史学月刊》2015 年第 5 期 52—63 页。葛兆光《名实之间——有关"汉化"、"殖民"与"帝国"的争论》,《复旦学报（社会科学版）》,2016 年第 6 期,1—11 页。但本文关注的重点不是 empire 是否能用来指涉帝制中国,或者这样的观察产生了怎样的错位,而是关于皇帝和国家在修撰中的角色是否是单一的,要如何区分层次。
⑦ 按照《大唐六典》的解释："凡都省掌举诸司之纲纪与其百僚之程式,以正邦理,以宣邦教。凡上之所以逮下,其制有六,曰：制、敕、册、令、教、符。（天子曰制,曰敕,曰册。）"但是国家的官僚制度和文书运作使得王言显然并非只是皇帝的个人意志,相关讨论见李锦绣《唐"王言之制"初探》,李铮、蒋忠新主编《季羡林教授八十华诞纪念论文集》,南昌：江西人民出版社,1991 年;中村裕一《唐代制敕研究》,东京：汲古书院,1991 年;又《隋唐王言の研究》,东京：汲古书院,2003 年。

他层面①? 同时,"奉敕撰"还展开了另一个层面,即,奉敕撰写者以怎样的身分参与到书籍的编撰中,是他/他们本身的知识兴趣,还是他们所担任的官职,即其所在的官署的职能? 这些问题展开了另一个维度,即撰写书籍是否是一种职位性的职能? "帝国"的描述同时可能产生一种"幻象",这个幻象中,奉敕修撰被视为代表国家或皇帝的意图,基于整个国家和宫廷的文化资源,之后藉由国家和宫廷的力量进行传播,进而将其视为一种整体性的思想史的基础,而忽视了其中机构和写作群体的差异。而本章试图以三本书的个案研究讨论这两个问题,第一,"撰"如何在隋至唐初的历史语境中建立起了写作者与书籍之间的关系? 而这种历史语境中的关系其实就是"撰者"的历史语义学。第二,不同的写作者在"奉敕"修撰时,他们的身分与写作如何与这个时代的知识表述和身分要素互动。

第一节　《诸病源候论》与"撰者"的意义

一　《诸病源候论》的"撰者"争论

短祚的隋代,在中国医学史中很少被单独提及,一旦被提及,往往都与一本著作相关,即《诸病源候论》。只是这本著作本身尚存种种疑问,而其中撰者的问题总是被重点讨论。《诸病源候论》撰者的记载,始自《隋书·经籍志》,其中著录《论病源候论》五〔十〕卷,并注"目一卷,吴景贤撰"②。之后,《旧唐书·经籍志》著录《诸病源候论》五十卷,吴景撰③,《新唐书·艺文志》著录同名两书,分别为吴景、巢氏撰④,而宋以后著录均为巢元方撰,并称巢氏大业中为太医博士。金泽文库藏南宋坊刻本在每卷

---

① 近来研究者已经注意到宫廷写作的复杂性,比如林晓光在讨论南朝的贵族文学时,又将其区分为宫廷文学、朝堂文学和贵族生活文学,见林晓光《王融与永明时代——南朝贵族及贵族文学的个案研究》,上海古籍出版社,2014 年,33—34 页。
② 《隋书》卷三四,北京:中华书局,1973 年,1044 页。
③ 《旧唐书》卷四七,北京:中华书局,1975 年,2049 页。
④ 《新唐书》卷五九,北京:中华书局,1975 年,1567 页。

下有"隋大业六年太医博士臣巢元方等奉敕撰"①。关于《诸病源候论》的撰者记载,自宋代开始发生了变化,宋以前的记载,以吴景贤或者吴景为撰者,而宋代开始,巢氏或者巢元方修撰的记载开始凸显,其原因为何,并不清楚。

而自《四库全书总目提要》以来,开始重新重视吴景贤或者吴景为撰者的记载。其中认为吴景贤为吴景监之讹,即吴景监修,而巢元方为编纂②,试图调和记载的矛盾。冈西为人在《北史·麦铁杖传》中找到医者吴景贤之名,以证《提要》之误③。最近范家伟注意到《吴续墓志》记其父吴景达为隋唐两代的尚药奉御,并推测吴景达可能为《诸病源候论》的修撰者④。不过,吴景贤和吴景达也可能并非一人,而是同辈的吴氏家族成员。杨德秀(Dolly Yang)注意到《天台山方外志》记载隋炀帝为晋王时,吴景贤曾任典签,但是她并未确认这就是《诸病源候论》的撰者⑤。

纷繁的记载也使得撰者的争论难以确论。而金泽文库本中所谓的"巢元方等"一言,意味着这是一个不完整的撰者名单,使得原有的问题更为复杂。不过,范家伟的研究打开了进一步理解《诸病源候论》修撰的更多维度,在导论中曾提到他关于隋唐医学"南朝化"的论述,其中重要的证据就是巢氏家族和吴氏家族都来自南朝,并参与编撰《诸病源候论》,这证明了南朝医学对于隋唐时代的影响⑥。他从有限且存在争议的"撰者"记载出发,追索其所代表的知识传统,提供了超越具体的撰者争论,而从撰者背后所昭示的社会文化属性来理解《诸病源候论》的思路。若延续这一思路,这个不完整且有争议的撰者名单可以提供的更为复杂的历史信息,包括南北的差异,医学家族和医官身分。这些要素在前文的讨论中都曾

---

① 丁光迪校注《诸病源候论校注》,北京:人民卫生出版社,1992 年,1 页。
② 《四库全书总目提要》卷一〇三,台北:商务印书馆,1983 年,2090 页。
③ 冈西为人《宋以前医籍考》,北京:人民卫生出版社,1958 年,570 页。
④ 范家伟《大医精诚——唐代国家、信仰与医学》,台北:东大图书公司,2007 年,50—52 页。
⑤ Dolly Yang, "Prescribing 'Guiding and Pulling': The institutionalisation of therapeutic exercise in Sui China (581 - 618 CE)", Ph. D. dissertation, the Department of History, University College London, 2018, p.270.
⑥ 范家伟《大医精诚——唐代国家、信仰与医学》,52—56 页。

展开,而这里要进一步追问的是,如何将它们作为我们理解《诸病源候论》的线索。

那么,巢氏家族和吴氏家族,以及太医博士和尚药奉御的职位,作为"撰者"的身分要素,能带给我们怎样的认识呢? 我们需要在一个动态和整体的视野中来观察医学家族和隋代医学官署的关系。如果观察史志中记载的隋代医学官署的职位和员额设置,无论是尚药局还是太医署,其中都出现职位和员额膨胀的现象。北周灭北齐、隋灭陈之后,没有在战乱中丧命的医学官员很可能会进入战胜的政权服务,这必然带来医学官署内人员的增加①。但是人员的增加是否会转化为一种制度上职位和员额设置的膨胀? 同时,这种制度上膨胀是否仅仅是为了因应人员的增加,还是意味着亡国的政权随着人员的留任而转化为了一种制度渊源。隋承北周,但是隋文帝废北周制度之后,隋代的制度模式似乎是来自北齐。隋灭陈之后,陈的制度是否对隋的制度有所影响?

我们先从尚药局说起,前文已经提及医学家族进入尝药机构而使尚药局在人员的层面得以成立,这来自北魏至北齐的传统,而北周似乎依然在使用恩幸作为尚药。隋代北周之后即废北周官制,但其接受北齐的制度的过程并不清楚。而医学家族成员的个体经历,则会为制度的互动和变迁提供线索。第三章在讨论许氏家族时已经提及许澄,《隋书》卷七八记:"(许)澄父奭,仕梁,为中军长史,随柳仲礼入长安,与姚僧垣齐名,拜上仪同三司。澄有学识,传父业,尤尽其妙。历位尚药典御、谏议大夫,封贺川县伯。父子俱以艺术名重于周隋二代,史失其事,故附云。"②许澄很

---

① 尚药局隋代最主要的职位和员额的设置变化,是司医、医佐和按摩师的设置,《唐六典》记:"司医四人,正八品下;(隋大业中置,皇朝因之。)医佐八人,正九品下;(隋大业中置,皇朝因之。)……按摩师四人;(隋有按摩师一百二十人,皇朝减置。)"太医署在北周和隋代员额膨胀最明显的位置是医师和医生,《唐六典》记:"隋太医有师二百人,皇朝置二十人,医工一百人。"北周的医生员额是最多的,隋唐之后逐渐递减:"后周医正有医生三百人,隋太医有生一百二十人,皇朝置四十人。"此外还有按摩师和按摩生,《唐六典》记:"按摩师四人,按摩工十六人,(隋太医有按摩师一百二十人,无按摩工,皇朝置之。)按摩生十五人。(隋太医有按摩生一百人。皇朝武德中置三十人,贞观中减置十五人也。)"在后文会进一步讨论按摩师和按摩生的员额问题。

② 《隋书》,北京:中华书局,1973 年,1783 页。

可能是隋代初期的尚药典御,他在北周时已经入北朝,他的经历一方面意味着隋代周之后医学官署中人员的延续;另一方面,许澄以医学任尚药典御,似乎意味着在尚药官员的选择上,隋代接受了北齐的传统,甚至有可能在北周后期已经受到北齐的影响。

之后重要的政治变化则是隋灭陈,由陈入隋的医官,包括许胤宗和吴景达。许胤宗,《旧唐书》卷一九一《方伎传·许胤宗传》记:"陈亡入隋,历尚药奉御。"①那么其入隋,担任尚药典御的时间应该在隋灭陈(589)之时,若按照制度记载,此时应尚未将官称改为尚药奉御。《旧唐书》传记中的官称,是否意味着,许胤宗在大业三年改官称之后,依然担任此职? 至于吴景达,第三章已经讨论过,他的家族也是由陈入隋。按照《大唐六典》中记载的尚药奉御的员额为二,那么在修撰《诸病源候论》时,两位尚药奉御分别是吴景达和许胤宗,两人应该都是隋灭陈之后,自陈入隋的医官。他们担任尚药奉御,意味着来自陈的医官取代了北周的医官(即使北周的部分医官也是来自南朝,只是更早北奔)。本书一开始即提到许胤宗在唐初骨蒸流行之时拒绝撰写医书的故事,那么许胤宗是否参与其中本身就是一个有趣的问题。

此外,在隋代尚药局任职的,还有在第三章已经讨论过的许氏家族的成员许弘仁。但是由于并不清楚许弘仁是来自于许智藏一支,许澄一支还是其他支系。因此不能确定他的支系是在南北朝时就已经北奔,还是隋灭陈之后入隋。另外,《隋书》卷四帝纪四"炀帝下"所记参与江都之乱的名单:"右屯卫将军宇文化及,武贲郎将司马德戡、元礼,监门直阁裴虔通,将作少监宇文智及,武勇郎将赵行枢,鹰扬郎将孟景,内史舍人元敏,符玺郎李覆、牛方裕,千牛左右李孝本、弟孝质,直长许弘仁、薛世良,城门郎唐奉义,医正张恺等,以骁果作乱,入犯宫闱。"②其中与许弘仁一起担任尚药局直长的还有薛世良。但其家族来源和知识渊源,都没有进一步的资料。

---

① 《旧唐书》,北京:中华书局,1975 年,5091 页。
② 《隋书》,93 页。

就目前所知的资料,在《诸病源候论》修撰时,尚药局中的重要医学家族是许氏和吴氏家族,尚药奉御的职位由灭陈之后入隋的医官担任,而其以医官担任尚药奉御的制度传统则与北齐相关。

在讨论了尚药局之后,让我们转向太医署。关于太医署中官员的记载更少。我们知道在《诸病源候论》修撰时,巢元方任太医博士。除此之外,《唐故国子律学直讲仇君(道朗)墓志铭》中记:"夫人隋太常寺太医令黄鹤之女也。"①前文《隋书》卷四帝纪四"炀帝下"所记参与江都之乱的名单还提及医正张恺。我们并不清楚黄鹤和张恺的来源,他们并非来自我们熟悉的医学家族。担任太医博士的巢元方是来自南朝的医学家族。《唐六典》"医博士"条追溯医博士职位的制度来源:"晋代以上手医子弟代习者,令助教部教之。宋元嘉二十年,太医令秦承祖奏置医学,以广教授;至三十年省。后魏有太医博士、助教。隋太医有博士二人,掌医。"②按照这段叙述,开医学而授生徒的传统来自于南朝宋,而太医博士的职位设立则来自于北魏,《唐六典》试图将此职位描述为南北传统的汇合。

另外需要注意的是,巢元方为太医博士,吴景达为尚药奉御,这与金泽文库本中的"奉敕撰"之语都证明《诸病源候论》是隋代"官修"的医书。但是这里还有一个问题,即医官参与修撰医学书籍的制度传统何来?《魏书》卷九一《李修传》记:"高祖文明太后时有不豫,修侍针药,治多有效,赏赐累加,车服第宅,号为鲜丽,集诸学士及工书者百余人,在东宫撰诸《药方》百余卷,皆行于世。"③《魏书》卷九一《王显传》记:"世宗诏显,撰《药方》三十五卷,班布天下,以疗诸疾。"④李修和王显在第二章已经提及,李修曾任太医令,而王显曾任侍御师,虽然我们并不清楚其撰写医书时是否还在担任医官。但是这可能意味着,医官参与修撰医书的制度渊源来自北朝。不过,《李修传》中强调参与撰《药方》的除了李修之外,还有诸学士,而工书者可能是担任抄写编成的《药方》的职责。也就是说,宫廷不仅提供了

---

① 周绍良主编《唐代墓志汇编》,上海古籍出版社,1992 年,891 页。
② 《大唐六典》,299 页。
③ 《魏书》,1966 页。
④ 《魏书》,1970 页。

书籍修撰的机构基础,也提供了书籍生产的机构基础。由此,在撰者背后的身分要素,并非仅仅是知识传统的地域,南方或北方,也包括他们在医学家族和医学官署中的角色,同时还包括他们在医学实践和医书编纂中的角色差异。在这里撰写的背景中,医学家族和医学官署都成为其基本要素之一,但问题的核心是这样的"撰者"结构要在怎样的历史传统中理解,同时如何与书籍的内容相关联。

二 隶事与分类——《诸病源候论》的文本结构与隋代宫廷的书籍文化

在进一步讨论书籍撰者与书籍之间的关系前,需要清理两个相互关联的基本问题,即,《诸病源候论》是一本怎样的著作? 它是如何修撰的? 宋代镂版刊刻此书时,宋绶尝言:"盖诊候之教,肇自轩祖;中古以降,论著弥繁。思索其精,博利族众,乃下明诏,畴咨旧闻,上稽圣经,旁摭奇道,发延阁之秘蕴,敕中尚而雠对。《诸病源候论》者,隋大业中太医巢元方等奉诏所作也。会粹群说,沈研精理,形脉之证,罔不该集。明居处、爱欲、风湿之所感,示针镵、挢引、汤熨之所宜。诚术艺之楷模,而诊察之津涉。"①即以为此书的内容是"诊候之教"。但是"诊候之教"的著作要如何在中古时代医学知识的版图中理解,却依然是问题。

要观察此书在中古时代医学知识版图中的位置,也就意味着一种分类,它跟哪些著作是相近的,可以被视为同类的著作。而找寻同类著作的路径可以有两种。其一,是根据书题"关键词"的相同或相似,在这个时代的著作中,确实有以"病源"或"疾源"为题的。比如《隋书·经籍志》中记录的《宋大将军参军徐叔响(向)本草病源合药要钞》五卷,《徐叔响(向)、谈道述、徐悦体疗杂病疾源》三卷,《甘浚之痈疽部党杂病疾源》三卷。《诸病源候论》是否应该放在这样一类著作之内? 但是这些著作大部分并未传世,其内容如何? 是否与《诸病源候论》相一致? 这些问题都很难回答。其二,则是观察在中古史志著录中,《诸病源候论》的位置。在《隋书·经

① 丁光迪校注《诸病源候论校注》,20页。

籍志》里,《诸病源候论》被放置于《辨病形证》和《五藏诀》之后,《服石论》之前①,其位置大致在诊候之书的部分。在《旧唐书·艺文志》中,其位置在《补养方》等之后,《四海类聚单方》、《太官食法》、《太官食方》之前②;在《新唐书·艺文志》中,其位置在《名医别录》之后,《徐嗣伯杂病论》之前③。显然在这三部史志的编撰者眼中,《诸病源候论》的知识分类有略微的偏移。而若将两种路径加以综合使用,也会发现值得注意的结果,比如《隋书·经籍志》将《宋大将军参军徐叔响(向)本草病源合药要钞》等著作与《医方论》、《王叔和论病》、《张仲景评病要方》等并列在一起,并未与《诸病源候论》相并列。这意味着理解《诸病源候论》的两个要点,其一,如其题目所示,它是关于病源和病候的著作,而"诸病源候"意味着它追求病源候的全面和完整,甚至是尝试"辑录"出汉唐间各个症候下大部分的病名,并加以平行排列。其二,则是《诸病源候论》与医方之间关系,它有论无方,但是其中却又不断提到"别有正方"。其内容与医方之间的关联,也是疑问。按照《中国科学技术史(医学卷)》中的看法,同时编纂的《四海类聚方》可能就是与其配套的方书④,但是按照《诸病源候论》的分类系统,是否能够在每一分类的病候下都有药方,却是疑问。也就是理解《诸病源候论》在这个时代医学知识版图内的位置,就需要理解病源类著作与医方类著作之间的关系。

要弄清楚《诸病源候论》在病源类著作和医方类著作之间处于怎样的位置,就需要理解什么是"病"和"候"。这个问题并非是为了简单解释其意思,而是试图讨论它们作为范畴如何在文本中成立的。如果从导论所引许胤宗的论述来看,病被视为可以被脉诊辨别,进而被单一味药物治疗,也就是说其成立不仅是身体出现的异状,体现为脉等征象,也是能被诊断和药物治疗所确认的过程。许胤宗认为如果能够通过脉诊清晰辨认

---

① 《隋书》卷三四,1044 页。
② 《旧唐书》卷四七,2049 页。
③ 《新唐书》卷五九,1567 页。
④ 廖育群、傅芳、郑金生《中国科学技术史(医学卷)》,北京:科学出版社,1998 年,243—244 页。

病候,即可单用一味药。即在病候—脉象—药物之间可以建立起单一而清晰的对应关系。但是药方的知识传统却并非以单方对应单一的病候,医方中不同药物的组成和同一医方可能对不同的病候都能产生治疗效果,使得方书的文本结构出现了分类上的困难。若以治疗的病候为中心,即需要全面的收罗病候,之后,如何将药方对应到病候并将其区分形成容易查找的文本顺序是最重要的。葛洪就批评其所见的方书“殊多不备,诸疾病其尚未尽。又浑漫杂错,无其条贯,有所寻按不即可得而治”,而自己所编的《玉函方》“皆分别病名,以类相续,不相杂错”①。陶弘景则批评葛洪的《肘后备急方》“不暇殊题,喉舌之间,亦非异处,入冢御气,不足专名,杂治一条,尤是诸病,部类强致殊分,复成失例”②,而建立更为简单的总体分类原则:“察病虽千种,大略只有三条而已:一则府藏经络因邪生疾;二则四支九窍,内外交媾;三则假为他物,横来伤害。此三条者,今各以类而分别之。贵图仓促之时,披寻简易故也。”③在这样一种理想性的状况之下,方书的分类基于病因,而其分类的明晰也就可以协助罹患疾病时查检的便利,这种需求造成了病和候分类的意义。但是这个时代的医方书中也有不同的文本结构,比如《范汪方》,它可能并不是以疾病为方书分类的基础④。在这个意义上,《诸病源候论》对病候整理乃至分类系统的建立,与许胤宗的论述取向相一致,却也不是这个时代病源和方药知识的唯一取向。

那么这种取向是如何产生的,或者为何被《诸病源候论》的撰者所选择?这显然不是仅仅因为医学知识内部的动力。在第二章曾讨论到《宋大将军参军徐叔响本草病源合药要钞》等著作的修撰与中古时代抄撰的知识风气之间的关系,它意味着,将知识内部的不同分类的著作通过抄撰加以贯通和整合。《诸病源候论》是否与这些著作共享同样的知识构成的底色?这就需要回到《诸病源候论》的修撰方式。讨论《诸病源候论》的修

---

① 王明校释《抱朴子内篇校释》,北京:中华书局,2002 年,272 页。
② 葛洪撰,陶弘景增补《葛洪肘后备急方》,北京:人民卫生出版社,1963 年,4 页。
③ 《葛洪肘后备急方》,5 页。
④ 《范汪方》的结构可参见高文铸对其的复原,见高文铸校注《外台秘要方》,北京:华夏出版社,1993 年,918 页。

撰方式时需将视野略微扩大,它的修撰并非是一个孤立的文化现象,《资治通鉴》卷一八二《隋纪》六记隋炀帝时期的书籍修撰:"帝好读书著述,自为扬州总管,置王府学士至百人,常令修撰,以至为帝,前后近二十载,修撰未尝暂停,自经术、文章、兵、农、地理、医、卜、释、道乃至蒲博,皆为新书,无不精洽,共成书三十一部,万七千余卷。"①隋炀帝对于书籍修撰的兴趣,从他开皇十年(590)任扬州总管开始,一直延续近二十年。如果《诸病源候论》完成于大业六年,显然是此书籍修撰工程的组成部分之一。要理解《诸病源候论》的修撰,需要在隋炀帝时代书籍修撰的整体中加以观察这种修撰的基础是隋代和隋炀帝时期对书籍的收集,这一点在《隋书·经籍志》序中有详细的叙述。而此时期修撰成的书籍可粗分为两类,一种是某类知识的汇集,比如《江州集礼》、《诸病源候论》之类,《隋书·文学传·潘徽》记《江州集礼》的编撰原则大概可以作为其共通的原则:"总括油素,躬披缃缥,芟芜刈楚,振领提纲,去其繁杂,撮其指要,勒成一家,名曰《江都集礼》。"②另一种则是内容更为广泛的,多为类书,典型的例证是《长洲玉镜》。但两者之间在知识生成的底色上有相通之处。这样的知识模式是第二章讨论的进一步延续,但是其背后的社会基础从士人群体的知识兴趣和需求,转化为王朝的文化取向和修撰模式。

要在这样的背景下理解《诸病源候论》,则需对其文本内容和结构的造成进行分析。第一步是详细考察每一个病和候的内容是如何建立的。在这里可以将风病作为例证,《诸病源候论》将风病放于开篇,从表面上看是与早期医学经典的论述有关,《黄帝内经素问·风论》曰:"风者,百病之长也,至其变化乃生他病也。"③但是在现存的南北朝医方中,有相当部分的重要医方并未因为风是百病之长,而将其置于开篇,包括《小品方》、《深师方》和《集验方》。这意味着在中古时代的医方中是否继承《内经》的说法将风病作为开篇的第一种疾病分类,是一种选择。《诸病源候论》"风病"以"中风候"列为第一,其中记:"中风者,风气中于人也。风是四时之

---

① 《资治通鉴》,北京:中华书局,1956年,5694页。
② 《隋书》卷七六,1746页。
③ 郭霭春主编《黄帝内经素问校释》,北京:人民卫生出版社,1998年,149页。

气,分布八方,主长养万物。从其乡来者,人中少死病;不从其乡来者,人中多死病。其为病者,藏于皮肤之间,内不得通,外不得泄。其入经脉,行于五脏者,各随脏腑而生病焉。"①这段内容也源自早期医学经典《黄帝内经灵枢·九宫八风篇》。这就是说,是否能将这种排列视为一种对早期经典的回归。《诸病源候论》的编撰之法,在对疾病的界定和症候描述,一开始则取自《黄帝内经》系的医书,以下疾病诊断,或引用《脉经》,或引用相关方论,比如伤寒之类引张仲景之书,有时并非完全遵照经典原文,并对原有经典加以删减,比如"虚劳里急候"中记"冲脉为阴脉之海"②,《脉经》卷二第四记:"冲脉者,阴脉之海也。"③但是这种整理并非全部都被认为是"合理"的,比如丁光迪就认为在肝病候中的描述:"两相比较,《脉经》文字较顺,层次清晰,概念明确,逻辑性较强,而且易于理解。"④也就是说,《诸病源候论》用于界定"病候"的文本叙述是来自从《黄帝内经》开始的医学经典,并对其进行整合编撰。中风候在风病之一开篇带有总论的性质,而其下则罗列不同的风病候,比如风痹候、风湿候、风角弓反张候等,而这些病候已见于中古方书,通过这些病候,《诸病源候论》进一步整合中古时期方书和其他医学文本中的病候叙述。比如"恶风候"记:"凡风病,有四百四种。总而言之,不出五种,即是五风所摄:一曰黄风,二曰青风,三曰赤风,四曰白风,五曰黑风。凡人身中有八万尸虫,共成人身。若无八万尸虫,人身不成不立。复有诸恶横病,诸风生害于人身,所谓五种风生五种虫,能害于人。黑风生黑虫,黄风生黄虫,青风生青虫,赤风生赤虫,白风生白虫。此五种风,皆是恶风,能坏人身,名曰疾风。入五脏,即与脏食。人虫生,其虫无量,在人身中,乃入骨髓,来去无碍。若食人肝,眉睫堕落;食人肺,鼻柱崩倒;食人脾,语声变散;食人肾,耳鸣啾啾,或如雷声;食人心,心不受触而死。脉来徐去疾,上虚下实,此为恶风。"⑤此段文字中除了

---

① 丁光迪校注《诸病源候论校注》,2 页。
② 丁光迪校注《诸病源候论校注》,102 页。
③ 《脉经校注》,北京:人民卫生出版社,1991 年,28 页。
④ 丁光迪校注《诸病源候论校注》,103 页。
⑤ 丁光迪校注《诸病源候论校注》,73 页。

五行五色的论述之外，肖荣和范家伟都指出此段文字中有四大说等佛教医学的要素①。也就是说，其中可能整合了与佛教相关的医学文本。如果从这个角度分析，《诸病源候论》中病候的成立与文本整合编撰是同一过程，整体"病"层面的成立与回归早期医学经典相关，而在大部分的"候"之中对当时不同的医学文本进行整合，以早期医学经典中的论述统合其他的医学文本。而在诸候之间，丁光迪认为其排列顺序上存在着一种连贯性②。那么，《诸病源候论》以"候"为整合医学经典和中古时代方书的文本单位，然后再根据一定的逻辑将其整合为"病"。这样一种文本整理的思路来自哪里？如果我们将这样的知识取向与当时的知识风气相比较，比如，之前的研究都将隶事视为南北朝以来类书编撰的知识模式基础。类书的编写与隶事之间的关系，已为王瑶和胡道静所强调③。隶事以一事/物为主题，凭记忆将书籍中与之相关条目归属其下。"隶事"意味着一种以"事"为中心串联起不同书籍内容的方式，可将其视为前文所讨论的博览和知识过载背景下的知识风气。以"事"为中心，显然超越了文本的文类限制，而成为博览的体现，并通过其强化记忆，而为写作服务。在关于隶事的记载中，也展示了隶事的另一功用，即作为士人知识竞争时可以直接表演的技艺。但是这个知识风气所造成的关键，却在于"事"，什么是"事"，什么可以成为"事"？事并非是"物"，而是文本中关于"物"的条目，可以被辑录，进而用于文本的再生产之中。而由此建立的分类，基础不在于区分，而在于关联，因此类书中的分类并非排他性的。"事"作为整合不同文本的基本单位，而又构成"类"，这与"候—病"的模式非常相似。但如果我们再次将其与许胤宗的论述比较时，在病源候的分类中，文本背后的病显然是重要的，其被识别进而治疗的过程，都基于此。而当其成为文本整理的过程，我们却很难确定在文本运作的背后，我们是否还能找到辨识

---

① 肖荣《麻风病"虫"说考》，《文史》2007 年第 1 辑；范家伟《张仲景〈五脏论〉研究》，《中国文化研究所学报》第 45 号，2005 年，36—37 页。

② 丁光迪校注《诸病源候论校注》，10 页。

③ 王瑶《中古文学史论》，北京大学出版社，1998 年，261—285 页；胡道静《中国古代的类书》，北京：中华书局，1982 年，23—24 页。

病候的路径。在这里,我们再次看到了许胤宗描述的困境。

这其实提供了《诸病源候论》知识结构的另一渊源,即单独的病和候虽然可以是诊断和治疗的知识基础,而将不同的文本整合到病候之下,却与这个时代以事/物为中心将文本知识加以整理的知识取向相关。

但是与隶事一样,在将文本列于事之下后,要通过怎样的结构来将其组合。在表面上《诸病源候论》是病、候的两层分类结构。之前的研究指出,《诸病源候论》一书的内容编排,其顺序大致是按照内外妇儿四大科别进行分类①。如果这个说法成立,那么《诸病源候论》实际上是一个隐含的三重分类结构。只是这个说法有两点值得进一步讨论。第一,"科"在这个时代是否是一个成立的概念? 这里所谓的内外妇儿的分类,带有现代 medical specialty 的意涵。而翻译 medical specialty 的"科"这一术语,它用于指涉医学知识的分类始自宋代,所谓大小方脉、针科、灸科、眼科、风科、疮瘇科、咽喉科、口齿科、产科、书禁科、金镞科、伤折科。无论是 medical specialty 还是宋代的诸科用于隋代都可能有时代错位的问题。第二,如果我们将内外妇儿的区别作为一种医学知识的分类,它是否在《诸病源候论》中存在? 如果存在,其知识的基础是什么?

在《诸病源候论》中观察这种分类的方式,并不是逐层区隔,而排他性的分类。相反,我们观察到了一种重复,即同样是一种病候,却需要一再出现。而这种重复指向了身体情况的区隔。比如,中风候在"内"、"妇"和"幼"的类别中都出现,而"妇"还区分为产前和产后。而风痉候,甚至涵盖了外科,有金创风痉候。也就是说,单就以上的划分而言,并非是内妇儿外的四分,而部分"类别"的身体被区隔出来,比如妊娠的身体,被特别关注,甚至进一步区分为产前和产后。这种现象的知识底色已为李贞德的研究所廓清,她曾指出,汉唐之间医方中的求子之法发生了重要的变化,汉魏六朝的求子之法较集中于房中书内,其预设读者为男性,求子之责也归于男性。而在五至七世纪的求子药方中,女性逐渐成为医方求孕、求男与求好男的焦点。一方面医方对妊娠、分娩的关注,进一步提前到行房和

---

① 丁光迪校注《诸病源候论校注》,1 页。

受孕的过程;另一方面,关于男性求子的医理与药方并没有大的突破。生育成为医者理解女性身体的重要目标,同时也成为理解女性身体的主要切入点,此点为中国古代的妇科医学奠定了性别理论的基础①。而她的研究也强调在性别化身体和文本运作之间的关系:"在五世纪到八世纪之间,却不断出现搜集、整理、摘录、分类各种医疗文献的努力。在这个过程中,男性医学专家们,透过撰写各式各样的医学著作,对女性的产育功能,从求子、怀孕、安胎、养胎,到分娩、产后保健,一步步发展出应对的措施。这些针对女性而来的医药知识和医学观点,深深地影响了传统中国对女性的看法,奠定了几百年后中医妇科学在宋代独立发展的基础。"②而在此过程中,产育作为"事"、产育的身体和专论产育的著作,三者的出现相互关联③。但是这样一个过程却不一定反映此时代医学知识分类的整体趋向。一方面,《隋书》与新旧唐书著录此类产育之书,并未将其放在医书之列,而是归类在占卜书之中④。这意味着,虽然"产育"作为整体浮现,但是这个整体在当时的知识版图中却不一定归属医学。另一方面,在之后唐代太医署的医学知识分类中,依然不见将产育知识单独区分。而成为分业的是少小。对此知识趋向,张嘉凤已有梳理。她以中古史志著录,以为刘宋时期,小儿医疗疾病逐渐受到重视,若干医者或已将其视为医学专科或分业之一。而到唐代,官方医学教育分业之中,有专以少小为业⑤。但是前文已经提及太医署内的分业以分经受业为基础,其中医学五分其业,一曰体疗,二

---

① 李贞德《汉唐之间求子医方试探——兼论妇科滥觞与性别论述》,《中央研究院历史语言研究所集刊》68.2(1997):283—367。

② 李贞德《女性的中国医疗史——汉唐之间的健康照顾与性别》,7页。

③ 比如赵益就认为中古产育类书籍的衍生,是由于择日术中禁忌事项的深入与专门化,出现关于诸多事务时日禁忌的专门书籍。他显然将产育视为一种专门的"事"。赵益《古典数术文献述论稿》,北京:中华书局,2005年,95页。

④ 李贞德亦注意到此问题,她指出:"综观《产经》内容,自把脉以验孕中知胎中男女、服药滑胎助产、产前产后之安庐向坐埋胞方位,乃至占推子嗣祸福命运等,念兹在兹,皆为产孕。九世纪末《日本国见在书目录》将其归于'医方'之属,但中国《隋书·经籍志》却将之归在'五行'而非'医方'或'医术'类中。一方面显示了其以产育为主,知识范围包罗万象的特色,另一方面亦可见传统医学之方术性格及其分类游移的现象。"见李贞德《女人的中国医疗史——汉唐之间的健康照顾与性别》,379页。

⑤ 张嘉凤《操行英雄立功差难——晋唐之间小儿医学的成立与对小儿医的态度》,《新史学》第16卷第2期,1—47页。

曰疮肿,三曰少小,四曰耳目口齿,五曰角法,此五业有治疗的疾病、有治疗的对象、有治疗的部位和治疗的方法,很难说分类有内在的一致性。

按照这些研究,产育的身体和小儿的身体在之前的医学中已经被单独关注。但是在之前的方书中,其位置却并不固定,甚至在知识分类中依然在“游移”。在此时代的医方之中,日本尊经阁文库本《小品方》的卷次,卷七为妇产之内容,卷八为少小,卷十为外科的内容。《深师方》卷六为妇科诸病,卷二七、二八为痈疽、瘿瘤等;姚僧垣《集验方》,妇产在卷十一,外科在卷八卷九。但《删繁方》中妇产之病与五脏之疾并列在卷七之中。因此,只能将《诸病源候论》的这种知识分类视为一种选择,而不是之前时代知识分类的必然走向。但是《诸病源候论》成立之后显然强化了这种知识乃至身体观念的分类。

要试图讨论这种编写背后的社会基础变化,医学书籍本身的变化本不足以展示全面的图景。因此也需要与此时代其他的著作相比较,在这里再次以类书的编撰为对比对象。我们需要再次回到“隶事”,而这一次关注的重点不在隶事本身,而是参与隶事者的身分和社会关系。《太平御览》“博学”引萧子显《齐书》曰:“王俭自以博闻多识,读书过陆澄。澄曰:‘仆年少来无事,惟以读书为业。且年已倍令君,令君少便鞅掌王务,虽复一览便谙,然其卷轴未必多仆。’俭集学士何宪等,盛自商略。澄待俭语毕,然后谈所遗漏数百千条,皆俭所未睹。俭乃敬服。俭在尚书省,出巾箱几案杂服饰,令学士隶事事多者与之,人各得一两物。澄后来,更出诸人所不知事复各数条,并夺物将去。”[1]王俭和陆澄等的隶事之争,在士人群体之中,亦成为当时士人知识风气的体现,之后关于隶事的争论则将梁武帝作为重要的角色:

> 《太平御览》卷九六四引《梁书》曰:沈约常侍宴,会豫州献栗,径寸半,帝奇之,问众栗事多少,与约各疏所知。约少帝三事。约出,谓人曰:此公护前,不让即羞死。帝以其言不逊,欲抵其罪,徐勉固谏,乃止。[2]

---

[1] 《太平御览》卷六一二“学部”六,北京:中华书局,1960 年,2882 页。
[2] 《太平御览》卷九六四“果部”一,4278 页。

《太平广记》卷一九七引《卢氏杂说》记：梁武帝多策事。因有贡
径寸栗者,帝与沈约策栗事。帝得十余事。约得九事。及约出,人问
今日何不胜。约曰。此人忌前,不让必恐羞死。时又策锦被事。①

《南史》卷四九《刘峻传》云：武帝每集文士策经史事,时范云、沈
约之徒,皆引短推长,帝乃悦,加其赏赉。会策锦被事,咸言已罄,帝
试呼问峻,峻时贫悴冗散,忽请纸笔,疏十余事,坐客皆惊,帝不觉失
色。自是恶之,不复引见。②

梁武帝作为角色的加入,使得这样的风气不仅存在士人之间,也在于帝王
与臣子之间。但是以梁武帝早年之经历,可推测其最初参与此种知识实
践之时尚未为皇帝,也就是说,他与沈约、刘峻的隶事之争,本可视为王俭
时代士人之间知识风气的延续,但是因为梁武帝获得皇位,使得其中的关
系发生了微妙的变化。

而《华林遍略》的修撰与之相关,《南史》卷四九《刘峻传》载："及峻《类
苑》成,凡一百二十卷,帝即命诸学士撰《华林遍略》以高之,竟不见用。"③
此段叙述将《华林遍略》的修撰放在梁武帝与刘峻竞争的语境之中。但是
梁武帝的修撰不再是他个体的努力,而是以诸学士协助修撰。但是这样
的修撰显然具有双重的模糊性质,即,这部著作是皇帝作为个体的修撰还
是"国家"的修撰。一方面,诸学士的加入使得修撰脱离了皇帝作为个体
的主导;另一方面,在这些强化梁武帝的嫉妒心的叙事中,皇帝依然在跟
士人的修撰竞争,却又再次彰显了皇帝的个体性。《南史》卷七二《文学
传·何思澄传》记何思澄参与编撰《华林遍略》的过程："思澄重交结,分书
与诸宾朋校定,而终日造谒。每宿昔作名一束,晓便命驾,朝贤无不悉狎,
狎处即命食。有人方之楼护,欣然当之。投晚还家,所赍名必尽。"④即使
是参与宫廷修撰,却依然在士人交往的网络之中以求"校定",更凸显了此

① 《太平广记》卷一九七"博物",1478 页。
② 《南史》,北京：中华书局,1975 年,1219—1220 页。
③ 《南史》,1648 页。
④ 《南史》,1783 页。

修撰过程的复杂性。而在南朝,皇帝并非唯一参与到类似的修撰过程中的皇室成员,其他皇室成员也参与到这个宫廷与士人文化之间微妙的文化修撰格局中。我们如果回到医书的修撰,在讨论隋唐时代官修医书的渊源时,前文曾提到北朝的例证,而在南朝也有宗室成员支持的医书修撰,《隋书·经籍志》里著录的《宋建平王典术》一百二十卷,按照《宋书》"建平宣简王宏传"的记载,刘宏"少而闲素,笃好文籍",同时"少而多病"①,构成了他府中组织修撰方书的因缘,这样的修撰以建平王府中的门客来完成。

而北朝受《华林遍略》的影响修撰了《修文殿御览》,此修撰值得注意的地方是文林馆的建立。《北史》卷八三《文苑传序》又称:"(武平)三年,祖珽奏立文林馆,于是更召引文学士,谓之待诏文林馆焉。"②在这里机构性的因素进一步凸显,机构性的因素代表了国家力量的强化。如果对比前文所讨论的李修和王显编撰的药方,一方面是他们医官的身分,另一方面则是强调以统治者的诏书为修书之因缘,之后又有颁布天下的举措。统治者个体在此过程中扮演的角色被强化,而颁布天下的举措又使得其脱离统治者而带有国家性的意义。

如果我们回到隋炀帝时代的修书,会发现前文提到的南北两方的意义都在延续。隋炀帝自其任扬州总管时开始的修书工程,本身就带有对南方知识的兴趣,这与隋唐知识的医学群体多数有南方的知识背景相一致。但是北方所提供的机构支持和制度传统,同时也逐渐在修书与国家之间建立起一种关系③。机构性的因素和国家力量的强化,则创造出一种完全不同的知识类型。南北朝以来抄撰的知识风气,在国家作为机构背景和支持之后转化为一种新的修撰现象。由此,《诸病源候论》呈现出一种以病候为主题,从医书中抄撰的修撰模式,但是病候的分类却不是以排他性为基础的。

---

① 《宋书》,北京:中华书局,1974 年。
② 《北史》,北京:中华书局,1974 年,2780 页。
③ 田晓菲在她对类书和钞的讨论中也提及帝国(empire)的因素,见 Tian Xiaofei, "Literary Learning: Encyclopedias and Epitomes", *The Oxford Handbook of Classic Chinese Literature*, pp.132 - 146.

三 病候著作中的导引之法

在《诸病源候论》中另外一个值得注意的部分,在于其不列正方,而以导引法列于部分病名之下。这是一个很好的例证,让我们不仅能观察《诸病源候论》文本修撰的运作过程,同时也帮我们理解,这个文本在完成之后可能是如何使用的。

《诸病源候论》中的导引法是一种重新整理经典的方式,在《诸病源候论》中并非没有治疗的方式,而是在病候之后罗列导引法,分别有二百八十七处。但是如何理解其中导引的方式? 导引法大多引用自《养生方》、《养生经要集》《养生方导引法》,但引述方式并非大段引述,而是以"又云"截取。《养生方导引法》又见于《外台秘要》、《普济方》所引。目前的文献比较研究,已经指出其中收录的导引法与《养性延命录》、《太上导引养生经》的相似性。《养性延命录》在《崇文总目》、《宋史·艺文志》和《通志·艺文略》中著录,言为陶弘景撰①。而《通志·艺文略》中又著录同名著作:"又二卷,孙思邈撰"②。汤用彤根据其文体和内容,似以陶弘景编集之说为是③。朱越利又补充证据,支持此说④。麦谷邦夫等在翻译《养性延命录》时,认为此书完成于唐代中期⑤。《道藏提要》根据其中所辑录的内容下至魏晋,而不及南北朝,推测此书为陶弘景所辑。并推断孙思邈所集可能为另外一书⑥。徐源(Michael Stanley-Baker)则认为此书是在650—763 年之间一位不知名的作者所编集⑦。郑灿山则将《养性延命录》

①《宋史》卷二〇五。北京:中华书局,1977 年,5191 页;《通志》中书名为《养性延命集》,见《通志》卷六七,794 页。
②《通志》卷六七,794 页。
③ 汤用彤《读〈道藏〉札记》,《历史研究》1964 年第 3 期,183—184 页。
④ 朱越利《〈养性延命录〉考》,《世界宗教研究》1986 年第 1 期,101—115 页。另可参见程军、张秉伦《〈养性延命录〉作者考》,《中华医史杂志》1994 年第 4 期,236—237 页。
⑤ 麥谷邦夫編訳、野間和則共訳《養性延命録訓註》,関西大学文学部研究成果报告书,1987 年。
⑥《道藏提要》,北京:中国社会科学出版社,1991 年,583—584 页。参考王家葵《陶弘景丛考》,济南:齐鲁书社,2003 年,105 页。
⑦ Michael Stanley-Baker, "Cultivating Body, Cultivating Self: A Critical Translation and History of the Tang Dynasty Yangxing yanming lu 養性延命錄(Records of Cultivating Nature and Extending Life)", M. A. thesis, Indiana University, 2006.

的"作者权"归属孙思邈①。至于《太上导引养生经》,戴思博(Catherine Despeux)认为其中包含的内容大都在隋代之前,但是此书名却不见于宋代之前的史志记载。因此她做出了一个推测,即《太上导引养生经》可能是遗失的《养生要集》的一部分,在原书丢失之后,以另一个面目出现②。这些讨论都意味着,我们并不能在《诸病源候论》与这些著作之间直接建立起文本抄撰的关系,因此以下将对其内容的组织方式做对比式的讨论。

《太清导引养生经》的道藏本分为五个部分,第一部分"慎修内法",又分为四个部分,分别题以赤松子、宁先生、彭祖、王子乔之名,而《诸病源候论》与之重复的条目大部分也属于这个部分。值得注意的是,在《太清导引养生经》中以赤松子等命名的方法,体现出一种以依托为中心的知识传递方式。而在《诸病源候论》中完全以病名将这些条文进行重组。以二者比较,显然呈现知识权威来源的改变。这种改变可以以《诸病源候论》是病候相关的著作来理解,但如果从前文讨论的脉络看来,这同时也代表了一种知识权威改变带来的整理方式的改变,即知识的权威不再依靠依托人物,而是以物/事一类的主题被分类整理,即使导引方其实很难按照《诸病源候论》的分类体系做区分。

导引在《诸病源候论》中的特别地位,与隋代官方医学机构中按摩相关职位的膨胀构成对应。《大唐六典》"尚药局"条记:"按摩师四人;(隋有按摩师一百二十人,皇朝减置。)"③"太医署"条又记:"(隋太医有按摩博士二人,皇朝因之。贞观中,减置一人,又置按摩师、按摩工佐之,教按摩生也。)按摩师四人,按摩工十六人,(隋太医有按摩师一百二十人,无按摩工,皇朝置之。)按摩生十五人。(隋太医有按摩生一百人。皇朝武德中置三十人,贞观中减置十五人也。)"④隋代太医署设立太医博士和按摩博士

---

① 郑灿山《养性延命录作者新考》,郑灿山《六朝隋唐道教文献研究》,台北:新文丰出版公司,2009年,163—184页。

② Catherine Despeux, "Gymnastics: The Ancient Tradition", *Taoist Meditation and Longevity Techniques*, edited by Livia Kohn, Ann Arbor: University of Michigan, Center for Chinese Studies Publications, 1989, pp.230-231.

③ 《大唐六典》,302页。

④ 《大唐六典》卷一四,302页。

两职位,之后唐代设医博士、针博士、按摩博士和禁咒博士,唐代四种博士及其下师、生的设置,被认为是一种知识分类的制度化。那么隋代太医署太医博士和按摩博士的两分,是否也能被认为是知识分类的制度化? 那么是否也意味着,《诸病源候论》本文中病源候和导引法的内容代表了另一层隐藏的分类结构? 此外,这两段记载分别在尚药局和太医署之下都列有按摩师一百二十人,很可能是《唐六典》在编撰时将同一条文重复抄录在两个官署之下,而非两个官署均设置了一百二十人。而太医署又有按摩生一百人,若太医署的按摩师有一百二十人,其职责的核心似乎并非在教授。

在官方医疗机构中,以超过百人的按摩师和按摩生,显然将之前养生导引的师授传递,进行了转化。如果《诸病源候论》与太医署中的按摩实践相关联的话,那么一种以主题为中心的文本转化成了身体的治疗实践。这样的实践转向以病候为中心,却跟这个时代的机构人员设置似乎是相匹配的。但是若从撰者的角度而言,其中仍然有疑问,比如巢元方的头衔是太医博士,那么是否有按摩博士参与到编写的过程中? 如果没有,由医学博士和尚药局官员参与修撰的著作,是否会成为医生和按摩生的指南? 如果会,又对这个时代的医学实践意味着什么? 目前的证据无法提供这些问题的确切答案,但是其背后的问题是,医书的修撰过程与其阅读、使用的过程是否有互动,要怎样理解?

在本章一开头提出了两个问题:第一,“撰”意味着写作者与文本之间怎样的关系,这如果意味着写作者对文本的权威,那么它是如何历史性地建立起来的? 第二,王朝、国家、宫廷在其中扮演了怎样的角色? 这一节讨论的《诸病源候论》的撰者问题,意味着要如何在隋代医学官署形成的背景之下,理解医学书籍的修撰。之前在南北朝时期形成的医学知识风气,在遭遇医学官署之后,会发生怎样的变化。而具体落到《诸病源候论》,就是医书的写作者群体如何被医学官署以及新王朝的其他机构、文化风气所创造出来。在这里,观察的重点依然是“博览”的风气,如何通过士人—皇帝的互动,转化成为了王朝修撰的方式。而医书的撰者也由此,从自身博览的知识兴趣,转化为了王朝的修撰者。但就《诸病源候论》而言,由于《诸病源候论》撰者的争议及其不完整的撰者名单,无论"撰者"在书籍完成过程中的作用、角色,这种作用和角色是如何被赋予他们的? 还是我们如何通过撰者来理解书籍的"生命历程",这个包括它被完成、抄写、传递、阅读等等的过程? 这些问题在《诸病源候论》这里都无法完全展开。在下一节,我们将转入《新修本草》的例证,进一步讨论这些问题。

第二节 《新修本草》的编撰列位名表与唐初官修本草书的"制作"

一 一份撰者名单

在本节,将接续前节未能完全回答的问题,即,如何从撰者来探讨书籍的"制作"过程,这里所称的"制作"不仅与内容的写作相关,也涉及书籍物质形态的完成,以及作为"物"的书籍如何到达阅读者或使用者的手中。本节研究的对象是唐高宗朝前期修纂的《新修本草》。此书本已佚失,但是其修撰名单保存在《新唐书·艺文志》和日本天平三年一位名为"田边史"的书生所抄写的写本之中。与《诸病源候论》相比,《新修本草》提供了更为完整的"撰者"名单。现将池田温先生对此写本第十五卷开头编纂列位名表的录文迻录如下①,并根据大阪的本草图书刊行会 1937 年刊行的《新修本草》第十五卷残卷的图版以及唐代墓志对此录文进行校录,此抄本因虫蛀有字残缺的情况。

新修本草獸禽部卷第十五著官位廿三陰(後)
顯慶四年正月十七〔日〕朝議郎行右監門長史〔驍〕騎尉〔臣〕蘇敬上
〔登〕仕郎行禮部主事雲騎尉臣頑(顏)仁楚

---

① 池田温《中國古代寫本識語集錄》,東京大學東洋文化研究所,1990 年,202—203 頁。为存原貌,保留繁体字。

登仕郎守潞王府行參軍事臣吳師哲

[太]子藥藏局丞飛騎尉臣蔣義方

朝議郎行太常寺太卜令上騎都尉臣賈文通

兼太子洗馬弘文□(館)學士臣孔志約

朝議大夫行太史令上輕車都尉臣李淳風

中散大夫行太常丞上護軍臣呂才

兼太常寺醫丞[雲]騎尉臣蔣元昌

太常寺太[醫]令臣許弘感

朝請郎行太常寺太醫令〔臣〕蔣李(孝)山宅(琬)

朝請郎守太子樂(藥)藏監上〔騎〕督(都)尉臣吳宗(疑衍)嗣

朝散大夫行太子樂(藥)藏監臣蔣孝崳(瑜)

給事郎守尚藥局侍醫雲騎尉臣巢孝儉

尚藥局直長雲騎尉臣許弘真

朝議郎行尚藥局直長飛騎尉臣藺覆珪

朝議郎行尚藥局奉御騎都尉臣蔣孝璋

朝散大夫守尚藥局奉御上騎都尉臣朝(胡)豕(家)

中大夫行尚藥局奉[御]臣[許]孝崇

兼侍中議(護)軍臣[庠](辛)茂將

中書令太子賓客監修國史弘文館學士上柱國高陽郡開國公汗(許)

改(敬)宗

司空上柱國英國公臣[勣]

天平三年歲次辛未七月十七日書生田邊史

这份名单,不仅是研究《新修本草》的重要资料,同时,也构成理解唐代前期医学群体和官方医学知识图景的重要线索①。但如果我们将此名单视为一个整体,并将其组成逻辑和顺序看作重点,将其与《诸病源候论》、以

---

① 　这一点在第三章讨论隋至唐前期的医学家族时已经有充分的展示。

及现有唐代前期医学群体的研究比较，会发现不少值得讨论的问题。比如，在这份名单中，虽然有当时重要的医官参与，大部分来自唐前期的医学家族。但是，其中也有一部分非医官参与，而且他们的排名大都在医官之前①。例如，领衔编撰的苏敬，以其行右监门长史的身分特别引人关注。中尾万三早就注意到此点，并根据《外台秘要》、《医心方》、《宋史·艺文志》载其所撰《脚气方》，以及《隋唐嘉话》等相关记载指出其对医学（包括本草学）的兴趣②。颜仁楚，其墓志曾提到他在医官与非医官之间的转迁，显然他也是对医学知识有兴趣的官员③。他在修撰《新修本草》时是担任礼部主事，非医官。但是也有参与者，我们暂时无法在文献记载中能找到他们对于医药知识的兴趣。即使这些官员都对医药知识有个人兴趣，更值得关注的问题是，在这次国家组织的医药书籍编撰之中，非医官的角色是什么，他们的参与都是由于自身的医药知识兴趣吗？在最终的上书过程中，将大部分的非医官排名在医官之前，是否能说明在《新修本草》的编撰过程中，非医官的角色要重于医官？由此是否可以推论，在此编撰过程中，苏敬等的个人医学兴趣比"把持"中央医学官署的医学家族的知识传统更受重视？特别是，当我们将其与《诸病源候论》比较时，是否意味着隋至唐初医学典籍修撰的变化？

同时，要如何将这些知识群体及其知识兴趣放到唐代前期的官方医学图景中。回答这些问题的基础，依然是编撰名单背后的文化和制度逻辑。而这种医官和非医官差异的初步观察，也提供了一个思路，即在上书名单中，参与者官职的职位意义和他们个人的知识能力扮演着怎样的角

---

① 范家伟曾尝试解释这种抵牾，他认为部分非医官为备顾问的性质，实际修撰的工作，由尚药局、太医署官员完成，苏敬应该参与了实际编纂的工作。范家伟《大医精诚——唐代国家、信仰与医学》，台北：东大出版公司，2007年，83—84页。

② 中尾萬三《唐〈新修本草〉之解说》，《新修本草》，仁和寺古卷子本影印本，大阪：本草圖書刊行會，1936年，37页。岩本笃志试图将苏敬的官职与其撰写《新修本草》的意图加以联系，但是若从《新修本草》的撰者名单整体来看，其中也有其他参与者并非医官，若要从其所任的官职进行解释，似乎需要提供一个更为整体性的解释，而不是单从苏敬的官职出发。岩本笃志《唐朝的医事政策と『新修本草』——本草书と土貢》，《东洋学报》第90卷第2号，2008年；此据岩本篤志《唐代の医薬書と敦煌文献》，東京：角川学芸，2015年，143—145页。

③ 墓志录文见周绍良《唐代墓志汇编》，上海古籍出版社，1992年，445—446页。

色？如果医官的参与,意味着个人知识和职位的合一,其他参与者又要如何理解？如果是职位意义的话,又意味着官修书籍的制作与官僚制度之间怎样的关联？以下将区分名单的不同部分,分别加以讨论。

二　《新修本草》撰者名单排列顺序的"意义"

要理解《新修本草》上书名单排列的逻辑,可将其与这个时期其他官修书籍进行对比。唐代前期官方修撰的上书名单,已形成一定的文本格式。现存较多的,是唐代前期翻译佛经的列位名单。按照这些列位名单的格式,名单开始的人物应该是实际主持修撰工作的人,中间部分则是实际参与编撰或翻译的人员,最后的官员则应该是监修或者监阅的官员。比如日本石山寺一切经中保存的贞观廿年(646)翻译的《大乘五蕴论》译场列位名单中,最开始是奉诏译经的玄奘,中间部分则是翻经沙门的姓名,最后则是奉敕监译的许敬宗①,贞观廿二年的《瑜伽师地论》译场列位也是如此②。不过北图藏敦煌文书 0760 贞观廿二年苏士方所抄写的《大菩萨藏经》③、P.3709 贞观廿二年郗玄爽抄写的《佛地经》④,情况有所不同。虽然监修的许敬宗仍然放在最后,但是名单开始的部分是笔受的僧人,然后才是证文、正字、证梵语、证义的僧人,然后是实际主持翻译工作的玄奘。根据现有的材料,可能在当时的译经中,两种列名的方式都存在。如果与同一时期官方修撰的其他书籍的编撰列位相比较,《新修本草》的列位可能是一种官方编撰书籍呈现作者的更普遍方式,敦煌文书 S.3375 + S.11446 + P.4634c《永徽东宫诸府职员令》的尾题⑤:

> 1　永徽二年闰 九 月 十四日朝散 大夫守刑部郎中　　臣贾敏行上
> 　　上柱国判删定

---

① 池田温《中國古代寫本識語集録》,188—189 页。
② 池田温《中國古代寫本識語集録》,189—190 页。
③ 池田温《中國古代寫本識語集録》,190—191 页。
④ 池田温《中國古代寫本識語集録》,191 页。
⑤ T. Yamamoto, O. Ikeda & K. Okano, *Tun-huang and Turfan Documents concerning Social and Economic History*, *Supplement* (Tokyo, 2001), p.166.

2　　　將仕郎守秘書省正字武騎尉臣　　　　□　□

3　　　尚書刑部主事武騎尉臣　　　　　　　　袁　武

....

4　　　尚書刑部主事飛騎尉臣　　　　　　　〔　〕

5　　　尚書都省主事飛騎尉臣　　　　　　　〔　〕

6　　　登仕郎行門下典儀〔　臣〕　　　　　〔　〕

（中闕）

7　　　朝議郎行少〔府〕監承（丞）上騎都尉臣　張行實

8　　　朝議大夫守中書舍人騎都尉臣　　　　李友鼇

9　　　朝請大夫守給事〔中〕輕車都尉臣　　趙文〔恪〕

10　　　〔　　〕守刑部侍郎騎都尉臣　　　　劉燕客

11　　　〔　　〕守吏部侍郎輕車都尉臣　　　高敬言

12　　　大中大夫守太常少卿兼修國史武騎尉臣　令狐德棻

13　　　兼尚書右丞輕車都尉臣　　　　　　　段寶玄

....

13　　　中書侍郎上騎都尉臣　　　　　　　　柳　奭

14　　　銀青光祿大夫行黃〔門〕侍郎輕車都尉　宇文節
　　　　　平昌〔縣〕開國公臣

15　　　光祿大夫侍中監修國史上護軍蓚縣　　高〔季輔〕
　　　　　開國公臣

16　　　尚書右僕射監修國史上護軍北平縣　　行成
　　　　　開國公臣

17　　　尚書左僕射監修國史上柱國燕國公臣　志寧

18　　　開府儀同三司上柱國英國公臣　　　　勣

19　　　太尉揚州都督監修國史上柱國趙國公　無　忌

20　　　　　　　沙州寫律令典趙元簡　　　初校

21　　　　　　　典　田懷悟　　　　　　　再校

22　　　涼州法曹參軍　　王　義

在这份列位名单中,贾敏行以下(即第 1 行至第 14 行),涵盖了参与编修的官员,也可能有参与令文在中央官署运行的相关官员。从高季辅以下(第 15 行至第 19 行),是监修的人员。最后第 20 至 22 行是地方抄写时,校录人员的列名。由此推断,《新修本草》的列位逻辑也应是大致如此,最后部分,自辛茂将以下的部分,都是朝廷当时重要的官员。列出他们的名字,代表监修的身分,按照前文所引的编纂名表,监修是三省长官及以上的官员,他们并不实际参与编写。也正因为如此,他们是否出现在名单上,与当时的政治形势有密切的关系。这也造成此部分名单变动最大。之前讨论的要点有二,第一,《新唐书・艺文志》所记录的名单包括太尉长孙无忌①,《证类本草》所载《新修本草》孔志约序、《嘉祐本草》"补注所引书传"亦记长孙无忌②。陈槃和冈西为人已指出长孙无忌与武后相关的宫廷斗争被罢官,因此在上书时不可能为领衔者③。之后的研究者多承其说④,解释的难点在于如何理解长孙无忌又出现在《新唐书》等的编撰者名单中。岩本笃志详细排比相关记载,指出将长孙无忌列入撰者名单的都是宋代文献⑤。若从此角度看,在撰者名单中,长孙无忌不仅有被"抹去"的过程,也可能存在"恢复"的过程。第二,则是关于编撰名单中记载的于志宁与辛茂将。关于于志宁的记载,源于《新唐书・于志宁传》,王家葵等又以宫廷斗争与地位升降来解释其中之原因⑥,虞舜则认为可能于志宁从未参与过《新修本草》的实际工作,而只是与高宗关于《新修本草》有对谈,

---

①　宋祁等《新唐书》卷五九,北京:中华书局,1975 年,1570 页。

②　尚志钧、郑金生、尚元藕、刘大培点校《证类本草》,北京:华夏出版社,1993 年,19 页。

③　陈槃《新修本草・跋》,纂喜卢丛书,上海卫生出版社,1957 年;冈西为人《宋以前医籍考》,北京:人民卫生出版社,1958 年。

④　陈湘萍则推测长孙无忌和李勣为先后领衔,见陈湘萍《敦煌残卷〈新修本草〉的文献学考察》,《上海中医药杂志》1988 年第 2 期,39—41 页。王家葵、张瑞贤、银海《〈新修本草〉纂修人员考》,《中华医史杂志》2000 年第 1 期,44—46 页。

⑤　岩本笃志《唐代の医薬書と敦煌文献》,132 页。但是需要指出的是,这些完成于宋代的文献,包括《新唐书・艺文志》、《证类本草》所载《新修本草》孔志约序等都有其更早的文献渊源。另外,岩本笃志引范祖禹《唐鉴》中的论述,推测宋人对长孙无忌事件的历史态度,作为论述的旁证。但将范祖禹的论述视为宋人的整体态度,有以偏概全的可能,特别是否能反映宋代前期历史写作中的态度,尚需揣酌。

⑥　王家葵、张瑞贤、银海《〈新修本草〉纂修人员考》,44—46 页。

而被记录在史籍之中①。监修官员是否出现在上书名单中,确实与其政治地位、以及上书时的宫廷政治环境密切相关。只是现有研究过于关注宫廷政治如何破坏了上书名单的原有结构,但应该先讨论的问题是,上书名单中三省长官及其以上官员的组成逻辑。长孙无忌失去官爵,同时失去了其在《新修本草》名单中的位置,是一个极端的例证。既可以从宫廷政治斗争长孙无忌失去权力的角度理解,但也可以从他失去官位的角度,即,在制度的层面也失去其在名单中的合法性。

这样的现象不仅出现在书籍的修撰中,卢元卿《法书录》著录了东晋王廙、王羲之及南齐高帝萧道成法帖各一卷,为唐贞观、开元内府旧藏,其中辑录了两书的宋、梁、唐历代内府的押记和排署:

> 晉平南將軍荊州刺史琅琊王廙字世將書一卷。
> 沈熾文　滿騫　徐僧權
> 貞觀十三年十二月十九日起居郎臣褚遂良
> 司空許州都督趙國公臣無忌
> 開府儀同三司尚書左僕射太子少師梁國公臣玄齡
> 特進尚書右僕射申國公臣士廉
> 特進鄭國公臣徵
> 吏部尚書公。(逆人侯君集名初同署,犯法後揩名。尚書字已下似有而暗。)
> 中書令駙馬都尉安德郡開國公臣楊師道
> 左衛大將軍武陽縣開國公臣李大亮
> 光祿大夫戶部尚書莒國公臣唐儉
> 光祿大夫禮部尚書河間郡王臣李孝恭
> 邢(刑)部尚書彭城縣開國公臣劉德威
> 兼太常卿扶陽縣開國男臣韋挺
> 少府監安昌縣開國男臣馮長命

---

① 虞舜《〈新修本草〉编撰者初考》,《南京中医药大学学报》2000年第1期,34—36、54页。

　　銀青光禄大夫行尚書左丞濟南縣開國男臣康皎

　　晉右將軍會稽内史贈金紫光禄大夫琅琊王羲之字逸少書一卷四帖
　　　貞觀十四年三月二十三日臣蔡鸟裝
　　　特進尚書右僕射上柱國申國公臣士廉
　　　特進鄭國公臣征逆人侯君集（犯法後揩却）
　　　中書令駙馬都尉安德郡開國公臣楊師道
　　　右屯衛將軍上柱國通川縣開國男臣姜行本
　　　起居郎臣褚遂良
　　　開府儀同三司尚書左僕射太子少師上柱國梁國公臣玄齡①

　　这个例证一方面说明三省及其以上的官员不仅出现在监修的场合,也出现法帖装帧的场合,这体现出其职位在更为广泛的文化意义上的角色,另一方面也展示了官员犯法之后如何被"抹去"的过程。这样的观察,让我们从另一个角度思考关于上书列位名单中的人名,他们在名单中的出现和贡献,显然不仅局限于他们的知识兴趣,他们的官职也在其中扮演了重要的角色。

　　辛茂将之前,应该是实际参与了编撰工作的官员名单,在不同史籍记载中也变动不大,其列名逻辑为何? 是否按照官衔? 若将其散官、职事官和勋官做一排列(见表5-1),可见这个名单顺序也并不是完全按照官衔排列的。

表 5-1 　《新修本草》编纂人员散官、职事官和勋官品级表

	散	职	勋
朝议郎行右监门长史 (?)骑尉苏敬	正六品上	从六品上	
登仕郎行礼部主事云骑尉颜仁楚	正九品下	从八品下	二转(比正七品)

---

① 　录文引自史睿《唐代鉴藏家的收藏与著述——以张彦远〈法书要录〉、〈历代名画记〉为例》(待刊)。史睿老师应允引用未刊文稿,特致谢忱。

（续 表）

	散	职	勋
登仕郎守潞王府行参军事吴师哲	正九品下	正八品下	
太子药藏局丞飞骑尉蒋义方		从八品下	三转（比从六品）
朝议郎行太常寺太卜令上骑都尉贾文通	正六品上	正八品下	六转（比正五品）
兼太子洗马弘文馆学士孔志约		从五品上	
朝议大夫行太史令上轻车都尉李淳风	正五品下	从五品下	八转（比正四品）
中散大夫行太常丞上护军吕才	正五品上	从五品上	十转（比正三品）
兼太常寺医丞云骑尉蒋元昌		从八品下	二转（比正七品）
太常寺太医令许弘感		从七品下	
朝请郎行太常寺太医令蒋孝琬	正七品上	从七品下	
朝请郎守太子药藏监上（?）督（都）尉吴宗嗣	正七品上	正七品下	
朝散大夫行太子药藏监蒋孝瑜	从五品下	正七品下	
给事郎守尚药局侍医云骑尉巢孝俭	正八品上	从六品上	二转（比正七品）
尚药局直长云骑尉许弘真		正七品上	二转（比正七品）
朝议郎行尚药局直长飞骑尉蔺覆珪	正六品上	正七品上	三转（比正六品）
朝议郎行尚药局奉御骑都尉蒋孝璋	正六品上	正五品上	五转（比从五品）
朝散大夫守尚药局奉御上骑都尉朝（胡）豕（家）	正五品下	正五品上	六转（比正五品）
中大夫行尚药局奉御许孝崇	从四品下	正五品上	

既然不是按照官衔顺序排列,我们如何理解这个名单顺序和书之间的关系? 我们是否可以想象这个名单的顺序,是按照对《新修本草》编撰的"贡献"来排列的? 但是这种贡献也许不能简单地理解为书写的条目数量,或者是负责的内容多少。列位名表的意义在于它是一种"上书"仪式中体现的"作者性",也就是说,这是一个在将书籍呈献给皇帝的仪式中才有意义的撰者名单,这种顺序的排列除了参与者的实际贡献、官衔以及宫廷政治的影响之外,也有其他的意义。虽然我们很难找到每个参与者被列入及排列顺序的原因,但在这样的仪式场合,被诸种因素所创造的"撰者的意义"与上呈的书籍文本、书籍的制作,以及他们设想的"读者群"被象征性的联系在一起,同时又超越象征意义而渗透于书籍制作和传递的各个层面①。

三 "舛谬"的底本——知识兴趣与政治文化

这个名单以三个非医官的名字为开始,苏敬、颜仁楚、吴师哲。苏敬此时任右监门长史,左右监门掌诸门禁卫门籍之法,与本草书的修撰似并无直接关联。现有资料对吴师哲的生平和其他方面均甚少涉及,"上书名单"中记其此时任登仕郎守潞王府行参军事,即在李贤的王府中任职。在李贤府内中与医学撰著相关的官员,并非仅此一例。后一节讨论的撰注《黄帝内经太素》的杨上善,应该曾在李贤府内任职。但是我们对苏敬和吴师哲的历官等都所知有限,只有颜仁楚有墓志出土,其中带给了我们更多的信息。

颜仁楚的祖父曾任"齐广平王记室参军,司州东阁掾,真定县令",其父曾任"隋淮安郡司兵参军",并未任医官,同时可知其家族源自北齐。《大唐故左卫长史颜君(仁楚)墓志铭》记其:"弱冠州举孝廉,射策高第,授文林郎。……麟德元年(664),特徵待诏此阙,擢迁奉医直长"②此处所称

---

① 理论性的分析请参考 Gérard Genette, *Paratexts: Thresholds of Interpretation*, translated by Jane E. Lewin, New York and Cambridge: Cambridge University Press, 1997, pp.37 – 54.

② 墓志录文见《唐代墓志汇编》,445—446 页。

的"举孝廉",应该是指贞观十七年的"孝廉举",这是一次制举,与唐后期的"孝廉举"不同。《旧唐书·太宗本纪》载:"(贞观十七年)五月乙丑,手诏举孝廉茂才异能之士。"①太宗下诏的次年春天就举行了汴、郮州所推举的孝廉考试。《册府元龟》卷六四三《贡举部》中记载唐太宗贞观十八年的诏令:"其令州县依前举荐,皆集今冬。"②也就是说大规模的考试是在贞观十八年的冬天。此次考试是由州县举荐的,及第之后颜仁楚被授从九品上的散官"文林郎",即进入了"常选"的程序,带着散官衔在吏部当番上下,两番过后经过吏部选拔审核过后才定冬集,然后才能授官③,颜仁楚的起家官是"汾州孝义县尉",授官在贞观二十二年。在显庆元年(657),"迁司礼事"。龙朔二年(662),礼部为司礼,咸亨元年(670)复旧。颜仁楚安葬的时间是乾封元年(666),墓志写作者应该是使用了写作时的官署名称,而非颜仁楚授官时的官署名称。也就是说,这里的司礼事,应该是《新修本草》上书名单中的官衔,即礼部主事。他在龙朔元年任庐州巢县令,麟德元年转为奉医直长,麟德元年又授左卫长史,他转任医官时实际损失了品级,在重新转为非医官时又恢复了品级。但这"一降一升"的运作过程,使得他从地方官员转为京官,这在唐前期"重内轻外"的风气下,实际是个人职业生涯的进展。从其之后担任奉医直长,我们可以确知他有关医学知识的兴趣和能力,但是从其转迁来看,他似乎对进入医学官署意愿不高。如前文表格所示的,颜仁楚和吴师哲在参与《新修本草》编纂时都品级不高。在《新修本草》完成之后,颜仁楚"(显庆)五年诏授都台事",即到尚书省任职。但就此转迁而言,并不能看出参与编纂《新修本草》对他的仕宦生涯产生了影响。

就此而言,在《新修本草》上书名单中排在最前的三位官员,是苏敬与两位有医学知识的非医官,他们无论在当时的医学知识世界中,还是在品级上,与排在之后的医官相比,都没有明显的优势。以颜仁楚观察,参与修撰《新修本草》,似乎对他们原有的转迁路径也没有明显的影响。那么

---

① 《旧唐书》卷三,55 页。诏书亦见《全唐文》卷七。
② 《宋本册府元龟》第三册,北京:中华书局,1989 年,2123 页下一栏。
③ 王勋成《唐代铨选与文学》,北京:中华书局,2001 年,57—58 页。

我们如何理解他们的角色呢？

关于《新修本草》的修撰及苏敬参与其中的因缘，《旧唐书》卷七九《吕才传》记："时右监门长史苏敬上言，陶弘景所撰《本草》，事多舛谬。诏中书令许敬宗与〔吕〕才及李淳风、礼部郎中孔志约，并诸名医，增损旧本，仍令司空李绩总监定之，并图合成五十四卷，大行于代。"[①]这段记载中透露出复杂而冲突的信息，苏敬是建议重新修纂本草的人，但是之后负责修纂的则是许敬宗、吕才、李淳风、孔志约以及诸名医。这其实与上书名单所呈现的图景有所差异。

而另一个值得注意的问题，则是苏敬建议编修本草的原因是陶弘景本草的舛谬。但"事多舛谬"究竟指向的是什么？为何"事多舛谬"，就需要官方重新修撰？但是在现在我们能看到的《新修本草》文本中，即使批评陶弘景的错误，却还是以陶弘景的著作作为底本。这一底本的选择，一方面将陶弘景的著作视为《本草经》传统中的一个重要组成部分，另一方面，形成了一种书写的模式，即将前代的本草记载原文转录，而将新增补的药物与现产地附于其后，按照时代顺序排列。要如何理解这种批评却又承袭的矛盾态度？

要尝试理解在这个上呈书籍的场合中"作者"的意义，需要寻找同样在这个场合中重新阐释书籍的意义的文本，而这个阐释的文本往往就是"序言"。敦煌本《新修本草・序例》（李盛铎旧藏，现藏日本杏雨书屋）对于医学知识和药物的起源有一个基础的叙述："盖闻天地之大德曰生，运阴阳以 播物 ；含灵之所保曰命，资亭育以尽年。蛰穴〔栖〕巢，感物之情，盖卦（寡）范金揉木宙（逐）欲之道方滋。而五味或爽，时味甘辛之节；六气斯 诊 ， 易 愆寒□（燠）之宜。中外交侵，形神分战。饮食伺釁，成肠胃之眚；风湿候隙，邅 手 足之灾。机缠肤腠，莫知救止；渐固膏肓，期于夭折。暨炎晖纪物，识药石之功；云瑞名官，穷诊候之术。草木 咸 得其性，鬼神无所遁情。刳麝剚犀，驱泄邪恶；飞丹炼石，弘（引）纳清和。大庇苍 生 ，普济黔首，功侔造化，恩迈裁成，日用不知，于今是赖。"然后对本草经的历

---

① 《旧唐书》，北京：中华书局，1975 年，卷七九，2726 页。

史有一个谱系式的描述："歧、和、彭、缓,腾绝轨于前;李、华、张、吴,振英声于后。昔秦政煨燔,兹经不预;永嘉丧乱,斯道尚存。"之后进入了对陶弘景的讨论,这样的叙述模式也就意味着他们将陶弘景放入了《本草经》传递的谱系之内:"梁陶弘景雅好摄〔生〕,〔研〕精药术。以为《本草经》者,神农之所作,不〔刊〕之书也。惜其年代浸远,简编残蠹,〔与〕桐、雷众记,颇或踳驳。兴言撰缉,勒成一家,亦以雕琢(琢)经方,润色医业。"之后宣称,需要重新修撰本草书的原因,在于陶弘景在整理《神农本草经》时所犯下的错误,这些错误被逐例举出:"然而时钟鼎峙,闻见阙于殊方;事非金议,诠释拘于独学。至如重建平之防己,弃槐里之半夏。秋 采 榆人(仁),冬收云实。谬粱米之黄白,混荆 子 之牡蔓。异繁(蘩)蒌于鸡肠,合由跋语鸢尾。防葵、狼毒,妄曰同根;钩吻、黄精,引为连类。铅、锡莫辨,橙、柚不分。凡此比例,盖亦多矣。自时厥后,以迄于三焦合今,虽方技分镳,名医继轨,更相祖述,罕能厘正。乃复采杜蘅于及己,求忍冬于络石。舍陟厘而取荆藤,退飞廉而用马蓟。承疑行妄,曾无有觉。疾察(瘵)多殆,良深慨叹。"但是这些错误的原因却被归结于"时钟鼎峙,闻见阙于殊方;事非金议,诠释拘于独学。"独学与鼎峙的关联,并非完全建立在前文所论述的"舛谬"之上。比如对防己和半夏何处最优的观察,可能有地域性的因素。但是在十月收采云实,混淆黄粱米和白粱米,却很难与地域性的因素相联系。因此,这些论述与其说是指责陶弘景的失误,不如说是凸显唐初重修本草书的"优势",统一南北之后,地域的分隔不在,而唐代初期的学术环境,所带来的也是一种避免"独学"的环境,可惜后文赞颂唐朝的部分,残缺颇多,并不能完全展示出其政治象征意义。

所以,在这一叙述中,以陶弘景的错误将重新修撰本草书学术原因联系起来,背后却有两层隐含之意。第一,陶弘景的错误是为了凸显唐初重修本草书的政治环境;第二,继承陶弘景的底本,也意味着唐初修撰本草书在本草经典传递谱系中的位置。因此,即使苏敬批评陶弘景的错误,却还是以陶弘景书作为底本。这一底本的选择有更为深远的影响,因此从《新修本草》开始,形成了一种书写的模式,即从《本草经集注》到《新修本草》,形成了本草书撰写的一种模式,即将前代的本草记载原文转录,而将新增补的药物与现产地附于其后，按照时代顺序排列，后来的《证类本草》、《大观本草》与《政和本草》都承袭这种写法，从而形成了本草经典传承与现实药物分布相平衡的撰写模式，因为这两点又具有政治的象征意义，前者代表了对《本草经》以来古典传统的继承，后者则代表了一个国家建立之后对自身领土所出之物的"占有"，这种占有代表着统治的力量。这样的选择也许开始于主持编撰的苏敬的"阅读世界"，但却最终转化成一种象征性的政治态度，即，对原有分裂地区的知识传统的吸纳，却又强调一统之后的政治意义。似乎也是因为这样的政治意义，朝廷之中具有医学知识的群体都被纳入其中，以呈现出反对独学的姿态。

四　太常寺官员在场的意义：本草书的内容与药政的运作

在吴师哲之后的名单里，开始出现了唐代中央医学官署的官员，但是太常寺和弘文馆的官员也参与其中，这一部分将分析太常寺官员在场的意义，而后文则将继续分析弘文馆官员在场的意义。当然，在名单中的太常寺官员，比如李淳风、吕才等，包括后文提及的孔志约，其个人都可能有医药相关的知识兴趣，但本节和下一节的分析重点都在其官职所代表的官署在本草书的"制作"中扮演着怎样的角色。

太医署隶属于太常寺，正如前文所言，在修撰名单中，三位非医官居于最前。而在《新修本草》中也出现了条目，批评当时太常对药物的使用。比如"女萎"条就批评："今太常谬以为白头翁者是也。"[①]而"白头翁条"又批评："太常所贮蔓生者，乃是女萎。"[②]这些对太常的批评，一方面意味着，太医署在这个过程为编撰提供支持，即将自身药物的贮存等都提供作为资料；另一方面，也意味着，在这个编撰的过程，以一种"审视"的态度在观察太医署的药物实践[③]。

---

①　尚志钧《新修本草（辑复本）》，225 页。
②　尚志钧《新修本草（辑复本）》，274 页。
③　在后文会更为仔细地讨论这种态度。

但是,太常寺官员的意义似乎不限于此①。在序言中强调,南北统一之后,各地所产之物都被认为属于皇帝。重新修撰本草书时可以"普颁天下,营求药物",这种营求并不因为本草书修撰完成而终止,而成为一种持续的帝国行政体系的工作。同时正因为天下药物都归于皇帝,需要重视其出产的地域和采摘的时节,以保证药效,同时遵守天地间的时间与空间秩序。《天圣令》对理解这一点提供了新的材料。《天圣令》附抄唐令第 11条记:"诸药品族,太常年别支料,依《本草》所出,申尚书省散下,令随时收采。若所出虽非《本草》旧时收采地,而惯用为良者,亦令采之。每一百斤给传驴一头,不满一百斤附朝集使送太常,仍申帐尚书省。须买者豫买。"附抄唐令第 13 条记:"诸州输药之处,准校课数量,置采药师。令以时采取。其所须人功,申尚书省,取当州随近丁支配。"附抄唐令第 20 条记:"诸州于当土所出,有药草堪疗疾者,量差杂职、防人,随时收采,豫合伤寒、时气、疟痢、疮肿等药。部内有疾患者,随须给之。"②令文中叙述在诸州县收采药物,应该是以《新修本草》为基本的依据,即《新修本草》并不仅是国家药典,也是实际药政(包括收采种类、地点与时间)运行的基础。这一点,石野智大已有详细讨论,分析了相关每条令文,并进一步分析药物收采和纳入在太常寺(太医署)、尚书省与诸州之间的运作③,收采药物是由太常每年"别支料"。其在地方的实现,是丁役之一种,所需要的人力要上报尚书省,《天圣令·赋役令》附抄唐令第 1 条作:"诸课,每年计帐至户部,具录色目,牒度支支配〔来〕年事,限十月三十日以前奏讫。若须折受余物,亦豫支料,同时处分。若是军国所须,库藏见无者,录状奏闻,不得即科下。"④《通典》卷六《食货典》"赋税下"引《唐令》作:"诸课役,每年计帐

---

① 太常寺官员的在场并非只是表现其对太医署的管辖,可与之相比较的是,尚药局和太子药藏局,这两个唐代中央医学官署也有医官参与编纂,但其所隶属的机构并没有官员名列修撰名单中。
② 《天一阁藏明钞本天圣令校证 附唐令复原研究》,北京:中华书局,2006 年,319—321 页。
③ 石野智大《唐令中にみえる薬材の採取·納入過程について——天聖医疾令所収唐令の検討》,《法史学研究会会報》第 12 号,2007 年,15—28 页。
④ 《天一阁藏明钞本天圣令校证 附唐令复原研究》,260 页。

至尚书省,度支配来年事,限十月三十日以前奏讫。若须折受余物,亦先支料,同时处分。若是军国所须、库藏见无者,录状奏闻,不得便即科下。"①文字略有节略。《天圣令·赋役令》附抄唐令第20条记:"诸应役丁者,每年豫料来年所役色目多少,二月止(上)旬申本司校量,四月上旬录送度支,覆审支配总奏。其左(在)京诸司权时须丁役者,皆申户部,于见役丁内量事抽配。若当处役丁有剩,不得辄将回役。其非年常支料,别有营作,卒须丁多,不可抽减者,并申度支处分。"②可知诸州收采药物所需要的人力,在二月上旬就需要在本司内校量,四月上旬录送度支,分派当州近处的丁口,这些需要在十月三十日之前奏讫。关于地方收采药物合药,军事系统则派防人,州县则派杂职,《天圣令·杂令》附抄唐令第15条:"诸州持(执)刀、州县典狱、问事、白直,縂(总)名'杂职'"③。戴建国认为,这属于一种地方性的徭役,即杂徭的范围④。之后其运输过程分为两类,一类是不满一百斤的,则附于朝集使;若超过一百斤,则由传驴运输。通过天一阁藏《天圣令》复原的《唐令·厩牧令》第36条规定:"诸州有要路之处,应置驿及传送马、驴,皆取官马、驴五岁以上、十岁以下,筋骨强壮者充。如无,以当州应入京财物市充。不充,申所司市给。其传送马、驴主,于白丁、杂(邑士、驾士等色)。丁内,取家富兼丁者,付之令养,以供递送。若无付者而中男丰有者,亦得兼取,傍折一丁课役资之,以供养饲。"⑤传送由州设置,除了为使者、官员提供马驴之责,还要承担一定的运输责任。敦煌文书P.3714v是总章二年(669)八月、九月马坊的文书,其中记录了传送马驴除了送使之外,还运送帛练、蒲桃酒、铁器等物⑥。太常寺在此过程

---

① 《通典》卷六,108—109 页。
② 《天一阁藏明钞本天圣令校证 附唐令复原研究》,273 页。
③ 《天一阁藏明钞本天圣令校证 附唐令复原研究》,377 页。
④ 戴建国《唐〈开元二十五年令·杂令〉复原研究》,《文史》2006 年第 3 辑,130 页。
⑤ 《天一阁藏明钞本天圣令校证 附唐令复原研究》,518 页。
⑥ 卢向前《伯希和三七一四号背面传马坊文书研究》,北京大学中国古代史研究中心编《敦煌吐鲁番文献研究论集》,北京:中华书局,1982 年;唐耕耦、陆宏基《敦煌社会经济文献真迹释录》第 4 辑,北京:全国图书馆文献缩微复制中心,1990 年。参见荒川正晴《ユーラシアの交通·交易と唐帝国》,名古屋大学出版会,2010 年,181—225 页。

中显然扮演着药政运作核心的角色①,而太常寺官员的出现显然与这种角色相关。也正因为药物的营求是一个如此庞大而复杂的行政运作,因此需要朝廷重要的官员参与监修,一方面保证行政资源的支持,另一方面也凸现对以后行政运作的意义。同时在营求药物的过程中,是以太常寺为基本的行政单位,这也说明了,为何需要太医署之外太常寺的官员参与其中。

当在令文规定中,本草书成为国家药政运作的基础,地方负责收采药物的并不是医者。也就是说,如果《新修本草》要转化为一种地方药政中被使用的文本,预设的读者并不只是太医署的医官与学生。前文所引唐令中关于药物收采的规定,如何由地方收采药物的杂职和防人实现?《新修本草》显然对地方的药物收采给予了关注,比如"狼跋子"条下批评:"今交广送入太常正是黄环子,非余物尔。"②又在"黄环"条下称:"今太常科剑南来者,乃鸡屎葛根,非也。"③而此"纠正"的过程,不能只通过太医署完成,也需交广、剑南地方收采的改变。这意味着,官修的本草书不仅要提供药物的知识,也需要一种更为直观的确认方式,因此在其中出现了图和图经的内容。

在隋唐之前著录的图谱中,有关芝草以求长生的图谱占绝大多数,包括《大搜神芝图》、《芝草图》、《神仙芝草图》、《芝草图》。河南南阳十里铺汉墓和南阳草店汉墓出土的石刻画像,上有描绘羽人以灵芝戏龙或飞廉的图像④。南京市雨花区长岗村出土的三国时期孙吴的青瓷釉下彩羽人纹佛饰壶,上有云气芝草图案⑤。汉到三国时期图像中"芝草"的主题常与羽人一起出现,体现出其"长生生仙"的象征意义。因此《芝草图》之类的

---

① 岩本笃志则将令文中药物的收采与土贡联系起来,岩本篤志《唐〈新修本草〉編纂と"土貢"——中国国家図書館蔵断片考》,《東洋学報》第 90 卷第 2 号,2008 年,113—143 页。此据岩本篤志《唐代の医薬書と敦煌文献》,125—150 页。但若细读这些令文,则可发现其运作过程与土贡药物并不相同。

② 尚志钧《新修本草(辑复本)》,282 页。

③ 尚志钧《新修本草(辑复本)》,341 页。

④ 《南阳画像砖石》,河南美术出版社,1989 年。参见孙彦《汉魏南北朝羽人图像考》,《南方文物》2006 年第 1 期,69—74 页。

⑤ 金维诺、罗世平《中国宗教美术史》,南昌:江西人民出版社,1995 年。

图籍也应与长生求仙之道有密切的联系。范家伟曾将魏晋的芝图分为两类，一类是为了记述祥瑞而制，一类是为了入山找寻菌芝之类药物时有图可依①。在南北朝时期也存在《芝草图》之外的本草图，比如原平仲的《灵秀本草图》，《中国科学技术史・医学卷》认为："从著录及药图排列来看，《灵秀本草图》有可能是辅《本草经集注》而绘制的。"②《新修本草》需要作为药政运行的视觉知识基础，而其图需要反映药物的形貌，也就是依图寻药传统的延续。后来在《证类本草》的《重修本草之记》中言："图像失真者，据所尝见，皆更写之。"③显然是继承《新修本草》的图籍修撰原则而来。

在《新修本草》中除了《本草图》二十五卷之外，还有《图经》七卷。《图经》内容为何？与《本草图》的区别何在？可以从同时代同名著作中加以推测，《图经》作为书名，本是唐代常见的一种地理书的形式，而此点也涉及《新修本草》如何将《本草经集注》内记载药物产地的古地名重新落到唐代的地方行政区域内。

隋唐时代的官修地理书内有记录地方物产的内容，《隋书》卷三三《经籍志》记："隋大业中，普诏天下诸郡，条其风俗物产地图，上于尚书。故隋代有《诸郡物产土俗记》一百五十一卷，《区宇图志》一百二十九卷，《诸州图经集》一百卷。"④《元和郡县图志》于每州下记载其贡赋。敦煌文书 P.2511《诸道山河地名要略》在事迹、郡望地名、水名、山名、人俗之后也设有物产一项，如并州条下记："物产：甘草，龙骨，持生石，黄石矿，柏子人，蒲（葡）萄，人参，麻布。"代州条下记："物产：雕翎、麝香、豹尾、麻布。"云州条："物产：雕翎、草羊（所出药物与代州同）。"朔州条记："物产：白雕翎（所出药物与代州同）。"岚州条："物产：熊皮、麻、食蜜。"蔚州条："物产：熊皮，豹尾。赋：麻布。山界多韭（圃陔大韭多生于山野及平川，本后魏孝

---

① 范家伟《中古时期的医者与病者》，上海：复旦大学出版社，2010 年，第 230—232 页。
② 廖育群、傅芳、郑金生《中国科学技术史・医学卷》，231 页。参见郑金生《〈唐本草〉以前的本草图》，《中华医史杂志》第 10 卷第 2 期，1980 年，82 页；又《本草插图的演变——兼谈本草插图中的写实与艺术问题》，郑金生《药林外史》，台北：东大图书公司，2005 年，219—223 页。
③ 尚志钧等校注《证类本草》，1 页。
④ 《隋书》，988—989 页。

文所种,以济军须,沃壤处皆长三尺,叶广于荐蕳,但味少耳也)。太白山有钟乳,倒刺山出大黄。"潞州条:"人参、麻布、黑(墨)。"①这些中央修撰的地理书中关于地方物产的记载来自哪里,史念海曾详细的讨论过《元和郡县图志》中的征引书目②,显然有继承前代地理书与其他典籍记载的部分,但其增补的关于地方物产的部分来自何处?

罗振玉在《雪堂校刊群书叙录》卷下中言:"《诸道山河地名要略》第二残卷,……今校以《元和郡县图志》,卷中所记建置沿革,皆本《图志》,其事迹、山川、风俗、物产,则有所损益。"③但此损益之材料源自何处或者何书,罗先生未进一步追究。《大唐六典》卷五"尚书兵部职方郎中员外郎"条:"职方郎中、员外郎掌天下之地图及城隍、镇戍、烽侯之数,辨其邦国、都鄙之远迩及四夷之归化者。凡地图委州府三年一造,与板籍偕上省。其外夷每有番官到京,委鸿胪讯其人本国山川、风土,为图以奏焉,副上于省。其五方之区域,都鄙之废置,疆场之争讼者,举而正之。"④《唐会要》卷五十九:"建中元年(780)十一月二十九日,请州图每三年一送职方,今改至五年一造送。如州县有创造,及山河改移。即不在五年之限。后复故。"⑤建中元年以后改为五年一造送,后又复为三年一造。《新唐书·百官志》:"职方郎中、员外郎,各一人,掌地图、城隍、镇戍、烽候、防人道路之远近及四夷归化之事。凡图经,非州县增废,五年乃修,岁与版籍偕上。凡蕃客至,鸿胪讯其国山川、风土,为图奏之,副上于职方。殊俗入朝者,图其容状、衣服以闻。"⑥其中记载的应该就是建中元年以后的制度。辛德勇强调,按照《唐六典》、《唐会要》的记载三年一送职方的是地图而非图经⑦。但是仍然可知道唐朝中央政府要求地方州府修撰图经。县一级的单位也

① 录文见王仲荦《敦煌石室地志残卷考释》,北京:中华书局,2007年,90—108页。
② 史念海《李吉甫与〈元和郡县图志〉》,史念海、曹尔琴《方志刍议》,杭州:浙江人民出版社,1986年,172—175页。
③ 罗振玉《罗振玉校刊群书叙录》,扬州:江苏广陵古籍刻印社,1998年,281页。
④ 《大唐六典》,125页下一栏。
⑤ 《唐会要》,1213页。
⑥ 《新唐书》,1195页。
⑦ 辛德勇《唐代的地理学》,此据辛德勇《历史的空间与空间的历史》,北京师范大学出版社,2005年,277—278页。

有图经,辛德勇曾举《茶经》所引《茶陵图经》与薛稷《朱隐士图赞》中提到的《灵池县图经》为例①,中央修撰的地理书中关于地方物产的知识及其损益应该是来自此。敦煌文书 P.5034《沙州图经》卷五中残损颇多,其中残存:"〔物产〕。〔五谷〕:〕粟〔。畜产:〕驴、羊、狗〔 〕〔兽产〕:用〔 〕野狐、兔〔 〕兽〔 〕以作其食〔。"②说明其中有记载县内物产的文字。敦煌文书 S.367《沙州伊州地志》中伊州条下有"贡赋"一项③,但未见记载。同时在祥瑞之部分亦记录部分地方生长的特殊植物,敦煌文书 S.6014 地志残卷中记录芝草生长为祥瑞。此制度亦为日本所继承,《续日本记》"和铜六年(713)五月二日条"记:"五月甲子,制:畿内七道诸国郡乡名著好字,其郡内所生,银铜彩色草木禽兽鱼虫等物,具录色目,及土地沃,山川名号原野所由,又古老相传旧闻异事,载于史籍亦宜言上。"④也就是说《新修本草》之《图经》部分的文字记载,应该是关于州县出产药物的记载,其知识来源很可能是地方修撰的《图经》。

至于其中地图的部分,现存唐代图经写本中未有地图保存下来,曹婉如对宋代《严州图经》地图部分的研究,指出:"从上述《严州图经》的经文来看,不像是地图的说明。因为:(1)图经文字大部都与编绘的地图无关。(2)地图上表示的地物,例如山、川、建筑等有不少在经文中并未述及,而所绘的街道和道路在文字中全未述及。(3)不少地图上表示的地物或注记与有关文字记述不符。(4)地图的编制与文字撰述各有自己的体系,不是相互配合的。"⑤这种地图与经文不完全符合的情况,与前文提到地图三年一造,而图经很可能并未随之损益的情况有关,也说明地图与经

---

① 辛德勇《历史的空间与空间的历史》,274—275 页。
② 录文见郑炳林《敦煌地理文书汇辑校注》,兰州:甘肃教育出版社,1989 年,48 页;李正宇《古本敦煌乡土志八种笺证》,台北:新文丰出版公司,1998 年,144—145 页。补文多从李书。
③ 录文见郑炳林《敦煌地理文书汇辑校注》,65—69 页;李正宇《古本敦煌乡土志八种笺证》,231—234 页。
④ 参考荆木美行《日本古代的风土记与唐代的图经》,《中国文化研究》2004 年冬之卷,110—118 页。
⑤ 曹婉如《现存最早的一部尚有地图的图经——〈严州图经〉》,《自然科学史研究》1994 年第 4 期,318 页。

文有各自的编撰体系。由此推测《新修本草》之《图经》的地图部分也可能与经文编撰体系并不完全一致,因此有独立存在的价值。

简言之,《新修本草》的《图经》很可能是由记载州县出产药物的经文与地方的地图组成的,是《新修本草》中地方药物知识的来源。本草图和图经的修撰,都是来自于地方行政的资料,而也是为了地方药政的运作而制作的。正是这样的资料和使用的需求,塑造了其所需要的"作者名单"和书籍的内容。在这里书的内容的"制作"与制作完成后书的使用被联系了起来,而太常寺官员作为作者名单的一部分是这个过程的体现。

五 弘文馆的官员和宫廷书籍的制作

在讨论了太常寺官员的意义之后,弘文官官员在场的意义是什么?整理图书典籍是王朝的一个文化价值取向,《新修本草》并非此时期唐政府编撰的唯一重要著作,唐代初期是一个官方大规模整理、抄写和修撰书籍的时代,《新唐书》卷五七《艺文志》以隋代图籍的散佚为唐初整理书籍的主要原因:"初,隋嘉则殿书三十七万卷,至武德初,有书八万卷,重复相糅。王世充平,得隋旧书八千余卷,太府卿宋遵贵监运东都,浮舟溯河,西致京师,经砥柱舟覆,尽亡其书。贞观中,魏征、虞世南、颜师古继为秘书监,请购天下书,选五品以上子孙工书者为书手,缮写藏于内库,以宫人掌之。玄宗命左散骑常侍、昭文馆学士马怀素为修图书使,与右散骑常侍、崇文馆学士褚无量整比。会幸东都,乃就乾元殿东序检校。无量建议:御书以宰相宋璟、苏颋同署,如贞观故事。又借民间异本传录。及还京师,迁书东宫丽正殿,置修书院于著作院。其后大明宫光顺门外、东都明福门外,皆创集贤书院,学士通籍出入。既而太府月给蜀郡麻纸五千番,季给上谷墨三百三十六丸,岁给河间、景城、清河、博平四郡兔千五百皮为笔材。两都各聚书四部,以甲、乙、丙、丁为次,列经、史、子、集四库。其本有正有副,轴带帙签皆异色以别之。"[1]此段叙述了唐初至玄宗朝整理图籍的

情况①,《唐会要》卷三六有修撰之条,记唐政府主持的修撰之事,在《新修本草》修撰的前后有大量其他类别的图书在修撰中②。《旧唐书》卷八二《许敬宗传》从描述其个人功绩的角度叙述其监修的图书:"然自贞观已来,朝廷所修《五代史》及《晋书》、《东殿新书》、《西域图志》、《文思博要》、《文馆词林》、《累璧》、《瑶山玉彩》、《姓氏录》、《新礼》,皆总知其事,前后赏赉,不可胜纪。"③《新修本草》是这个书籍修撰的整体的一部分。但是修纂成的书籍最后的流通途径却并不完全相同,有藏于秘府、有小规模的下颁和赏赐,也有下颁到不同的行政机构的。

同时,在这样的背景之下,无论书籍的修撰和制作,都应由一套程序,也逐渐有负责的机构,比如秘书省之类,但这些机构设置并非专为书籍制作,往往兼具多种功能,而且有多个机构同时存在负责相关事务,因此这些早期宫廷制作的图书往往由不同的机构制作。在中央的层级负责制作《新修本草》抄本的机构很可能是弘文馆,这样就可以理解孔志约作为弘文馆学士名列其中的原因。弘文馆的功能和机构变迁复杂,《大唐六典》卷八记:"弘文馆学士掌握详正图籍,教授生徒。"④《通典》卷二一记载更详:"弘文馆。大唐武德初,置修文馆,后改名弘文馆。神龙初改为昭文,二年,又却为修文,寻又为昭文。开元七年,又诏弘文焉。仪凤中,以馆中多图籍,未详正,委学士校理。自垂拱以来,多大臣兼领。馆中有四部书。自贞观初,褚亮检校馆务,学士号为'馆主',因为故事。每令给事中一人判馆事,校书二人,学生三十人。"⑤弘文馆所担负的功能在唐初有多次变化,李锦绣的研究曾详细勾勒此变化的过程,其中特别提到弘文馆从仪凤年间开始成为整理图籍的机构⑥。但若从编撰《新修本草》的情况来看,弘

---

① 相关的研究请参考徐连达《唐朝文化史》,上海:复旦大学出版社,2003 年,315—328 页。

② 唐代官修图书的整体情况请参见曹之《中国出版通史·隋唐五代卷》,北京:中国书籍出版社,2008 年,98—115 页;田媛《隋暨初唐类书编纂与文学》,北京大学中国语言文学系博士论文,2008 年。

③ 《旧唐书》,2764 页。

④ 《大唐六典》,194 页下一栏。

⑤ 《通典》,559 页。

⑥ 李锦绣《试论唐代的弘文、崇文馆生》,《文献》1997 年第 2 期,71—85 页。

文馆应在仪凤年间之前就已经参与到宫廷图籍的整理之中。考虑到弘文馆还有楷书手、典书、拓书手、笔匠、熟纸装潢匠,弘文馆很可能是《新修本草》编成之后,制作第一批用于"上书"的写本的机构①。当时的多个中央书籍机构之间似乎有功能的划分,比如《东宫王府职员令》有秘书省官员的参与,《五经正义》亦有弘文馆学士的参与、具体校勘的则是国子监俊士、四门学生与太学博士。不过《旧唐书》卷一九〇上《崔行功传》记:"(显庆中)罢校雠及御书手,令工书人缮写,计直酬佣,择散官随蕃雠校。"②不知是否涉及弘文馆的书手,若是弘文馆的书手也在被罢免的范围之内,则是由工书人缮写的。

与其他的书籍不同,《新修本草》的颁行还要满足地方药政的需要,因此除了中央秘府收藏,还需要向下颁布,其传递到地方也是通过国家行政的抄写系统,唐代官颁的各种文本都是下颁到一定层级的地方机构,再转写下颁。敦煌吐鲁番文书中的法令文书,比如 P.4634 + S.1880 + S.11446 + S.3375《永徽东宫诸府职员令》、P.2819《公式令》、P.4745《吏部格》或《式》残卷,都有"凉州都督府之印"③,可知其是由凉州下颁的。荣新江曾根据 Dx.0111 + Dx.0113《老子道德经》写本、MIK III 7484《太上洞玄灵宝无量度人上品妙经》背面纸缝处的"凉州都督府之印",认为这些道教典籍是天宝年间的官颁写经④。笔者也曾根据吐鲁番出土的历日文书,讨论唐代官颁历日制度中,地方收到中央历法机构颁布的历日,是通过"递相传写"以继续下送⑤。《新修本草》的下颁也应该是如此。但是需要下颁到哪个层级却是一个问题。前引《天圣令·医疾令》可以看出律令规定中,唐代地

---

① 肖占鹏、李广欣将弘文馆看作唐代的国家编辑出版机构之一,见《唐代编辑出版史》,天津:南开大学出版社,2009 年,30—34 页。弘文馆书手的设置与员额制度的详细讨论,可参见周侃《唐代书手研究》,首都师范大学博士论文,2007 年,21—22 页。
② 《旧唐书》,4996 页。
③ T. Yamamoto, O. Ikeda & K. Okano, *Tun-huang and Turfan Documents concerning Social and Economic History*,Ⅰ. *Legal Text*(A),Tokyo 1980,pp.22, 29, 46.
④ 荣新江《唐代西州的道教》,《敦煌吐鲁番研究》第 4 卷,北京大学出版社,1999 年,139 页。
⑤ 陈昊《吐鲁番台藏塔新出唐代历日研究》,《敦煌吐鲁番研究》第 10 卷,上海古籍出版社,2007 年,207—220 页。

方收采药物是以州为单位运作的,因此《新修本草》需要下颁到各州。但正如李锦绣指出唐代土贡实际是以县为单位来运作的①,负责收采药物的层级可能也是县,这就需要各州"递相传写"下送诸县。敦煌文书P.3714是现存《新修本草》写本中最接近官颁本的,其中正文大字,注文小字,大字部分以朱字写《神农本草经》文,以墨字写《名医别录》。此件文书的背面是《乾封二年(667)氾文开诏授告身》和前文已经提到的《总章二年(669)八月、九月传马坊文书》②。卢向前已经指出:"(《新修本草》)上有'迁'、'蒸'的押字。《新修本草》抄本的行书规避了押字。据此,传马坊文书的成文当在《新修本草》抄写前,称传马坊文书为'背'不尽妥当。"③也就是说抄写者将《告身》与《传马坊文书》拼接起来抄写了《新修本草》,按照卢向前研究,《传马坊文书》反映的是县级传马坊内的文书运作④。至于《告身》,唐代授官分为册授、制授、敕授与旨授,此文书中有"]氾文开奏被",应该是一件"奏授吏部告身"⑤,此告身应是下行文书在地方的抄件。由此推测,此两件文书可能都是在县级官署中的官文书废弃之后,用于抄写《新修本草》。同时,为了保证地方的收采,在地方医学之外,地方官署内很可能还有其他抄写的系统,但是其抄写的不一定是全本。

六 余论:官方修撰语境下书籍的撰者和书籍的制作

《新修本草》的撰者与《诸病源候论》相比,他们超越了医官的范围,也突破了医学家族的范围。于是这给了本节一个机会,从《新修本草》的编撰列位名表出发,探索宫廷编纂及其上书名单之间的关系,进而将撰者及其名单看成我们探索书籍制作的一个路径。这里所谓的书籍制作,不仅包括书籍内容的写作,也包括其抄写、传递等文本运作的整个

① 李锦绣《唐代财政史稿》上册(第一分册),北京大学出版社,2001年,638页。
② 对此文书的讨论可以参考岩本笃志《唐代の医薬書と敦煌文献》,151—155页。
③ 卢向前《伯希和三七一四号背面传马坊文书研究》,670页。
④ 卢向前《伯希和三七一四号背面传马坊文书研究》,671—674页。
⑤ 参见敦煌文书P.2819《唐开元七年(?)公式令》中的"告身式",以及仁井田升在《唐令拾遗》中的进一步复原。

过程。

本节试图展示出撰者名单与本草书制作之间的多方面关联。其一，是本草书物质形态的制作，本节试图通过弘文馆官员和地方医学在《新修本草》的宫廷制作和地方抄写中的作用，体现出撰者名单在书籍制作中的意义。其二，则是本草书在药政中的使用，所谓"使用"，既是文本性的也是物质性的。本草书中对药物的记载和描绘，与药政的运作的需求有密切的关系。而太常寺官员在撰者名单中的作用很可能与保证地方的药政相关，进而创造出《新修本草》中"本草图"和"图经"部分的内容。

这样的排列，折射出国家修纂本草书的多个侧面。这本具有政治象征意义的书籍，所需要的不仅是文字创作，还需要资料来源、书籍制作机构、下颁时"递相传写"和在地方药政中实际运行的保证，因此需要除了官方医疗机构之外各个机构（包括太常、弘文馆等等）的参与。也正是这些复杂的需求，最终使得非医官放入到这个撰者名单之中，造成医官与非医官共同参与的局面，并呈现出大部分参与编撰的非医官排列在医官之前的情况。同时，这样一份名单中，也呈现出官员个体知识兴趣和职位在其中意义的复杂性。通过尝试区分个体知识兴趣和职位在这个过程中扮演的角色，本节为理解《新修本草》背后的种种权力文化关系提供了基础。国家修撰书籍的各种需求，包括其政治象征意义、在以后行政系统中的使用和如何制作的过程，如何"创造"出需要参与《新修本草》修撰的"撰者们"。但是这一过程，与前文讨论的医学家族遭遇医学官署的身分分化一样，撰者们的身分也随着其在书籍完成过程中的角色而产生出种种不同，而其中关键的张力在于个体的知识兴趣与职位。显然并非只有担任医官者才能参与到医学书籍的修撰过程中。而另一个重要的问题，则在于"修撰"作为一种职位和官僚身分的逐渐成立。在本节的讨论中，对此尚未充分展开。另外，在讨论苏敬等三位排在最前的修撰者时，也尚未有机会进一步讨论个体撰者的经历在王朝修撰的过程中意味着什么。而下节希望能够讨论这些问题，例证是《黄帝内经太素》。

第三节　撰者经历与医经的历史语境

——以《黄帝内经太素》为中心

一　引言：医经的谱系与撰者的时代

关于《黄帝内经太素》的撰注，只留下零星的记载，其中常被提及的是一段序言。在宋代校正医书局整理并刊刻的《黄帝内经素问》中，负责整理的官员高保衡和林亿在序言中这样写道：

> 于是雷公之伦，授业传之，而《内经》作矣。历代宝之，未有失坠。苍周之兴，秦和述六气之论，具明于左史。厥后越人得其一二，演而述《难经》。西汉仓公，传其旧学，东汉仲景，撰其遗论，晋皇甫谧刺而为《甲乙》。及隋杨上善纂而为《太素》。时则有全元起者，始为之训解，阙第七一通。迄唐宝应中，太仆王冰笃好之，得先师所藏之卷，大为次注。①

其中以回溯的方式建立起了宋以前《内经》传递的过程，按照此叙述，《内经》在历代重要的医学家中传承，而最后到了高保衡和林亿手中，即所谓"历代宝之，未有失坠"。经典的传递谱系保证了高保衡与林亿手中的《黄帝内经》是与圣人相关的"原本"，而杨上善是这个经典传递过程中重要的一环。传递的谱系将历史性的叙述塑造成了经典权威的组成部分和保证，但这样的谱系也往往会掩盖历史本身的复杂性。

这个叙述谱系在日本仁和寺本《黄帝内经太素》的"重新发现"之后受到了挑战，其题名记："通直郎守太子文学臣杨上善奉敕撰注。"②杨守敬据

---

① 郭霭春主编《黄帝内经素问校注》，11 页。
② 钱超尘、李云校正《〈黄帝内经太素〉新校正》，北京：学苑出版社，2006 年，1 页。此书的录文大量保留了仁和寺本中的异体字等，本文引注时，皆径录为正字，以下不再说明。

此指出,太子文学之官隋代不设,其设立始自唐高宗显庆年间(656—661)。同时,仁和寺本《黄帝内经太素》中避唐太祖李渊之父李昞的讳①。杨上善撰注此书的时代或者此书传抄的时代应是唐初。萧延平在 1924年刊行其校注《黄帝内经太素》的"例言"中,根据其中"玄元皇帝"之语,指出唐代追号老子为玄元皇帝是在高宗乾封元年(666)二月,但他又认为,隋大业(605—617)距离唐乾封年间不过五十余载,自来医家多享大年,杨上善或为隋唐之际人②。之后对《黄帝内经太素》的研究,其写作时间始终是讨论的核心问题③。首先,由于杨上善撰注《太素》时间的再讨论,推翻了前文所引送人关于内经传递谱系的叙述(即从杨上善到全元起,再到王冰的谱系)。《南史》卷五九《王僧孺传》记,全元起欲注《素问》,因砭石而

---

① 杨守敬《日本访书志》,《杨守敬集》,武汉:湖北人民出版社、湖北教育出版社,1997 年,221 页;唐代避"丙"为"景",清人周广业就已注意到,见《经史避名汇考》,北京图书馆出版社,1999 年,198—200 页。在仁和寺本《太素》重新发现之前,多纪元胤根据其他记载就有杨上善是唐人的推测。

② 萧延平《黄帝内经太素例言》,《黄帝内经太素》,兰陵堂仿宋嘉佑刻本,1924 年,此据《续修四库全书》第 979 册,上海古籍出版社,2002 年,7 页上一栏。

③ 1935 年汉口余生堂《黄帝内经太素补注》中收录刘震鋆《杨注太素汇考》一文指出,杜光庭曾云:"太子司议郎杨上善,唐高宗时人,作《道德集注真言》二十卷。"因此,杨上善更可能是唐人(见刘震鋆《杨注太素汇考》,《黄帝内经太素补注》,汉口:余生堂,1935 年,24 页)。后来的研究者,试图更准确地界定《黄帝内经太素》成书的时间,石原明根据唐高宗性好文学,频加奖掖,武则天当政之后文禁甚严,推测杨上善撰著《太素》,应是奉高宗之敕,其成书的时间应在乾封二年至弘道元年(683)之间。(石原明《漢方——中国医学の精華》,東京:中央公論社,1963 年,127 页)。李鸿逵在系统整理了前人论述所使用的证据之后指出,《太素》是唐乾封之后的作品(见李鸿逵《〈黄帝内经太素〉撰注考略》,《江苏中医》1963 年第 8 期,30—32 页)。赵辉贤认为《太素》中对武后和忠、弘两位太子均未避讳,认为书完成于乾封元年之后,弘道元年中宗即位武则天临朝称制之前(赵辉贤《关于杨上善〈黄帝内经太素〉的年代》,《浙江中医学院学报》1979 年第 4 期,4—7 页)。贾似仁则分析了杨上善"今之兰台"的注文,通过唐代秘书省改名为兰台的时间,认为其写作在乾封元年到至咸亨元年(670)间(贾似仁《关于杨上善〈黄帝内经太素〉的年代》,《贵阳中医学院学报》1983 年第 4 期,10—11 页)。钱超尘曾以为杨上善生于后魏而卒于隋,《太素》成书于后周,后又更正其说,指出杨上善为唐初人,主要生活在唐高宗李治时期,《太素》主要撰写于龙朔二年(662)至咸亨元年(670)间(钱超尘《杨上善生于后魏而卒于隋〈太素〉成于后周说》,《内经研究论丛》,武汉:湖北人民出版社,1982 年,336—348 页;钱超尘《黄帝内经太素研究》,北京:人民卫生出版社,1998 年,页 33—74;钱超尘《〈太素〉撰著具体时间新证》,《中医文献杂志》2006 第 4 期,1—3 页)。

与王僧孺问答之事①。由此可推测全元起为齐梁间人②。杨上善生活的年代应该在全元起之后,从杨上善到全元起的谱系叙述无法成立。其次,由于《太素》撰写时代的讨论,证据从仁和寺本的题名,扩展到《太素》的文本内容和撰写的历史背景。也使得研究的思路,从经典和伟大医家的谱系中挣脱出来。即,对成书时间的反复推敲,背后的逻辑是认为成书的时代对我们理解《太素》本身有所帮助,即医经需要放在其成书时代的背景下,显然,这是一种可能突破谱系性叙述的方向。在此基础之上,研究进一步深入到《太素》撰注的知识和社会背景之中。钱超尘通过《太素》撰注时间、底本以及其中音韵、俗字乃至引书的多方面考察,实际已在探索杨上善撰注的知识运作过程③。真柳诚近来则从《太素》与《素问》的关系、杨上善的历官和撰注背景以及《太素》之后的流传等方面对《太素》再次进行了考察④。但在这样的研究中,建立了"底本—撰写历史背景—再次流传"的叙述模式,使得《太素》撰注者的经历及其相关联的历史背景再次被嵌入到《内经》文本传递谱系的叙事之中⑤。

近来对于中国古代医经的研究,也出现反思性的声音。李建民将《黄帝内经太素》放在内经"正典化"的历史叙述中,认为他从篇幅来看是"缩小的正典"(narrow canon)⑥。李先生将正典的形成过程与知识群体的边

① 《南史》,北京:中华书局,1975 年,1461 页。
② 全元起生平及其《素问》注的研究,见藤山和子《全元起注〈黄帝内經素問〉の成立について:「長夏」からの一考察》,《お茶の水女子大学中国文学会報》第 2 号,1983 年,15—30 页;藤山和子《全元起注〈黄帝素問〉の成立について——診脈法からの考察》,《東方学》第 70 辑,1985 年,18—32 页;段逸山《〈素问〉全元起本研究与复原》,上海:上海科学技术出版社,2001 年,18—19 页;浦山きか《中國醫書の文獻學的研究》,東京:汲古書院,2014 年,192—193 页。
③ 钱超尘《黄帝内经太素研究》。
④ 真柳誠《黄帝医籍研究》,東京:汲古書院,2014 年,321—342 页。此处限于篇幅,并非是对杨上善与《太素》研究史的全面回顾,兹举要者及与本文论述相关者述之,更为全面的研究史可以参见徐春波《〈黄帝内经太素〉的文献研究》(山东中医学院博士论文,1996 年)和钱超尘《黄帝内经太素研究》中的相关部分。
⑤ 百慕达(Miranda Brown)在其研究中强调了古代的医学谱系和叙事如何嵌入到现代学术的叙述之中,见 Miranda Brown, *The Art of Medicine in Early China: The Ancient and Medieval Origins of A Modern Archive*, Cambridge University Press,2015.
⑥ 李建民《旅行者的史学——中国医学史的旅行》,台北:允晨文化,2009 年,121 页。

界相关联,正典的历史与知识的社群紧密关联,书籍权威的造成与知识群体的塑造互为表里,提供了理解正典历史的重要路径。而金仕起则强调:"我们也许更当留意这些文本的体裁、内容和这个时期社会政治变动的关系,并将它们放在文本纂述者尝试对话、说服的对象,或企图论述的议题等时代脉络中理解。"①但是如何将一个撰者、一本书和他们所在的时代以及相关的知识群体、对话对象相联系? 如果说前一节更重视撰者官职的意义,官职意味着撰者在系统和结构中的位置,而本节试图通过对《黄帝内经太素》的讨论回到经历:撰者的经历在怎样的意义上可以帮助我们理解他的著作? 撰者的经历,包括家庭背景、知识来源和官仕背景,构成了他与所在时代以及相关的知识群体、对话对象的种种关联。如果我们能勾勒出这些要素与书籍撰注之间的关联,那么就既为撰者,也为他的著作找到了进入历史语境的路径。

二 个人的经历与书籍的撰注

前文已提到以"作者"经历帮助理解著作的路径,但是杨上善的生平记载甚少。墓志材料也许会提供新的启发。《唐代墓志汇编续集》中曾刊布一方《大唐故太子洗马杨府君及夫人宗氏墓志铭并序》,据称是西安阿房宫附近农家藏石,由张懋镕录文,其中称墓主"君讳上,字善"②。张固也、张世磊从姓名、官职和学术风格等多个方面的证据论证此墓志中的杨上,很可能就是杨上善,并整理出其行年与历官③。就目前的证据而言,他们的论述是可信的。

按照墓志中的记载,杨上善卒于永隆二年(681),享年九十三岁,也就是说他大约生于开皇八年(588),高保衡和林亿称其为隋人,并非完全没

---

① 金仕起《中国古代的医学、医史与政治——以医史文本为中心的一个分析》,7 页。
② 周绍良、赵超主编《唐代墓志汇编续集》,上海古籍出版社,2001 年,284—285 页。关于此墓志的出土和形制等相关问题曾通过陕西师范大学的韩香教授向张懋镕先生垂询,在此特致谢忱。
③ 张固也、张世磊《杨上善生平考据新证》,《中医文献杂志》2008 第 5 期,1—14 页。

有依据①。前文所引萧延平的推测,确为中允之论。墓志中对杨上早年知识兴趣的记载,呈现出复杂的图景。他的家族谱系为:"祖明,后魏沧州刺史;祖相,北齐朔州刺史,并塞帷布政,人知礼义之方;案部班条,俗有忠贞之节。父晖,隋并州大都督。"之后墓志这样记载他的知识兴趣:

> 志尚弘远,心识贞明,慕巢、许之为人,烟霞缀想,企尚、禽之为事,风月缠怀。年十有一,虚襟远岫,甄王孙之芳草,对隐士之长松。于是博综奇文,多该异说,紫台丹箧之记,三清八会之书,莫不得自天然,非由学至。又复留情彼岸,翘首净居,玩众经,不离朝暮,天亲无著之旨,睹奥义若冰销;龙宫鹿野之文,辩妙理如河泻。②

这段叙述呈现出他对道教和佛教经典的兴趣,但在叙述的模式上,却值得分析。其中先以"王孙之芳草"与"隐士之长松"的对应来呈现其知识兴趣和家族传统之间的差异,然后在叙述其知识来源时,强调他"博综奇文,多该异说",似乎暗示他的知识由阅读获得。但是他阅读的文本来自哪里?是他个人搜集而来,或是家族的知识传统,或是有师授的因缘,都并未交代。接下来,却又强调"得自天然,非由学至",将知识获得的过程一笔带过,似乎试图强调一种信仰的亲缘性对于知识获得的影响。等到展示其对佛教经典的兴趣时,又再次将对经典的阅读,即"玩众经,不离朝暮"与以比喻方式说明的知识自然而得的特质糅合在一起,文本在这里似乎是知识传递的一种契机,而非载体。

墓志中并未记载他曾在隋代入仕。明代徐春甫曾在《古今医统大全》中叙杨上善大业中(605—617)为太医侍御③,不知何据。回到墓志的记载,其中称杨上在唐代,解褐除弘文馆学士,应是被征召。弘文馆的功能

---

① 钱超尘曾经详细列举将杨上善称为隋人的记载,认为均是因袭林亿之误,见《黄帝内经太素研究》,35—38 页。

② 周绍良、赵超主编《唐代墓志汇编续集》,284 页。

③ 徐春甫《古今医统大全》,北京:人民卫生出版社,1991 年,374 页。

和机构变迁复杂①,《资治通鉴》卷一九二武德九年(626)九月条记:"上于弘文殿聚四部书二十万卷,置弘文馆于殿侧,精选天下文学之士虞世南、褚亮、姚思廉、欧阳询、蔡允恭、萧德言等,以本官兼学士,令更日宿直,听朝之隙,引入内殿,讲论前言往行,商榷政事,或至夜分乃罢。"②此段记载的重点是弘文馆学士是由文学之士担任,同时是以本官兼任。《大唐六典》"弘文馆学士"条记:"故事:五品已上,称为学士;六品已下,为直学士。又有文学直馆,并所置学士,并无员数,皆以他官兼之。"③也证明了这一点。《法苑珠林》"传记篇"第一百记:"《六道论》十卷,皇朝左卫长史兼弘文馆学士杨尚善撰。"④清代的《唐书艺文志注》中就认为此杨尚善即是杨上善。张固也、张世磊也承袭这种说法,认为杨尚善亦应是杨上善⑤。这说明杨上善是以他官为本官兼任弘文馆学士。但左卫长史是否是其起家官,却并不能确定。墓志记载他之后任沛王府文学,又"累迁左威卫长史、太子文学及洗马"⑥。沛王即李贤,龙朔元年(661)立为沛王。之后提及的东宫属官也很可能是指李贤成为太子之后的属官,上元二年(675)李弘暴毙之后,李贤立为太子,调露元年(680)被废,杨上善担任这些官职大概就在这期间。

弘文馆所担负的功能在唐初有多次变化,李锦绣的研究曾详细勾勒此变化的过程,其中特别提到弘文馆从仪凤年间开始成为整理图籍的机构⑦。在仪凤之前,弘文馆可能已经是整理图籍的机构。前引《法苑珠林》的记载也说明,杨上善在弘文馆任职时就已参与到整理图籍的工作中。

---

① 杜佑《通典》卷二一,北京:中华书局,1989年,559页。

② 《资治通鉴》,北京:中华书局,1955年,6023页。

③ 李林甫《大唐六典》,柏市:广池学园事业部,1973年,194页下一栏。

④ 周叔迦、苏晋仁校注《法苑珠林校注》,北京:中华书局,2003年,2885—2886页。

⑤ 张固也、张世磊《杨上善生平考据新证》,3页。

⑥ 周绍良、赵超主编《唐代墓志汇编续集》,页284。真柳诚以李贤任左武卫大将军的记载,以为此处墓志记载应为"左武卫长史"之误(真柳誠《黄帝医籍研究》,335页)。在无其他证据的情况下,使用李贤传记的记载直接改杨上墓志中的记载,颇为不妥。他的假设是杨上善此时的任官都与李贤相关,其实也没有足够的证据支持这一点。在后文,他也进一步将杨上善所有官衔的转迁时间都与李贤官衔的转迁时间等同。

⑦ 李锦绣《试论唐代的弘文、崇文馆生》,《文献》1997年第2期,71—85页。

之后,他担任沛王文学、太子洗马等职位,也就是他一直在担任李贤的官府中任职,应是作为教授李贤的学士群的组成部分。根据《太素》题名的记载,杨上善撰注《太素》时,为太子文学,是东宫司经局的官员,《大唐六典》卷二六"司经局"条记其中诸官员的职掌:"洗马掌经、史、子、集四库图书刊缉之事,立正本、副本,贮本以备供进。凡天下之图书上于东宫者,皆受而藏之。文学掌分知经籍,侍奉文章,总缉经籍;缮写装染之功,笔札给用之数,皆料度之。校书、正字掌校理刊正经、史、子、集四库之书。"①司经局是东宫藏书的机构。另外,前文曾提及杜光庭的《道德真经广圣义序》也称杨上善在担任太子司议郎时曾撰写《道德集注真言》②。《大唐六典》"太子司议郎"条记其职掌:"司议郎掌侍从规谏,驳正启奏,以佐庶子、中允之阙。凡皇太子之出入朝谒、从享,及释奠于先圣先师,讲学、临胄,抚军、监国之命可传于史册者,并录为记注。若宫坊之内祥瑞、灾眚,及伶官之改变音律、新曲调,宫臣之宫长除拜、薨卒,亦皆记焉。每岁终,则送之于史馆。"③即为太子府之史官。按照其品级,杨上善在担任此职务应该在其担任太子文学与太子洗马之间。

对杨上善历官的考察,可以帮助我们理解《黄帝内经太素》的撰注语境。首先,上书时杨上善的官职是太子文学,上书的时间显然在李贤任太子期间,即上元二年(675)至调露元年(680)之间,而且按照其官职转迁,显然是李贤任太子的前期。但是他开始撰注时间显然更早,比如前引贾似仁对杨上善"今之兰台"的注文的讨论,这条注文就可能是在咸亨元年(670)之前完成的④。

其次,杨上善在李贤府中的角色与其撰注之间的关系。《旧唐书·经籍志》和《新唐书·艺文志》中记载他的著作包括《老子道德经略论》(或称《道德经略论》)、注《老子》、《老子指略论》、注《庄子》、《六趣论》、《三教诠

---

① 《大唐六典》,页473。
② 杜光庭《道德真经广圣义序》,《道藏》14册,北京:文物出版社、上海:上海书店、天津:天津古籍出版社,1988年,309页。
③ 李林甫《大唐六典》,472页上一栏。
④ 贾似仁《关于杨上善〈黄帝内经太素〉的年代》,《贵阳中医学院学报》1983年第4期,页10—11。

(或作铨)衡》①。虽然这些著作与前文所引墓志中对其知识兴趣的描述相一致,但我们不能将杨上善在李贤府中的撰注活动仅仅视为个人兴趣,也需与当时王府中的文化风气联系理解。唐代初期太子东宫以及王府中撰注活动兴盛,也与宫廷政治斗争密切相关②。在这种风气之下,东宫和王府中征召具有多种知识兴趣的官员在撰写著作,比如,李贤的府中还有其他对医学知识有兴趣的官员,前一节提及《新修本草》的撰注名单中的"登仕郎守潞王府行参军事臣吴师哲"③,也应是在李贤的府中。而这种东宫和王府撰注的色彩显然渗透在杨上善的自我意识中,在《太素》中将老子称为"玄元皇帝"就可以看出来。但也需注意,杨上善的著作在李贤府中的地位,与李贤府中的核心著作,如《后汉书》注,有相当的差距。

再次,撰成之后,按照《太素》中题名所记的"奉敕撰注",杨上善应将该书奏上。唐代上奏的书籍有不同的处理方式,与弘文馆一样,太子的府中也有制作书籍的机构设置,他的著作(包括《太素》在内)及其抄本最可能的结果应该是被藏于秘府,即与李贤注《后汉书》书付秘阁的命运类似。在此书上书之后,并没有证据证明其被大规模抄写,或者被递相转写下颁。特别在李贤被废,以及他文明元年(684)被逼自杀之后,其府中撰成的著作命运又是如何?虽然在第二年,即垂拱元年(685),李贤就被重新追封,但直到景云二年(711)才被追封成皇太子。这个时代的政治变动是否对这些著作的命运有所影响?政治的变动可能对书籍在宫廷中的命运可以产生摧毁的打击,但也可能其提供流传到宫廷之外的机会。不过,在

---

① 《旧唐书》卷四七,2027—2030 页;《新唐书》卷五九,1517、1526 页。
② 最近的研究请参见刘方玲《唐初文学馆与储位之争的关系论析》,《湖南文理学院学报(社会科学版)》2005 年第 1 期,82—85 页。Yinggang Sun, "Princely Patronage in the Scholarly World of Sui and Early Tang China (581–713)", Ph. D. Dissertation, the Department of East Asian Studies, Princeton University, 2009.戚学民《〈后汉书〉李贤注与〈文选〉李善注:论李善注影响的扩张》,《社会科学研究》2012 年第 3 期,163—170 页;小林岳《後漢書劉昭注李賢注の研究》,東京:汲古書院,2013 年,271—276 页。
③ 池田温《中國古代寫本識語集録》,202—203 页。

唐代前期的宫廷中,《太素》似乎不可能是被广泛阅读的著作①。

三 分经与编次——写本时代的医经文本

　　杨上善的个人经历及其撰注《太素》时在东宫任职,这意味着,杨上善可能有机会接触到不同的《内经》文本,而且很可能是宫廷图书的文本②。但是我们需要在一个更大的背景中反思杨上善所面对的文本。前文提及的谱系式叙述,不仅忽视了当时知识群体的复杂性,也忽视了文本传递的复杂性。谱系的叙述在突出"重要"的医者和医著的同时,却往往"遗忘"这些著作及其撰注者所处的实际学术环境。高保衡和林亿似乎是从文本出发的途径,即他们重视自己手中所见到的传承下来的医学文本,他们当时应该是见到了全元起、杨上善和王冰的注释文本,但其他撰注者没有文本传承下来,也就在这个叙述中被忽略了。但是文本本身,是否能支持这个谱系的叙述,也就是说在全元起、杨上善、王冰之间是否有底本传递的关系,从而保证《内经》的文本代代相传,而不至于遗失? 答案是否定的。杨上善应该不是从皇甫谧的《甲乙经》中获得的底本,其与全元起所使用的底本之间也差异甚大。钱超尘则认为,从王冰注与杨上善注的对比来看,王冰可能并未看到杨上善注,似《黄帝内经太素》从武则天到玄宗朝都未受重视,直到唐末五代才逐渐凸现出其显赫地位③。而在这个时代传递内经的其他学者就在这个序言中被有意无意的忽视了,比如《魏书》卷九一《崔彧传》记:"崔彧,字文若,清河东武城人。父勋之,字宁国,位大司马外兵郎,赠通直郎。彧与兄相如俱自南入国。相如以才学知名,早卒。彧少尝诣青州,逢隐逸沙门,教以《素问》、《九卷》及《甲乙》,遂善医术。"④《北齐书》卷四九《马嗣明传》:"马嗣明,河内人。少明医术,博综经方,《甲

---

① 《太素》在 8 世纪的阅读史,是以日本的记载为中心,但是谁将《太素》带到了日本,由于记载阙如,一直在争论之中。而就《太素》在唐代前期的传递而言,谁将《太素》带到了日本并非最重要的问题,他如何获得,才更值得讨论。相关研究的讨论可见钱超尘《〈黄帝内经太素〉研究》,138—143 页。
② 真柳誠《黄帝医籍研究》,東京: 汲古書院,2014 年,321—323 页。
③ 钱超尘《〈黄帝内经太素〉研究》,330—331 页。
④ 《魏书》,北京: 中华书局,1974 年,1966 页。

乙》、《素问》、《明堂》、《本草》莫不咸诵。"①同时,在出土文献中,也可以看到其他"匿名的作者"在对与《黄帝内经》相关的文本进行整理。这些传递者都无法在谱系式的叙述中找到位置。但对他们存在的勾勒,是试图提醒,在这样一个以写本为知识基本载体的时代,知识文本在以复杂而多样的方式进行传递。

但是这种谱系式的理解并非对当时的世界没有意义,将历代的著名医者放在一个经典传递的谱系中,也就意味着这些医者的著作都成为了原初经典的某种投射或者碎片,将其进行整合,而恢复经典原初面貌的思路,也就成了自然而然的选择。这样的路径在张仲景那里即可看见,到皇甫谧编撰《甲乙经》的时候,他根据《七略》和《汉书·艺文志》将《素问》和《九卷》(或者《针经》)以及《明堂孔穴针灸治要》都定为与《黄帝内经》相关的内容,并且指出仓公和《伤寒论》的知识来源也是《黄帝内经》。这样医学知识在医者之间传承的谱系同《黄帝内经》的文本传承联系了起来。这也建立了一个范式,即将《素问》、《九卷》和《明堂孔穴针灸治要》看作来自同一文本(即《黄帝内经》的"原本"),而这些文本中有重复交互的部分,因此可以通过编集而对其进行整理。从这里两种不同的知识模式开始分化,一个是以知识为取向,试图通过文本的整理追寻"正确的知识",另一个则以"文本"为取向,试图恢复原有的文本。

这当然不是一种思路或一种底本一统天下的时代。我们如果需要找寻这个时代其他重要的《内经》文本与《太素》进行比较,在唐代前期的官方语境中,官方医学机构使用并教授的《内经》显然是重要的选择。但是太医署的文本并未保存下来。这是一个有趣的对比,即在唐代前期官方医学机构中被广泛教授的文本并未被保存下来,而保存下来的杨上善的文本,却可能并未被广泛的阅读和使用。但是唐令中关于如何教授的规定被保留了下来,可以作为分析的依据。

前文已经讨论过唐代令文对医、针生的教材的规定,所谓"分经受业",详细规定了医、针生分别学习的教材,《甲乙经》与《素问》、《灵枢》被

---

① 《北史》,北京:中华书局,1974年,2967—2968页。

区别为医学和针学习的对象。在这里《甲乙经》与《素问》、《针经》之间的差别可以构成分经的基础,本身就展现出复杂而冲突的态度。

在出土文献中则呈现出更为复杂的图景,俄藏吐鲁番文献 Дx.00613,《俄藏敦煌文献》定名为《黄帝内经素问》卷六,三木荣指出其内容与《素问》、《灵枢》相似①。马继兴曾著录其为《黄帝内经》古传本,后又指出:"此注文内容与隋唐时的杨上善与王冰二氏的注文内容不同,故此残卷注文当系出自隋、唐之际的其他注家之手,而是杂有《素》、《灵》二书之文,并与《太素》编排次序有异,故今称为'亡名氏《黄帝内经素问》注'。"②李应存等认为其中除了《黄帝内经素问》卷六"三部九候论"的内容,还有《黄帝内经·灵枢》和《难经·第一难》的内容,该卷子是隋唐医家摘录《内经》、《难经》等后,杂以己见在部分原文后作注而成③。这个将不同医经整理在一起的模式,似乎更接近张仲景的方式。比如俄藏西域文书 Дx.11074 与 Дx.02683 也是一个《素问》与《灵枢》的合抄本,Дx.02683 与 Дx.11074 大约差 4—5 行,Дx.11074 的 1—6 行与《素问·阴阳应象大论篇》略同,7—9 行与《素问·方盛衰论篇》第八〇略同,省略"答曰"等的语言,10—14 行与《素问·阴阳类论篇》第九七同,16—22 行与《灵枢·淫邪发梦》第四三同。由此可见,在中古时期将《素问》、《灵枢》以及其他与《内经》相关的医书加以整理、类编、并注释的实践多样。这也就意味着,在当时可能有多种杂抄或摘录不同医经的底本在流传,而这些底本在流动中或被传承或散佚,也可能在新的撰注者手中再次重组。我们无法了解这些匿名注释者的身分信息及其所代表的知识群体。但是,以这种路径与唐代前期的医经教授模式相比较,可以看到分经教授和编次经典文本而加以撰注的区别。当然在编次的路径中,选择哪些文本,编次的原则如何,依然有所差别。

---

① 三木荣《西域出土医药关系文献综合解说目录》,《东洋学报》第 47 号,1964 年,139—164 页。

② 马继兴《出土亡佚古医籍研究》,北京:中医古籍出版社,2005 年,76 页。

③ 李应存、李金田、史正刚《俄藏敦煌文献 Дx00613"〈黄帝内经〉、〈难经〉摘录注本"校录》,《甘肃中医学院学报》2005 年第 3 期,21—23 页。

四 杨上善的选择与文本权威的建立

前文关于个人经历的梳理和此时代文本背景的勾勒,其实提出了更多的问题。比如,我们如何理解杨上善的早年经历与王府生涯对他写作的意义? 王府生涯给他提供了接触宫廷所藏的文本的可能,但是他撰注的知识态度,又是否受到王府中撰注文化的影响?

首先要考虑的是写作者在其他作品中呈现的解说思路。杨上善在《太素》之外的著作,以道家和释家著作为中心,除了注释之外,其中以"论"、"略论"和"诠(铨)衡"为主要文体。所谓"论",《文心雕龙》卷四《论说》第十八:"圣哲彝训曰经,述经叙理曰论。论者,伦也。伦理无爽,则圣意不坠。……论也者,弥纶群言,而研精一理者也"①虽然无法知道,杨上善注释《老子》等的具体体例,但是其注释与"论"的结合似乎是重要的知识路径,也就是解释文本之后而探究一理。结合前文墓志中所称的"博综奇文,多该异说",是否可以理解是在博引文本,阐释经典意义,进而研精一理。所谓"诠(铨)衡",在此时的文献中多用于比较评价佛教和道教的语境中,《法苑珠林》卷第一百十九提及《笑道论》称其为:"周朝武帝敕前司隶母极伯甄鸾铨衡佛道二教作"②。《续高僧传》卷三记录慧净的事迹:

> 大业初岁,因寻古迹至于槐里。遇始平令杨宏集诸道,俗于智藏寺欲令道士先开道经。于时法侣虽殷,无敢抗者。净闻而谓曰:明府盛结四部铨衡两教,窃有未喻,请咨所疑。何者宾主之礼自有常伦,其犹冠屦不可颠倒。岂于佛寺而令道士先为主乎? 明府教义有序,请不坠绩。令曰有旨哉,几误诸后即令僧居先坐,得无辱矣。③

在佛道两教争论的语境之下,"诠(铨)衡"虽本以品鉴衡量而比较之义,但却也呈现出高低之区别。前文墓志强调杨上善对佛道两教经典均有知识

① 刘勰,范文澜注《文心雕龙注》卷四,北京:人民文学出版社,1962 年,327 页。
② 周叔迦、苏晋仁校注《法苑珠林校注》,2879 页。
③ 郭绍林点校《续高僧传》,北京:中华书局,2014 年,283 页。

兴趣,不知在他这里是否也有佛道的高低之别。但推而广之,则是其对"异说"在博采之后,是否有衡量而区别之?

在这样的态度中,有一个隐含的问题。即前文讨论的在杨上善的知识来源中,是否有师说的部分,还是以文本的权威为中心。特别是在如此纷繁的文本流动和整理背景之下,如何从杨上善的选择中解读其对于经典的态度?杨上善显然接受了《素问》等经典文本都是继承自《内经》文本的观点,在《太素》卷九《十五络脉》:"去腕二寸,出于两筋间,循经以上系于心,包络心系。实则心痛,虚则为烦,取之两筋间。"杨上善注:"检《明堂经》两筋间下,有'别走少阳'之言,此经无者,当是脱也。"[1]这样补充脱文的方式,是基于一种认识,即《太素》的底本与《明堂》等来自于某个一致性的经典,因此当文意不通时,就可以凭借其他文本找回原初的词语。在此背后的想象,是经典的原本是最为完整而通顺的版本,随着流传而失去其完整和通顺性,也就是现有流传的文本都是原本不完整的投射。但是在很多时候遭遇《太素》与其他文本的差异时,也会遭遇无法判断的情况。比如《太素》卷六《腑脏气液》"肾主欠",而注文中指"《素问》肾主嚏,不同也。"[2]正如他在《太素》卷一《调食》中的按语:"《神农》及《名医本草》,左右不同,各依其本,具注录之,冀其学者量而取用之。"[3]说明在无法判断的时候,杨上善在注文中会保存不同的说法。但是并非所有的时候他都是用这样的态度,《黄帝内经太素》卷三《阴阳大论》:

> 按尺寸而观浮沉滑涩,而知病所生;
>
> 杨上善注:涩,所敕反,不滑也。人之两手,从关至鱼九分,为寸也;从关至尺一寸,为尺也;尺寸终始一寸九分,为尺寸也。凡按脉也者,按寸口得五脏六腑十二经脉之气,以知善恶;又按尺部,得知善恶。依此大经,竟无关部,关者,尺寸分处,关自无地。依秦越人,寸口为阳,得地九分;尺部为阴,得地一寸,尺寸终始一寸九分,亦无关

---

[1] 钱超尘、李云校正《〈黄帝内经太素〉新校正》,152 页。
[2] 钱超尘、李云校正《〈黄帝内经太素〉新校正》,102 页。
[3] 钱超尘、李云校正《〈黄帝内经太素〉新校正》,17 页。

地。华佗云："尺寸关三部各有一寸,三部之地合有三寸。"未知此言何所依据。王叔和、皇甫谧等各说不同,并有关地,既无依据,不可行用。①

其中所谓的"依据"指向什么? 显然是经典文本,即《内经》相关问题的证据,而以秦越人之说否定其后诸说,则显然认为在之前的历史谱系中时代越接近《内经》的医者,其阐释更为接近《内经》原本。对于文本本身意义的强调,成为了杨上善对经典性理解的核心。这种区别最重要体现在杨上善对所谓"相传"的使用,他无论在注音,还是在释义的,过程中都涉及到所谓"相传":

> 阴谓寸口,手太阴也;阳谓人迎,足阳明也。上谓人迎,下谓寸口,有其二义:人迎是阳,所以居上也;寸口是阴,所以居下也。又人迎在颈,所以为上;寸口在手,所以为下。人迎寸口之动,上下相应俱来,譬之引绳,故若一也。所论人迎寸口,唯出黄帝正经,计此之外,不可更有异端。近相传者,直以两手左右为人迎寸口,是则两手相望以为上下,竟无正经可凭,恐误物深也。②
>
> 旧来相传为督脉当脊中唯为一脉者,不可为正也。③
>
> 黄帝曰:冬脉大过与不及,其病皆何如? 岐伯曰:大过则令人解㑊、腹痛而少气不欲言。(大过,足大阳盛,大阳之脉行头背脚,故气盛身解㑊也。解,音懈。㑊,相传音亦,谓㑊㑊运动难也。)④
>
> 谵 诸阎反,多言也。相传乃衔反,独语也。⑤
>
> 熇 呼笃反,热炽盛也。相传许娇反。⑥

---

① 钱超尘、李云校正《〈黄帝内经太素〉新校正》,41 页。
② 钱超尘、李云校正《〈黄帝内经太素〉新校正》,147 页。
③ 钱超尘、李云校正《〈黄帝内经太素〉新校正》,226 页。
④ 钱超尘、李云校正《〈黄帝内经太素〉新校正》,283 页。
⑤ 钱超尘、李云校正《〈黄帝内经太素〉新校正》,247 页。
⑥ 钱超尘、李云校正《〈黄帝内经太素〉新校正》,189 页。

单从其引述的方式来看,"相传"往往被视为"俗说",被看作区别于经典和圣人的解释①,因此所谓的"相传",可能与医者师说的传递相联系,而杨上善以音注或者释义的典籍来否定传统师说的解释,显然是一个改变,同时也提供了一种对于经典意涵文本的强化。在这个意义上,我们也许能更好的理解之前杨上善墓志中描述的经典与自得之间的关系,撰注者对于文本的解释,需要在经典文本自身找到。

其次,我们要如何理解杨上善在李贤府内的撰述,与当时李贤府内的其他撰述活动是否有互动,可考虑的比较对象,是《后汉书》李贤注和《文选》李善注。杨上善注的特点与两者相一致的特质包括,兼具直接注音释义和引典释义的特征。在引用小学之书时,三者都以《说文》为重②。而在引典释义时,只是李贤注所引以儒家典籍和史籍为主,而杨上善则大量征引医书和道典。杨上善注释对于《说文》的重视,清代黄以周在《旧钞太素经校本叙》就已提及:"杨氏又深于训诂,于通借已久之字,以借义为释;其字之罕见者,据《说文》本义,以明此经之通借。"③唐代前期社会文化中对《说文》的重视,也与这个时代宫廷知识的整体取向有关④,在此风气之下,对字义的探索,背负着更为深层的文化意义,而也成为此时代注释者关注的重点。

至于对《老子》等文本的引用。《黄帝内经太素》卷三《阴阳大论》云:"审其阴阳,以别柔刚,阳病治阴,阴病治阳。"杨上善注云:"夫物柔弱者,阳之徒也;刚强者,阴之徒也。阴经受邪,流入阳经为病,是为阴经为本,阳经为标。疗其本者,疗于阴经,即阳病疗阴也。阳经受邪,准阴疗阳也,即阴病疗阳也。人阴阳二经,阴经若实,阳经必虚;阳经若实,阴经定虚。

---

① 在中古的其他释音释字文献中也有"传"、"俗传"的用法,现代研究者一般将其看成一种标明"俗字"的方式,见徐时仪《玄应和慧琳〈一切经音义〉研究》,上海古籍出版社,2009年,137页;陈五云、徐时仪、梁晓虹《佛经音义与汉字研究》,南京:凤凰出版传媒集团、凤凰出版社,2010年,434—436页。

② 《后汉书》李贤注引用《说文》可见戚学民《〈后汉书〉李贤注与〈文选〉李善注:论李善注影响的扩张》,166页;小林岳《後漢書劉昭注李賢注の研究》,351—354页。

③ 黄以周《旧钞太素经校本叙》,《黄帝内经太素 附遗文内经明堂》,丛书集成初编本,北京:中华书局,1985年,481页。

④ 相关制度记载见《大唐六典》,396页。

故阳虚病者宜泻阴，阴实病者宜补阳也。"①此段的注文化用自《老子》第七十六章："人之生也柔弱，其死也坚强。草木之生也柔脆，其死也枯槁。故坚强者死之徒，柔弱者生之徒。"②此段文字若顺着经典文本和注释的一般关系理解，是借用《老子》文本之义阐释《黄帝内经太素》文字的意涵，但值得注意的是，杨上善引用《老子》为注释时，并不提及《老子》的书名，似乎《老子》之言并非用外来文本解释《太素》，而就是《太素》本义。在这个意义上，《太素》的叙述则成为了对《老子》等经典意义的表达，其所论的核心显然也就是《老子》等经典。

更值得注意的是，杨上善对《黄帝内经》系医书依托权威的重塑。《黄帝内经》的体例本依托黄帝与少俞、岐伯等之问对③。《黄帝内经太素》卷三《阴阳大论》记："是以圣人为无为之事。"杨上善注文云："圣人，谓广成子等也。忘物丧我，任物之动，即为无为之事也。"④将广成子塑造为圣人之后，又以他与黄帝的问答来解释《黄帝内经太素》的文义。在此篇之后的段落，他引广成子语黄帝曰："吾以目无所见，耳无所闻，心无所知，神将自守，故人尽死，而我独存。"⑤进一步阐释圣人修身之义。在解读《黄帝内经太素》卷六"五脏精神"解释："不可伤，伤则守失而阴虚，阴虚则无气，无气则死矣"时，他又再次引用广成子语黄帝曰："来，吾语汝。至道无视无听，抱神以静，形将自正也。必静必清，无劳汝形，无摇汝精，心无所知，神将守形，可以长生。故我修身千二百岁，人皆尽死，而我独存。得吾道者，上为皇，下为王；失吾道者，上见光，下为土。"⑥广成子与黄帝之对答当然不是杨上善的创见，在《神仙传》卷一叙述广成子的传记时，其中就有黄帝求问广成子的场景⑦。另外，这两段引文都裁化自《庄子》"外篇·在宥第

---

① 钱超尘、李云校正《〈黄帝内经太素〉新校正》，页42。
② 楼宇烈校释《老子道德经校释》，北京：中华书局，2008年，185页。
③ 对此的讨论请见金仕起《中国古代的医学、医史与政治——以医史文本为中心的一个分析》，67—70页。
④ 钱超尘、李云校正《〈黄帝内经太素〉新校正》，页36。
⑤ 钱超尘、李云校正《〈黄帝内经太素〉新校正》，页36。
⑥ 钱超尘、李云校正《〈黄帝内经太素〉新校正》，页87。
⑦ 胡守为校释《神仙传校释》，北京：中华书局，2010年，页1。

十一"①。如果我们将依托理解为经典权威来源的塑造方式的话,杨上善通过对《庄子》的征引而将广成子答黄帝之言加入到这个依托的谱系中,显然改变了原有的权威来源模式。这样的阐释,使得《黄帝内经太素》不再限于医经的世界之内,而成为《老子道德经》、《庄子》等相关经典的一种延伸②。也就是说,在杨上善的撰注中,文本本身的权威被强调,但是这种权威并非来自医经的谱系,而更可能来自于与《老子道德经》、《庄子》等相关的文本。

最后要追问的是,《黄帝内经太素》对道经的重视,及其与李贤注《后汉书》更重儒经的差异,这是由于杨上善的个人知识兴趣造成的吗? 是否意味着,他的撰注区别于李贤府内的"主流"知识模式? 如果我们不拘泥于注释时对经典的引用,而追问这种引用在当时东宫和王府内文化的政治意义是什么? 戚学民认为这些注释尊儒的政治标准对于欲稳固太子地位的李贤有重要的意义③。那么《老子》和《庄子》对于政治的意义是否有意义呢? 巴瑞特(Timothy Barrett)和雷闻的研究已都展示出这个时代国家权力塑造与道教信仰之间的关系④。杨上善在撰注的过程中,显然也试图附庸这样的权力,集中体现在他全书使用唐高宗对老子的"玄元皇帝"的封号。也就是说,我们可以从唐代前期整体意识形态的背景里,找到杨上善撰注思想的来源,同时,这种撰注方式也对巩固李贤的位置有所帮助。但是与李贤府更为重要的著作相比较,他的路径却又有不同。即他在参与李贤府内的文化工程,但似乎却不是核心知识群体的成员。但我们可以以两者之间的张力作为一个分析工具,以加深对这个时代东宫与王府撰注的著作的理解,也就可以给杨上善一个相对的定位。

---

① 　陈鼓应《庄子今注》,北京:中华书局,1983 年,页 278—279。

② 　《太素》和早期道家文本之间更为广泛的讨论,请见村上嘉实《〈黄帝内経太素〉と道家思想》,《東方宗教》第 71 号,1988 年,1—19 页。

③ 　戚学民《〈后汉书〉李贤注与〈文选〉李善注:论李善注影响的扩张》,167 页。

④ 　巴瑞特(Timothy Barrett),曾维加译《唐代道教——中国历史上黄金时期的宗教与帝国》,济南:齐鲁书社,2012 年,17—26 页;雷闻《郊庙之外——隋唐国家祭祀与宗教》,北京:三联书店,2009 年,138—152 页。

五 不在"中心"的撰注者与未被广泛阅读的医经：如何理解他/它的历史语境？

在本节的一开始，就通过医经的谱系呈现出医学经典对于中国医学史的意义。在这种谱系的叙述中，中国医学被看成在不断回溯经典权威的过程，其历史也是经典传承的过程。但是这个所谓的经典权威，也是在历史中不断建立起来的。每个"传承"经典的著作也存在于其历史世界之中。当仁和寺本《太素》题名以及杨上（善）的墓志资料出现之后，撰注者生活的历史时代和经历，提供一种理解医经文本的历史性的可能。但将医学经典放到其所在历史语境中讨论，找寻其"尝试对话、说服的对象"却也是艰难的过程。特别是当我们逐渐揭示出《黄帝内经太素》撰成之后的命运，很可能是藏于秘府，甚至可能因为政治情势而遭遇更为恶劣的命运，这本书在其初撰成的时候显然缺乏足够的环境去赢得同时代的读者。我们尝试再回到撰注者，试图以其的经历，帮助理解经典形成的过程。杨上善所处的多个语境中，无论是在他自身的知识兴趣，还是在李贤府中编撰的各种书籍中，或者在唐代前期宫廷医经的世界，对我们理解《太素》提供了多样的角度。我们很难在一个知识群体中将其定位，也无法将不同语境的影响层层剥离。无论在李贤府中的文化工程中，还是在官方医学中对于医经的教授，《黄帝内经太素》都并非处在核心的位置。惟有将这些语境之间的张力作为理解的视角，才能看到《太素》的复杂性。这些语境都将作为医学经典的《太素》去经典化，割裂了谱系式叙述所赋予的医经权威性。但也正因为如此，《太素》提供了一个极好的例证，帮助我们尝试以撰注者和他的经历去历史性的理解医学经典的造成。

当然这种经历并非与制度性的因素无关。本节试图揭示出唐代前期宫廷修撰的复杂性，其中并非只有《新修本草》这样的群体修撰，同时唐王朝官僚制度的各个层面也参与其中。在此之外，还有王朝以皇帝、太子和诸王名义资助的修撰在大量进行。但值得注意的是，杨上善所担任的官职多与书籍、修撰相关，这也意味着在官僚系统中以修撰为职的身分的成立。即，这种资助不再是一种私人之间的关系，也需要在官僚体系下理解。

　　也正因为在这样的语境之下,杨上善撰注《太素》时做出的种种选择
成了理解历史语境中经典权威的关键。在《太素》的时代实际上有多种不
同类型的《内经》系文本在传播,也有不同的撰注者在进行自己的文本整
理工作,虽然他们的文本之间并不一定有交流或者传承的关系。杨上善
的选择是其中一种。但是通过分析面对相似的历史语境时,面对医经的
人们的不同的选择。我们可以看到,在这个时代,经典权威性所创造出的
文化想象的意义,它可以使得应对写本时代复杂的流动的文本的策略,被
理解为恢复经典"原本"的努力,这本身就是经典权威塑造的历史过程。
只是在这个时期,经典权威塑造背后的动力何来? 在唐初的历史语境下,
医经从官僚制度和国家的思想体系中借得的力量,也许大大推动了其"正
典化"的过程,但是在这一由国家医疗机构和文化机构推动的运动中,不
同的医者群体对待医经的态度仍然有其差异。太医署教育系统中对医经
的处理方法,通过对儒学教育体制的模仿,而日渐区别于当时其他群体处
理医经的方式,也揭示出在太医署中经典化过程与身分塑造之间的关系。
杨上善的撰注揭示出,在宫廷政治与帝国早期的文化重建运动的张力之
中,医学书籍的命运,以及他们与更为核心的著作,比如儒经、史书之间的
差异。两个故事解释了唐代国家权力对于经典塑造影响的不同侧面。但
是杨上善的路径,既与太医署对医经的态度有所区别,也与李贤府内核心
著作的撰注路径有所异同,这不仅能帮助我们理解杨上善面对不同的知
识权力和思想资源时做出的选择,也可以帮助我们理解皇家成员的赞助、
国家制度和权力通过写作的个体以多种多样的方式使不同的知识文本成
为正典,并赋予其权威性。但是这样的权威是否有其边界? 如果有,边界
又在哪里? 这是下一节要讨论的问题。

第四节　余论：权威的边界

　　在本章的导论中提出了两个问题,一是"撰"意味着一种怎样的"作
者"和文本的关系? 正如第二章对抄撰的讨论,撰不是凭空的创造,它与

之前的文本,特别是经典文本有密切的关系。在前文提到的三本书中,对经典权威的重塑都是重要的组成部分。二则是所谓皇帝权力和国家在这个过程中扮演着怎样的角色? 三本书提供了复杂的例证,即"奉敕撰"可能有多种的类型,它可能在王朝文化修撰的核心,也可能在边缘。如果我们尝试将三本书中体现的历史信息描述为一个连续的过程,"奉敕撰"的出现,意味着,抄撰的风气从士人的知识兴趣转化为国家文化重构的努力。在这个转化的背后,一方面是书籍的收集和修撰如何变成了国家权威的一部分[①];另一方面,这个转化也展示了不同的身分群体如何历史性的构成"国家修撰"的意志与行动,在其中有皇帝与士人的互动与竞争,有群体群体的领袖与其追随者之间的互动,以及皇位继承人之间的竞争。而更重要的问题是,在皇帝权力和国家介入之后,撰者的身分被复杂化了,一个简单的撰者身分就是拥有相关知识的人,但是机构性因素和官僚制的介入,撰者呈现出更为多样的意义。以医学书籍的撰者来说,他可能是监修的官员,他可能是医官,他可能是有医学知识但是不是医官,他还可能是专门从事修撰的官员。而制度和国家通过这些撰者的知识背景、官职和个人经历以不同的方式赋予文本相应的权威,但是本节试图追问这些权威的边界在哪里?

一 "区隔"与经典成立——《天圣令》女医条的再检讨

经典成立从来都不只是建立自身权威的过程,同时也是排斥他者的过程。前一节展示了唐代前期的太医署和官方医书修撰中如何建构了医学经典,而本节则将从性别的角度提供一个例证分析其对某些阅读群体的排斥。《天圣令·医疾令》附抄唐令第9条:

> 诸女医,取官户婢年二十以上三十以下、无夫及无男女、性识慧了者五十人,别所安置,内给事四人,并监门守当。医博士教以安胎

---

① 包弼德(Peter Bol)曾试图从对"文"的解读讨论初唐的文学、经籍与王朝思想重建的过程,见 Peter Bol, *"This Culture of Ours": Intellectual Transitions in T'ang and Sung China*, Stanford University Press, 1992. 此据刘宁译《斯文——唐宋思想的转型》,南京:江苏人民出版社,2001 年,82—113 页。

产难、及疮肿、伤折、针灸之法，皆按文口授。每季女医之内业成者试之，年终医监正试。限五年成。①

此条文中只说女医是按文口授，未说明其是否要阅读医书。但在此之前，李贞德先生已经注意到《唐令拾遗》引日本平安朝的政书《政事要略》卷九五《至要杂事五下·学校事下》的一条史料：

> 女医取官户婢年十五以上、廿五以下、性识慧了者卅人，别所安置。（谓：内药司侧，造别院安置也。）教以安胎产难，及创肿伤折、针灸之法，皆案文口授。（谓：女医不读方经，唯习手治，故博士于其所习，案方经以口授也。案《唐令》，博士教之。今于此令，虽文不言，而博士教授，但按摩针灸等，其业各异，须当色博士各教授，即试升令当色试。）每月医博士试，年终内药司试。限七年成。②

日本令文实际指出了女医"案文口授"的操作方式，她们是不读经方的。李贞德根据此条指出女医："以下手操作为主，缺乏医经学理，而其医疗知识则来自博士的口传"③。程锦则根据《天圣令》指出："女医的教习方式，是由医博士'案文口授'，则是说，她们自身并不读医经医方，这和日本的情况相类。女医取自'官户婢'，首先就是说她们基本上不具备足够的文化教育水平，其实很可能是没有能力读习医经医方。"④

程锦将《医疾令》中规定女医不读经方的原因，归结于其不具有阅读的能力。但原因并非如此简单。首先，唐代官户婢，来源多样，滨口重国

---

① 中国社会科学院历史研究所天圣令整理课题组、天一阁博物馆《天一阁藏明钞本天圣令校证 附唐令复原研究》，410 页。

② 原文见《政事要略》，東京：吉川弘文館，1972 年，258 页。

③ 李贞德《唐代的性别与医疗》，邓小南主编《唐宋女性与社会》，上海辞书出版社，2003年，429 页。英文稿请参见 Jen-der Lee, "Gender and Medicine in Tang China", *Asia Major*, 16 - 2, 2003, pp.1 - 32.

④ 程锦《唐代女医制度考释——以唐〈医疾令〉"女医"条为中心》，《唐研究》第 12 卷，北京大学出版社，2006 年，67 页。

讨论官奴婢的来源,指出最多是因为谋反和谋大逆事件而没官的[①]。李季平也指出官府籍没罪犯的家属及其私奴婢,是唐代官署奴婢的主要来源,最重要的罪名就是"反逆"[②],又要选取其中"性识慧了者",有相当大的可能,被选拔出来的女医是具有阅读能力的。其次,若女医能够阅读医书,但《医疾令》规定其不能阅读"方经",则有两种可能。第一是对学习主体的排斥,即女医无法得到学习医经的机会,这种排斥可能是针对其性别,也可能是针对其"贱人"身分。第二,是对其所操作的知识的排斥,即其操作的安胎产难、及疮肿、伤折、针灸之类,只需要借助女医进行操作。在操作过程中,由男性医官进行指导。也就是说"女医"只是帮助男性医官对他们不能触碰的宫廷女性进行治疗,并不需要她们做出诊断和治疗选择的决定。在这个意义上,女医成为男性医官"延长的身体",以触碰宫廷内女性的身体,因此她们的训练也就是被当作"延长的身体"来训练,思考和诊断的理论依据并不被考虑在内[③]。但是医博士又需要"案文口授",显然在太医署中对女医的教导是有正式的文本可循。那么其中对女医不能读经的规定,则有两个层面的意义。第一,这规定其实宣称了经典对于女性身体的权威,即女医的操作和知识仍然是由经典而来,并被保证执行的。第二,它隔离了女性本身的身体经验,即女性必须循着经典文本所指导的方式,而非自身的身体经验进行医疗照顾。李贞德就此指出:"女性习医不限于经验,固然显示女性医疗知识来源多端,但因女医仅供后宫之用而在选取标准上设限,将女性仰赖身体经验而来的自主性,及其与医疗技术的亲缘性剥夺。"[④]但这种经典医学对女性本身身体经验的排斥,其实并不

---

① 浜口重国《唐王朝の賤人制度》,京都:東洋史研究会,1966 年,177 页。
② 李季平《唐代奴婢制度》,上海人民出版社,1986 年,117—125 页。
③ 黄薇湘(Margaret Wee-Siang Ng)则疑惑女医在接生时候的身体感觉是如何传递的,见"Healing Hands: A Study of Tactile Touch in Medical Writings in Song and Ming China", Paper prepared for the panel on "Making Senses of the Chinese Textual Tradition Problems of Experience, Language and Knowledge" of AAS-ICAS joint conference, March 31th-April 3rd, 2011, Honolulu, Hawai'i.黄薇湘老师应允征引会议文稿,特致谢忱。
④ 李贞德《女人的中国医疗史——汉唐之间的健康照顾与性别》,台北:三民书局,2008 年,271 页注 61。

完全是针对女性,甚至可以说它是对所有治疗者身体经验的排斥,只是在女医制度中,性别等级制度和身分等级制度将"这种排斥"放大并呈现在我们眼前,但也许只有在宫廷这种特殊的语境下,这种排斥才能得以如何"极端"的实现。但是这种权威也会有其限度,在下面将以《新修本草》来讨论。

二　唐初本草书的读者们

经典权威的限度,即在于其读者的边界,它的读者是哪些?哪些读者在阅读之后会依然排斥其中的论述?而《新修本草》提供了一个例证,在《新修本草》修撰完成之后,它马上获得了巨大的读者群。大部分研究者认为在《新修本草》修成之后,太医署的学生所学习的本草书就从《本草集注》变成了《新修本草》。从前文所提到《天圣令》相关令文可知,在制度中试图将《新修本草》作为地方药政运作的基础。这与之前关于图经的讨论可以联系起来,对实际负责药物收采的杂职、防人而言,《新修本草》并非是一种知识的兴趣,而是一种"工作指南"。这里想要追问的是,如果说《新修本草》的修撰将习医士人和医官整合在一起,是否也会对阅读《新修本草》的士人产生同样的影响呢?即官修的医学图书能否使得医官与习医士人的阅读兴趣更加接近?

首先可以通过《新修本草》是否替代了《本草集注》来考察。与医学官署中《新修本草》成为教科书的情况不同,士人中对本草书阅读情况相当复杂。前文所引龙谷大学藏敦煌文书《本草集注》残卷的题记云:"开元六年(718)九月十一日尉迟卢麟于都写《本草》一卷。辰时写了记。"虽然对残卷的抄写时间有争论,但这条题记的抄写时间是可以肯定的,可知仍然有士人在阅读《本草集注》。德藏吐鲁番文献中的《本草集注》,正面是《疗诸风方》,两面都是医学文献,很可能曾被医者或者好医士人使用过。好医者并不会如同国家药政的官员一样,认为《新修本草》是不可修改的"文本"。《唐银青光禄大夫太子宾客岳县开国伯食邑五百户陈公(宪)墓志铭并序》记其:"尝著《中道》、《通教》二论,注《周易》,撰《三传通志》廿卷,集《内经药类》四卷,合《新旧本草》十卷,并行于代。"①其中《新旧本草》很可能就是将《本草集注》、《新修本草》合抄的结果。也就是说,在官方医学机构和药政体系之外,读者并非都选择《新修本草》,而是根据自身的知识取向有所取舍。

其次,当时在市场上流动的药物并非全部为《新修本草》所收录。大谷探险队从吐鲁番发掘的汉文文书中有一组《唐天宝二年(743)交河郡市估案》(现藏龙谷大学和旅顺博物馆),其中按"行"分类登记物品的价格②,其中就有相当部分的药物并未收入《新修本草》,在陈藏器编《本草拾遗》甚至之后才进入本草书的记载系统。即使是在官方控制的市场上,流通的药物已经超出《新修本草》的记载范围。《新修本草》可能有自身的增补机制,但在官方修改之前,医官、医学生和地方收采药物的人员,依然会遵从原有记载。不过士人的态度则略有不同,掌禹锡在《补注所引书传》云:"《本草拾遗》,陈藏器撰。以《神农本草经》虽有陶、苏补集之说,然遗逸尚多,故别为《序例》一卷,《拾遗》六卷,《解纷》三卷,总曰《本草拾遗》,共十卷。"③陈藏器的《本草拾遗》就是在发现《新修本草》记载的缺漏之后,试图增补的著作。

---

① 《唐代墓志汇编》,1320 页。参见程章灿《唐代墓志中所见隋唐经籍辑考》,程章灿《石学论丛》,台北:大安出版社,1999 年,29—30 页。
② 文书的相关研究参见仁井田陞《吐鲁番発見の唐代租田文書の二形態》,《東洋文化研究所紀要》第 23 号,1961 年,参见仁井田陞《中國法制史研究・土地法交易》,東京大學出版會,1960 年,765—767、795—826 页;池田温《中國古代物価の一考察——天宝元年交河郡市估案断片を中心として》,《史學雜誌》第 77 卷第 1 号,1968 年,1—45 页,中译文参见韩昇译《中国古代物价初探——官员天宝二年交河郡市估案断片》,《日本学者研究中国史论著选译》第 4 卷,北京:中华书局,1992 年,445—513 页;又《盛唐物価資料をめぐって——天宝 2 年交河郡市估案の断簡追加を中心に》,《シルケロド研究》創刊号,1998 年,69—89 页;收入《唐研究论文选集》的中译文增加了增补的录文(北京:中国社会科学出版社 1999 年,122—189 页);真柳誠《唐代の薬価記録——トルファン出土物価(市估)文書》,《漢方の臨床》第 42 卷第 6 号,1995 年,658—660 页;胡如雷《〈唐天宝二年交河郡市估案〉中的物价史料》,胡如雷《隋唐五代社会经济史论稿》,北京:中国社会科学出版社,1996 年,158—172 页;陈明《"胡商辄自夸"——中古胡商的药材贸易与作伪》,《历史研究》2007 年第 4 期,11—13 页;姚崇新《中外医药文化交流视域下的西州药材市场》,《文史》2010 年第 3 辑,87—105 页;Éric Trombert, "Produits médicaux, aromates et teintures sur le marché de Turfan en 743", *Médecine, religion et société dans la Chine médiévale: Les manuscrits de Dunhuang et de Turfan et les pratiques de santé*, pp.711 - 751.
③ 尚志钧等校注《证类本草》,20 页。

　　也就是说,《新修本草》的修撰者试图通过医学官署系统,试图使得《新修本草》成为医生的学习教材,也在某个程度上规范着医官的用药实践。通过药政运行,塑造着帝国内的药物流通。对习医的士人,它似乎并没有具备同样规范知识的意义。士人并未用《新修本草》取代《本草集注》,同时也并非认为《新修本草》是不可修改的原本,他们在对其进行修改、补充,而在这里也是国家修撰的本草书的权威边界。这意味着,修撰对于文本的权威在其逐渐传递而面对不同"读者"时会发生变化,那么要如何理解这个传递的过程,是下一章的主题。

第六章 东都与西州

——唐初的医方文本与知识流动

引　　言

延续前一章最后的讨论,本章将考察文本如何到达读者或使用者的手中,即,文本的流动,这里所谓的流动,以文本在位置上的移动为基础,试图考察其背后的知识流动和知识群体。将要讨论的有两个例证,文本在空间上的流动,说明这两个医学文本都有其地点(site),而且有其原有的物质载体,同时其中的知识或者文本出现在其他的地点,而物质载体也可能有改变。

龙门石窟 1387 号窟,即"药方洞",因石窟内刻有药方而得名。清代的金石学著作中,已著录此药方。药方的刊刻时间也成为著录的重要内容。王昶在《金石萃编》卷三三中将北齐武平六年(575)的〈道兴造像碑〉与药方看成是同时刻成,因此将药方的刊刻年代定在北齐时期①。毕沅的《中州金石记》②、洪颐煊的《平津读碑记》③、朱士端的《宜禄堂金石记》④、

---

① 王昶《金石萃编》,收入《石刻史料新编》第 1 辑,台北:新文丰出版公司,1982 年,页 613 下栏至页 614 下栏。
② 毕沅《中州金石记》卷一,收入《石刻史料新编》第 1 辑,页 13760 下栏。
③ 洪颐煊《平津读碑记》卷三,收入《石刻史料新编》第 1 辑,页 19379 上栏至下栏。
④ 朱士端《宜禄堂金石记》,收入《石刻史料新编》第 2 辑,台北:新文丰出版公司,1979 年,页 4223 上栏至下栏。

陆增祥的《八琼室金石补正》①、武亿的《授堂金石跋》②、叶昌炽的《语石》③等金石之书均延续此说。但缪荃孙在《艺风堂金石文字目》卷二"道兴造像条"中持不同看法:"正书,武平六年岁次乙未六月甲申朔,磨治疾方一角刻。"④。如果造像记是磨药方一角刊刻,也就意味着,药方年代甚至要早于武平六年。由此药方的刊刻时间被与道兴造像碑的时间区别开来,对药方的进一步研究,都需要先解决刊刻时间的问题。但现代学者却更多倾向于将药方刊刻时间推后⑤。就目前的证据而言,药方的刊刻可能

---

① 陆增祥《八琼室金石补正》卷二〇,收入《石刻史料新编》第 1 辑,页 4315 上栏至页 4316 下栏。

② 武亿《授堂金石跋·金石一跋》卷三,收入《石刻史料新编》第 1 辑,页 19110 上栏至下栏。

③ 叶昌炽《语石》,收入陈公柔、张明善点校《语石·语石异同评》,北京:中华书局,1994 年,页 368。

④ 缪荃孙《艺风堂金石文字目》,收入《石刻史料新编》第 1 辑,页 19548 上栏。柯昌泗《语石异同评》亦抄录缪荃孙之言,见柯昌泗《语石异同评》,收入陈公柔、张明善点校《语石·语石异同评》,页 368。

⑤ 阎文儒根据药方中有孙思邈《千金方》之文,指出此药方应该是隋唐之刻石。但又认为药方本身应该是在北齐之时已有。温玉成提到其 1962 年在听阎先生的"中国石窟寺艺术"课程时,阎先生就已经提出这一看法(见阎文儒、常青《龙门石窟研究》,北京:书目文献出版社,1995 年,93—111 页)。范行准认为药方应该刊刻在唐高宗永徽以后(范行准《两汉三国南北朝隋唐药方简录》,《中华文史论丛》第 6 辑,1965 年,21—34 页)。李文生延续丁明德的讨论,但是对其使用的断代证据进行了重新分析。他根据洞外永徽四年(653)、显庆元年(656)、麟德元年 664 的铭记,认为八角柱的时间应该在唐永徽四年以前,武平六年以后。又根据八角柱仰覆莲瓣的风格,认为束腰八角莲柱、力士像刻制的时间是北齐武平六年至北齐灭亡。药方刊刻也避开了洞内的"二菩萨"小龛和"七世佛"小龛,此两小龛的年代大约在唐太宗、高宗年间(李文生《龙门石窟与洛阳历史文化》,上海:上海人民美术出版社,1993 年,30—37 页)。曾布川宽认为,药方刊刻于唐初的说法比较有力(曾布川宽《龍門石窟にをける唐代造像の研究》,《東方學報》第 60 号,1988 年,199—398 页)。万方则坚持认为药方应该是与道兴造像记同时刊刻的,但并未提出新的证据(万方《关于龙门石窟药房洞药方的几个问题》,《湘潭师范学院学报》(自然科学版),1989 年,第 6 期,74—78、90 页。)张瑞贤等先生根据药方避太宗、高宗讳,不避中宗以后的唐诸帝的讳,并且没有武周新字,并参考了李文生对八角柱的断代,认为其刊刻时间应在永徽元年至四年间(张瑞贤主编《龙门药方释疑》,郑州:河南医科大学出版社,1999 年,67—75 页。英文版本见 Zhang Ruixian, Wang Jiakui and Michael Stanley-Baker, " Clinical Medicine Texts: The Earliest Stone Medical Inscription", Vivienne Lo and Penelope Barrett eds., *Imagining Chinese Medicine*, Leiden: Brill, 2018, pp.373 - 388)。另,徐源(Michael Stanley-Baker)和杨德秀(Dolly Yang)最近将龙门石刻药方翻译成了英文,见 Michael Stanley-Baker and Dolly Yang, "Dung, Hair and Mungbeans: Household Remedies in the Longmen Recipes" (C. P. Salguero ed., *Buddhism & Healing in East Asia*, New York: Columbia University Press, 2017, pp.454 - 477)。

是在唐高宗统治时期（650—683）①。虽然不排除药方是分几次刊刻的可能性，但即使有多次刊刻，也应该大致在此时间范围内。《龙门方》之后被日本医书所引，最早出现在延喜年间太医博士深江辅仁撰写的《本草和名》（918）中，后又为平安朝针博士丹波康赖于 982 年撰成的《医心方》所引。龙门药方传递到了怎样的范围？又是如何传递的呢？敦煌写本《备急单验药方》与龙门药方之间相似性的发现成为解决此问题的"新切入点"。王冀青最早发现英藏 S.9987 号残片与 S.3347、S.3395 无论在内容、

① 在前注引用的研究中，包括药方的内容、避讳和石窟内的刊刻叠压关系都称为分析药方刊刻时间的证据。张瑞贤等试图通过对之前研究的综合，使用文字、考古等多方面的证据，精确定位药方刊刻的时间。但对这些证据及其使用的方式还需再检讨。第一，药方中"泄"、"叶"两字阙笔。张瑞贤等继承宋代张世南《游宦纪闻》中"世"字阙笔是因避唐太宗李世民之讳的缘故。又引《旧唐书·高宗纪》中显庆二年改"昬"、"叶"字事，认为叶字去"世"从"云"，就是在显庆二年。之后他们又指出，"泄"字改为"泄"也可能是在显庆二年。在药方中"泄"、"叶"两字仅阙笔，未改字，因此可判定此药方刊刻于高宗永徽元年至显庆二年。但"泄"、"叶"两字阙笔，可能并不是避讳所造成的。"叶"字此类的写法，早见于东汉的碑刻中，比如《华山庙碑》中，在北朝至隋代的墓志中也可见此类写法。至于"泄"字，则可与《衡方碑》中的"泄"字比较，即可知，在东汉时期"泄"字就已有此种写法。由此可见，所谓的"避讳阙笔"，可能只是一种笔画简省所造成的俗字。至于"叶"字去"世"从"云"，"泄"改为"泄"的问题。唐显庆三年刊刻的《大唐故曹君妻慕容夫人（丽）墓志铭》其中的"叶"字，就并未去"世"从"云"，当然从石刻字例来看，自显庆年间之后，大量的"叶"字都去"世"从"云"，直到开元年间，从"世"的"叶"字又大量出现，显然是受避讳影响，但其中也有例外。至于"泄"字改为"泄"，较早的例证有总章二年刊刻的《大唐故杨君（行祎）墓志铭》，也很难确定，其改字始自显庆二年。第二，碑刻中未使用武周新字的问题。抄手在抄写的过程中，往往照摹原字，有武周新字并不代表一定是武周时期所写。那么没有武周新字是否意味着一定是在武周时期之前？现在也没有证据证明在武周时代所有写本和石刻都是使用武周新字，显然与避讳字一样，只能确定武周新字在官方文本中的行用方式。一旦离开了官方文本，其使用存在种种不确定性。第三，张瑞贤等先生以八角柱的刊刻时间来判定药方刊刻在永徽四年之前。以八角柱为药方刊刻时间的下限，是丁明德的说法，但是他并未明确指出八角柱的刊刻时间。李文生判定八角柱的刊刻时间为北齐武平六年至北齐灭亡，药方的刊刻时间则在唐初，显然他并不认为八角柱能作为药方刊刻的时间下限。恐怕不能将这两个互相冲突的说法，"组合"成为一个结论。由于《道兴造像题记》确实为八角莲花柱所打破，八角莲花柱也从风格和纹饰上也确实更接近北齐的作品，一个更为可能的解释是，八角莲花柱在《道兴造像碑》之后刊刻，但是由于石刻药方是借由原北齐碑刻的碑面来刊刻，因此其与八角莲花柱打破碑面并无关系，因此并不能做为时间下限。不过，李文生提供的另一个证据值得参考。药方其中一部分的刊刻也避开了洞内的"二菩萨"小龛和"七世佛"小龛，此两小龛的年代大约在唐太宗、高宗年间。石刻的风格判断只能提供一个大致的时间下限。由此，药方的刊刻可能是在唐高宗统治时期（650—683）。

纸质、书法、字体,还是格式、墨色等方面都有一致性,应该为同一写本。S.9987 是原文书的起始部分,有题名:"备急单验药方卷并序"①。张瑞贤等在对比龙门石刻药方与《备急单验药方》,指出两者是同源关系,龙门药方是《备急单验药方》的节录本。并认为法藏敦煌文书 P.3596 与 S.3347 为同一文书的不同抄本②。王淑民在英国图书馆将 S.9987a、S.3347 和 S.3395 缀合,也参考了张瑞贤等对龙门药方的研究成果③。《备急单验药方》序文中指出在"刊之岩石"之后,期待药方的传播方式是:"庶往来君子录之备急用□〔 〕验,代劳致远,深可救之。"即期待来往之人以抄写的方式,将刻石的药方传递到其他地方。即,药方脱离石窟的语境,转换为其他载体,而来到更远的地方。龙门石刻药方似乎也实现了这种期待。

而在德藏吐鲁番文书中有一件医方文书,编号为 Ch.1036v(TⅡT),其另一面是《本草集注》,有关此文书,最早黑田源次倾向于认为是张文仲《四时常服及轻重大小诸方》或《随身备急方》④。唐王焘《外台秘要》卷十四收录张文仲《疗诸风方》九首,三木荣、小曽户洋认为残卷内容与之相近⑤。罗福颐称为《疗风方残卷》⑥。马继兴认为系唐人选辑唐以前医方而成⑦。姚崇新也继承此方是张文仲所集疗风方的一部分,并进一步推测此方已成为唐代地方医学教育的一部分⑧。《旧唐书》卷一九一《张文仲传》记:"张文仲,洛州洛阳人也。少与乡人李虔纵、京兆人韦慈藏并以医

① 王冀青《敦煌唐人写本〈备急单验药方卷〉在英国首次发现》,《中华医史杂志》1991 年,第 2 期,71—75 页。
② 张瑞贤主编《龙门药方释疑》,76—84 页。
③ 王淑民《敦煌〈备急单验药方卷〉首次缀辑》,《中华医史杂志》2001 年第 1 期,48—53 页。
④ 黑田源次《普魯西學士院所藏中央亞細亞出土醫方書四種》,《支那學》第 7 卷第 4 号,1935 年,633—665 页。万斯年译《中央亚细亚出土医书四种》,《国立北平图书馆馆刊》第 9 卷第 1 号,1935 年,18—27 页;此据万斯年《唐代文献丛考》,上海:开明书店,1947 年,124 页。
⑤ 三木荣《西域出土医薬関係文献総合解説目録》,《東洋學報》第 47 卷第 1 号,1964 年,158 页;小曽户洋《中国古典医学と日本——書誌と伝承》,東京:塙書房,1996 年,641—642 页。
⑥ 参看罗福颐《西陲古方技术残卷汇编》影写本,1952 年,现藏中国中医研究院图书馆。此据马继兴主编《敦煌古医籍考释》,南昌:江西科学技术出版社,1988 年,174 页。
⑦ 马继兴主编《敦煌古医籍考释》,174 页。
⑧ 姚崇新《唐代西州的医学教育与医疗实践》,《文史》2010 年第 4 辑,147—174 页。

术知名。文仲,则天初为侍御医。……文仲尤善疗风疾。其后则天令文仲集当时名医共撰疗风气诸方,仍令麟台监王方庆监其修撰。"①按照其中的记载,《疗风方》是由武则天下令,由张文仲汇集当时的名医,并且有监修王方庆。但是未提及编修的具体时间,可从监修王方庆的官职略加推断,《旧唐书》称其为麟台监,《唐会要》卷二六记圣历二年十月(699)"麟台监王方庆上疏"②。《册府元龟》卷五三二、卷六一二均记王方庆圣历中为麟台监。《通典》卷六七记:"大唐武太后长安二年(702)正月,麟台监兼左庶子王方庆上言。"③可知王方庆任麟台监的大致时间。《张文仲传》又记其:"文仲久视年(700—701)终于尚药奉御。"④由此可知张文仲编集疗风方的时间大致在圣历久视年间,那么,此书编撰应该是在洛阳进行。但是我们却是在吐鲁番出土的文书中找到了其残留的文本。

那么与张文仲相关的药方如何从洛阳到达了西州? 龙门药方又如何在洛阳、敦煌和日本之间旅行? 这两个文本,在空间上串联起了洛阳—日本—敦煌,洛阳—西州,这种空间上的串联,展示了这个时代知识文本流动的可能性,这种可能性不仅是位置的变化,也是物质形态的变化,石刻和写本都成为其载体。而要理解这种流动性如何可能,需要先对我们已有的文本做一番考察,以理解其制作的语境。

第一节 刊刻者、供养人和观看者
——将药方放回石窟的空间之中

前文提及龙门石刻药方刊刻时间的讨论,当药方洞与"道兴造像记"的直接联系被否定,除了刊刻的时间,其他的相关问题也失去了确定结论。包括药方的"原本"来自哪里? 谁是药方的刊刻者? 其背后是否有

① 《旧唐书》,北京:中华书局,1975 年,5099—5100 页。
② 《唐会要》,上海古籍出版社,2006 年,585 页。
③ 《通典》,北京:中华书局,1988 年,1871 页。
④ 《旧唐书》,5100 页。

"赞助者"? 刊刻的意图为何? 刊刻期待的"读者"又是哪些? 讨论这些问题,需要先回到药方洞的空间之中。按照现代的文物调查和测量,药方洞可为前室与主室两部分。前室南北宽 3.97 米,东西进深 2.53 米,窟门宽 1.90 米,门券宽 0.62—0.64 米。主室平面近似马蹄形,穹窿顶。室内东西进深 4.50 米,南北宽 3.65 米,高 4.15 米。主室正壁为一佛二弟子二菩萨。其中最早有纪年的题记在南壁大龛上面西上角天幕式尖拱龛上:"永安三年(529)六月十二日,清水县开国公李长寿妻陈晕造释伽像一勘(龛)。"最晚的是宋天圣四年(1026)的丁裕造像龛的题记①。这样的情况是如何造成的呢? 常青曾推测,药方洞初创时期窟内形制的构想可能类似魏字洞、普泰洞、石窟寺等北魏末期的标准洞窟,但没有统一安排雕造的内容,中途因故停工(可能是因为河阴之变),而形成混乱的布局,在北齐武平六年之前又有补刻。入唐以后主要利用药方洞中东、南、北三壁下部及其他空间,或窟外南北两壁的空间补刻一些小龛②。至于其中刊刻的药方,水野清一和长广敏雄将刊刻的药方划分为 A 区(造像记左上方),B 区(造像记左下方),C 区(造像记下方),D 区(洞内东壁北魏永熙三年造像记和小七佛右下方),E 区(洞壁南侧)五个区③。另外,丁明德曾在八角柱下发现两条前人未见之药方。但是就内容来看,A 区药方的结尾,是"疗嗽方"两则,B 区则以"又方"开头,显然其内容是连续的。而 D 区的两个部分,分别刊刻两则"疗癣方",以及疗失音不语方等。在每个区域中,药方都刻录得起始完整,体现出在刊刻时似有一种大致的规划,也就是选择石窟中可以刊刻大块文字的地方来安排药方的位置。

为何选择这样的位置刊刻,这样的选择与刊刻的群体有怎样的关系? 张瑞贤等曾有一个假设,即他们认为在药方洞刊刻药方时,"书丹者并没有凭借一份预先抄录的纸本,而是直接(一次性地)在碑面界格中书写",这样才造成药方刊刻并不整齐的情况。刊刻药方,没有"预先抄写的纸

---

① 药方洞目前最为详尽的介绍请参考刘景龙、杨超杰《龙门石窟总录》第 8 卷,北京:中国大百科全书出版社,1999 年。
② 常青《龙门药方洞的初创和续凿年代》,《敦煌研究》1989 年,第 1 期,38—44 页。
③ 水野清一、長廣敏雄《龍門石窟の研究(河南洛陽)》,東方文化研究所,1941 年,77—110 页。

本"作为底本,在实际操作中难以实现。因为药方不可能直接由其"作者"刻写在石壁上。近年研究者逐渐关注到造像石刻背后的刻工和造像工匠群体①。龙门石刻题记中仅存一例有唐代刻工姓名,即开元十六年香山寺比丘慧澄功德记中署有"刻字人常思"②。另外奉先寺大庐舍那佛题记中记"支料匠李君瓒、成仁威、姚师积等"③。李玉昆指出:"这些工匠是通过召访、征诏而来,他们就聚居在龙门石窟附近,形成村落,叫石作村。龙门石窟东山万佛沟就有石作村的题记。"④在龙门各种工匠聚集,刊刻与造像似已经逐渐成为技术群体的过程。但是并没有研究证明,石刻工匠群体可以在没有底本的情况下进行刊刻。如果没有药方写本作为刊刻底本,很难解释刻工是凭借什么来刊刻药方⑤。

　　直接参与刊刻的刻工所使用的药方"底本"来自哪里?早期金石著作中,因误解了道兴造像记与药方的关系,故而认为药方是来自佛教僧团。在确定了药方与造像记并无直接的关联之后,不再能将药方与佛教僧团直接联系,但相当多学者仍从其他方面阐述其与佛教僧团的联系。邵殿文认为从石刻药方来看,应该充分考虑当时在龙门各寺中收藏并且编著各种药方的可能⑥。刘淑芬也认为药方应该是流行于僧团中的药方⑦。如果考察药方洞刊刻时代与药方相近的佛龛的供养人,可以帮助我们理解当时刊刻背后的群体。如果将这些小龛的造像记中的供养人作一排列

---

① 比如程章灿对唐代官方的刻工群体的研究,见程章灿《石刻刻工之题署及其身分之判定》,《中国典籍与文化论丛》第 9 辑,北京:北京大学出版社,2007 年,338—339 页。

② 刘景龙、李玉昆主编,《龙门石窟碑刻题记汇编》,北京:大百科全书出版社,1998 年,639 页。

③ 刘景龙、李玉昆主编,《龙门石窟碑刻题记汇编》,380 页。

④ 刘景龙、李玉昆主编,《龙门石窟碑刻题记汇编》,28 页。

⑤ 这并不是否认工匠在刊刻过程中的能动力,罗宏才曾将正始二年(505)《冯神育等二百人造像碑》中的"傅永洛造"、神龟三年(520)《邑师晏僧定合邑子六十七人造像碑》中的"像师荔非道酋"、正光四年(523)《师氏七十一人造像碑》中的"南面师匠僑"读为造像工匠。并将其身分背景与造象样式的传播联系起来讨论(罗宏才《佛、道造像碑师匠题名、位序的探讨与"北地样式"的初步研究》,《考古与文物》2007 年第 6 期,75—84 页),中古很多俗字也可能是在刻工在实践中逐渐形成,但若认为其可以不根据底本,直接刊刻药方,也脱离了此时代的语境。

⑥ 邵殿文《药方洞石刻药方考》,110—122 页。

⑦ 刘淑芬《从药方洞到惠民局——僧人、国家和医疗的关系》,李建民主编《从医疗看中国史》,台北:联经出版公司,2008 年,154 页。

的话(参见表6-1):

表6-1 药方洞唐初造像资料表

时　　间	人　　物	造像记题名①
贞观廿三年(649)	佛弟子杨君雅	杨君雅造像记
永徽元年(650)	清信女朱主年	清信女朱主年造阿弥陀像记(东壁)
永徽元年	清信女朱主年	清信女朱主年造阿弥陀像记(南壁)
永徽元年	名字残缺	清信女□□□造阿弥陀像记
永徽二年	陈女婆	王伦妻陈氏(女婆)造观音像记
永徽二年	王贵和	王贵和造像记
永徽三年	田□□	田□□造像记
永徽三年	杨行□妻王氏	杨行□妻王氏造释迦像记
永徽三年	王宝英妻张氏	王宝英妻张氏造救苦观世音菩萨像记
永徽三年	赵善胜	赵善胜造救苦观世音菩萨像记
永徽四年	王师亮	王师亮造阿弥陀像记
永徽四年	清信士□	清信士□造观音像记
永徽四年	清信女薛氏	清信女薛氏造像记
永徽五年	王暕	王暕造阿弥陀像记
显庆元年(656)	清信女赵善胜	清信女赵善胜造救苦观世音菩萨像记
显庆元年	王贵和造阿弥陀像记	王贵和造阿弥陀像记
显庆二年	吕士安	吕士安造救苦观音像记
显庆二年	任俭年	任俭年造阿弥陀佛像记
显庆二年	清信女薛明照	清信女薛明照造救苦观音像记
显庆四年	马伏陀及妻刘婆	马伏陀造阿弥陀像记
显庆四年	比丘僧义	比丘僧义造释迦像记

---

① 以下题记材料均来见刘景龙、李玉昆主编《龙门石窟碑刻题记汇编》,不再一一注明。

（续　表）

时　间	人　物	造像记题名
显庆某年	清信女姐妹	清信女造像记
大约在永徽、显庆年间	王贵和	王贵和敬造救苦观世音像记
大约在显庆年间	比丘僧义	比丘僧义造一佛并六菩萨像记
永隆二年(680)	王伦□	王伦□造观音菩萨像记

由上表可以看出,除了比丘僧义之外,唐初在此窟都是由平信徒进行施舍造像活动的,并非佛教僧团,其中朱主年、王贵和与赵善胜更是两次造像,似乎也暗示此时期药方洞的造像活动已有"固定"的供养人群体。即药方洞在北朝后期形成其主体规模,入唐之后,在此洞窟进行造像和相关信仰活动的主要是平信徒。也就是说在药方刊刻的大致同时,石窟的进一步营造不仅是当地僧团的努力,而是其与药方洞的平信徒供养人共同努力的结果。药方的刊刻也需在此背景下理解,即,药方的刊刻应该不仅是当地僧团的努力,也是平信徒供养人很可能也参与其中。那么显然不能将刊刻的药方视为只是在当地僧团中流动。

那么在刊刻之后,其期待的对象又是怎样的群体呢? 通常意义上,会特别注意到医药知识的,一为医者,一为患病者。老龙洞有龙朔元年(661)《皇子侍医吴吉甫造像记》:"龙朔元年太□辛酉四月乙□廿日,承议郎行皇子侍医吴吉甫尊造石像一躯,七代父母合大小并愿平安。吴吉甫敬造。"[1]在此洞的另一处,吴吉甫还有一座造像[2]。在龙门石窟的题记中,可见有相当一部分祈祷病恙或者病恙还愿的造像者,可惜其中大部分并没有明确的时间记载,因此只能按照洞窟顺序将其整理如下(见表6-2)。侯旭东在研究5至6世纪北朝的造像碑时,就曾注意到其中患病而造像祈求出病的例子,并认为此类祈愿与中国传统的祈祷在目的上

---

[1]　刘景龙、李玉昆主编《龙门石窟碑刻题记汇编》,216页。
[2]　刘景龙、李玉昆主编《龙门石窟碑刻题记汇编》,241页。

别无二致,在功能上成为传统祭礼的替代物①。即其重点在于祈祷的目的(疾病痊愈),而不是具体信仰的途径。既然治疗之目的是造像的关键,其显然对能够治疗相关疾病的验方,也会有相当的兴趣。

表6-2　龙门石窟所见祷病题记

洞 窟	题 铭	发 愿
双窑南洞(522窟)	上元二年(760)□□参军事崔□□造像记	"为患恙□佛□弟□□"
万佛洞(543窟)	玄照造像记	"今生病厄,皆得消灭"
万佛洞外第555窟	雍州万年县张元福造像记(垂拱四年<688>)	"身患得恙"
万佛洞外第555窟	雍州万年县张元福造像记(天授二年<691>)	"病得恙造三龛"
万佛洞外第555窟	杜十四娘造观世音像记	"为身患得恙造救苦观世音菩萨"
老龙洞(669窟)	李君政造弥勒像记	"愿男德刚病得早恙"
老龙洞(669窟)	霍三娘造业道像记	"霍三娘为患病得恙"
老龙洞(669窟)	为患风造业像记	"为患风及□□为父母敬造业道"
莲花洞(712窟)	孔思义造弥勒像记	"病患者愿得早恙"
莲花洞(712窟)	张四娘造像记	"为母裴〔氏〕患愿早恙"
魏字洞(1181窟)	比丘尼智空造像记	"自身小患,愿得指明诸灾。"
唐字洞(1192窟)	石行果妻王氏造像记	"为男四儿药王身患,今得解脱,造阿弥陀像一龛,今得除造观世音菩萨。"
唐字洞(1192窟)	杨师□造观世音像记	"时气得患□"
1386窟	王□□造观世音菩萨像记	"王□□病疢患经愿早恙"

---

① 侯旭东《五六世纪北方民众佛教信仰》,台北:佛光山文教基金会,2001年,300页。

（续　表）

洞　窟	题　铭	发　愿
1410 窟	元行冲等造药师佛菩萨像记	"合家无病"
古阳洞（1443 窟）	比丘惠鉴造像记	"愿病恶除灭身强"
古阳洞（1443 窟）	题记两条	"愿万病除愈"
古阳洞（1443 窟）	辛六娘造像记	"为一生多病造阿弥陀佛一龛"
古阳洞（1443 窟）	宋菩萨造像记	"合家无病"
火烧洞（1508 窟）	辛六娘造像记	"病在床枕,造菩萨。"
2070 窟	弟子王宜利造像记	"为妻患得〔恙〕"
高平郡王洞	开元十六年(728)□庆造像记	"为疾患疗损"

其中既有为自身患病祈祷造像,也有为家人患病祈祷造像的情况。在中国古代虽然在患病时可能求助各种社会医疗资源,但在家庭内进行的医疗照顾的始终是疾病治疗最重要也是最基础的场合①。这种祈祷与对知识的需求也与药方刊刻之后的石窟空间呈现出一致性,显然药方与造像碑、造像记、佛像乃至八角柱混同在同一个被观看的视觉空间中,在"观看者"的视角下,求方疗病与患病祈祷被混合了起来。药方刊刻的洞窟的甬道,也说明其所希望针对的受众群体是前来洞窟进行信仰活动的平信徒。在这个意义上,药方被在另一个意义上与《道兴造像碑》联系起来,《道兴造像碑》中言:"夫金躯西奄,仪像东流,宝相□□□□□□。自非倾珍建像,焉可炽彼遗光? 若不勤栽药树,无以疗兹聋瞽。"②造像被当作一个重要的推动信仰的方式。在药方刊刻的当下,将其与造像碑的位置进行关联,很可能不只是需要有刊刻的空间,同时也是"有意"将药方与造像碑进行组合,创造出一种整体式的意象,刊刻时间有差异的《道兴造像记》和药

---

① 见罗维前对灸法和自疗的讨论,Lo Vivienne, "Quick and Easy Chinese Medicine: The Dunhuang Moxibustion Charts", *Medieval Chinese Medicine: The Dunhuang Medical Manuscripts*, pp.227-252.

② 刘景龙、李玉昆主编《龙门石窟碑刻题记汇编》,223 页。

方在观看者的眼中可以被视为一体。

将龙门药方放回洞窟的空间中,有两层意义。其一,在于将其的刊刻和知识来源放回到石窟空间营造的社会历史中,观察不同的群体,包括佛教僧团、平信徒和石刻工匠在其中扮演的角色。其二,则在石窟空间中观察知识的流动,即前来石窟的人是谁? 他们如何在参与石窟信仰活动的过程中"看到"刊刻的药方,并获得相关知识,同时,他们如何理解这些知识的意义。

第二节　宫廷的疗风方

在讨论龙门药方的刊刻之后,让我们回到张文仲疗风方制作的语境。《旧唐书》卷一九一《张文仲传》曾记其过程,前文已有引述,即,"文仲尤善疗风疾。其后则天令文仲集当时名医共撰疗风气诸方,仍令麟台监王方庆监其修撰。"这段叙事本身就很有趣,其中以张文仲对冲胁绞痛的"预后"说明其医术的"验效",但是之后的叙事却转入他擅长治疗风疾,进而论述《疗风方》编集的过程。按照其中的记载,《疗风方》是由武则天下令,由张文仲汇集当时的名医,并由王方庆监修。此修撰过程并非个人的行为而是宫廷修撰。以宫廷的力量专修某病之药方,本身就是一个值得讨论的问题。风疾在中国医学中的叙述,往往可以被追述到《左传》"昭公元年"举"六气"为疾病之外因的说法,六气即阴、阳、风、雨、晦、明。风气之所以会伤害人的身体是因为:"风是四时之气,分布八方,主长养万物。从其向来者,人中少死病;不从其向来者,人中多死病。其为病者,藏于皮肤之间,内不得通,外不得泄。其入经脉,行于五脏者,各随脏腑而生病焉。"[1]这种风为病因的系统解说来源于《黄帝内经素问》,其中称风为"百病之长也,至其变化,乃为他病也,无常方,然致有风气也"[2],风邪被视为

---

[1]　杨伯峻注《春秋左传注》,北京:中华书局,1981年,1222页。
[2]　郭霭春主编《黄帝内经素问校释》,北京:人民卫生出版社,149页。

完全的外感病因，其侵袭人体被视作一个由内到里，从卫气到营血、从经络到脏腑的过程。风作为致病原因逐渐凸显的过程，与其他数术知识相互联系而逐渐体系化的过程密切相关，而山田庆儿的研究已经揭示出这一点①。但是在前一章已经解释，在早期经典中对风疾的强调，并不一定反映在中古方书的分类之中，风疾自《诸病源候论》才又再次回到了"诸病之首"的位置。

而唐代风疾的叙述，特别是宫廷风疾的叙述本身就值得注意。《资治通鉴》卷一九四记贞观九年(634)唐高祖因风疾而亡："太上皇自去秋得风疾，庚子，崩于垂拱殿。"②玄武门事变之后，唐高祖传位给唐太宗，成为太上皇，徙居弘义宫，改名太安宫。唐高祖在玄武门之变之后，可能已经失去真正的权力。他传位给唐太宗，徙居弘义宫，改名太安宫。也就是说，风疾在唐太祖的晚年都成为宫廷医疗所需要主要面对的疾病，从他开始，风疾成为宫廷医者对唐代皇帝重要的诊断③。

《资治通鉴》卷一九八又记唐太宗在贞观二十一年二月罹患风疾："是月，上得风疾，苦京师盛暑。夏四月乙丑，命修终南山太和废宫为翠微宫。"④早在贞观六年时，唐太宗欲幸九成宫，姚思廉谏。唐太宗就称："朕有气疾，暑辄顿剧，往避之耳。"⑤此年十二月，唐太宗又以"旧有气疾，恐登高增剧"为理由，拒绝了封禅的请求⑥。在这些记载中，唐太宗的症候并不清楚，大约畏暑热、惧登高是其症候。"气疾"之说，在《诸病源候论》"上气候"的解释如下："夫百病皆生于气，故怒则气上，喜则气缓，悲则气消，恐则气下，寒则气收聚，热则腠理开而气泄，忧则气乱，劳则气耗，思则气结，

① 　山田慶兒《九宮八風説と少師派の立場》，《東方學報》第 52 期，1980 年，199—242 页。
② 　《资治通鉴》，北京：中华书局，1956 年，6112 页。
③ 　王永平和黄正建已经注意到唐代前几位皇帝罹患风疾和气疾的问题，见王永平《试释唐代诸帝多饵丹药之谜》，《历史研究》1999 年第 4 期，179—182 页；黄正建《试论唐代前期皇帝消费的某些侧面——以《通典》卷六所记常贡为中心》，北京大学出版社，2000 年，199—200 页。
④ 　《资治通鉴》，6246 页。
⑤ 　《资治通鉴》卷一九四，6094 页。
⑥ 　《资治通鉴》卷一九四，6100 页。

九气不同。"①因此又有七气或九气之说。在关于长孙皇后的记载中提及两点,第一是长孙皇后也素有气疾;第二是"上得疾,累年不愈。"②唐太宗的气疾显然延续了相当长的时间。《唐会要》"太和宫"条记贞观二十一年,唐太宗上不豫,公卿上言请修废太和宫。唐太宗的手诏中提到他的病况是:"比者风虚颇积,为弊至深。况复炎景蒸时,温风铿节。"③也就是说其出现"风虚"的情况早于贞观二十一年,而其症候与之前的气疾相关联,都畏暑热。所谓"风虚",《诸病源候论》中记载"风虚劳候":"风虚者,百痾之长。劳伤之人,血气虚弱,其肤腠虚疏,风邪易侵。或游易皮肤,或沉滞脏腑,随其所感,而众病生焉。"④按照其中对风虚的解说,是由于血气虚弱造成皮肤腠理易为外邪所侵的疾病。按照当时的理论,风虚需避免外邪入侵,暑热炎蒸当然不是理想的状态。《诸病源候论》又有"风虚汗出候":"夫人肉不牢,而无分理,理粗而皮不致者,腠理疏也。此则易生于风,风入于阳,若少气口干而渴,近衣则身热如火,临食则流汗如雨,骨节懈惰,不欲自营。"⑤在《千金要方》中风虚还与两类症候联系在一起,其一是精神状态,心悸头眩,乃至喜怒无定,直至癫狂,其二则是脚弱疼痹或不随。唐太宗身体状况的恶化,可能与之前征高丽时,痾的发作有关。之后,他又建玉华宫养病,《全唐文》中的"建玉华宫于宜君县凤凰谷诏"记其事⑥。《唐会要》"天竺国"条记:"是时,就其国得方士那逻迩婆娑寐。自言年二百,云有长生之术。上深礼之,馆于金飙门内,造延年药。令兵部尚书崔敦礼监主之,使天下采诸奇药异石。延历岁月,药成,服之无效,后放还本国。"⑦试图用延年药治疗其风疾。

　　在前文所引的记载中,唐太祖和唐太宗都曾被诊断为风疾。那么在高祖和太宗朝,宫廷医疗对风疾的认识是否有变化? 现存理解唐高祖和

---

① 丁光迪校注《诸病源候论校注》,308 页。
② 《资治通鉴》卷一九四,6120 页。
③ 《唐会要》卷三〇,上海古籍出版社,2006 年,641 页。
④ 丁光迪校注《诸病源候论校注》,94 页。
⑤ 丁光迪校注《诸病源候论校注》,72 页。
⑥ 《全唐文》,北京:中华书局,1983 年,100 页。
⑦ 《唐会要》卷一〇〇,2123 页。

唐太宗朝风疾相关知识的最重要文献,应该是甄权和甄立言兄弟的著作。其传记记载:"甄权,许州扶沟人。以母病,与弟立言究习方书,遂为高医。仕隋为秘书省正字,称疾免。鲁州刺史库狄嵌苦风患,手不得挽弓,权使彀矢向堋立,针其肩隅,一进,曰:'可以射矣。'果如言。贞观中,权已百岁,太宗幸其舍,视饮食,访逮其术,擢朝散大夫,赐几杖衣服。寻卒,年一百三岁。所撰《脉经》、《针方》、《明堂》等图传于时。弟立言,武德中累迁太常丞。御史大夫杜淹患风毒发肿,太宗令立言视之,既而奏曰:'从今更十一日午时必死。'果如其言。"[1]其中也特别以甄权治疗风患、甄立言治风毒发肿为例说明其医术高超,或能知生死。一方面说明与风相关疾病多样,另一方面也说明唐代前期宫廷医学中对风疾的重视。所谓"风患不能挽弓"大约与风痉、偏枯一类疾病症候相仿,《外台秘要》从《古今录验方》中抄录的医方有相当部分与之相关,比如"《古今录验》疗大痹,一身不随,或半身一手一臂,口不能言,习习不知人,不觉痛痒,续命汤方"[2]。以及"《古今录验》疗风懿不能言,四肢不收,手足挛独活汤方。"[3]现存的《古今录验》方中所见的风候,保留着多种不同的症候,但其中以中风,手脚不能动弹并失语的医方似乎成为关注的重点。因此甄权兄弟在太宗朝颇受嘉誉,但按照其年岁,其服务的年限应该更多在唐高祖朝。其进入宫廷医疗的因缘,很可能与其擅长治疗中风造成的手脚不能动弹乃至失语相关。但这种对于身体的关注,大多集中在皇帝的晚年。

　　风疾在宫廷政治中的重要性在高宗朝逐渐凸显出来。关于武则天在唐高宗朝逐渐掌握权力的因缘,两唐书中有这样一个说法。《旧唐书》卷六《则天皇后纪》中记:"帝自显庆已后,多苦风疾,百司表奏,皆委天后详决。"[4]《新唐书》卷四《则天顺圣武皇后纪》中亦记:"高宗自显庆后,多苦风疾,百司奏事,时时令后决之,常称旨,由是参豫国政。"[5]即,高宗罹患的疾

① 《旧唐书》卷一九一,北京:中华书局,1975 年,5089—5090 页。
② 《外台秘要方》卷一四,262 页。
③ 《外台秘要方》卷一四,266 页。
④ 《旧唐书》,115 页。对唐高宗风疾的讨论请见张维慎《试论唐高宗的"风疾"及其治疗》,《陕西师范大学学报》2013 年第 6 期,60—67 页。
⑤ 《新唐书》,81 页。

病是造成武后逐渐进入权力核心的机缘。《唐大诏令集》收录高宗遗诏《大帝遗诏》："往属先圣初崩，遂以哀毁染疾。久婴风瘵，疾与年侵，近者以来，忽焉大渐。"①将高宗的疾病与太宗的去世联系起来，强调高宗的"孝"的同时，也在一个象征的意义上将帝王的身体连接起来。正如前文所引，高宗自显庆年间就风疾的症状已经颇为严重。也就是说，在经历立武则天为后和驱逐长孙无忌等之后，唐高宗和武则天都刚刚巩固了自己的权力位置，之后唐高宗就出现了风病的症状。到了龙朔年间，已有瘴的症状。《唐会要》"大明宫"条记："至龙朔二年，高宗染风瘴，以宫内湫湿，乃修旧大明宫，改名蓬莱宫。"②所谓，《诸病源候论》记："风瘴手足不随候，风寒湿三气合而为瘴。风多者为风瘴。风瘴之状，肌肤尽痛。诸阳之经，尽起于手足，而循行于身体。风寒之客肌肤，初始为瘴，后伤阳经，随其虚处而停滞，与血气相搏，血气行则迟缓，使机关驰纵，故风瘴而复手足不随也。其汤熨针石，别有正方，补养倡导，今附于后。"③风瘴的症状开始于肌肤的疼痛，之后蔓延到手足不随。之后，"时帝风疹不能听朝，政事皆决于天后。自诛上官仪后，上每视朝，天后垂帘于御座后，政事大小皆预闻之，内外称为'二圣'。帝欲下诏令天后摄国政，中书侍郎郝处俊谏止之。"④所谓"疹"，即"为风邪冷热所乘痛也，故成疹不死，发作有时，经久不瘥也。"⑤也就是说，疾病逐渐反复发作，长期治疗也难以根除。《新唐书》卷一一五甚至记载上元年间："帝多疾，欲逊位武后。"⑥

在高宗罹患疾病之时，本可以有其他政治的选择，在此时期也出现了太子监国的情况。但是李弘第一次监国，年仅八岁。只是李弘的身体也罹患风疾，在追赠其为孝敬皇帝的制文中称其"自琰圭在手，沉瘵婴身"。自咸亨以来"风虚更积"⑦。上元二年（761）在其成婚不久离世。可以说，

① 《唐大诏令集》，对此遗诏的分析可见曾现江《唐高宗遗诏的产生及其与政局的关系》，《贵州文史丛刊》，2002 年第 1 期，10—13 页。
② 《唐会要》卷三〇，639 页。
③ 丁光迪校注《诸病源候论校注》，12 页。
④ 《旧唐书·高宗纪下》，100 页。
⑤ 丁光迪校注《诸病源候论校注》，36 页。
⑥ 《新唐书》，4217 页。
⑦ 《旧唐书·孝敬皇帝弘传》，2830 页；《邢文伟传》，4960 页。

武则天在上元时期形成的权势与高宗和李弘的身体状况也密切相关。

第二次与政治相关的风疾叙述，则是武后面临的第一次权力危机。《旧唐书》卷五记：

> 至是复行封中岳礼，上疾而止。上苦头重不可忍，侍医秦鸣鹤曰：
> "刺头微出血，可愈。"天后帷中言曰："此可斩，欲刺血于人主首耶！"上
> 曰："吾苦头重，出血未必不佳。"即刺百会，上曰："吾眼明矣。"①

此事发在嵩山新建的奉天宫，之前的讨论多重视秦鸣鹤的知识来源②，而未重视当时的政治环境。范家伟曾指出关于为唐高宗治疗风眩的秦鸣鹤是否为波斯医生或者景教医生的问题，高宗"复明"可能并不是秦鸣鹤之法有神效，而不过是一场假装"复明"的政治戏剧。值得注意的是，当时张文仲的在场。张文仲与其同时代的医者，在这个时期出现，本来就说明了洛阳医学群体在高宗、武后频幸洛阳之后在宫廷中位置的上升。但在此次治疗之后不久，高宗即去世。其最初治疗的方式，除了医官的治疗之外，大约也有服饵。

---

① 《旧唐书》，111 页。

② 桑原骘藏即注意到秦鸣鹤为唐高宗治疗之事，他认为"开脑出虫"是西亚的穿颅术，与秦鸣鹤刺头出血之术，似有联系，秦姓又似与大秦相关，因此将秦鸣鹤的医术与域外穿颅术联系起来（桑原骘藏《隋唐时代に支那に来往した西域人に就いて》，《内藤博士還暦祝賀支那学論叢》，1926 年；此据宫崎市定编《桑原骘藏全集》第 2 卷，东京：岩波书店，1968 年，270—360 页；中译文参考何建民译《隋唐时代西域人华化考》，上海：中华书局，1939 年，50—51 页）。范行准对此说进行了评价："桑原氏之此种推测与假设，固不能谓其全无道理，然秦姓未必皆为大秦人，在未获得确证之前，宁过而存之可也。"（范行准《古代中西医药之关系》，《中西医药》第 2 卷第 10 期，1936 年，26 页）马伯英则指出秦鸣鹤所行之术为希波拉克底的外科术，秦鸣鹤应为景教徒（马伯英《中外医学文化交流史》，250—251 页）。张奉箴则直接将秦鸣鹤判断为景教医生（张奉箴《福音流传中国史略》，台北：辅仁大学出版，1970 年，6 页）。黄兰兰一方面勾勒景教医学的背景，另一方面认为印度眼科医学中未认为到脑的作用，因此秦鸣鹤所施刺脑之术不会是印度医学，而应为景教医学（黄兰兰《唐代秦鸣鹤为景医考》，《中山大学学报》2002 年第 5 期，61—67 页）。张绪山指出，"开脑出虫"来自希腊医学中的穿颅术，所谓的"虫"是出乎想象加上去的字眼（张绪山《景教东渐及传入中国的希腊—拜占庭文化》，《世界历史》2005 年第 6 期，82—84 页）。王青已注意到秦鸣鹤的治疗混有中土医学和外来医学的成分，但他受季羡林影响，认为是印度医学与中国腧穴说的混合（王青《中古叙事作品中所反映的西域医术》，《西域研究》2006 年第 1 期，92 页）。

在近二十年之后,武则天从高宗去世之后经历各种权力斗争,而也到了她统治的后期。前文推测,张文仲编集疗风方的时间大致在圣历久视年间。《资治通鉴》卷二〇六记圣历二年(699)二月"壬辰,太后不豫,遣给事中栾城阎朝隐祷少室山。朝隐自为牺牲,沐浴伏俎上,请代太后命。太后疾小愈,厚赏之。"①到圣历三年五月"太后使洪州僧胡超合长生药,三年而成,所费巨万。太后服之,疾小瘳。癸丑,赦天下,改元久视;去天册金轮大圣之号。"②若从三年之前就已经合长生药的举动,那么武后身体出现问题的时间很可能在圣历二年之前。也在这个时期命张文仲修撰的疗风方,很可能意味着,医者对武后所罹患疾病的诊断也是风疾。按照《外台秘要》中保存的元希声所辑之疗风方,均以治疗一切风与偏风为主,并称出自上卷。也就是此方的编纂倾向,即,以有限的药方治疗大部分风疾。

疗风方的成立,需要在唐前期宫廷医疗的语境下理解,自《诸病源候论》回归《黄帝内经》的论述重新将风疾的位置放置回百病之长后,风疾在唐前期对于皇帝身体疾病的诊断中显然逐渐处于一个核心的位置,而从唐高祖到武则天时期,这样的趋势一直在强化的过程中。这种知识趋向也意味着风疾知识本身的扩展。而这样的知识趋向最终反映在了张文仲修撰的疗风方之中。

第三节　代劳致远?

——写本时代方药知识的传递

在分析了药方的"制作"语境之后,我们回到前文的问题,即药方的传递。龙门药方的读者并非局限于石窟祷病者的范围,而是到达了更远的

---

① 《资治通鉴》,6539 页。
② 《资治通鉴》,6546 页。《朝野佥载》卷五:"周圣历年中,洪州有胡超僧出家学道,隐白鹤山,微有法术,自云数百岁。则天使合长生药,所费巨万,三年乃成。自进药于三阳宫,则天服之,以为神妙,望与彭祖同寿,改元为久视元年。"《朝野佥载》,北京:中华书局,1979 年,116 页。

读者手中。让我们再回到《备急单验药方》序文,前文已经提及其中指出在"刊之岩石"之后,期待药方的传播方式是:"庶往来君子录之备急用□[ ]验,代劳致远,深可救之。"即期待来往之人以抄写的方式,将刻石的药方传递到其他地方。即,药方脱离石窟的语境,转换为其他载体,而来到更远的地方。龙门石刻药方似乎也实现了这种期待。而前文讨论的德藏吐鲁番文书又再一次证明了这种传递的过程。但是对这种传递的人群和背后的动力却有不同的解释。前文曾提及,早期的金石著作对道兴造像记与药方的关系有所误解,进而认为药方是来自佛教僧团。在确定了药方与造像记并无直接的关联之后,却依然有相当多学者从其他方面阐述其可能与佛教僧团的联系。邵殿文认为从石刻药方来看,应该充分考虑当时在龙门各寺中收藏并且编著各种药方的可能①。由于龙门药方与《备急单验药方》的相似性,《备急单验药方序》中有一句:"救急易得,服之立效者一百八方,以人有一百八烦恼。"刘淑芬据此类同源药方应该是流行于僧团中的药方②。而吐鲁番的"疗风方",姚崇新认为此方已成为唐代地方医学教育的一部分,即其传递的动力是唐代的医事制度和书籍颁布的制度③。在这样的论述中,龙门方和疗风方,分别被视为佛教僧团和唐朝地方医学官署带来的知识流动的例证,但是这样的区分是否合理?以下将以龙门方为例加以观察。

要实现方药知识的传播,需重视来往的人群。在龙门,首先被关注的就是游方的僧人群体,中古僧人的游方是被大量探讨的话题,侯旭东曾指出,域外僧人"传法宣经,初化东土",中国本来就有儒生游学访师问道的传统,使得僧人游方的目的不仅限于传教宣化,亦包含游学与带宣化成分的避难逃亡。即,汉地佛教的游方传统,包含了游化与游学④。刘淑芬则指出中古僧人在游方过程中,担负着社会救济和医疗的责任,因此其对医

① 邵殿文《药方洞石刻药方考》,龙门石窟研究所编《龙门石窟一千五百周年国际学术讨论会论文集》,北京:文物出版社,1996 年,110—122 页。
② 刘淑芬《从药方洞到惠民局——僧人、国家和医疗的关系》。
③ 姚崇新《唐代西州的医学教育与医疗实践》,147—174 页。
④ 侯旭东《十六国北朝时期僧人游方及其作用述略》,《佳木斯大学社会科学学报》1997 年第 4 期,28 页。

药知识应该特别重视①。在龙门石刻题记中就可见此痕迹,万佛洞东壁有唐初游方印度的僧人玄照的题记:"大唐调露元年(680)岁次庚辰七月十五日,玄照敬造观世音菩萨一区,愿救法界苍生,无始罪障,今生疾厄,皆得消灭。"②游方僧人造像祈求众生疾厄消灭,也可推测此时僧人对信众疾病治疗的关注。

但是造成龙门地区人群流动的,并非仅仅是佛教的因素。在这个时代龙门地区的人群流动还需要放到更为广泛的视野之下。龙门石窟临近隋唐洛阳城,隋唐洛阳城是隋炀帝大业元年(605)在汉魏洛阳故城西面所建的新城,位于今天洛阳城市区的东部,跨洛河两岸,南面直龙门之口。唐初与王世充的战争结束之后,曾毁东都洛阳宫,并废东都为洛州都督府。从贞观四年开始修复,显庆元年重修乾元殿,第二年洛阳重新成为东都。也就是说,龙门药方的刊刻大致就处在这样一个洛阳地位重新上升,龙门佛教开始更大受到宫廷政治运作影响的过程中。

当然洛阳本身的地理和经济位置就具有相当的重要性,妹尾达彦曾从整个中国的视角分析洛阳的位置,认为洛阳居于内中国的中心③。它在军事防御和商业流通方面都承担着重要的枢纽任务④。初唐以来洛阳逐渐成为关东漕米的集散地⑤。与长安之间有便捷的交通⑥,使得二者之间建构起经济与交通上紧密的关联性。龙门的佛教信仰也受此影响,常青就曾根据题记材料,认为来自长安的皇亲国戚、中央官吏乃至关中地区的普通民众在洛阳龙门石窟进行造像,将长安流行的造像风格带到了龙门⑦。

交通和经济联系为人群的流动奠定了基础,但是龙门石窟的造像风

---

① 刘淑芬《五至六世纪华北乡村的佛教信仰》,《中研院历史语言研究所集刊》第63本3分,1993年,512—514页。

② 刘景龙、李玉昆主编《龙门石窟碑刻题记汇编》,139页。参见张乃翥《龙门石窟与西域文明》,郑州:中州古籍出版社,2006年,93—94页。

③ 妹尾達彦《隋唐洛陽城の官人居住地》,《東洋文化研究紀要》,第133号,1997年,72—73页。

④ 全汉昇《唐宋帝国与运河》,上海:商务印书馆,1946年,15—31页。

⑤ 徐苹芳《唐代两京的政治、经济和文化生活》,《考古》1982年第6期,648页。

⑥ 严耕望《唐代交通图考》,台北:中研院历史语言研究所,1985年,17—90页。

⑦ 常青《洛阳龙门石窟与长安佛教的关系》,《佛学研究》1998年,198—200页。

气是如何造成的呢？龙门石窟题记中记载了从唐高祖朝开始就有皇室成员在龙门造像。虽然并不能确定全部造像的因缘，但特别值得注意的是，贞观十一年(638)的"道国王母刘□妃为道国王元庆向洛州造像记"，道王李元庆是太宗之子，贞观十年徙封道王，任豫州刺史，在洛阳造像应是其往豫州途中要经过洛阳的缘故。此时的龙门似乎是皇家造像的便捷之选。贞观十五年李泰为长孙皇后追福所造像，选择了北魏时期并未完成的宾阳三窟进行大规模的重装和补凿，特别是宾阳南洞的造像群①。宾阳三洞在太宗时期，借由皇家的力量大规模重兴。

　　唐高宗开始频幸洛阳，在永淳元年至神龙元年间(682—705)，高宗、武则天均居洛阳，宗室与重要官员相随。武周时期，武则天长居洛阳，除政治、经济诸原因之外，佛教为其政权提供了大量的政治合法性话语，而龙门作为佛教胜地恰可作为其支持。同时，皇室力量支持补凿和重装石窟的区域也发生了变化，不再局限于北区，也向南发展，最重要的例子就是现存大奉先寺的卢舍那佛像。在此时期，一系列石窟和造像也随之刊刻。在其旁边的药方洞中的药方刊刻以及造像记的大量出现，也是大概是在此时期前后。可见皇家力量支持的大规模造像活动，也带动了周围洞窟由其他阶层信徒供养佛像活动。正如富安敦(Antonino Forte)所指出的，在武周时期，随着奉先寺的上座慧棱积极参与《宝雨经》的篡改，为武则天的政权提供合法性基础，奉先寺也成为武周意识形态的堡垒②。但实际上，此时的龙门地区整个成为武则天政权合法性运作展演的"舞台"，无论是北区的摩崖三佛龛，还是龙门东山万佛沟的千手千眼观世音像，其中体现出的阿弥陀信仰和观音信仰的差异，体现出武则天在选择信仰力量时面临的冲突和策略的灵活性③，国家政治力量在此复杂的情势下为信

---

① 张若愚《伊阙佛龛之碑和潜溪寺、宾阳洞》，《文物》1980 年第 1 期 2—19 页；Amy McNair, *Donnors of Longmen: Faith, Politics, and Patronage in Medieval Chinese Buddhist Sculpture*, Hawaii University Press, 2007, pp.76 - 88.
② 富安敦《龙门大奉先寺的起源及地位》，《中原文物》1997 年第 2 期，89 页。
③ 参见古正美对这两种信仰的分析，古正美《从天王传统到佛王传统——中国中世佛教治国意识形态研究》，台北：商周出版，2003 年，250—253、304—306 页。亦请参考陈金华的讨论，Jinhua Chen, *Philosopher, Practitioner, Politician: The Many Lives of Fazang* (643 - 712), Leiden and Boston：Brill, pp.241 - 268.

仰活动增添了动力,同时也可能进一步推动信仰者的流动性。也就是说,药方洞在初唐时期的补刻小龛和药方刊刻以及此时期药方知识的传布,都要放在此时期龙门石窟开凿与当时政治宣传互动的背景下理解。

皇权与政治对官僚群体流动的影响已为之前的研究者详细讨论,也揭示出官僚流动受皇权和家族力量两因素的影响①。唐初在龙门造像的官员群体,其地域流动性则比较复杂,需区分不同官员阶层,但还是可以以皇权和家族力量的视角略加区分。以家族的原因观察,可能是这些官员本籍就在洛阳,甚至其整个家族在洛阳,在极南洞有姚崇为其亡母刘氏造像的题记②,近来刊布的《大唐故幽州都督姚府君(懿)墓志铭并序》:"君讳懿,字善意,其先吴兴郡,因官北徙,今为河南洛阳人也。……妻彭城郡夫人刘氏,故洺州刺史志遼之女也。……景龙二年(708)正月八日,薨于洛阳慈惠之里舍,春秋八十四。"③徐放《唐故朝议郎前试詹事府司直兼蕲州黄梅县令姚公(侑)墓志铭并序》:"贞元十八年(802)五月廿二日,有试詹事府司直兼蕲州黄梅县令赐绯鱼袋姚公,启手足于东都慈惠里之私第,享年五十有六。"④《唐故银青光禄大夫巂州都督长沙郡公赠幽州都督吏部尚书文献公姚府君(懿)玄堂记》记姚崇为姚懿第十子⑤,徐松《唐两京城坊考》据胡皓《姚文献公碑》等文献将姚崇宅置于东都慈惠坊⑥,姚侑墓志记其曾祖姚崇、祖姚彝、父闿,可知姚家累世居于洛阳慈惠坊宅第。姚崇为其母在龙门造像,是自然之选。其他的官员则与洛阳有地域的联系。362窟有垂拱三年(687)有"兖州都督府户曹路敬潜妻卢氏造像记",《旧唐书》卷一八九《儒学传》:"路敬淳,贝州临清人也。……敬淳与季弟敬潜俱早知名。……敬潜仕至中书舍人。"⑦洛阳邙山出土的景龙三年

---

① 王静《靖恭杨家——唐中后期长安官僚家族之个案研究》,《唐研究》第11卷,北京:北京大学出版社,2005年,389—422页。
② 刘景龙、李玉昆主编《龙门石窟碑刻题记汇编》,页160。
③ 录文见吴钢主编《全唐文补遗・千唐志斋新藏专号》,西安:三秦出版社,2006年,104—105页。
④ 录文见吴钢主编《全唐文补遗・千唐志斋新藏专号》,298—299页。
⑤ 录文见吴钢主编《全唐文补遗》第5辑,西安:三秦出版社,1998年,318页。
⑥ 徐松《唐两京城坊考》北京:中华书局,1985年,268页。
⑦ 《旧唐书》,4962页。

《王齐丘墓志》为路敬潜所撰①。路敬潜虽然不是洛阳人,但从其妻的题记和撰写的墓志材料,也说明他与洛阳之间密切的关系,很可能长居洛阳。即使是较为低级的官员,但大部分的造像记都只记载了其官职,其中亲属为官员所造的佛像,特别是为亡故的官员造像,很可能是其籍贯就在洛州附近而曾在外为官。比如老龙洞有永徽元年的《樊庆造等身救苦难观世音像记》是为其为亡兄前兖州参军事樊玄所造②。调露元年(679)的《李□演造像记》是其为亡父渝州刺史李敬真所造③。

　　另一种则是因官僚制度造成的流动。地方官员的造像题记,有一部分记录了他官职和籍贯,比如 300 窟有龙朔二年(662)的《王玄祚造像记》记其为:"洛州河南县前朗州龙阳县主簿。"④即是洛州人到他处为官。破窑窟内有显庆四年(659)的《刘弘义造像记》中言其为"雍州鄠县人朝散郎前行赵州象城县丞轻车都尉。"⑤又有显庆五年的《王行宝造观世音像记》中言其为"雍州醴泉县王典卫太原晋阳人。"⑥这些官员可能是赴任路途中经过龙门,温玉成就指出:"这则纪王典卫王行宝造像记表明:他家乡在太原,因刚刚上任路过东都。"⑦《卫州共城县人苏锏造释迦牟尼像》记其造像的因缘:"卫州共城县人苏锏父(赴)任唐州比阳令,言将觐省汉也。背河朔而行,途经龙门,而极目翠岩千刃,尊仪万龛,睹净域以归心,仰灵相而诚恳。遂发第一愿敬造释迦牟尼像一龛。"⑧他在永淳二年(683)又来龙门为亡弟造像⑨。或是他处官员来洛州为官,比如 23 窟有《李守德造像记》⑩,《新唐书》卷一二一记:"王毛仲,高丽人。父坐事,没为官奴,生毛

①　吴钢主编《全唐文补遗》第 1 辑,西安:三秦出版社,1994 年,89 页;参见张乃翥《龙门所见两〈唐书〉造像补正》,《洛阳师范学院学报》2007 年第 1 期,15 页。

②　刘景龙、李玉昆主编《龙门石窟碑刻题记汇编》,215 页。

③　刘景龙、李玉昆主编《龙门石窟碑刻题记汇编》,237 页。

④　刘景龙、李玉昆主编《龙门石窟碑刻题记汇编》,73 页。

⑤　刘景龙、李玉昆主编《龙门石窟碑刻题记汇编》,336 页。

⑥　刘景龙、李玉昆主编《龙门石窟碑刻题记汇编》,338 页。

⑦　温玉成《龙门所见两〈唐书〉中人物造像概说》,《中原文物》1993 年第 4 期,15 页。

⑧　刘景龙、李玉昆主编,《龙门石窟碑刻题记汇编》,116 页。

⑨　刘景龙、李玉昆主编,《龙门石窟碑刻题记汇编》,182 页。

⑩　刘景龙、李玉昆主编,《龙门石窟碑刻题记汇编》,3 页。

仲,故长事临淄王。王出潞州,有李守德者,为人奴,善骑射,王市得之,并侍左右,而毛仲为明悟。"①李守德应是潞州人,在洛阳为县尉时造像。688窟有《中大夫洛州长史薛季昶造观世音像记》②,《旧唐书》卷一八五《良吏传》记薛季昶为:"绛州龙门人也。……长安末,为洛州长史,所在皆以严肃为政。"③

　　虽然,皇室成员与官僚的造像题记并不能说明窟主或像主曾亲临龙门④,但也大致可见,唐前期无论皇室或官僚在地域间的流动性,此种流动都是以政治空间的调整和分配为中心和导向。皇室的大规模造像行为,不仅仅是信仰活动,也往往与当时的政治形势密切相关。至于官僚,从以上的叙述中,可看出居于洛阳和因任官而造成的地域间流动还是最重要的因素。在科举制度构成的官僚群体流动性成立之前,唐初官僚的流动主要还是集中在任官地域与家族聚居地域之间。

　　至于石刻题记中没有官衔的普通民众,有来自龙门附近,即东都洛阳以及洛州境内(包括嵩阳、河南、河阳、合宫诸县),如果将题记中未注明籍贯的民众看作大部分都来自洛州本地的话,在龙门造像发愿的民众主体仍然是洛州当地人。另一个重要的地域群体则是来自长安以及雍州境内,此点常青已经注意到⑤,可见皇室和官员在两京之间的往来所带动的民众的社会流动。不过,可见部分来自长安和洛阳以外地区的造像者。需要注意的是,佛教信仰所带来的社会流动并不仅仅是不同社会阶层在地域间的流动,其中也有族群的因素,张乃翥就根据洞窟中一些供养人的形象讨论其可能受到胡风蕃貌的影响⑥。龙门石窟的人群流动确实是由

---

① 《新唐书》,4336页。
② 刘景龙、李玉昆主编《龙门石窟碑刻题记汇编》,255页。
③ 《旧唐书》,4805页。
④ 此点可参考马德对敦煌莫高窟营造的研究,他区分了窟主和施主,认为:"也可能他(窟主)的这个洞窟从开凿到完成,作为窟主的自己,一分钱也不用花,一点心也不用操,全由施主们和工匠们操持。这是由他们的权势和地位所决定的。"窟主并不需要到造窟现场亲自操持相关事务,但是窟主也会参与洞窟造成之后的相关佛事活动。参见马德《敦煌莫高窟史研究》,兰州:甘肃教育出版社,1996年,160—169页。
⑤ 常青《洛阳龙门石窟与长安佛教的关系》,200—201页。
⑥ 张乃翥《龙门石窟与西域文明》,郑州:中州古籍出版社,2006年,105—106页。

佛教信仰所驱动,但是其背后与整个唐王朝的皇权和官僚体制也密切相关联。而这种人群的流动显然构成了药方知识传递的基础。

第四节 方与书之间

随着人群流动,随之传递的文本很难一成不变。这种差异和变化,在之前的研究已经被注意到。比如,张瑞贤等注意到《医心方》中所引《龙门方》,其多数条目与现存石刻不符,他们认为日本医书中所引应该是来自《备急单验药方》①。如果我们将龙门药方、敦煌文书《备急单验药方》、P.3596以及唐代方书中相似的药方加以比较(参见表6-3)。

表6-3 龙门药方与其他医书中相似条目的比较

龙门石刻药方	敦煌文书《备急单验药方》	敦煌文书P.3596	《千金翼方》卷二四	《外台秘要》卷一〇引《必效方》
疗上气咳嗽腹□〔满〕体肿方:楸叶三升,水三升,煮卅沸,去滓,煎,堪□〔作〕丸如小枣,以竹筒内(纳)下部,立愈。	]逾甚,几火加(如)小枣,以竹筒内(纳)下部,〔肿〕消气下,神验。	疗上气咳嗽腹满体肿欲死方:楸叶(三升),水(三升),煮一百沸,去滓,煎,堪〔作〕丸,如小枣,以竹筒内(纳)下部,肿消气下,神验,府痔不利,并差。	治痔疮方:细楸枝叶,水煮,稠可丸,以竹筒内下部中,痔瘘漏皆差。煎楸叶汁,数洗之良。	《必效》疗上气欬嗽腹满体肿方:取楸叶(三升),右一味煮三十沸,去滓,煎,堪作丸,如小枣子,以竹筒纳下部,立愈。出第一卷中。
《龙门药方释疑》,14页。	《敦煌〈备急单验药方卷〉首次缀辑》,51页,标点略改。	《敦煌医药文献辑校》,341页,标点略改。	《千金翼方校注》,684页。	《外台秘要方》,186页,标点略改。

《外台秘要》所引《必效方》可能是孟诜所撰,《旧唐书》卷一九一《方伎传·孟诜传》记其"撰《家》、《祭礼》各一卷,《丧服要》二卷,《补养方》、《必效方》

① 张瑞贤《龙门药方释疑》,82—87页。

各三卷。"①则前表所引,大多都是唐前期的医方书中的文字,但可见同一条药方,并未见完全相同的文字,《千金翼方》之文与其它四者差异较大,其中当然有宋以后版刻校改的影响,但龙门石刻药方与两种敦煌卷子的差异,亦可说明当时同一医方在不同医方书之间"流动",所造成的文字差异。同时,一些治疗疾病和疗效的说明差异,正如前文对孙思邈药方的分析,也意味着,不同医者在实践药方时,亦将自我的治疗心得添加其中。

而吐鲁番所出土的疗风方则提供了另一种例证,我们先将其录文如下:

（前缺）

1　　[　　　　　　　　　]

小重,千金不傳効方。

2　桑枝煎：療一切風及偏風 不用全新嫩者。

3　右以水一大斗,煮取二大升,夏月井中

4　沉,恐壞。每日空腹服一盞,盡。桑枝

5　一大斗切,並無所忌,常。

6　療一切風文仲四時服有效神方。防風六分　羌活六分　茯神六分
　　　　　　　　　　　　　桂心六分　牛膝六分　人參六分

7　枳殼六分炙　五加皮六分　芍藥六分　丹參六分　薏以人六分　麥門冬六分
　　松子人六分　乾地黃六分　大黃六分　青木香六分　慈石十分研　檳榔人六分

8　右搗篩爲散,蜜和丸、々梧子。空腹以清々

9　□服十五丸,日再加至卅五丸,忌豬、魚、油、蘇。

10　□鎮心丸,療人五藏風虛驚悸。

11　]茯神四分　當歸四分　人參四分　赤石脂[
　　]芍藥四分　遠志四分　桔梗四分　□[

12　蓯蓉三分　巴戟天五分去心　杜仲ı四分　黃[
　　]□分　附子□分炮　菖[11

（後缺）

---

① 《旧唐书》,5102 页。

前文曾指出研究者多直接将此方与张文仲的方书相联系,但是此说却尚需斟酌:

其一,"桑枝煎"见于《外台秘要》卷一四引元希声所集"张文仲疗诸风方","疗一切风方"下小字又见文仲之名,但"镇心丸"不见于《外台秘要》所引张文仲方,此文书应是医方疗风病之部,但是否是张文仲的医方却并不能完全确定,暂拟题为"疗诸风方"似乎更加妥当。

其二,本文书前后分别为《本草集注》和"疗诸风方",如果将其看作为唐代官方教育的医学文本却也有问题,前文已经指出张文仲疗风方成立的时间在武后朝,但是在显庆四年(659)《新修本草》编成之后,在地方医学教育机构中是否还在使用《本草集注》本身就是疑问,而在武后朝之后,将《本草集注》与张文仲疗风方抄写在一起,作为地方医学教育的"教材",似乎也成疑问。当然,还有一种可能存在,就是西州地方的医学将已被"废弃"的《本草集注》的背面用来抄写疗风方。

其三,此版本的《本草集注》是否是唐代官方医学中曾经使用的《本草集注》也是问题。隋唐时代流传七卷本的《本草集注》,《隋书·经籍志》著录梁有陶隐居《本草》十卷,陶弘景《本草经集注》七卷①。《旧唐书·经籍志》著录《本草集经》七卷(陶弘景撰)②。《新唐书·艺文志》著录陶弘景《集注神农本草》七卷③。《日本国见在书目录》著录:"《神农本草》七(卷)陶隐居撰,……《本草夹注音》一(卷)陶隐居撰,……《注本草表序》一(卷)陶隐居撰。"④从这些著录来看,似乎隋唐时期官府藏书中的《本草经集注》主要是七卷本的。吐鲁番出土的《本草集注》写本残卷,渡边幸三根据字体大小和版式认为是七卷本的卷四⑤。马继兴也这样认为。真柳诚通过对该写卷长度的重新测量,每行字数的计算,及与敦煌本的对比,认为此

---

① 《隋书》卷三四,北京:中华书局,1973 年,1040—1041 页。
② 《旧唐书》卷四七,2048 页。
③ 《新唐书》卷五九,1570 页。
④ 《日本國見在書目錄·宮內廳書陵部所藏室生寺寫本》,東京:名著刊行會,1996 年。
⑤ 渡辺幸三《中央亜細亜出土本草集注残簡に対する文献学的研究》,《日本東洋医学会誌》第 5 卷第 4 号,1954 年,35—43 页。参见廖育群《陶弘景本草著作中诸问题的考察》,《中华医史杂志》1992 年第 2 期,74—78 页。

写卷更可能是三卷本《本草集注》①。虞舜也对渡边幸三的结论表示怀疑，并根据写本中的内容与《新修本草》所引并不一致，推论《新修本草》所使用的《本草集注》底本是七卷本，不是三卷本，但同时三卷本仍在流传②。如果我们同意这样的说法，即唐代官方的医学书籍收藏和《新修本草》很可能是基于七卷本的，而吐鲁番的文本则更可能是三卷本的，它是否可能曾作为西州地方医学的"教材"呢？

前文已经提到元希声所辑之疗风方，均以治疗一切风与偏风为主。并称出自上卷，而吐鲁番所出的药方，现存最后一药方已到镇心丸，疗人五藏风虚惊悸。可见其并不是一个完全抄录自《张文仲疗风方》的方书，无论其整体情况如何，其内容应该不是药方的完全收集，而是一种摘录。《外台秘要》所引来自元希声所集，按照前文的引文，张文仲集诸风方在700年前后，那么元希声所集，也就意味着此书很快就散佚？但是散佚的医方中的一部分却成为了其他医方的组成部分来到了吐鲁番？这两者之间的张力本身就值得讨论。

以上的两个例证都说明，在这个时代，方书的流动不一定以整书的形式，其中的药方会在流动中呈现出不断的重组。更值得注意的是，所谓"验方"的形成是一个不断身体实践的过程，也使得个体使用的"身体经验"被纳入到药方文本之中。唐代初期的药方流动不仅仅是由"方"汇集成"书"，再由书籍流传的过程，重要的验方会脱离方书单独流传，或者进入其他方书之中，形成"方"与"书"之间复杂的关系，同时身体经验的书写在其中具有重要的意义。《外台秘要》引《崔氏〈别录〉灸骨蒸方图》的序文大概能说明传布和保藏重要验方的原因："此方扶危拯急，非止单攻骨蒸，又别疗气疗风，或瘴或劳，或邪或癖，患状既广。救愈亦多，不可具录，略陈梗概。又恐传授谬讹，以误将来，今故具图形状，庶令览者易悉，使所在流布，颇用家藏，未暇外请名医，傍求上药，还魂反魄，何难之有？遇斯疾

---

① Mayanagi Makoto, "The Three Juan Edition of Bencao jizhu and Excavated Sources", pp.317-319.
② 虞舜《〈新修本草〉所据〈本草经集注〉底本的有关问题》，《南京中医药大学学报》2003年第3期，167—168页。

者,可不务乎。"①从某种意义上,药方本身的流动性甚至要超过方书。在这样的背景下,产生了陈明所强调的唐代的单方文化,他认为《备急单验方》类简易救急的方书,自葛洪以来就是风尚所在,唐代社会发展与社会交往活动范围的扩大为其大量出现提供更多的条件,其在医者、僧人、士人等各种社会群体中都有广泛的影响②。但是也在逐渐改变着其文本的样子。不过,在日本医籍中引用的《龙门方》呈现出了故事的另一面,即龙门药方的名称就成为一种知识权威的来源,即使其中的药方已与石刻本身关系并非那么密切。类似的例子也包括"西州",《古今录验方》中收录四首"西州续命方",略有用药与合药的差异。西州是唐朝灭高昌之后,将当地州县化建立的正州。但这些续命方并不是唐以后的创制,第二首曾见于葛洪的《肘后备急方》、《深师方》、《胡洽方》、姚僧垣的《集验方》等唐以前的方书,第三首则见于谢士泰的《删繁方》,可见其在唐朝之前就在行用,行用范围也不限于高昌地区。而且在日本飞鸟京苑池遗址的发掘中,出土了题名"西州续命汤"的木简,可见其传播的范围。但其在唐朝时期以"西州续命方"之名行用,很可能就是在西州治疗有验,进而传入长安地区,甚至进入宫廷,再随着入唐的使节传到日本。在这个意义上,方与方书之间的转化和变化如何创造了医学知识的流动和医学文本的转化。同时,方书和方都在遭遇阅读者和实践者的过程中获得其"位置"的标签,龙门方是如此,西州续命方也是如此。但是这种位置的标签并非意味着方书和方被限制在一个地点,相反,它们在帮助我们理解方书和方的流动轨迹。

余论　佛教、国家与药方的物质载体
——方药知识流动和"验"的意义

本章讨论的关键是流动性,在第二章中曾引述研究者对于写本文化

---

① 《外台秘要方》,233 页。
② 陈明《殊方异药——出土文书与西域医学》,北京大学出版社,2005 年,142—156 页。

的观察,其中将流动性视为重要要素。在这里,我们需要再次回到齐格蒙·鲍曼(Zygmunt Bauman)对流动性作为分析概念的观察①,"流动"可以意味着通过形态的改变而保持运动的特性之上。这种形态的改变包括两个层面,第一是知识的物质载体,在纸本和石刻之间的转化,但是与写本"多变"或者"流动"的形象,石刻似乎呈现出一种较为"固定"的形态,儒家刻经的强调石刻"校定讹谬"、"永代作则"的传统②,就是对这种"固定"形态的确认。但石刻药方是否也是如此呢?以石刻的方式保存药方,柯昌炽就已经注意到,并举其所见之记载③。金其桢和刘淑芬都详细列举相关例证加以说明④。但值得注意的是,此时期石刻药方的目的,似乎区别于当时儒家或佛教刻经基本原则。《备急单验药方卷》序文中对"传以救病"的强调,可见其更为重视刻石在传布知识上的作用,或者说石刻的固定性,被看作对更大范围内群体传播的可能性。刘淑芬从北朝的刻经造像碑讨论北朝的"疑伪经"和佛教传布的关系⑤,可见此种转变似乎与佛教有密切的关联。

第二则是书和方之间的转化过程,这个过程超越了知识载体的物质形态,石刻与写本之间构建的联系,使得石刻药方成为药方流动中的一环。但龙门石刻药方既缺乏撰集者,也缺乏药方来源的具体信息,甚至连准确的刊刻时间也成问题。但是石刻的药方与此时代的其他方书一样,

① Zygmunt Bauman, *Liquid Modernity*, Cambridge: Polity, 2000.此据欧阳景根译《流动的现代性》,上海:三联书店,2002 年,2—3 页。

② 参见路远《唐国学〈五经壁本〉考——从〈五经壁本〉到〈开成石经〉》,《文博》1997 年第 2期,41—42 页。

③ 陈公柔、张明善点校《语石·语石异同评》,367—368 页。

④ 金其桢《中国碑文化》,重庆出版社,2002 年,852—958 页;刘淑芬《从药方洞到惠民局——僧人、国家和医疗的关系》。

⑤ 刘淑芬《中国撰述经典与北朝佛教的传布——从北朝刻经造像碑谈起》,《劳贞一先生百岁冥诞纪念论文集》,《简牍学报》第 19 辑,此据刘淑芬《中古的佛教与社会》,上海古籍出版社,2008 年,145—167 页。但值得注意的是,气贺泽保规指出,静琬在房山刻石经最初的背景,是六世纪中叶的末法思想,即以刻经保存佛法。而清信徒(包括皇室、地方信仰群體和商人结成的"社"等)力量的加入,使得刊刻石经事业逐渐扩大,参见氣賀澤保規《唐代房山雲居寺の發展と石經事業》,氣賀澤保規編《中國佛教石經の研究——房山雲居寺石經を中心に》,京都大學學術出版會,1996 年,23—106 页。由此也可以看出,在刻经传播信仰过程中,除了僧人的推动之外,清信徒的宗教热情也有相当大的助力。

不会因为一旦刊刻,就变成"整体凝固"的知识,其中的药方来自于其他方书,可能被修改,添加治疗经验,与其他药方排列,进入石刻药方刊刻的"底本",在刊刻之后,被人传抄,又进入一个从"方"到"书"的流动过程中。

在这里,回到了流动的基本意义,即从一个位置到达另一个位置。而在本章中,这意味着方书如何突破它们所在的"位置"。在以人的抄写为知识传递基本媒介的时代,知识的传递是建立在人群在地域、阶层和社会群体(比如信仰群体)之间交流或流动的基础上的。但是什么是这些流动背后的动力呢?原有对龙门药方的考察关注点在佛教僧团,而对疗风方的研究则重视国家权力的影响。但是本章以龙门药方所在空间为中心的考察,会将其放置在当时一系列信徒在信仰和皇室刊刻的影响下对药方洞进行的刊刻活动中,而可能的阅读者和传抄者,则是信仰者中对医学知识有需求和兴趣者。但将其放在一个更大的社会流动网络中观察,其基本的动力存在于佛教信仰发展与国家政治对信仰的运作之间的互动,同时两者背后所代表的权力关系的冲突也为知识流动提供了新的可能性。佛教信仰力量,带来的平民信徒造像和参与石窟寺佛事活动的热情,某种意义上在尝试突破原有国家以等级制度和地域亲缘性建构的社会流动性的"边界"。但若反向观察,唐代皇权在借用佛教作为合法性资源的同时,也借由其自身的社会动员能力[1],推动了在僧团与庶民佛教之间知识与信仰边界的突破。在这里,我们会突然发现,在这个时代,推动文本流动的要素与前一章分析的通过撰者赋予文本权威的要素是共通的。因此,观察中古时期知识的流动,似乎并不能仅将视角"向下",观察知识是否向下层群体流动,或者仅仅观察知识权威如何从撰者向读者和使用者流动,而应该更多考虑其在怎样的权力关系之下超越了原有各种社会分类的"边界"。

而在这样的情况下,"位置"对于方药书籍和知识的流动而言,并非意味着"固定",而是一种药方"验效"的来源。药方在写本时代的流动,则甚

---

① 此点则可参考社邑组织在唐代国家政策之下发生的变化,参见孟宪实《唐朝政府的民间结社政策研究》,《北京理工大学学报》2001 年第 1 期,25—30 页;刘淑芬《中古佛教政策与社邑的转型》,《唐研究》第 13 卷,233—292 页。

至将个体身体经验纳入到这种读者、使用者和撰者的关系，正如第四章时分析孙思邈的文本时所指出的，在这个时代的方药文化中，读者和使用者在以自身身体实践和经验在重构文本，而造成文本的"稳定性"的进一步变动。但是需要重视的是，这样的互动过程中，知识的合法性来源，即药方的"验"是建立在其传递的网络和实践的过程中的，也就是说，"验"的意义本身建构于流动性和互动之中，一种基于流动性和互动的权威逐渐诞生。

身体·感觉·表达

但我首先得见一见病人。他是个少年，十分消瘦，不发烧，身上不冷也不热，两眼枯槁，他没有穿衬衣，从鸭绒被下面坐了起来，两手搂住我的脖子，贴着我的耳朵悄悄说："大夫，让我死吧。"我环顾了以下周围。没有人听见他说这句话。

……

于是我有几分准备在某中情况下承认这个少年也许确实有病。我朝他走去，他对我微笑着，仿佛我端给他极富营养的汤汁似的——哈，此时两匹马一齐嘶鸣起来，这嘈杂声仿佛是上苍专为我派来减轻检查繁重的——现在我发现：没错，这少年是有病。在他腰间的右侧敞露着一个手掌大的伤口，像朵玫瑰，颜色不一，暗处最深，周围边缘较浅，呈细粒状，混合着随时凝结成的血块，一如露天矿的矿石。这是从远处看去的状貌，若从近处看，则情况更不忍目睹。谁看了能不唉声叹气呢？满是蛆虫！像我的小手指那么粗壮那么长，浑身亦是玫瑰色，在血污里蠕动着，密集在伤口深处，同时用白色的小脑袋和许多小脚爬向亮处。可怜的男孩啊，你是没救了。我已经找出了你巨大的伤口，你正在毁灭于这朵鲜花上。

——Franz Kafka，*Ein Landarzt*
（孙坤荣译《乡村医生》）

第七章　药物的声音

——南北朝至唐前期本草音研究

引　　言

从这一章开始,本书讨论的重点会从医学书籍/文本的权威来源与运作,转入这个时代感官之知在医学知识中的运作和意义。但是感官和身体经验已经逐渐在历史中消逝,对其的追索要从哪里开始? 在这里会延续前一部分的讨论,从医学文本开始,试图从其中找到感官之知的残迹,及其与文本权威互动的过程。

本章选择的文本是南北朝到唐前期的本草书中的一个文类,即"本草注音"或者"本草音义"。在《日本国见在书目录》中除了著录陶弘景的《神农本草集注》之外,还注录了"《本草夹注音》一(卷)陶隐居撰"①。而新旧唐书中曾记载甄立言有一本著作是《本草音义》。如果翻检《隋书·经籍志》,其中有姚最所撰的《本草音义》三卷和除了甄立言所撰的《本草音义》七卷②。姚最来自南北朝的医学家族,进入北周之后始传家业。甄权和甄立言兄弟,也是隋至唐初的名医者。在前文中已有提及。《旧唐书·经籍志》里则记有题名苏敬等撰《本草音》三卷和题名殷子严撰《本草音义》二卷③。《本草音》与《新修本草》之间的关系如何,依然是疑问。此书是否可

①　《日本國見在書目錄·宮内廳書陵部所藏室生寺寫本》,東京:名著刊行会,1996 年。
②　《隋书》卷三四,北京:中华书局,1973 年,1044 页。
③　《旧唐书》卷四七,北京:中华书局,1975 年,2048 页。

能是《新修本草》中有关音注的部分的单行？但是就目前《新修本草》中保留的音注部分而言，似乎不足三卷之内容。那么此书是否可能是修撰《新修本草》之外的著作？关于殷子严的生平，则记载阙如。《新唐书·艺文志》亦记："殷子严《本草音义》二卷；孔志约《本草音义》二十卷；《本草音》三卷；甄立言（一作权。）《本草音义》七卷；李含光《本草音义》二卷。"①在这个书目中，殷子严的著作和《本草音》已见于《旧唐书》，只是新增补了甄立言的《本草音义》。而曾在《新修本草》编撰名单中的孔志约，也有《本草音义》二十卷。还有李含光的《本草音义》。李含光是唐代玄宗、肃宗时期与宫廷关联密切的道士，他的生平见于颜真卿所撰的《有唐茅山元靖先生广陵李君碑铭（并序）》，其中也记载他的本草著作："尝以《本草》之书，精明药物，事关性命，难用因循，著《音义》两卷。"②也就是说，撰著《本草音》或《本草音义》的传统，自陶弘景到唐代中期一直延续。只是大部分的著作已经不传，但是并非完全无法探索其内容。比如陶弘景的《本草夹音注》已不存。但是从《本草经集注》中可以找到少数与注音相关的条文。苏敬等的《本草音》已不存，但是《新修本草》内也有注音相关的条目。孔志约和李含光的《本草音义》也为之后的本草书所引。本章试图通过同撰者的相关著作以及之后著作中的征引讨论这个类型的本草书，特别重视注音的内容。

第一节　识字与识物
——读音与意义

这里讨论的第一个例证是"髮髲"，《神农本草经》记："髲髮，味苦，温、小寒，无毒。主五癃，关格不得小便，利水道，治小儿痫、大人痓，仍自还神化，（合鸡子黄煎之，消为水）。"③而髲应该怎么读，意思是什么，都是问题。《本草经集注》言："李云是童男发。神化之事，未见别方。今俗中妪母为

① 《新唐书》卷五九，北京：中华书局，1975 年，1570—1571 页。
② 颜真卿《文忠集》，清武英殿聚珍本，叶一五背。
③ 马继兴《神农本草经辑注》，北京：人民卫生出版社，310 页。

小儿作鸡子煎，用发杂熬良久得汁，与儿服去治痰热。治百病而用发，皆用其父梳头乱者耳。不知此发髲审取是何物？且髲字书记所无，或作算音，人今呼斑发为算(蒜)发。书家亦呼乱发为鬈，恐髲即是鬈音也。童男之理，未或全明。"①陶弘景明确表示不知"髲发"是何物。因为"髲"字，"书记所无"，也就是未见其他书中提及。这一点说明陶弘景在解读本草书中不识的字时，重要的知识来源是其他的书籍。为了推测此物是什么，他依据的关键是"自还神化"，即"合鸡子黄煎之，消为水"。他将其与俗中妪母"用发杂熬良久得汁"之法加以推测，然后指出治百病所用之发都是"其父梳头乱者"，由此进一步推测"髲"字的读音。

但是"书记所无"的说法，似乎并不成立。"髲"见于《说文解字》卷九："髲，鬄也。从髟皮声。(平义切。)"②其中以"鬄"来解释"髲"，而"鬄"又是何意？《说文解字》卷九又记："鬄，髲也。"③二字互释，却使之后的学者难以知晓其所指。段玉裁在《说文解字注》中提供了一个不同的看法："(髲)益发也。各本作鬄也二字，今正。《庸风正义》引《说文》云：'髲，益发也。'言人发少，聚他人发益之。"④其中以为今本《说文解字》此条有误，而证据是《毛诗正义》的引文。《君子偕老》中言："鬒发如云，不屑髢也。"《正义》曰："髢，一名髲，故云'髢，髲'也。《说文》云：'髲，益发也。'言己发少，聚他人发益之。哀十七年《左传》曰，卫庄公'见己氏之妻发美，使髡之，以为吕姜髢'，是也。不絜髢者，言妇人发美，不用他发为髲而自絜美，故云'不用髲为善。'"⑤按照《正义》的解释，髢与髲同义，均为以他人之发而益自身之发。《正义》中对《说文》的引用，与今本《说文解字》不同，而段玉裁显然认为《正义》的引用才是确切的。他在引用《正义》纠正了今本《说文解字》的错误之后，段玉裁又言："髲字不见于经传，假被字为之。《召南》：'被之僮僮。'传曰：'被，首饰也。'笺云：'《礼》：主妇髲(髢)。《少牢·馈食礼》：

① 尚志钧辑校《本草经集注(辑校本)》，392 页。
② 《说文解字》，北京：中华书局，1963 年，185 页下一栏。
③ 《说文解字》，185 页下一栏。
④ 《说文解字注》，上海古籍出版社，1988 年，427 页上一栏。
⑤ 《毛诗正义》卷三之一，北京大学出版社，1990 年，186 页。

'主妇被锡。'注曰：'被锡读为髲鬄。古者或剔贱者、刑者之发，以髲妇人之紒为饰，因名髲鬄焉。此《周礼》所谓次也。'按如郑说，则《诗》、《礼》之被皆即髲也。以鬄为髲，即是以鬄为鬓。许云益发，不谓为礼服。郑说不同者，髲本发少裨益之名，因用为礼服之名。《庸风》不髢也，自谓发，不假益发为髻。要燕居则縰笄总而已。《礼》服笄总之后，必分别加副编次于上为饰，副编次皆假他发为之也。《周礼》追师之次。《礼经》曰髲。《诗》曰被。从髟，皮声。平义切。古音在十七部。"①也就是说，在引用《毛诗正义》纠正了今本《说文解字》的文字错误之后，段玉裁继续引用《诗经》的注释传统来讨论"髲"字的意涵。这个传统中的关键是郑玄，他将《召南》中的"被"与《少牢》中的"被"都视为"髲"，并将其与《周礼》中的"次"联系起来。不过在许慎的解释和郑玄的解释之间依然有差别，段玉裁认为许慎和郑玄解释的差异在于被或髲是否有礼服上的意义，他试图加以调和，即"髲本发少裨益之名，因用为礼服之名"。值得注意的是，无论许慎和郑玄的解释是否有差异，郑玄将"被"与"髲"相关联的时候，显然有读音上的联系。《说文解字》称："（被）从衣，皮声。平义切。"这与《说文解字》中"髲"的字音是一致的。而段玉裁又再次强调了这种说法。字音的关联，旁证了字义的关联，从而颠覆了今本《说文解字》中的解释，而带来了一个不同的解释传统。

但是正如前文所说，陶弘景似乎并未注意到这个解释传统。他在强调"书记所无"之后，又回到了前文关于"俗中妪母为小儿作鸡子煎"的思路，即，在书的路径走不通之后，就回到"俗"的可能性。鸡子煎所用的是"其父梳头乱者"，那么髲即可能是乱发。然后又称书家称乱发为"鬛"，进而推测其音。即，陶弘景是从字形推测字义，然后从字义推测字音，即使这个字音可能跟字形有明显的差异。

而在《新修本草》所引用的甄立言之说："（髲）作鬍。"②甄立言显然开始了一个不同的解读传统，即以字形相近的方式来对其意涵加以推测。

---

① 《说文解字注》，427 页上一栏。
② 尚志钧辑复《新修本草（辑复本）》，366 页。

而从这种推测来看，《本草经》的阅读者对这个字似乎有不同的判断，这是否可能彰显在写本的时代，这个字可能在不同的写本中本身就有差异。

　　《新修本草》则言："此发鬓根也，年久者用之神效。即发字误矣，既有乱发及头垢，则阙发明矣。又头垢功劣于发鬓，犹去病用陈久者梳及船茹、败天公、蒲席皆此例也。甄立言作鬈。鬈，亦鬓也。检字书无鬓字，但有发鬈。鬈，发美貌，作丘权音。有声无质，则鬓为真矣。"①此条接续《本草经集注》的讨论，论述"鬓"的意涵。认为其即发鬓根之意，而强调检字书无此字，但有鬈字，并有字音。其中引述了甄立言的看法。前文已经提及《说文解字》中关于"鬓"的解释，《新修本草》再次强调字书所无，让人费解。而之后论及"鬈"字，《说文解字》称："鬈，发好也。从髟卷声。"②之后的解释传统也大多类似。如果《新修本草》的修撰者可以从字书中查检到"鬈"，却再次忽视"鬓"的解释，这很可能证明了《新修本草》的修撰者所见到的写本中，可能是不同的字形。而在之后《新修本草》的修撰者否定了"鬈"的可能，强调其所见到的字形为真，但是却未解释为何将这一药物理解为"此发鬓根也"。

　　而在其背后，则是《新修本草》更重视经典解释还是字书的问题。在甄立言和《新修本草》的讨论中，显然颠倒了陶弘景的思路，即从《本草经》中药物的意涵来推测字义，再由此推测字音；他们的讨论基本是基于字形的相近，然后进行推测或者否定，但是《说文解字》以来的释字传统一直被忽视。在这一药物知识的传统时，先遭遇的问题是"识字"。识字而不是识物，意味着这个知识传统首先是一种文本知识。这种识字的问题，可能是因为经典中字形与中古时代的差异，也可能是写本时代字形可能因为传抄出现偏差。在不能识字，字书等著作查询无果的情况下，不同思路的展开，意味着对于文本理解的差异。陶弘景的解释方式并未考虑字形是否可能讹误，或者说字形作为理解的途径。而从甄立言开始，尝试从形近的字进行推测，而找到相应的字音是重要的途径。这两种理解的细微差别，其实展开了导论中所

---

① 　尚志钧辑复《新修本草（辑复本）》，365—366 页。
② 　《说文解字》，185 页下一栏。

谓"言"和"意"的差别,即字形的变化乃至讹误,是否可能导致对"意"的遗失,而这种情况下,对字形的追索和恢复,又成为了找寻"意"的基础。

第二节　物　与　名
——读音的意义

那么如何从字、字音和字意走向其所指向的药物呢? 这里先从《本草经集注》的一条注音说起,《神农本草经》"射干"条言:"味苦,平,微温,有毒。主治咳逆上气,喉痹咽痛,不得消息,散结气,腹中邪逆,食饮大热。治老血在心肝脾间,咳唾言语气臭,散胸中热气。久服令人虚。一名乌扇,一名乌蒲,一名乌翣,一名乌吹,一名草姜。生南阳川谷,生田野。三月三日采根,阴干。"[①]陶弘景注言:"此即是乌翣根,庭坛多种之,黄色,亦治(或作"疗")毒肿。方多作夜干字,今射亦作夜音。乃言其叶是鸢尾,而复有鸢头,此盖相似尔,恐非。乌翣,即其叶名矣。又别有射干,相似而花白茎长,似射人之执竿者。故阮公诗云:射干临层城。此不入药用,根亦无块,惟有其质。"[②]陶弘景的注文包含了复杂的信息。首先,他承袭之前的说法,认为射干即是乌翣,不过是乌翣的根部。其次,他提及方书中多有写作"夜干",然后指出"射"也作"夜"音。再次,他辨析射干之叶即是鸢尾,还有鸢头的说法,认为它们只是相似,而不同。认为乌翣即是射干的叶名。最后,他指出还有一种射干,与其相似,但差异在于花色白而其茎长,如射人执竿,但是不能入药用,而且其根无块。

单从本草读音的角度,陶弘景注文中最值得注意的地方,是根据"今射亦作夜音"将本草经中的射干与方书中的"夜干"相联系。如果按照《医心方》中的引文,《葛氏方》、《新录方》、《极要方》、《集验方》、《短剧方》、《耆婆方》、《千金方》等均写作"夜干",也就是说在晋唐之间的方书中确实有

---

① 　尚志钧校注《神农本草经校注》,207 页。
② 　尚志钧、尚元胜辑校《本草经集注(辑校本)》,347 页。

"夜干"一味药,亦证明陶弘景之观察。但现存宋以后刻本已将其改为"射干",亦应是遵从陶弘景之判断。对于"射音,夜"之说,李时珍《本草纲目》引苏颂言:"弘景曰:射干方书多音夜。颂曰:射干之形,茎梗疏长,正如射人长竿之状,得名由此尔。而陶氏以夜音为疑,盖古字音多通呼。若汉官仆射,主射事,而亦音夜,非有别义也。"①即认为射干之音夜,是因为古字之"通呼",而并非是因意义不同而引起的异读,特别以仆射之音为例证。仆射之"射",音"夜"。这一点洪亮吉在《汉魏音》中即有论述②,他引《史记》卷六《秦始皇本纪》张守节正义注仆射之音,即认为"射"与"夜"同音,是汉魏旧音。本章讨论的重点,并非是"射"与"夜"是否"真的"同音,而是两者同音在陶弘景的时代是怎么被"发现"的,又如何解释,以及读音与药物之间的关系是如何在这种解释中建立起来的。

　　《史记》中张守节正义比陶弘景时代晚不少,在现有的注音材料之中,涉及射与夜之音的,比张守节正义更早的材料是《经典释文》。关于《左传·文公六年》"晋狐射姑出奔狄"一句,陆德明在《经典释文》中解释:"射又音夜,《谷梁》作夜。"③这个例证跟陶弘景一样,是在阅读文本时,面对异文,选择以两者等同来解释。但是在《经典释文》的例子中,文本差异的勘同基于早期经典的"原本"意义,即早期经典本身不会存在差异,差异出现在之后的传抄过程当中,这也就意味着,"射"和"夜"的读音一致,可能在早期经典的时代就存在。而陶弘景的例证,则是早期医学经典与中古方书之间的勘同,那么意味着,射和夜的读音一致可能是中古读音变化造成的。在唐代就出现了类似的解释,颜师古就以为:"射本如字读,今音夜,盖关中语转为此音也。"④由此而言,李时珍以为陶弘景通过音同,将射干与夜干相关联,是基于当时古音多同,其实简化了这个问题。由此可见,

---

① 刘衡如等校注《〈本草纲目〉新校注》,北京:华夏出版社,2008 年。
② 《汉魏音》卷二"矢部",《洪北江全集》,授经堂,1877—1879 年,1205 页。
③ 《经典释文》,北京:中华书局,1983 年,240 页。
④ 对此的进一步讨论可参见北京大学中文系中国文学史教研室编《两汉文学史参考资料》,北京:中华书局,1955 年,240 页。而郑张尚芳也赞成此说法,并进一步论述称:"主射应读同神夜切'射'才是,其改读以母,则是依随宫廷的长安音'船读如以'影响了。"见郑张尚芳《"秦陇去声为入"实证》,《语言研究》2012 年第 3 期,56—58 页。

第一,这个时代将"射"同"夜"音,基本是基于文本差异的勘同。第二,对这种勘同的解释,可以指向早期经典时代字音的相同,也可能被理解为语音在当时的变化。那么,这种勘同的基础在于,药物虽然在不同文本中出现名称的变化,并不意味着药物本身的变化。而只要能够找到药物读音之间的关联,读音就可以成为了联系不同的药物名称,进而发现其背后药物一致性的关键线索。

　　只是,陶弘景直接通过读音将《神农本草经》中的射干与方书中的夜干对应,在当时的语境下也有过度简化的嫌疑。"射干"也有其他的意涵。《汉书》卷五七上《司马相如传上》中记录的司马相如的赋中有一句:"其上则有宛雏孔鸾,腾远射干。"颜师古注引张揖曰:"射干似狐,能缘木。"①也就是说,这里的射干被理解为一种动物,而非植物。王先谦补注则引沈钦韩曰:"射干盖佛书所谓野干。《翻译名义·悉伽罗》:比(此)云野干,似狐而小,形色青黄如狗,群行,夜鸣如狼。《广志》:巢于绝岩高木也。"②在这里又将佛经中的野干与射干相对应。玄应《一切经音义》卷六言:"野干,梵言悉伽罗,形色青黄,如狗,群行夜鸣,声如狼。"③所谓野干,即佛经音译悉伽罗、悉伽罗比、悉利伽罗之义译。又言:"司马彪及郭璞并云:射干似狐而小,能缘木。射音夜,又作野。"④这样的对应遭到了现代学者的批评,黄建宁以为,野干是鬣狗,而其不能缘木,与似狐而缘木的射干非为一物⑤。无论佛教中翻译的野干,与《汉书》中的射干是否真为一物,值得注意的是,《一切经音义》在对应野干和射干时,也将"射音夜"列为证据。野干的译名始见于十六国时期,但其与"射干"的读音相对应的时间是否早于玄应的时代,却不能确定。在这里"射音夜"成为了作为植物的射干与作为动物的射干与其他文本中的夜干、野干对应的基础。如果将"射音夜"视为一个普遍的读音现象,那么依然有很多问题,比如"射"和"夜"之

①　《汉书》,北京:中华书局,2536—2537 页。
②　王先谦《汉书补注》,上海古籍出版社,2007 年,4076 页。
③　徐时仪校注《一切经音义三种校本合刊》,上海古籍出版社,2002 年,133 页。
④　徐时仪校注《一切经音义三种校本合刊》,300 页。
⑤　黄建宁《"野干"为何物》,《文献》2005 年第 1 期,265—269 页。

间的读音相似,是先建立在动物的射干上,还是植物的射干之上? 另外这个问题也可能挑战陶弘景的对应,比如,《本草经》中的射干在草之部,应为植物。但是,晋唐方书中的"夜干"究竟是指植物的"射干"还是动物的"射干"? 陶弘景是完全未读到相关记载,还是回避了对其的解释? 同时,这个时代的写作者也在有意的使用着这种混淆,比如在《伍子胥变文》中称:"状似被趁野干,遂使狂夫莨菪。"①蒋礼鸿解释这段文字,指出用药名"莨菪"谐"浪荡",而用"野干"谐药名"射干"②。为了对应的缘故,需要使用植物也是药物的射干,但是描述其状况,却用的是动物的意涵。

在这里"夜"和"射"的音同变成了这个时代的普遍现象,但是却出现了另一个问题,即同名异物。在同名异物的情况下,读音演变又出现一致的情况,其实意味着在任何语境下,仅凭名称都很难判断名称背后的物是什么。也就意味着,陶弘景用读音作为证据,虽然可以在不同的名称之间建立起关联,尝试说明读音背后的物的一致性。但是,一旦出现同名异物的情况,这种关联并不能保证名称背后的"物"的一致性。

除此之外,还有另一个问题。在讨论了"射,音夜"之后,陶弘景开始讨论射干和鸢尾的区别。鸢尾,《神农本草经》记:"味苦,平,有毒。主蛊毒,邪气,鬼疰诸毒,破症瘕积聚大水,下三虫。疗头眩,杀魅。一名乌园。生九嶷山谷,五月采。"陶弘景在对鸢尾的解说中称:"方家皆云,是夜干苗,无鸢尾之名,主疗亦异,此当别一种物。方亦有用,鸢头者即应是其根,疗体相似,而本草不显之。"③也就是说,在陶弘景所见的方书之中,亦没有"鸢尾"之称,陶弘景将一种称为"夜干苗"的药物与《神农本草经》中的鸢尾相对应。夜干苗,就字面理解,即是夜干之苗。即,方书中倾向于将其视为射干生长的不同阶段。但是,陶弘景却认为,它与夜干是不同的药物。如果说,陶弘景将射干和夜干相对应的基础是读音的相近,夜干苗与鸢尾则丝毫没有读音上的关联。也就是说,当陶弘景试图找到《神农本草经》中射干和鸢尾的对应药物时,他将当时方书或者方家所称的夜干和

---

① 黄征、张涌泉《敦煌变文校注》,北京:中华书局,1997年,6页。
② 蒋礼鸿《敦煌变文字义通释》,上海古籍出版社,1997年,105页。
③ 尚志钧、尚元胜辑校《本草经集注(辑校本)》,348页。

夜干苗区分成两种不同的药物与之对应。在这里,问题不再是将名称不同的药物通过读音加以对应的问题,而是为了找寻到经典中的药物,如何将当时知识体系中的药物重新分类,并解释其与经典之间关联的问题。而将问题进一步复杂化的是,《本草经集注》又言及一种称为"由跋根"的药物:"本出始兴,今都下亦种之。状如乌而布地,花紫色,根似附子,苦酒摩涂肿,亦效,不入余药。"①《新修本草》对其加以批评:"由跋根,寻陶所注,乃是鸢尾根,即鸢头也。由跋,今南人以为半夏,顿尔乖越,非惟不识半夏,亦不知由跋与鸢尾耳。"②按照《新修本草》的看法,陶弘景所提及的由跋根其实就是鸢尾根,即鸢头,而陶弘景将其视为一种单独的药物。陶弘景称由跋根"今都下亦种之",似乎意味着他曾见过由跋根。但是他却从未提及他是否曾见过鸢尾和鸢头。那么是否意味着,他对于鸢尾和鸢头的讨论都是一种纸面的知识?

而在陶弘景记载的最后,还讨论了另一种射干,白花长茎,如射人执竿,即暗示其得名的方式。李时珍显然误读了此条,以为这就是陶弘景讨论的射干,而且是其得名的方式。在现代关于射干的植物学比定中,将射干对应为 Belamcanda chinesis,其花橙红色,散生紫褐色斑点,而将花白的射干对应为 Iris dichotoma Pall③。李时珍的另一个观察,在于认为射人之射,亦音夜。射人,见于《周礼正义》卷二八记:"射人,下大夫二人,上士四人,下士八人,府二人,史四人,胥二人,徒二十人。"贾疏称:"射人在此者,以其主射事。射即武事,故在此也。"④所谓"射事",读为"夜",更不恰当。那么,是否意味着,在这里陶弘景其实用读音将两种不同花色的射干区分开来? 在陶弘景这里,之后困扰本草学家的射干、鸢尾和花白的射干如何分类的问题已经出现,陶弘景也试图将其加以区分,但是他却并非将花之颜色作为关键的证据。如果这里的射干确实不读为"夜"的话,那么,

① 尚志钧、尚元胜辑校《本草经集注(辑校本)》,349 页。
② 尚志钧辑复《新修本草(辑复本)》,265 页。
③ 比如徐利国《射干的本草考证》,《基层中药杂志》1992 年第 6 期,27—29 页;夏循礼、何光源《中药射干的本草学研究》,《时珍国医国药》2009 年第 4 期,781—782 页;李锁等《射干本草考证》,《辽宁中医药大学学报》2015 年第 9 期,77—79 页。
④ 《周礼注疏》,北京大学出版社,1999 年,748 页。

同一药名,而指向不同的药物,却可以依靠药名的读音不同而区别开来,读音也就再次成为了区别物的关键。

就射干的例子而言,陶弘景所遭遇的情景与他做出的选择,看似清晰明了。他的首要问题,并非是将他观察到的药物进行适当的区分,而是如何将本草经典中记载的药物与当时方书中的药物对应,而产生出一种可以理解并实践的知识。当他通过读音将本草经中的"射干"和当时方书中的"夜干"加以对应的时候,实际产生出了一种对药物知识重新分类的方式,为了找到经典中药物,可以将现有知识体系中的药物分类进行重整。读音在这里扮演了一个关键的角色,它成为连接文本的基础。但是一旦把视野扩大,会发现读音的角色却是复杂不定的。在射干的例子中,如果将"射"与"夜"的音同视为这个时代的普遍现象,可能遭遇植物和动物的射干混同的情况。更重要的是,"射"与"夜"的读音联系,并非一成不变。陶弘景并未提供足够的解释,说明"射"何时异读为"夜",而何时又不异读。异读与否是否意味着其指向的药物不同? 这意味着,作为指示药物之间联系的读音,本身是有条件的。

在《新修本草》里我们再次遇到了类似的情况,这次的讨论是关于柴胡的。《新修本草》言:"〔谨案〕此是古柴字。《上林赋》云:茈姜。及《尔雅》云:藐,茈草,并作茈字。且此草,根紫色,今太常用茈胡是也。又以木代系,相承呼为茈胡。且检诸本草,无名此者。伤寒大小柴胡汤,最为痰气之要,若以芸蒿根为之,更作茨音,大谬矣。"[1]此段讨论的关键是太医署所使用的茈胡,应是本草经典中的哪一味药物。在前文第五章中已经提及,《新修本草》在用一种审视的态度观察太常中的药物实践,而这种观察背后重要的知识来源,就是本草经典的权威。

只是柴胡的例子更为复杂,与射干的情况相似。问题并非出在太医署沿用古字将柴胡写作茈胡,武威汉简药方中就作"茈胡",在"治久咳上气喉中如百虫鸣状世藏以上方"中用茈胡二分。而《医心方》中所引中古方书均写作"茈胡"。也就是说,并非只是太医署中如此。而龙谷大学藏

---

① 尚志钧辑复《新修本草(辑复本)》,167 页。

敦煌文书《本草经集注》中也确实写作"柴胡"①。也就意味着,《新修本草》很可能是从《本草经集注》中继承了此药物的写法。对这样的差异,有多种解释的可能。可能是本草书与方书对药物记载的差异,也可能是《本草经集注》的部分抄本中改变了字的写法。但是情况与射干类似,《新修本草》的撰者们需要将本草经中的记载与太医署使用药物的名称做一个对应。在这里《新修本草》依然使用读音作为对应的证据,其中强调正音为"柴",而非"茈"。所以茈胡只是柴胡的异写。但是与射干不同的是,《说文解字》中称:"茈,艸也。从艸,此聲。将此切。"②而柴,则是"柴,小木散材。从木,此聲。士佳切。"③单从字面的解释来说,"茈"字更为恰当,而其音虽然与柴有关联,但是却不能等同。而与射干不同的是,在这一时代并没有其他文献说明"茈"读为"柴"音的情况。

同时,《新修本草》还指责读为"茈"音不仅是读音的错误,也把药物混同,使用芸蒿根替代了柴胡。但是《名医别录》中称:"一名地薰,一名山菜,一名茹草,叶一名芸蒿,辛香可食。"《本草纲目》称"一名山菜,一名茹草"为《吴普本草》之文④,而"叶一名芸蒿"不知是否也出自《吴普本草》。那么《新修本草》批评的就不只是太医署,而是更早的知识传统。在这里读音背后物的差异才展现出来,也就是说,《新修本草》认为柴胡和芸蒿并非一物。现代研究者对此也争论不断,包括所谓的北柴胡(Bupleurum chinense DC)、伞形科植物银州柴胡(Bupleurum yinchow ense)和石竹科植物银柴胡(Stellaria dioh otoma L. v qr larlameoata Bge)⑤。不过一般将所谓的芸蒿跟银柴胡相对应,而认为《新修本草》强调的是北柴胡。但是在《新修本草》中也未将此读音与颜色相关联,直到之后的本草撰者称:"陶云芸蒿是茈胡,主伤寒,苏云茈姜作紫,此草紫色。《上林赋》云,茈姜。

①　马继兴等辑校《敦煌医药文献辑校》,566 页。
②　《说文解字》,北京:中华书局,1963 年,19 页上一栏。
③　《说文解字》,119 页下一栏。
④　刘衡如等校注《〈本草纲目〉新校注》,785 页。
⑤　刘晓龙、尚志钧《银柴胡的原植物再讨论》,《中药材》1994 年第 9 期,40—41 页;刘灿坤、李文涛《柴胡的本草研究》,《时珍国医国药》1999 年第 1 期,40—42 页;马亚民等《柴胡本草考证》,《陕西中医学院学报》2001 年第 3 期,42—43 页。

今常用茈胡是也。"李时珍："茈字有柴、紫二音：茈姜、茈草之茈皆音紫,茈胡之茈音柴。茈胡生山中,嫩则可茹,老则采而为柴,故苗有芸蒿、山菜、茹草之名,而根名柴胡也。"[1]而李时珍的解读再次指出了《新修本草》中的逻辑问题。按照《新修本草》的说法,柴胡之根紫色,但是却不能读为"茨",而李时珍显然认为"茨"、"紫"音近,颜色与其获得读音的过程相关。

　　物、名和音之间的联系,显然不是单一的线条。在《本草经集注》和《新修本草》中遭遇的问题,都是在本草经典中记载的药物名称,在当时的其他医学文本和医疗实践中无所对应。而所谓"正名",实际是剥夺原有文本中名称与物之间的联系,而将本草经典中的名称赋予其他医学文本和实践中所使用的药物的过程。也就是说,这个过程首先是基于本草经典中药物的名义与其他文本中药物名义的对应,其次才是名义与药物的对应。如果我们同意,在药物实践中,药物和方书的联系更为紧密的话,那么这个过程就是本草经典如何超越方书,建立其自己对于药物的权威的过程。而在《本草经集注》和《新修本草》中都使用了读音作为证据。在射干的例子中,读音的相近是证明不同文本中的药名等同的证据;而在柴胡的例子中,读音的错误被视为使用了不同的药物。在前文的分析中,已经指出读音的证据显然并不足以支持其中的论述,那么问题转化为,即使在这样的情况,为何读音的证据还是重要的? 这转化为了读音本身的权威性何来的问题,而这其实与本章一开头所讨论《本草音义》类书籍的出现密切关联,是怎样的原因使得这类书籍出现? 但因为《本草音义》书的序言大多不存,无法从写作者的叙述中找到线索。因此,需要将此时代的音义书,视为一种整体的文类,对其出现进行考察。而《音义》本身作为一种文类,在此时代的叙述中,与文本之异密切相关。裴骃记徐广的《史记音义》："考较此书,文句不同,有多有少,莫辩其实,而世之惑者,定彼从此,是非相贸,真伪舛杂。故中散大夫东莞徐广研核众本,为作《音义》,具

---

[1]　刘衡如等校注《〈本草纲目〉新校注》,785 页。

列异同,兼述训解,粗有所发明,而殊恨省略。"①直接将文本的差异视为撰著《音义》书的动因。这是前文以及提及的写本时代的文本流动和差异,而这些流动和差异所造成的"莫辩其实",为何需要音义之学呢？如前文所展示的例证,不同文本中出现文字差异时,或需将其勘同,或需判断正误,而读音成为了重要的辨析和解释途径。而也就是意味着,如何发音直接体现了对异文的判断和对意义的理解。方孝岳因此将音义书视为训诂之学:"书音者训诂学,韵书者音韵学。韵书所以备日常语言之用,书音则临文诵读,各有专门。师说不同,则音读随之而异。往往字形为此而音读为彼,其中有关古今对应或假借异文、经师读破等等,就字论音有非当时一般习惯所具有者,皆韵书所不收也。所谓汉师音读不见韵书者多,往往即为此种,而此种实皆训诂之资料,而非专门辨析音韵之资料。"②其中也强调书音的差异来自于师说的差异,此点确实有记载佐证,比如司马贞言:"南齐轻车录事邹诞生亦撰《音义》三卷,音则尚奇,义则罕说。隋秘书监柳顾言尤善此史。刘伯庄云,其先人曾从彼公受业,或音解随而记录,凡三十卷。隋季丧乱,遂失此书。伯庄以贞观之初,奉敕于弘文馆讲授,遂采邹、徐二说,兼记忆柳公音旨,遂作《音义》二十卷。音乃周备,义则更略。惜哉!"③但是在这段叙述之中,除了师授的意义之外,收集不同文本,众采他人之说,也成为撰著音义书的重要知识来源。这意味着音义之学是一种文本的知识,它并不是直接指向词汇所指之物,而是词汇本身。而其中出现的种种歧义,本身也跟词汇在文本传递过程中出现的差异有关。射干的例证也与之有关。如何在不同文本的异文,找到一种文本的连续性,以及背后所指向的物的连续性？而与之相关的知识权威也随之展开。这种知识的权威随着文本知识的衍生,而更倾向于字面的原则,而不是其背后的物的意义。而在下一节会转向音义背后的社会性。

---

① 裴骃《史记集解序》,《史记》,北京:中华书局,1964 年,3—4 页。
② 方孝岳《论〈经典释文〉的音切和版本》,《中山大学学报》1979 年第 3 期,51 页。
③ 司马贞《史记索隐后序》,《史记》,9 页。

第三节 涉学与独学
——南北的意义

在《新修本草》对陶弘景的批评中，特别是关于由跋根的批评中，强调南方的因素。从常识的角度理解，地域性的发音当然对读音会有影响，那么在本草音中是否也是如此呢？一个例证来自"羊蹄"，《神农本草经》记："味苦，寒，无毒。主治头秃疥瘙，除热，女子阴蚀。浸淫，疽痔，杀虫。一名东方宿，一名连虫陆，一名鬼目，一名蓄。生陈留川泽。"①《本草经集注》言："今人呼名秃菜，即是蓄音之讹。《诗》云：'言采其蓄'。又一种极相似而味酸，呼为酸模，根亦治疥也。"②此条其实也是基于陶弘景时代的称谓与《本草经》中不相同，因此陶弘景认为时人称呼的秃菜就是羊蹄，而其音是来自羊蹄的别名"蓄"之讹。陶弘景所谓的"今人"是否有地域性呢？是否来自于南朝的语音？关于羊蹄，陶弘景同时代的大部分记载已不存，只能从后代的记载来考察。在宋代的方志之中，记载羊蹄称为秃菜的包括梁克家的《三山志》③、罗愿的《新安志》④、史能之的《重修毗陵志》⑤和孙应时《重修琴川志》⑥。这些地方志所涵盖的地域包括从江苏至福建。地方志是否会继承之前本草书的说法，其原因复杂。但是可以认为，在这些地方志的修撰者眼中，羊蹄与秃菜的对应，被视为合理的。那么这种接受史，可能意味着一种地域性。但是在《神农本草经》中记载，称其"生陈留川泽"，并非来自江苏至福建。而陶弘景所引《诗经》之文，来自《诗经·小雅·我行其野》："我行其野，言采其蓄。"⑦其中应是"蓄"字。《说文解字》

---

① 马继兴《神农本草经辑注》，365 页。
② 尚志钧、尚元胜辑校《本草经集注（辑校本）》，377 页。
③ 《三山志》，《宋元方志丛刊》，北京：中华书局，1990 年，8261 页。
④ 《新安志》，《宋元方志丛刊》，7618 页。
⑤ 《重修毗陵志》，《宋元方志丛刊》，3064 页。
⑥ 《重修琴川志》，《宋元方志丛刊》，1238 页。
⑦ 《毛诗正义》卷一一之二，679 页。

称:"蕳,蕗也,从艸冨声。"①而"蕗",则解释为"蕳也。从从艸富声。"②除
了字的差异之外,如果我们同意"雅"即正,指朝廷正乐,西周王畿的乐调。
那么其中对于植物的称呼,也不可能来自南方。但是陶弘景在这里的论
述可以这样理解,在《神农本草经》中,称呼羊蹄有蕗的别名,而陶弘景所
谓的今人(很可能是东晋南朝人)将一种植物称为秃菜,陶弘景认为秃菜
就是羊蹄,其依据是秃菜就是"蕗(蕳)"音之讹。在这里陶弘景似乎完全
没有对地域的差异进行讨论,此外,他还假设在"今人"与古典的记载之间
可以建立起一种读音联系。

　　但是在陶弘景的时代,对音韵的南北差异并非没有关系,只是这种关
注带有复杂的社会性,而不仅限于南北的区分。颜之推对比南北不同阶
层的语音,得出如下结论:"冠冕君子,南方为优;闾里小人,北方为愈。易
服而与之谈,南方士庶,数言可辨;隔垣而听其语,北方朝野,终日难分。"③
陈寅恪对此阐发有一个分析:"江左二百余年来,乃侨人统治之世局,当初
侨人以操洛阳正音标异于南人,洛生咏遂得见重于江表;此后北语、吴语
成为士庶阶级之表征,洛阳旧音之保守自必因此而愈固矣。若中原旧壤,
则迭经大乱,永嘉纷扰,伊洛丘墟。贵戚重臣,骈颈受戮于胡羯;文儒名
士,接踵寄命于江东,衣冠礼乐,流散既多,太学音辞,保存匪易。迨北魏
孝文帝迁洛,禁断胡语,一从正音,然其时洛阳之音辞,经二百年自然之嬗
蜕讹变,当已非永嘉时之旧矣。况六镇乱后,洛阳又为秀容契胡所摧残,
复受北镇鲜卑之统治乎?是知颜黄门(颜之推)以南方士族之语音更胜于
北方朝野者,乃以洛阳旧音为标准而比较言之。明乎此,然后于陆法言
《切韵》之语音系统,始可得一正确之了解。"④在此分析中,读音的差异不
仅在于汉魏旧音与六朝音的差异,也不仅在于南北之差异,而更与士庶之
区分有关。但是这些社会性的分析,都需要基于一个知识基础,即如何找

①　《说文解字》,18 页下一栏。
②　《说文解字》,18 页下一栏。
③　王利器集解《颜氏家训集解》,北京:中华书局,529 页。
④　陈寅恪《从史实论〈切韵〉》,《岭南学报》第 9 卷第 2 期,1949 年,8 页。进一步的讨论见
　　史睿《北朝士族音韵之学与南北交聘》,《文史》2016 年第 4 辑,53—68 页。

到所谓的汉魏旧音,而这个知识过程显然不可能是简单的回归,而是知识的创造。那么问题是,这个知识创造的过程是如何完成的,其背后的权威依据是什么? 其次,如果与本草读音一样,要指涉"物",这个过程又会发生怎样的变化?

颜之推在《颜氏家训》卷三《勉学篇》里记载了这样一件事:"梁世有蔡朗者讳纯,既不涉学,遂呼莼为露葵。面墙之徒,递相仿效。承圣(552—555)中,遣一士大夫聘齐,齐主客郎李庶问梁使曰:'江南有露葵否?'答曰:'露葵是莼,水乡所出。卿今食者绿葵菜耳。'李亦学问,但不测彼之深浅,乍闻无以核究。"①这里讨论的是"莼"和露葵,其中称蔡纯"不涉学",所以将莼称为露葵。颜之推对蔡纯的嘲笑,意味着露葵另有所指,而颜之推认为此是"涉学"的士人共知的"事实",所以没有在文中加以说明。在蔡纯的回答中,强调莼是水乡所出。那么其所谓的"莼",《齐民要术》卷六记录"作鱼池法"时曾提及,并引《诗义疏》称其为水葵②。可知莼为水生。而所谓"绿葵",《太平御览》卷九七六引《齐书》言:"《齐书》曰:周颙隐钟山,王俭谓曰:'卿在山中何所食?'答曰:'赤米白盐,绿葵紫蓼。'又问:'何者最佳?'曰:'春初早韭,秋暮晚菘。'"③山中隐居所食之绿葵,大约并非水生之莼。按照《勉学篇》的记载,李庶所指的露葵,应该是山中所生长的绿葵。而颜之推显然认为这才是真正的露葵,而不是莼。在这里似乎可以把露葵所指向的不同,视为南北的差异,但是颜之推显然不这样认为,在他的眼中,如果"涉学",南北之间对于物的"名"应该是没有差异的。音韵也是类似,在颜之推的眼中,古典中的音韵、南北"涉学"的士人的音韵应该是一致的,而古典记载中的物与南北"涉学"士人所认知的物也应该是一致的,其背后是一种特定的知识价值,而这种知识被视为跨越古今和南北。而这种知识却显然区别出知识阶层的边界。这样的论述当然要放在南北文化竞争的语境下理解,但是更重要的是背后的假设,即,南北的文化竞争是有一个共同的知识标准的,这个标准界定了知识阶层的身分。

---

① 《颜氏家训集解》"勉学篇",231—232 页。
② 缪启愉《齐民要术校释》,北京:农业出版社,1982 年,343—444 页。
③ 《太平御览》,北京:中华书局,1960 年,4327 页。

将这种立场与陶弘景的解释相比较,陶弘景用"今人"之称的说法,并未提及是否涉学,并且将其视为古典记载的讹变,在其背后似乎有一种历史性变迁的观念,即语音随着时代而变迁,但是我们却能找到联系它们的方式。

但正如前文提及的,《新修本草》在修撰时,批评陶弘景限于独学,即陶弘景的知识被限制于政权的地域性。陶弘景未对南北进行区别,在唐初的政治文化语境下,似乎彰显了其对自身所处的知识地域语境的"无知"。而他们对于陶弘景一个重要的批评是关于天雄、乌头和附子的。陶弘景在"天雄"条言:"天雄似附子,细而长者便是,长者乃至三、四寸许,此与乌头、附子三种,本并出建平,谓为三建。"①《新修本草》批驳其说法:"按《国语》置堇于肉,注云:乌头也。《尔雅》云:芨,堇草。郭注云:乌头苗也。此物本出蜀汉,其本名堇,今讹为建,遂以建平释之。又石龙芮叶似堇草,故名水堇。今复说为水芨,亦作建音,此岂复生建平耶,言《本草音义》亦论之。"②其中讨论的却是乌头之音的变化,即其本名为堇。其被称为三建之一,是因为堇音讹为建,而非生自建平。《尔雅注疏》"芨"条引郭璞的注文言:"即乌头也,江东呼为堇,音靳。"③此条将芨、堇和乌头相关联,而指出芨在江东称为堇。《新修本草》继承这种说法,那么意味着乌头讹音为"建",也只能在江东的语境下成立。那么由此理解,对于乌头称为"建",必须要在江东音的误读的语境下理解。同时,其中已经说明此药本出蜀汉,江东的误读,也就是对江东把一种本出蜀汉药物读音讹误而产生的错误。而其现在从建平出产,似乎只是一个巧合。《新修本草》的解释,与《本草经集注》的解释其实有一个问题,即,如果乌头是因为讹读而为建,那么天雄和附子呢? 这一困境根植在乌头、天雄和附子的同出的解释之中④。

---

① 尚志钧辑校《本草经集注(辑校本)》,341 页。
② 尚志钧辑复《新修本草(辑复本)》,252 页。
③ 《尔雅注疏》,北京大学出版社,1999 年,253 页。
④ 近来对附子的讨论见韦兵《从〈彰明附子记〉看宋代士大夫对附子的认识》,《宋史研究论文集(2012)》,郑州:河南大学出版社,2014 年,310—322 页。

而建平则在《新修本草》对陶弘景的批评中多次出现。比如"防己"条,陶弘景言:"今出宜都、建平,大而青白色,虚软者好,黯黑冰强者不佳。服食亦须之。是疗风水家要药耳。"①《新修本草》批评称:"防己,本出汉中者,作车辐解,黄名木防己,都不任用。陶谓之佳者,盖未见汉中者尔。"②而"防葵"条称:"今用建平间者,云本与野狼毒同根,犹如三建,今其形亦相似,但置水中不沉尔,而野狼毒陈久亦不能沉矣。"③《新修本草》又言:"此物亦稀有,襄阳、望楚、山东及兴州西方有之。其兴州采得,乃胜南者,为邻蜀土也。"④

而建平的地理位置显然不能简单视为"南",在不同的研究中,或将其称为"中间"地带,或者是"华夏边缘"⑤。在《新修本草》的批评中,其实简化了南北朝地域的复杂性,也忽视了之前颜之推对于南北知识阶层标准一致性的强调。而在这里读音的讹变成为了支持陶弘景的知识是"独学"的证据。这与前文讨论的士人以是否能认识物,读音是否准确,为"涉学"的标准,读音成为了一种知识的彰显,进而成为了身分的展演。在这里,南北的意义不仅在于物之南北、音之南北与识物的人之南北,而在于知识的权威⑥,而在这种知识权威的叙事中,南北的创造是为了强调知识的权威可以超越南北。同时,这种权威不只超越了南北,也构成了一种知识身分的基础,在南北朝的时代是一种"涉学"的身分,而到了唐初,则成为了一种反对独学的立场。在这里,对物的读音并与一种知识立场及其相关的身分联系起来,虽然文本依然是其中最重要的中介。

---

① 尚志钧、尚元胜辑校《本草经集注(辑校本)》,356 页。
② 尚志钧辑复《新修本草(辑复本)》,228 页。
③ 尚志钧、尚元胜辑校《本草经集注(辑校本)》,224 页。
④ 尚志钧辑复《新修本草(辑复本)》,241 页。
⑤ 陈金凤《魏晋南北朝中间地带研究》,天津古籍出版社,2005 年,182—187 页。
⑥ 包弼德(Peter Bol)也曾指出对于南北的讨论并非限制于南北,其中纳入了更为复杂的要素,见 Peter Bol, *"This Culture of Ours": Intellectual Transitions in T'ang and Sung China*, Stanford University Press, 1992.此据刘宁译《斯文——唐宋思想的转型》,南京:江苏人民出版社,2001 年,93—98 页。

余　论

　　读音，与命名的过程相关，在一个理想的过程中，命名，即对物给予可发音的称呼，建立了物与名之间的关联，而同时也赋予了"名"相对稳定的意义。而文本的介入，名、物与意义之间的关系产生了字和文本的中介，对物的认识，可能不是从物本身的识别开始的，而始自对文本中物的名称的阅读。文本中词的读音和意义，与物之间的关联由此可能产生复杂的变化。而在《本草音义》类的著作中就呈现出由此带来的复杂性。

　　字音的第一问题，是识字，这个字读什么，是什么意思。从陶弘景时代开始对《本草经》的解读，这当然可能是文本和物的历史变迁所造成的，却也可能是这个时代写本所造成的"异文"。我们不仅无法识得这些字所指向的物，什么连其本身的读音都已经无法知道。辨认这个字或词，成为了解读的第一步。在这时，求助已有文本的记载，当然是第一选择，只是在很多时候，本草书的阅读者没能找到已有的解释传统。于是在陶弘景与之后甄立言、《新修本草》产生了解释路径的差异，陶弘景的解释建立在《本草经》中对药物使用的描述与当下风俗的契合，而得到药物名称的字义，再从字义回到读音。而甄立言和《新修本草》的路径则是从近似的字形出发，找到形近字，再从字书或者经典中对字音和字义的阐释得到解答。

　　当然，赋予一个词汇读音的过程，不仅是将词汇在听觉上区分开来，也可能区别了词汇所指向的物。在这个时代的本草读音也是如此，在面对前代不同文本医学文本中相近或不同的药名记载，要判断它们是指向什么药物，读音变成了一个关键，它不仅将药名等同或者区别开来，也构成了这种等同或者区别的原因。但是在本草书中读音的相关问题，并非是直接指向药物的，而是关于书面的读音，或者是文本中的纷争。这种纷争来源于不同医学书籍记载的差异，在需要沟通不同医学文本以达到"通"的时代，找到一个沟通和对应的方式成为了重要的问题。而读音在其中扮演了重要的角色,读音作为一种文本区别和联系的方法,成为了解释文本中的药物为何可以连接的重要证据。但在这个过程中,如何使用读音,或者使用哪些读音证据,背后意味着文本权威的选择,在这里,本草文本的权威显然是重要的议题。同时,为了找到经典中药物,实际上是在将现有知识体系中的药物分类进行重整。

而读音是否准确,能否准确的指示应指的"物",构成了一种知识权威和身分之间的联系。在南北朝时期,音韵与学之间的关系产生了一种话语,这种话语强调一种超越南北的知识和读音,准确的发音指向了一种知识的身分。但是陶弘景似乎对这种身分的话语并不重视,却更相信俗中的音韵与古典之间的联系。而到了唐初,在其政治文化之下,读音成为了批评陶弘景知识的地域性的关键证据之一,即使背后有更为复杂的要素被掩盖。

本章讨论的药物名称的读音,虽然已与医者的感官相关,但严格意义上,这是以"物"(听觉)交"名"(药物的名称),还不是真正意义上的"物交物"。而下一章将进入"物交物"的感官之知的世界。

第八章　味觉、文本和身分
——南北朝至唐初的尝药礼俗与医书中的本草味性

引言　唐代前期的御药仪
——从令文说起

　　本章将进入味觉与药物的讨论，即尝药。而唐代最为重要的尝药的场合就是宫廷的御药仪。御药仪应该曾被记载在唐代的令文中，可惜此条令文的原文不存，而散见于其他文献的引录。

　　《大唐六典》卷一一"尚药局"条："凡合和御药，与殿中监视其分、剂，药成，先尝而进焉。（合药供御，门下、中书司别长官一人，并当上大将军卫别一人，与殿中监、尚药奉御等监视；药成，医佐以上先尝，然后封印；写本方，方后具注年、月、日，监药者遍署名，俱奏。饵药之日，尚药奉御先尝，次殿中监尝，次皇太子尝，然后进御。）"①《唐律疏议》引《唐令》："合和御药，在内诸省，省别长官一人，并当上大将军、将军、卫别一人，与尚药奉御等监视。药成，医〔佐〕以上先尝。"②两条的记载差异并不大，仁井田陞在《唐令拾遗》中复原此条为："监当官司，依令，合和御药，在内诸省，省别长官一人。并当上大将军卫一人，与尚药奉御等监视。药成，医以上先尝。除医以外，皆是监当官司。"③

---

①　《大唐六典》，柏市：広池学園事業部，1973 年，235 页。
②　刘俊文《唐律疏议笺证》，北京：中华书局，1996 年，741 页。标点略改。
③　仁井田陞《唐令拾遗》，東京大學出版會，1933 年，1964 年重印，722 页。

福原荣太郎在复原日本《养老令·医疾令》的此条时,也与仁井田陞一样没有将药成之后写本方和署名以及东宫的相关制度复原到其中①,这受到了高塩博的批评,他将这部分内容复原为小字注文②。丸山裕美子根据《仪式》中的逸文,对合和御药条进行重新复原时,将写本方的内容复原为正文,"中宫及东宫亦准此"仍保持为小字注文③。新刊布的《天圣令·医疾令》第 10 条记:"诸合药供御,本院副使、直院、尚药奉御、医官、医学等豫与御药院相知,同具缄封,然后进御。其中宫及东宫准此。"④程锦依照此条的格式复原的唐《医疾令》第 25 条为:"诸合药供御,在内诸省,省别长官一人,并当上大将军、卫别一人,与殿中监、尚药奉御等监视,药成,医佐以上先尝,然后封印;写本方,方后具注年月日,监药者遍署名,俱奏。饵药之日,尚药奉御先尝,次殿中监尝,次皇太子尝,然后进御。其中宫及东宫准此。"⑤将所有内容都看成大字正文。在丸山裕美子对程锦复原的检讨中,她仍然坚持将"其中宫及东宫准此"复原成小字注文⑥。

在复原此条内容时,大部分是文本格式的争论,礼仪的制度过程则争议不多。在此礼仪制度过程中,将合药与尝药区分开来,却包含了复杂的尝药关系,牵涉其中的有尚药局的官员,殿中监和皇太子,若分析其中所体现的尝药礼仪,则实际上杂糅着医者与病人之间、父子之间、君臣之间的尝药关系,以下将会逐一讨论这些关系。

在这几种尝药的关系中,医者为病人尝药,被视为最基本的关系,此点与经方传统中的味觉体验密切相关。李建民考释马王堆《杂疗方》、武威医简和传世医药文献中"吷咀"的意义,认为其本义指以口含味,与尝药

①　福原栄太郎《養老医疾令条文の復旧について》,《ヒストリア》第 69 号,1975 年,63—71 页。
②　高塩博《養老医疾令復原の再検討》,《日本歴史》417 号,1983 年,20—37 页;此据高塩博《日本律の基礎的研究》,東京:汲古書院,1987 年,293—298 页。
③　丸山裕美子《養老醫疾令合和御薬条復原の再検討》,《日本歴史》第 456 号,1986 年,19—33 页;此据丸山裕美子《日本古代の医療制度》,東京:名著刊行会,1998 年,42—65 号。
④　中国社会科学院历史研究所天圣令整理课题组、天一阁博物馆校证《天一阁藏明钞本天圣令(附唐令复原研究)》,北京:中华书局,2006 年,409 页。
⑤　《天一阁藏明钞本天圣令(附唐令复原研究)》,409 页。
⑥　丸山裕美子《北宋天聖令による唐日医疾令の復原試案》,《愛知県立大学日本文化学部論集·歴史文化学科編》第 1 编,2009 年,34 页。

的礼俗相关,有别药味之含义。咀或尝药,不是因古人制药工具不精、度量不确,而是医家尝味,以意分量。一如调羹作菜,厨师以口含味斟酌,不完全依照食谱的本剂分量。尝药不只是尝味已成之药,制药过程之中已有尝味之程序。中国古代医学"五味"的知识,或源于饮食之经验。他还进一步指出,尝药的责任在于父子之间、医者与病人之间。尝药之礼仪在父子、君臣之间的衍生,其功能包括防毒以及侍疾者以口含药知其温凉寒热,辨别是否对症,尝药渐成为侍疾之必要程序。他认为后世赋予尝药一种仪式的神圣性,亦即父子、君臣透过此仪式而产生"一体感"①。李建民在文章中其实已经论及两个重要的主题,其一,"哎咀"作为医者以口尝药材之意逐渐陷于混乱的理解之中,其二,尝药的仪式中,尝味的对象是合成之药,而非药材,尝药在父子、君臣之间扩展之后,尝合成之药的意义逐渐凸显,两者之间相互关联如何? 我们要如何理解这种变化,是本文试图讨论的重点。

第一节　尝药关系在中古的"扩展"

在前文所讨论的唐代尝药仪式中,核心的关系是医患、父子和君臣,在本节要为此三对关系提供一个基本的背景。如果将父子之间的尝药礼仪放在家族之内考察,最值得注意的现象是尝药仪式在家族内的扩展。虽然尝药的礼俗,特别强调在父子之间进行,但在实际的亲属关系之中则情况复杂,同时从东汉以来,也衍生到更多家庭成员之间的医疗照顾中。《汉书》卷九九上《王莽传》记:"阳朔中,世父大将军凤病,莽侍疾,亲尝药,乱首垢面,不解衣带连月。凤且死,以托太后及帝,拜为黄门郎,迁射声校尉。"②王莽之父早逝,王凤为其祖父之长嫡,尝药之礼本应在父子之间,王莽此举是以侍父之礼侍王凤。而这种仪式性的行为使得王凤去世前将其

---

① 李建民《"哎咀"笺证——兼论古代"尝药"礼俗》,《简帛研究汇刊》第 1 辑,2003 年,557—566 页。
② 《汉书》,北京:中华书局,1962 年,4039 页。

委托给太后与帝,可见在此仪式中建构的一种"拟父子"关系是被承认的。不过,阎爱民的研究指出,在汉代,父与伯叔之称浑然无别,父子称谓强调等级尊卑,直系、旁系亲属间称谓分明,是魏晋逐渐出现的情况①。亲属称谓有时能够反映亲属关系的结构,在汉代叔伯与侄之间显然有较为紧密的纽带。尝药之礼由父子延伸至叔伯与侄之间,与叔伯收养失怙的侄儿,大约是一体的两面。《晋书》卷一二一《李班载记》记:"及雄寝疾,班昼夜侍侧。雄少数攻战,多被伤夷,至是疾甚,痕皆脓溃,雄子越等恶而远之。班为吮脓,殊无难色,每尝药流涕,不脱衣冠,其孝诚如此。"②此事件中之养父子关系虽应与其北族背景及当时之军事政治局势相关,但此来自唐人之叙述,亦可见可见尝药与孝诚之联结,展现出一种超越血缘的利益上的父子关系。也就是说,本是由父子关系来决定尝药之责任,被整个颠倒过来,尝药的责任可以建立起一种拟父子的关系。也就意味着,尝药仪式依然以父子关系为核心。

但魏晋南北朝时期的史书记载中,为母尝药亦成为礼仪之重要组成部分。《通典》卷一〇二引晋代王澹、王沈与其叔征南将军昶书曰:"亡母少修妇道,事慈姑二十余年,不幸久寝笃疾,会东郡君(按东郡君,沈父)。初到官而李夫人亡。(按李夫人,沈祖母。)是时亡母所苦困剧,不任临丧。东郡君自痛远不得尝药,而妇宜亲侍疾而不得临终,手书责遣,载病大归,(按大归谓被遣还本也。)遂至殒亡。东郡君后深悼恨之。慈姊存无过行,没荷出名。春秋之义,原心定罪。乞迎亡母神柩,改葬墓田。上当先姑慈爱之恩,次释先君既往之恨,下蠲亡灵无负之耻。"③未能亲自尝药而归咎于妻子侍疾不周,因而遣妻大归。可见对为母侍疾尝药之重视。《宋书》卷五六《谢瞻传附弟晦传》记:"弟晦字宣镜,幼有殊行。年数岁,所生母郭氏,久婴痼疾,晨昏温清,尝药捧膳,不阙一时,勤容戚颜,未尝暂改,恐仆

---

① 阎爱民《汉晋家族研究》,上海人民出版社,2005 年,176—179 页。韩树峰则进一步分析了中古时期对兄弟之子称谓的变迁,见《中古时期的"姪"与"兄子"、"弟子"》,《历史研究》2010 年第 1 期,44—65 页。
② 《晋书》,北京:中华书局,1973 年,3041—3042 页。
③ 《通典》,北京:中华书局,1988 年,2683 页。

役营疾懈倦,躬自执劳。"①郑雅如曾指出魏晋时期孝子服丧不愿完全遵从礼制,自作主张为生母服重、为继母服重的现象,代表着母子之间的感情生活经验,在许多层面和父系制度规范的母子关系相冲突②。史睿强调母子关系受南北家庭关系整体的影响,北朝重视母党,母子关系羁绊更强,南朝重视人才,母党影响有限③。但由尝药之例观之,为丧之礼并非孤例。即使是在南朝,也有谢曮为生母尝药的例子,这更凸现子为病母侍奉汤药为"人之常情"。另一方面,正因为母党影响有限,嫡庶的身分更易突破,即对生母的情感因素会突破子与主母的身分认定,从而突破礼仪原有之限制,使得尝药之礼俗扩展到子对母亲的孝行实践中。

此一时期亦有为祖母尝药的行为。《南齐书》卷四三《江敩传》:"敩庶祖母王氏老疾,敩视膳尝药,七十余日不解衣。"④南北朝时期家传医学的来源与实践都与家庭内的医疗照顾密切相关,李贞德特别注意到其中的性别关系,即其中多数故事与孝子侍母相关联⑤,可知此礼仪在汉唐之间不仅局限于父子之间,逐渐成为家内晚辈照顾尊长的医药需要的组成部分,值得注意的是,此礼仪在家族成员之间衍生的过程,背后都有家族亲属关系结构的因素。而尝药礼仪具有日常的属性,在区隔不明显的亲属关系,或者正在遭遇挑战的原有制度之间,它特别容易实现"衍生"。

这里需要特别强调的是,女性承担尝药者的角色并被作为女性美德记载。正如李贞德的研究所指出的,在中古时期女性承担着各种日常的医疗照顾责任,却往往被忽视。在唐代女性墓志中将女性侍疾尝药当作美德加以凸现,这种美德,在室女是对自身的父母,《大唐故南海县主福昌县令长孙府君夫人李氏墓志铭并序》记录其幼女:"幼女八娘,左保右传,苕姿蕣颜,孝则因心,礼然后动,故县主钟爱,常在左右。自荣卫有违,暨

---

① 《宋书》,北京:中华书局,1974 年,1558 页。
② 郑雅如《情感与制度——魏晋时代的母子关系》,台北:台湾大学出版委员会,2001 年,62—114 页。
③ 史睿《南北朝士族婚姻礼法的比较研究》,《唐研究》第 13 卷,2007 年,177—203 页。
④ 《南齐书》,北京:中华书局,1974 年,757 页。
⑤ 李贞德《汉唐之间家庭中的健康照顾与性别》,黄克武主编《第三届国际汉学会议论文集——性别与医疗》,台北:中研院近代史研究所,2002 年,29—31 页。

乎大渐,不栉沐,不解衣,色取而神授,尝药而进餔。属纩之际,一举声往而不返者,累日方苏,充充焉如有穷,瞿瞿焉而不及。请龟筮而论宅兆,捧杯捧而诉天地,允所谓生事之以礼,死葬之以礼,孝女之事亲终也。"①出嫁之后,则是对丈夫的父母,崔群撰《郑氏季妹墓志铭并序》记:"(崔珏)及辞家有行,祗事君姑,珩璜夙暮,侍膳尝药,绵星霜,涉寒暑,无堕容,无懈心。由是姑爱昇之加等。"②《唐东都留守宴设使朝散大夫检校太子中允上柱国朱敬之亡妻范阳卢夫人墓志铭并序》甚至将其变成侍奉姑舅的原则:"事舅姑苟有三善,今则可略而言矣。其一也:冬温暑清,晨兴宵寐。其二也:有疾必尝药专侍,忧不顷离。其三也:精乎珍馔,能调烹任。"③

尝药礼仪在亲属关系中衍生的过程,并非意味着在之前女性并不尝药,或者没有子女儿孙为女性尊长尝药,而是说尝药礼仪在文献记载中"扩散"到多种类型的家庭成员之间,礼仪和文献记载的"呈现",一方面确实折射出社会事实的变化,但同时也是一种有意的展现。这种"有意"一方面折射出亲属关系的某种变化,比如为舅姑尝药的普遍化,显然与王楠曾讨论的唐代前期到后期,女性的孝道行为从针对本家父母为主到对夫家舅姑为主的变化相关④,但这种变化背后因素复杂,而每种相关礼仪的变化路径也会略有差异,比如将为母尝药与为母服丧的礼仪变化作比较,虽然两者折射出母亲在家庭结构中某种位置变化,但也如郑雅如所总结,为母服丧在唐代到达顶点,与魏晋以来缘情制礼的礼法思想、门第婚姻与胡汉交融的伦理风尚,乃至于女主当朝都有关连⑤,并非完全被亲属关系变化所直接左右。

---

① 周绍良主编《唐代墓志汇编》,上海古籍出版社,1992年,1117页。
② 周绍良主编《唐代墓志汇编》,2041页。
③ 周绍良主编《唐代墓志汇编》,2307页。唐代对在室女和出嫁女子的社会期待请参考李志生《唐人理想女性观念——以容貌、品德、智慧为切入点》,《唐研究》第11卷,159—186页。
④ 王楠《唐代女性在家族中地位的变迁——对父权到夫权转变的考察》,《中国社会历史评论》第3卷,北京:中华书局,2001年,135—167页。
⑤ 郑雅如《中古时期的母子关系——性别与汉唐之间的家庭史研究》,李贞德主编《中国史新论·性别史分册》,台北:联经出版公司,2009年,148页。请参见百慕达(Miranda Brown)通过服丧礼对汉代母子和父子关系的讨论,见 *The Politics of Mourning in Early China* (Albany, NY: State University of New York Press, 2007)。

尝药礼仪在各种文献中被作为日常孝行来呈现，确实也与此行为本身的特性相关。与为母服丧相比，为母尝药的相关礼仪未因与政治相关而见诸于礼仪论争之中，因而在实行方面阻力较小，可能成为表达对母亲以及其他尊长感情的重要方式。另一方面也展示出"尝药"和"侍膳"被作为"孝道"的代表性的行为，在书写中尝试称赞人的"孝道"，或者当事人试图展示"孝道"时，都是其便捷的选择。也就是说，尝药和侍膳一样，因为其"日常"的属性，可以在多种不同的亲属关系之间实行，但也不会遭遇原有礼仪规范的阻力，反而日渐成为社会中"孝道"的普遍规则。但是在如此的社会背景之下，尝药的实行过于普遍，尝药之人并非都具有医药知识，对于药物性质的体察是否会被逐渐遗忘，而仅剩知药温凉的意义，还是尝药之人会根据生活经验与知识在日常照顾中创造出一套关于尝药的"日常理论"？

另一方面，官僚机构中的尝药也在变化。在第二章讨论尚药局的成立时，已经有详细的论证。即，东汉的尝药监应是由宦官执掌。北魏也有宦官执掌的尝药机构，北方官僚系统在尝药之宦官系统之外，又衍生出亲近官僚之系统，是将此用亲近之人侍药之礼俗用于官制建构之中。自南朝北奔的医术世家成员进入尝药机构，也使得其性质从单纯尝药之温良与预防毒害之机构，逐渐演变为宫廷医疗机构，从而出现隋唐时期太医署与尚药局的职能划分。在这个时候，尝药的职能又与医者重合起来。但值得注意的不仅是南北之差异，还包括尝药在礼仪实践与实际的知识实践之间的拉扯，无论是在家内医疗照顾之中，后辈对尊长的照顾，亦或官僚系统之中，宦官和亲近官员的尝药实践，如未受医学知识之训练，而且尝药以合成之药为主，恐怕就只剩尝药之温凉或防毒之效用，难以发挥别药之味的效果，仅具礼仪上之象征意义。但是，医学家族和家族中习者的出现，以及其在医学官署内担任职务，使得尝药的礼仪和医者的身分重新吻合。

第二节　医学家族的身分嬗变与药物之味

在前文的分析已经指出，在中古的尝药关系变化中，"扩展"是一个基本的主题,尝药的礼仪在亲属关系内扩展,而在官僚系统之内,尝药也从内官的系统扩展到恩幸。尝药在亲属关系中的扩展和在官僚机构中的演生,一方面强化了非医者尝合成之药的意义,另一方面,其尝药之温热或防毒之效用已经超过药物之味性的内容。而医学家族的身分出现,使得医者、亲属、尝药的官员三重身分又可能被重新整合在一起,那么尝药的意义又会发生怎样的变化? 而更重要的是,通过怎样的路径去探索尝药意义的变化?

如果我们回到中古时期,在医术世家的药物实践显然存在着多样性。但是这个时代医术世家的本草学著作存世者并不多。其中的一本《本草书》,即《雷公药对》,《隋书·经籍志》记:"《神农本草》四卷(雷公集注)"[1]。《旧唐书·经籍志》记《雷公药对》[2],《新唐书·艺文志》中记录此书为北齐徐之才所撰[3]。冈西为人认为《雷公药对》有旧本与徐之才整理本两种。陶弘景时代早于徐之才,其引用的文本应该不是徐之才的整理本[4]。尚志钧则指出《嘉祐本草》所引《药对》可能是徐之才增饰的内容。而《本草纲目》所引则完全见于《本草集注》,也就是非徐之才增补的内容[5]。岩本笃志则指出,《嘉祐本草》所引徐之才《药对》与《本草集注》所引的《药对》有内容完全违背的部分[6]。这些研究,实际上都将引用的文本作为一个界限,即徐之才时代之前的本草文献,比如《吴氏本草》(已佚,散见于《太平御览》),《本草集注》中所引用的条目,是未经徐之才整理的《雷公药对》,而未见其引用的则可能是徐之才《药对》中的文字。其背后的假设,是徐之才的《药对》在某种意义上是"原创"性的著作,但是这样的假设与第二章所提供的这个时代知识生成的基本图景是相违背的。比如岩本笃志曾注意到《史记》正义和索隐所引的三条《药对》,指出如果将其与《新修本

---

① 《隋书》,北京:中华书局,1974 年,1041 页。
② 《旧唐书》,2047 页。
③ 《新唐书》,北京:中华书局,1975 年,1057 页。
④ 冈西为人《宋以前医籍考》,北京:学苑出版社,2010 年,1084—1086 页。
⑤ 尚志钧《〈雷公药对〉考略》,《江苏中医杂志》1985 年第 11 期,39—40 页;尚志钧《徐之才和〈雷公药对〉》,《中华医史杂志》1997 年第 3 期,167—169 页。
⑥ 岩本笃志《北齐徐之才〈藥對〉考》,《東洋史研究》第 60 卷第 2 号,2001 年,277 页。

草》对比，此三条分别见于《名医别录》和陶弘景注的部分。他认为张守节和司马贞所引用的《药对》是引自《新修本草》或《神农本草经集注》，但他们误引的原因是由于《神农本草经集注》和《新修本草》复杂的书写格式，进而造成在传抄过程中出现《名医别录》、陶弘景注和古注的混乱①。但是是否能排除徐之才的《药对》中有抄自《名医别录》等早期本草文本的内容？如果不能，那么这些引文与《名医别录》等的重合，也可能是《药对》中引用乃至抄录《名医别录》等早期本草文本所致。

　　正因为《药对》文本的复杂性，需要特别关注徐之才对早期本草文本的改动。但在考察这一问题之前，也许先需要追问的问题是：为何选择《雷公》进行整理？陶弘景言："至于桐雷，乃著在于编简。此书应与《素问》同类。但后人多更修饰之。"②《嘉祐本草》对《药对》之解题言："北齐尚书令西阳王徐之才撰。以众药名品君臣佐使、性毒、相反及所主疾病分类而记之。凡二卷。旧本草多引以为据。其言治病用药最详。"③可知《药对》的内容是根据药物的性质，说明具体治病配药的方式，对日常实践显然有帮助，而其文本的内容则呈现出类编的性质，而这种文本的性质，使得其记载的药物体验有一种综合的方式。徐之才选择《药对》，是为了在药方中加以增减，他在《药对叙》中称："如斯等疾，多从旧方，不假增损。虚而劳者，其弊万端，宜因随病增减。……诸药无有一一历而用之，但据体性冷热的相主。"④可见所谓"药对"，重视的是药的冷热之性质与病人身体虚实特性的对应，因此其应该特别重视药性、恶畏之事，比如尚志钧复原的《药对》"丹参"条："丹参。雷公：苦，无毒。畏碱水，反藜芦。"⑤"雷公：苦，无毒。"见于《吴氏本草》所引，而后半部分，《本草纲目》注为徐之才之文，也就是徐之才增补的内容是关于药物之间是否能共存的指南，这种文本整理方式，显然有其实践语境。就目前可以看到的《药对》文本来说，

①　岩本篤志《南北朝から隋唐への医薬書の継承——『史記』正義・索隠隠所引『薬対』考》，岩本篤志《唐代の医薬書と敦煌文献》，東京：角川学芸，2015 年，78—91 页。
②　尚志钧、尚元胜辑校《本草经集注》，北京：人民卫生出版社，1994 年。
③　尚志钧、郑金生、尚元藕、刘大培点校《证类本草》，北京：华夏出版社，1993 年，20 页。
④　尚志钧、尚元胜辑校《雷公药对》，合肥：安徽科学技术出版社，1994 年，1 页。
⑤　尚志钧、尚元胜辑校《雷公药对》，95 页。

徐之才似乎并未对药物的味觉性质有特殊的关注。要如何理解这一点呢？

　　如果回到尝药和关于味觉的知识传统之中①，在徐之才的时代之前，关于药物的味觉已有不同的知识传统。《黄帝内经素问·脏气法时论》中分析五味的基本药性："辛散，酸收，甘缓，苦坚，咸软。"②将药物的味觉与其治疗属性相联系，阴阳五行说的渗入逐渐使得内经中的五味系统成为一种药物性质的解释和运作的模式，藤木俊郎、王琦、程昭寰和真柳诚都曾对《内经》系医书五味学说与五行的关系作过研究③，真柳诚将其与五行的关系划分为四种类型：五行同位型、阴阳对立型、四季循环型和五行相克型，在实际的解释实践中多是四者的混合。由阴阳五行产生的解释模式使得五味与五脏、五谷、五畜相联系，并由阴阳之关系作为基本运作基础，产生更为广泛的解释力。并将六淫与治疗之味相联系④。葛兰言（Marcel Granet）曾将阴阳和其他二元对应称为关联性思维（correlative thinking）；葛瑞汉（A. C. Graham）认为这种思维方式试图全面明晰的排列所有对立和比较，以建立一种基本的思维模式。他借用结构主义语言学的概念"聚合体/结构段"（paradigm/syntagm）来进行分析⑤。如果借

---

① 讨论尝药意义的变化之前，需要指出的是，尝药本身就是一个复杂的感官体验的过程，前文所提及的知温凉，本身也是此过程的一般分，但是在这里会聚焦于味觉。

② 郭霭春主编《黄帝内经素问校注》，北京：人民卫生出版社，1992年，328页。

③ 藤木俊郎《五味の应用の変遷》，《鍼灸医学源流考——素問医学の世界Ⅱ》，東京：績文堂，1979年，62—74页；王琦、程昭寰《对〈内经〉饮食五味学说的探讨》，王琦主编《黄帝内经专题研究》，济南：山东科学技术出版社，1995年，424—434页；真柳誠《古代中国医学における五味論説の考察——〈内経〉系医書の所論》，《矢数道明先生退任記念東洋医学論集》，北里研究所附属東洋医学総合研究所，1986年，97—117页；古藤友子《四時食宜·食禁をめぐると議論と五行說——四季の五味·五行つながり》，武田時昌編《陰陽五行のサイエンス 思想編》，京都大学人文科学研究所，2010年，49—63页。

④ 参考山田慶兒和罗维前（Vivienne Lo）的分析，见山田慶兒《中国医学はいかにつくられたか》，東京：岩波書店，1999年，111—119页；Vivienne Lo, "Pleasure, Prohibition, and Pain: Food and Medicine in Traditional China", Roel Sterckx ed., *Of Tripod and Palate: Food, Politics and Religion in Traditional China*, New York: Palgrave Macmillian, 2004, p.167.

⑤ A. C. Graham, "Yin-Yang and the Nature of Correlative Thinking", *Philosophy East and West*, 38(2), 1988, pp.203-207.中译见《阴阳与关联思维的本质》，艾兰、汪涛、范毓周编《中国古代思维模式与阴阳五行说探源》，南京：江苏古籍出版社，1—57页。

用这样的理解模式,在《内经》文本的解释中,五味与五脏、五谷、五畜乃至五种治疗属性的"关联"构成了对其认识的基础。

而在本草经典的传统中,却又有不同。《本草集注》引《神农本草经》言:"药有酸、咸、甘、苦、辛五味,又有寒、热、温、凉四气,及有毒、无毒。"①但是山田庆儿指出,上品药往往被看成味甘,而下品药则往往被看成味辛②。这又是另一种关联,味觉属性与药物品级、有毒无毒以及其效用的关联。文本传统的多样性与其中对药物味觉性质理解的多样性,在不同时代和地域医者的实践中,会在身体经验与文本之间创造出一种复杂的关系。《内经》中对药物味性的理论与本草对药物味性的记载,直到金代张元素和明代李时珍将具体药物附庸于五味性质之下,才成为专门指导药物使用的法则。但也正因为如此,对中国古代药物味性的观察,一直被认为是在尝药之体验与五味性质之间的张力中展开③。但是如前文所分析,这两种文本传统之间的差异,其实并非是身体经验和被抽象的味觉性质之间的冲突,而是一种不同的"关联"方式。

徐之才关注的要点显然也是"关联"的方式,一是药物的性质与病人身体的关系,二是药物性质之间是否冲突的关系。但是他却并没有选择味觉作为指示这两种关系的参考。他的叙述,重视的是医方之中的药物,需要随着病人的情况差异和疾病的变化而增加,其背后的观点,则是药物性质的原则。这种药物原则,表面上是对药方文本权威的反思,但实际上却又是一种更为"抽象式"的文本医学的诞生。同时,这种原则性的使用,一旦有了《药对》这样的文本存在,却又是便于实践的。那么尝药,似乎也更为倾向于药物之间的配合性质。在这背后,一方面显然与尝药从尝药材本身到尝合成之药的转变,另一方面也与医者是否还参与药物从采集、炮制到和合的过程有关,在这里医学家族又有另一重身分需要被讨论。

---

① 尚志钧校注《本草经集注》,北京:人民卫生出版社,1994 年,13 页。

② 山田庆儿《本草的起源》,山田庆儿著,廖育群、李建民编译《中国古代医学的形成》,台北:东大图书公司,2003 年,265—268 页。

③ 张总《"五味"理论溯源及明以前中药"五味"理论系统之研究》,中国中医科学院博士学位论文,2012 年,274 页。

第三节　唐代御药仪与医者身分的分化

前文的讨论指出，在医学家族身分成立之后，无论是亲属关系中的尝药礼仪还是宫廷中的尝药机构，都不再出现尝药和医者身分的分离。但是在徐之才的著作中，药物的味觉不再是关注的核心，这基于医者身分的另一重分化，即边和所讨论的医家和药家身分的分化①。在这里需要再次回到前文关于御药仪的记载，在其中尝药分成了两个场合，合药的场合和饵药的场合。在合药的场合，各级官员的监视之下，医佐以上的合药官员先尝，然后是在药饵的场合。

需要注意的是，两个场合分隔的是医者的身分，《大唐六典》记载尚药奉御的执掌："尚药奉御掌合和御药及诊候之事；直长为之贰。"②虽然并不一定只有尚药奉御负责皇帝的诊疗之事，对皇帝的诊疗和处方可能是群体讨论的结果，但是诊疗和合药的操作已经随着官僚制的分层而分隔开来，负责诊疗的尚药奉御等官员并不再亲自合药，在合药的场合只是监视。按照尝药仪的规定，医佐、司医和侍御医在药合成之后尝，意指他们是和药的重要成员。而在唐朝的医学官署中，药物从收采到最后和合的过程都由不同的群体完成。第五章在讨论《新修本草》时曾引《天圣令》附抄唐令，其中第 13 条记："诸州输药之处，准校课数量，置采药师。令以时采取。其所须人功，申尚书省，取当州随近丁支配。"附抄唐令第 20 条记："诸州于当土所出，有药草堪疗疾者，量差杂职、防人，随时收采，豫合伤寒、时气、疟痢、疮肿等药。部内有疾患者，随须给之。"③收采之地设有采药师，但是随时收采，则是依靠"当州随近"的防人和杂职。而太医署中设

① 边和《谁主药室：中国古代医药分业历程的再探讨》，《新史学》第 9 卷，北京：中华书局，2017 年，38—70 页。
② 《大唐六典》，234 页下一栏。
③ 《天一阁藏明钞本天圣令校证 附唐令复原研究》，北京：中华书局，2006 年，319—321 页。

有药园师一职。《大唐六典》卷一四记:"药园师以时种莳、收采诸药。(京师置药园一所,择良田三顷,取庶人十六以上、二十以下充药园生,业成,补药园师)。"①《天圣令·医疾令》附抄唐令第12条:"京都各置药园一所,择良田三顷,置师,取庶人年十六以上、二十以下充生,教读《本草》,辨识诸药并采种之法。……其药园生,业成之日补药园师。"②两种文献记载略有差异,《河南志》曾记洛阳宜人坊有太常寺药园,齐东方曾对此记载表示怀疑:"疑'药'为'乐'之误,因繁体字'药'、'乐'字体相近所误。太常寺掌邦国礼乐、郊庙、社稷之事。与药物无关,……或为放置礼乐用具之地。"③洛阳宜人坊有太常寺药园,并非字误。程锦推测在开元三年到开元二十五年期间,可能在东都洛阳仿长安药园增置了一所药园④。因此在长安也应有太常寺药园,位置可能在比较偏僻的南边诸坊。药园师和采药师身分在唐代官僚系统中成立,也就意味着采药作为一种"知识/官僚"身分的成立。当然这样的情况并非只出现在官僚体系中,徐之才在《药对》中批评:"古之善为医者,皆自采药,审其体性所主,取其时节早晚,早则药势未成,晚则盛势已歇。今之为医,不自采药,且不委节气早晚,只供采取,用以为药。"⑤

在采药之后,药物的处理和炮制,也有专门的人员负责。而在尚药局中,有"主药、药童掌刮、削、捣、筛"。之后,才是药物的和合。也就是说,因为官僚制度的等级,使得医者的身分进一步分化,采药、药物炮制、以及和合从诊疗的医者那里区分开来。而在这个过程中,尝药的意义也逐渐发生转移,不再专注于药物本身的味道,是因为药物从收采到处理和炮制已经不归诊断和立方的医者处理。而尝药的关键转移到了和合之后的药物。和合的过程需人监视,关注的是进行和合的过程中加入的药物及其分量是否如"本方",尚药奉御在这个场合提供的是他的目光,而非味觉。

① 《大唐六典》,第300页。
② 《天一阁藏明钞本天圣令校证 附唐令复原研究》,第411页。
③ 齐东方《魏晋隋唐城市里坊制度——考古学的印证》,荣新江主编《唐研究》第9卷,北京大学出版社,2003年,78—79页注30。
④ 《天一阁藏明钞本天圣令校证 附唐令复原研究》,第577页。
⑤ 尚志钧、尚元胜辑校《雷公药对》,2页。

医佐以上先尝，意味着和合药物者在这里确认自身的工作是否符合药物应有的味道。而到了饵药的场合，尚药奉御意味着确认自身立方的责任，也在于合成的药物之味是否符合"本方"，味道不在于药物的味觉本身，而更是文本上书写的，它"应有"的味道。

在饵药场合的尝药，从尚药奉御，到殿中监，再到皇太子的次序，一方面是官僚制度等级的次序，另一方面也遵循，从医者—病人、臣—君、子—父，从疏到亲的人伦秩序。同时，唐代的尚药局虽然已经成为宫廷医疗机构，尚药奉御也是宫廷医官品级最高者，但是其责任仍然在尝药。由于尝药有专门的机构进行，其他臣子不再承担尝药的责任，但是皇太子仍然有尝药的职责。也就是在尝药礼仪中，亲属的伦理关系仍然最被看重。唐睿宗册封平王为皇太子的敕文中言："夫礼以修外，乐以修内者，是务于文也，春夏学干戈；秋冬学羽莸者，是兼于武也；系于百姓，闻于天下者，是由于仁也；一日三朝，尝药侍膳者，是资于孝也。尔有文武仁孝之德，以知父子君臣之道，朕甚休之。"①尝药被看作皇太子了解孝道的"表现"，而史籍中更尝试呈现出这一点，《旧唐书》卷一一一《代宗本纪》记："乾元元年（758）三月，改封成王，四月庚寅，立为皇太子，改名豫。上元末年，两宫不豫，太子往来侍疾，躬尝药膳，衣不解带者久之，及承监国之命，流涕从之。"②不仅是皇太子对皇帝，皇帝对太上皇也要行尝药之礼，唐宪宗曾颁《辍朝侍膳敕》："敕：朕闻为子之道，莫大于宁亲；顺色之方，必先于养志。此文王之孝，曾氏之心，每聆遗风，常所景行。伏以太上皇帝怡神闲馆，追想大庭，将保静延休，涤虑宁体。初阳变候，旧恙愆和，寝食之间，有不安节。夙夜忧灼，岂遑宁居，而内奉庭闱，冀承安否？尝药视膳，且不暇于衣冠，一日万机，固有亏于听览。庶政关决，遂阙躬亲。恐中外具寮，未悉予志，起今月十六日以后，权不听政。故兹宣示，当体朕怀。"③唐宪宗从唐顺宗手中获得皇位的方式本就有诸多疑点，顺宗以太上皇身分迁入兴庆宫之后，诸臣不得诏对。在此侍疾敕发布之后不久，顺宗即薨于兴庆宫，其

①　《唐大诏令集》卷七六，北京：商务印书馆，1959 年，429 页。
②　《旧唐书》，北京：中华书局，1975 年，268 页。
③　《唐大诏令集》卷七六，429 页。

中也颇多疑点。因此宪宗的侍疾尝药显然有彰显父子伦常、稳定政治舆论的意涵。

　　如果说医学家族身分的成立使得中古分化的尝药身分重新"融合"，那么在唐代的御药仪中体现出身分的进一步分离，在医者的身分中，随着治疗的过程，医者的身分被诊断、立方、采药、药物处理和炮制、和合的过程所逐渐分隔；而官员尝药以及子为父尝药意义的凸显，也使得君臣、父子的尝药关系继续独立于医病的尝药关系之外。但是我们要如何理解在唐代尝药礼仪中的味觉体验，一则，在礼仪文本的记载中，尝药的意义在于如本方？那么是否意味着每味药物的味道已经不再重要？但是，如果没有每味药物，又如何知道整方的药物和合之后味道应是如何？二则，进入隋唐宫廷之中，尝药礼仪的功能不能再仅靠"孝"的伦理支撑，被整合后的不同身分关系的尝药杂糅其中，此尝药之程序除了程序保证之外，药性如何实现规范？前文已经指出在御药仪中，合药和处方的分隔，方成为传递药物味道的依据，如何保证这种医方上的味道得以传递，则需要文本上的保证，《新修本草》显然成为宫廷尝药礼仪的文本依据，第五章讨论了《新修本草》的文本结构，其中基本以《神农本草经》为底本之上，再加以增补修订。严格上来说，《神农本草经》中对五味的记载才成为了所谓"正统"的知识体验，或者说，在如此复杂的，各种人员参与其中的尝药实践中，一种规定的文本化的知识经验成为需要。但这种对身体经验的描述，首先是来自对古代书籍记载的文本沿袭，这种继承尤其体现在使用《神农本草经》中药物味觉性质的记载对陶弘景的注文进行批评：

　　　著实：味苦、酸，平，无毒。主益气，充肌肤，明目，聪慧先知。久服不饥、不老、轻身。生少室山谷。八月、九月采实，晒干。〔谨案〕此草，所在有之，以其茎为笾。陶误用楮实为之。《本经》云："味苦"，楮实味甘，其楮实移在木部也。①

---

①　尚志钧辑校《新修本草》，合肥：安徽科学技术出版社，1981年，168—169页。

此处认为陶弘景将不同的果实混淆起来，其根据就是本经中对其味道的记载。或者怀疑其他书籍的记载：

> 蒺藜子：味辛，微温，无毒。主明目，目痛，泪出，除痹，补五脏，益精光。疗心腹腰痛。久服轻身不老。一名蒺蒺，一名大戟，一名马辛，一名大荠。生咸阳川泽及道旁。四月、五月采，曝干。得荆实、细辛良，恶干姜、苦参。今处处有之，人乃言是大荠子，俗用甚稀。〔谨案〕《尔雅》云：是大荠，然验其味甘而不辛也。①

其中怀疑《尔雅》的记载，因为其中对应的药物，与本经记载的味觉不符。但宋以后对此药物味性的记载更为复杂②。又或者以《神农本草经》中的记载来判断药物的"真假"：

> 白前：味甘，微温，无毒。主胸胁逆气，咳嗽上气。此药出近道，似细辛而大，色白易折。主气嗽方多用之。〔谨案〕此药叶似柳，或似芫花上。根白，长于细辛，味甘，俗以酒渍服，主上气。不生近道，俗名石蓝，又名嗽药。今用蔓生者味苦，非真也③。

其中根据《神农本草经》的记载否定当代人所使用的药物记载的真假，不再是由药物决定记载的味道，而是由记载判断药物的真假。在这些叙述中，《神农本草经》对于味道性质的记载显然比陶弘景的记载、其他文献的记载以及当代人的用药经验都要重要。

书中大部分与《神农本草经》记载不相同的地方，也是采取一种对其补充的态度，第一种补充的方式，是补充一种药物可以入药的其他部分，这些部分也许与原来使用的主要部分在性质上有差异。

---

① 尚志钧辑校《新修本草》，171 页。
② 见吴正中《对〈图经本草〉"苦芥子"的考证》，《上海中医药杂志》1982 年第 8 期，18 页。
③ 尚志钧辑校《新修本草》，232 页。

表 8-1 《神农本草经》与《新修本草》味觉性质记载比较(一)

药　　名	《神农本草经》	《新修本草》增补
杜若①	味辛,微温,无毒。	根似高良姜,全少辛味。
五味子②	味酸,温,无毒。	五味,皮肉甘、酸,核中辛、苦,都有咸味,此则五味具也。
石龙芮③	味苦,平,无毒。	叶、子皆味辛。
茅根④	味甘,寒,无毒。	菅花,味甘,温,无毒。
大黄⑤	味苦,寒、大寒,无毒。	其茎味酸。
羊蹄⑥	味苦,寒,无毒。	实,味苦、涩,平,无毒。主赤白杂痢。根,味辛、苦,有小毒。
松脂⑦	味苦、甘,温,无毒。	其子味甚甘。
牡荆实⑧	味苦,温,无毒。	荆叶,味苦,平,无毒。其根,味甘、苦,平,无毒。
槐实⑨	味苦、酸、咸、寒,无毒。	槐耳味苦、辛,平,无毒。
桑根白皮⑩	味甘,寒,无毒。	桑椹,味甘,寒,无毒,单食,主消渴;叶,味苦、甘,寒,有小毒。
覆盆⑪	味甘,平,无毒。	根无酸味。
水芹⑫	味甘,平,无毒。	芹花,味苦。

或者是补充不同地方出产的同一种药物味道有所差异:

① 尚志钧辑校《新修本草》,193 页。
② 尚志钧辑校《新修本草》,198 页。
③ 尚志钧辑校《新修本草》,213—214 页。
④ 尚志钧辑校《新修本草》,223 页。
⑤ 尚志钧辑校《新修本草》,247—248 页。
⑥ 尚志钧辑校《新修本草》,275—276 页。
⑦ 尚志钧辑校《新修本草》,301—302 页。
⑧ 尚志钧辑校《新修本草》,309—310 页。
⑨ 尚志钧辑校《新修本草》,318 页。
⑩ 尚志钧辑校《新修本草》,335—336 页。
⑪ 尚志钧辑校《新修本草》,440—441 页。
⑫ 尚志钧辑校《新修本草》,457 页。

表 8-2　《神农本草经》与《新修本草》味觉性质记载比较(二)

药　　名	《神农本草经》	《新修本草》增补
芎䓖①	味辛,温,无毒。	今出秦州,其人间种者,形块大,重实,多脂润。山中采者瘦细。味苦、辛。
高良姜②		生岭南者味亦不甚辛,其实一也。
覆盆③	味甘,平,无毒。	覆盆蓬大而甘,瘠地则子细而酸。

其中极少对本经直接进行批评,有时甚至对本经的说明进行"回护",比如五味子条,本经中只记其味酸,《新修本草》解释说:"《本经》云:味酸,当以木为五行之先也。"④

只有少数条目指出《神农本草经》的记载可能有疏漏:

　　鲍鱼:味辛、臭,温,无毒。主坠堕,腿蹷,踠折,瘀血,血痹在四肢不散者,女子崩中血不止。勿令中咸。所谓鲍鱼之肆,言其臭也,俗人呼为鳆鱼,字似鲍,又言盐之以成故也。作药当用少盐臭者,不知正何种鱼尔? 乃言穿贯者亦入药,方家自少用之。今此鲍鱼乃是鳙鱼,长尺许,合完淡干之,而都无臭气,要自疗漏血,不知何者是真? 〔谨案〕此说云味辛,又言勿令中咸,此是鳡鱼,非鲍鱼也。鱼去肠肚,绳穿,淡曝使干,故辛而不咸。李当之《本草》,亦言胸中湿者良,鲍鱼肥者,胸中便湿。又云穿贯绳者,弥更不惑。鲍鱼破开,盐裹不曝,味咸不辛,又完淹令湿,非独胸中。且鱼亦臭,臭与鲍别。鲍二鱼,杂鱼并用。鲍似尸臭,以无盐也;臭差,微有盐故也。鱼沔州、复州作之,余处皆不识尔。⑤

---

① 尚志钧辑校《新修本草》,189 页。
② 尚志钧辑校《新修本草》,203 页。
③ 尚志钧辑校《新修本草》,440—441 页。
④ 尚志钧辑校《新修本草》,198 页。
⑤ 尚志钧辑校《新修本草》,408 页。

关于鲍鱼辛还是咸的争议,引李当之《本草》。但其中的论述,并非全面否定本经记载,而是本经记载中有抵牾之处,故尝试加以疏通,而最后通过区分不同的鱼类,实际上指出鲍鱼是不用盐者,也就是说《本经》记载其味辛,还是正确的①。唯一一个以地域经验纠正本经记载的例子是:

> 蜚蠊:味咸,寒,有毒。主血瘀,症坚,寒热,破积聚,喉咽闭,内寒无子,通利血脉。生晋阳川泽及人家屋间,立秋采。形亦似蟅虫而轻小能飞,本在草中。八月、九月知寒,多入人家屋里逃尔。有两三种,以作廉姜气者为真,南人以啖之。〔谨案〕此虫,味辛辣而臭,汉中人食之,言下气,名曰石姜,一名卢蟹,一名负盘。《别录》云:形似蚕蛾,腹下赤,二月、八月采此,即南人谓之滑虫者也。②

这里并非是要讨论什么才是鲍鱼或者蜚蠊"真实"的味道,显然在对待味觉体验这个问题上,《新修本草》文本采取的态度,是重新建立了经典文本的权威,通过强调《本经》记载的正确性,并补充以从唐代各种地域经验中获得的知识,《新修本草》将自身变成了权威的文本,而这种权威也会塑造其读者的体验,或者说,《新修本草》期待着自身的文本权威可以塑造读者和使用者的体验,而使得药物从收采、炮制和和合的过程中都保持其味性,从而弥合已经出现的身分差异,而在这个意义上本草与医方之间也建立起了文本的联系。

余论　文本、身分与被遗忘的"味觉"

从这一章开始,我们尝试观察身体的感觉如何被再现。味觉的体验

---

① 对鲍鱼的考证请参考邹云翔《鲍鱼入药的考证》,《江苏中医》1956年第1期,38—41页。
② 尚志钧辑校《新修本草》,416页。对蜚蠊的讨论请参考 Carla Nappi, *The Monkey and the Inkpot: Natural History and Its Transformations in Early Modern China*, Cambridge and London: Harvard University Press, 2009, p.198, note 75.

是如何展现出来的，可以是文本的，也可以是仪式中的展演。对药物味觉的记载也好，尝药仪式中对药物味觉的感知也好，都与味觉所承载的文化意义相关①。如果说，本草书中关于药物味觉知识的记载，是被想象成体验与写作传统的综合体的话，那么在医者尝药的礼仪中，似乎是一种个人感觉与文本知识的互动。本章试图以御药仪与其源流为基本线索，展示两个关于味觉的变化过程，及其互动。一个，是尝药礼仪的变化，其中不同身分角色转换；另一个，则是医学文本上，对于药物味觉性质的描述。

中古时期，尝药礼仪的衍生变成一个复杂的过程，由于尝药的日常属性与当时社会中的孝道实践，尝药成为了表达情感和敬意，却又不会造成越制的一种常见的方式，在不同的亲属关系之间衍生。而君臣之间的尝药，则随着官僚机构的衍生，出现专门的机构，不再是权臣或佞臣的特权。但这个过程，一方面使得医者尝药的本意逐渐丧失，尝药似乎仅仅只是表达敬意的一种感觉展演（performance of sense），但即使是展演，也说明有一种区别于医者的身体经验在传递；而在此情况之下，如何保持药物能符合其治疗的原意，这却导致了对经典文本中味觉记载的强调。于是，味觉要么是仪式的，要么是文本的，却不再是身体的经验。在医学家族的时候，这些角色似乎终于回到了重合点，他们可以既是佞臣，同时也是医者；他们可以是家庭成员，也是医者。但是在医学家族撰写的医学文献中，每味药物的味觉属性似乎被遗忘了。

这种遗忘根植于一种身分分化，即医者的身分随着采药、药物处理和炮制、和合、诊断和立方而逐渐分隔，医者所关注的核心逐渐转向诊断、立方和和合，其关心的重点在于和合之药是否味如本方。宫廷的御药仪提

---

① 参见 Jeal-Paul Aron, *Essai sur la sensibilité alimentaire à Paris au XIXe siècle*, Paris, 1967. C. Anne Wilson, *Food and Drink in Britain: From the Stone Age to the 19th Century*, Chicago: Academy Chicago Publishers, 1991. Jocelyne Kolb, *The Ambiguity of Taste: Freedom and Food in European Romanticism*, Ann Arbor: The University of Michigan Press, 1995. Sian Griffiths and Jennifer Wallace, eds., *Consuming Passions: Food in the Age of Anxiety*, Manchester and New York: Mandolin, 1998. Timothy Morton, *The Poetics of Spice: Romantic Consumerism and the Exotic*, Cambridge and New York: Cambridge UP, 2000.

供了理解这个时代尝药与身分关系的一个窗口,官僚制度中的知识分化和等级,强化了医者身分的分隔;同时,也与医学家族的身分不一样,御药仪中依然强调君臣和父子的尝药关系。不过御药仪也遮蔽了这个时代的一些变化,比如在唐代,亲属间的尝药礼仪仍然在扩展,而女性的角色逐渐凸现出来,无论是作为尝药者还是被尝药者。但御药仪却在强化父子之间的尝药关系。

面对日益多样的身分分化和复杂的日常照料体验,《新修本草》却试图重新建立一种关于尝药知识的权威,这种权威通过《新修本草》对经典中味觉记载的强调而凸现出来,如第五章指出的,《新修本草》在唐朝药政中的运行,涉及从地方的采药师、防人和杂职到宫廷中的医官,《本草图》和《本草图经》保证了一种目验的知识如何一以贯之,而《新修本草》中味觉记载则试图保证关于味觉的知识一以贯之,从而药物不会因为知识身分的分化和官僚系统的分级而造成变化和错误。这些如果放在中古时代味觉变化的背景下,则会特别凸显,中古时期并非是味觉体验一成不变的时代,相反,外来的知识技术和香料在极大程度上重塑着中古中国的味觉体验①。但是如果我们观察《新修本草》中对新附的药物,特别是外来药物的味性:

---

① 这些变化包括制糖技术的变化,参见李治寰《中国食糖史稿》,北京:农业出版社,1990年;季羡林《文化交流的轨迹——中华蔗糖史》,北京:经济日报出版社,1997年;香料的输入,参见 Berthold Laufer, *Sino-Iranica: Chinese Contributions to the History of Civilization in Ancient Iran, with Special Reference to the History of Cultivated Plants and Products*, Chicago, 1919. 林筠因译《中国伊朗编——中国对古代伊朗文明史的贡献》,北京:商务印书馆,1964年;山田憲太郎《東亞香料史》,東京:東洋堂,1942年;又《東西香藥史》,東京:福村書店,1956年;又《東亞香料史研究》,東京:中央公論美術出版,1976年;又《香料博物事典》,東京:同朋舍,1979年;又《香藥東西》,東京:政法大学出版局,1980年;又《南海香藥譜:スパイス・ルートの研究》,東京:政法大学出版局,1982年;又《香談:東と西》,東京:政法大学出版局,1992年;又《香料の歴史:スパイスを中心に》,東京:紀伊国屋書店,1994年;又《スパイスの歴史:薬味から香辛料へ》,東京:政法大學出版局,1995年。以及在此之后,"清"的价值的重新兴起,参见 Vivienne Lo, "Pleasure, Prohibition, and Pain: Food and Medicine in Traditional China". 陈元朋《追求饮食之清——以〈山家清供〉为主体的个案观察》,《饮食文化研究》第3辑,2007年。

表 8 - 3　《新修本草》新附药物味性记载

药　物	味　性	主　治
密陀僧①	咸、辛	主久利,五痔,金创,面上瘢皯。
郁金②	辛、苦	主血积,下气,生肌,止血,破恶血,血淋,尿血,金疮。
阿魏③	辛	主杀诸小虫,去臭气,破症积,下恶气,除邪鬼蛊毒。
枫香脂④	辛、苦	主瘾疹风痒,浮肿,齿痛。
安息香⑤	辛、苦	主心腹恶气鬼疰。
龙脑香及膏香⑥	辛、苦	主心腹邪气,风湿积聚,耳聋,明目,去目赤肤翳。
庵摩勒⑦	苦、甘	主风虚热气。
毗梨勒⑧	苦	功用与庵摩勒同。
诃梨勒⑨	苦	主冷气,心腹胀满,下宿物。
底野迦⑩	辛、苦	主百病,中恶,客忤邪气,心腹积聚。

在这些新附的药物,它们的味性一般被视为辛或苦,与之相对,其主治也是除邪去热。这再次符合了前文所引山田庆儿对《神农本草经》的观察⑪。

换言之,在这个味觉体验在逐渐丰富和改变的时代,无论医学家族,还是《新修本草》却努力维持或重新实现一个过去的味觉知识系统。而越来越多因尝药礼仪而参与到这个味觉体验中的人,似乎也并非重视味觉

① 尚志钧辑校《新修本草》,123 页。
② 尚志钧辑校《新修本草》,244 页。
③ 尚志钧辑校《新修本草》,245 页。
④ 尚志钧辑校《新修本草》,307 页。
⑤ 尚志钧辑校《新修本草》,338 页。
⑥ 尚志钧辑校《新修本草》,338 页。
⑦ 尚志钧辑校《新修本草》,339 页。
⑧ 尚志钧辑校《新修本草》,339 页。
⑨ 尚志钧辑校《新修本草》,358 页。
⑩ 尚志钧辑校《新修本草》,372 页。
⑪ 山田庆儿《本草的起源》,山田庆儿著,廖育群、李建民编译《中国古代医学的形成》,265—268 页。

知识的系统。国家塑造的礼仪，要求参与其中的人，尝到一种"正确"的味道，即使他们并非具有相关的知识体验，那么唯一的选择，也就是在文本上记载的那种味道。在这个礼仪和文本树立自身权威的过程中，尝药的味觉体验似乎正在被遗忘。不过，感官之知并不一定以这样的形式臣服于官方修撰的经典文本，而下一章就将展示一个并不完全相同的图景。

第九章 谁能看见五脏与经脉?

——视觉经验的塑造与唐代的《明堂图》

引　言

前一章讨论了味觉经验如何在尝药的礼仪中展开和塑造,本章将转向视觉经验,先从一段叙事说起,《旧唐书》卷二《太宗纪》记:"〔贞观四年(630)十一月〕戊寅,除鞭背刑。"[1]《新唐书》卷五六《刑法志》详记其事:"太宗尝览《明堂针灸图》,见人之五藏皆近背,针灸失所,则其害致死,叹曰:'夫棰者,五刑之轻;死者,人之所重,安得犯至轻之刑而或致死?'遂诏罪人无得鞭背。"[2]在这段叙事中,唐太宗因见到《明堂针灸图》而废除鞭背之刑,对于唐太宗所见的《明堂图针灸图》已有学者考证,胡三省在《通鉴》此条下注:"唐《艺文志》有《黄帝明堂经》、《明堂偃侧图》、《明堂人形图》、《明堂孔穴图》,皆针灸之书也。"[3]冈野诚认为太宗所阅的应该是《隋书·经籍志》所载的《明堂孔穴图》三卷[4]。但是这些讨论都没涉及一个问题,即唐太宗在图中看到的是五脏,因此在讨论唐太宗所见的《明堂针灸图》为何书之前,需要先解释"明堂"、"明堂图"的涵义及其与"五脏图"之关系。

---

① 《旧唐书》,北京:中华书局,1975 年,32 页。
② 《新唐书》,北京:中华书局,1975 年,1409 页。《新唐书》卷二《太宗纪》、杜佑《通典》卷一七〇《刑法》八、《资治通鉴》卷一九三、《唐会要》卷四〇《君主慎恤》、《册府元龟》卷四二《帝王部》亦记此事,文字略有差异,请参看。
③ 《资治通鉴》卷一九三,北京:中华书局,1963 年,6083 页。
④ 冈野诚《唐代法制史与医学史的交汇》,《中国社会历史评论》第 3 卷,2001 年,206—218 页。

第一节　明堂图与五脏图
——中国古代医学中身体 图像的不同知识传统

　　"明堂"一词用于中国古代医学文献,见于《黄帝内经》,《黄帝内经素问·着至教论》记:"黄帝坐明堂,召雷公而问之曰:子知医之道乎?"①《内经》系医书依托黄帝与其臣子的对话,作为展开医学论述的文类载体。而明堂则是作为对话展开的空间②。但是其意涵却逐渐发生了变化。宋人张杲在《医说》卷二"明堂"条记:"今医家记针灸之穴为偶人点志其处,名明堂。按《铜人俞穴图序》曰:'昔黄帝问岐伯:以人之经络,穷妙于血脉,参变乎阴阳,尽书其言,藏于金兰之室。洎雷公请问乃坐明堂以授之后世,言明堂者以此。'"③张杲在这段叙述中描述了"明堂"语义的变化,即当时的医家都将针灸偶人上标识腧穴的位置称为"明堂"。他引《铜人俞穴图序》试图解释原因,即经脉腧穴的知识来自黄帝与雷公在明堂的对话,而明堂则由此演化为指代经脉腧穴的知识。现在的学者也试图解释此语义变化的过程,黄龙祥认为:"《黄帝明堂经》中四肢穴分属十二经,每经各有五轮,皆自下而上依次流注,与'明堂'之有十二宫,王者月居一室,依次轮居相合,而取五俞穴,亦因时而异,与月令相关,因此,有关腧穴之书遂以'明堂'为名。"④李建民则指出:"古代经脉俞穴之学称为明堂,治国与治身,一理之术,故'明堂'官也。'明堂'是王者四时布政之所、是人之躯体、是俞穴代称。凡此,由大至小皆是大宇宙的复制与缩影。而人身之盈虚

---

① 郭霭春主编《黄帝内经素问校注》,北京:人民卫生出版社,1992年,1133页。
② 作为空间的明堂有诸多研究,兹举要者如下:藤川正数《明堂制について》,《漢代における礼学の研究》,東京:風間書房,1985年;李学勤《黄帝与河图洛书》,《古文献论丛》,北京:中国人民大学出版社,2010年;詹石窗《明堂思想考论》,《中国哲学史》2000年第4期;张一兵《明堂制度研究》,北京:中华书局,2005年;又《明堂制度源流考》,北京:人民出版社,2007年。
③ 张杲《医说》叶九背,《中国医学珍本丛书》本,上海科学技术出版社影印,1982年。
④ 黄龙祥《黄帝明堂经辑校》,北京:中国医药科技出版社,1988年,240页。

消息，皆通于天地阴阳。"①关于"明堂"语义变化的解释虽然有所差别，但是基本都接受明堂是指代经脉腧穴的知识，那么明堂图就应该是经脉腧穴的图像。《明堂图》的名称在文献记载中的出现，见于葛洪在《抱朴子·杂应》记："又多今人以针治病，灸法不明处所分寸，自非旧医备览《明堂流注偃侧图》者，岂能晓之哉？"②自《明堂流注偃侧图》后，历代史志著录了相当数量的《明堂图》著作。《隋书·经籍志》记：《明堂孔穴图》三卷；《明堂孔穴图》三卷（注：梁有《偃侧图》八卷，又《偃侧图》二卷）；《黄帝明堂偃人图》十二卷；《明堂虾蟆图》一卷；《针灸图要决》一卷；《针灸图经》十一卷（本十八卷）③。《旧唐书·经籍志》记：《明堂图》三卷（秦承祖撰）；《黄帝十二经脉明堂五脏图》一卷；《黄帝十二经明堂偃侧图》十二卷④。《新唐书·艺文志》记：《黄帝十二经脉明堂五脏图》一卷；曹氏《黄帝十二经明堂偃侧人图》十二卷；秦承祖《明堂图》三卷；《明堂人形图》一卷⑤。可见明堂学与图像密切相关。新旧《唐书》均记杨上善撰《黄帝内经太素》和《黄帝内经明堂类成》，杨上善言其宗旨为："《太素》陈其宗旨，《明堂》表其形见。"⑥王焘在《外台秘要》中云："夫《明堂》者，黄帝之正经，圣人之遗教，所注孔穴，靡不指的。……故立经以言疾之所由，图形以表孔穴之名处。比来有经而无图，则不能明脉俞之会合；有图而无经，则不能论百疾之要也。"⑦钱超尘指出："《明堂》将《太素》之理论如经脉之走向、经脉之联系、每条经脉诸腧穴之主治等等以图形展而示之。"⑧"明堂"本身就是一种与图像密切相关知识，《明堂图》则是中国古代医学中以经脉腧穴建构的身体的展现。

---

① 李建民《明堂与阴阳——以〈五十二病方〉"灸其泰阴泰阳"为例》，《中研院历史语言研究所集刊》第 70 本第 1 分，1999 年，81 页。此据李建民《生命史学——从医疗看中国历史》，台北：三民书局，2005 年，381—383 页。

② 王明校释《抱朴子内篇校释》（增订本），北京：中华书局，1985 年，272 页。

③ 《隋书》卷三四，北京：中华书局，1973 年，1040、1047 页。

④ 《旧唐书》卷四七，2046—2047 页。

⑤ 《新唐书》卷五九，1565—1566 页。

⑥ 《黄帝内经太素新校正》，北京：学苑出版社，2006 年，2 页。

⑦ 高文铸校注《外台秘要方》，北京：华夏出版社，1993 年，779 页。

⑧ 钱超尘《杨上善〈黄帝内经名堂类成〉（残卷）考释》，《江西中医学院学报》2006 年第 1 期，20 页。

如果《明堂图》是经脉腧穴图，唐太宗为何在其中看到了五脏？而如果深入到中国古代医学图像的讨论之中，会发现问题更为复杂。中国古代医学中的身体图像，大致分为经脉腧穴图和五脏图两个系统。石田秀实认为其中体现了不同的身体观，借着"流动的气"形成的身体流动性的本质，这种"流动的身体"展示在"明堂经络图"中；作为给这种"流动的气"提供活动场域的物体，比如脏器、皮革、骨等等，是"作为场域的身体"，体现在"五脏六腑图"中①。现存的此时代的五脏图像可分为两种类型，第一类应与道教存思或内丹有关，五脏分别以单图出现并附有神兽图像②，比如《道藏》中保存的《黄庭五脏图》、《黄庭五脏内景图》、《黄庭内经五脏六腑图》、《黄庭内景五脏六腑补泻图》，朝鲜医书《医方类聚》中所保存的"五脏六腑图"。《黄庭内景五脏六腑补泻图》中有胡愔的自序，其中称："今敢搜罗管见，罄竭谀闻，按据诸经，别为图式。先明脏腑，次论修行，再引病源。吐纳除疾，旁罗药理，察色寻证，月禁食忌。庶几后来学者披图而六情可见，开经而万品昭然。"③可见其中所会的脏腑为修行法门的基础。第二类更接近现代意义上的"解剖图"。细读史籍中对唐太宗一事的记载，"见人之五藏皆近背"或者"见五脏之系咸附于背"，可知太宗所见的图像应是后一类，而且是侧面的五脏图像。但是这个时代可能存在的五脏图，我们并没有证据存世。

之后存世的五脏图，渡边幸三将其分为六个谱系，包括古典脏腑图的谱系、《存真图》为重心的谱系、《人镜经》为中心的谱系、《三才图会》为中心的谱系、《类经图翼》为中心的谱系和《脏腑指掌图书》为中心的谱系④。而就现存宋以后的五脏"解剖图像"，靳士英则更仔细分为三个系统：《烟

① 石田秀实《气流れる身体》，平河出版社，1987 年。此据林宜芳译《由身体生成过程的认识来看中国古代身体观的特质》，杨儒宾主编《中国古代思想中的气论及身体观》，台北：巨流图书公司，1993 年，184—185 页。
② 张其成《五脏六腑补泻图解说》，《形象中医——中医历史图像研究》，北京：人民卫生出版社，2007 年，175—181 页。
③ 《道藏》第 6 册，文物出版社、上海书店、天津古籍出版社，1988 年，687 页。
④ 渡边幸三《现存する中国近世までの五藏六府图の概说》，《日本医史学雑誌》第 1 卷第1、2、3 合併号，1956 年，180—182 页。

萝图》的系统、《区(欧)希范五脏图》的系统、《存真图》的系统①。北宋的《区(欧)希范五脏图》和《存真图》在史籍记载中与刑场"解剖"然后进行画图的实践相关②，但是近来张树剑也指出，其绘制的过程中医学经典的影响③。这种经典的影响，究竟来自医书的文字，还是较早的五藏图，这一点我们并不能确认。因此，在这里暂将这些不同系统的五脏图列出，以帮助我们理解唐太宗所见的图像。我们可以注意到，在这些系统中都有侧面的五脏图像，而存真图的侧面图像则可明确看到其与人体背部的关系。

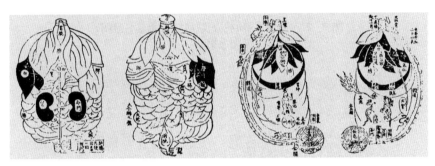

图 9-1 五代烟萝子《内境图》(引自《杂著捷径》，《修真十书》，《道藏》)

① 靳士英《五脏图考》，《中华医史杂志》1994 年第 2 期，68—77 页。参见马继兴《宋代人体解剖图》，《医学史与保健组织》1957 年第 2 期，126 页。祝亚平《我国最早的人体解剖图》，《中国科技史料》1992 年第 2 期，61—65 页。桜井謙介《〈黄帝内經素問〉王冰注に記されに五臟像について》；靳士英《欧希范五脏图考》，《第一届国际中国医学史学术会议及摘要汇编》，北京：中华医学会医史学会，1992 年。靳士英《朱肱〈内外二景图〉考》，《中国科技史料》1995 年第 4 期，92—96 页。宮川浩也《中国傳統医学の主要な藏府説および圖について》，《内經》第 76 号，1995 年，15—21 页；宮川浩也、真柳城、小曽戸洋《〈存真環中図〉——〈史記〉幻雲附標所引文からの検討》，《日本医史学雑誌》第 42 卷第 1 号，1996 年，77—86 页；靳士英《〈存真图〉与〈存真环中图〉考》，《自然科学史研究》1996 年第 3 期，272—284 页。
② 李鼎《宋代解剖〈存真图〉的来龙去脉》，《上海中医药杂志》1998 年第 9 期；冈野诚《北宋の区希范叛乱事件と人体解剖图の成立——宋代法医学発展の要素》，《明治大学社会科学研究所纪要》第 44 蚺第 1 号，2005 年，第 241—264 页，中译文刊于《法律文化研究》2007 年第 3 辑，周建雄译，第 185—209 页；詹苡萱《以宋代解剖图——〈欧希范五脏图〉、〈存真图〉看中国解剖学的发展》，硕士学位论文，台湾清华大学历史研究所，2009 年；陆敏珍《刑场画图：十一、十二世纪中国的人体解剖事件》，《历史研究》2013 年第 4 期，32—44 页。
③ 张树剑《校以古书——宋代中医学解剖图的立场》，《中国中医基础医学杂志》2016 年第 9 期，1187—1189 页。

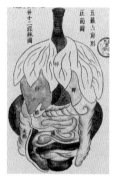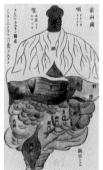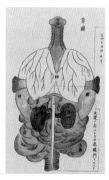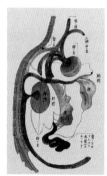

图9-2 《万安方》所载宋代《区(欧)希范五脏图》
(京都大学图书馆藏)

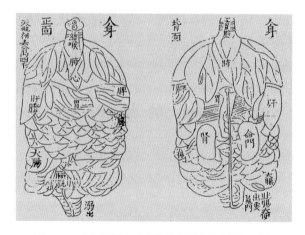

图9-3 《玄门脉诀内照图》所载《存真图》(引自
《栖芬室藏中医典籍精选》第1辑)

在这个时代的史志记载中,确实有孔穴经络图与五脏图并存于同一图册中的情况。《隋书·经籍志》记《黄帝十二经脉明堂五脏人图》一卷,《旧唐书·经籍志》、《新唐书·艺文志》也著录此书。唐太宗所见应是一幅绘有五脏与经脉的"明堂图",或者是一系列绘有脏腑和经脉图像的集成,可能与《黄帝十二经脉明堂五脏人图》类的图像有密切的关系。但是此图已不存。现存图谱中类似的图像时代都比较晚,比如17世纪朝鲜许浚的《东医宝鉴》中所收录的《身形藏府图》,以及清刻本《针灸集成》所附

《正伏侧脏腑明堂图》，其中侧面的图像都是脏腑图。而且这样的脏腑图显然与存真图的侧面图有关联。

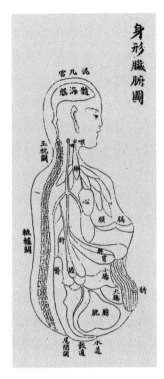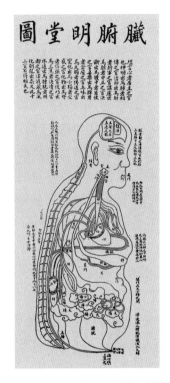

图9-4　《东医宝鉴》所收《身形脏腑图》
（国家图书馆藏缩微胶卷）

图9-5　《针灸集成》所附《正伏侧
脏腑明堂图》（北京：
中国书店，1986年）

但是在记载中，这样的图像应该一直存在，比如北宋天圣五年（1027）翰林医官王惟一铸造的针灸铜人中就雕有脏腑。北宋石藏用曾根据天圣铜人绘制的经络图，清代钱曾在《读书敏求记》卷三中记："朱耾，政和八年（1118）取嘉祐中丁德用画；左右手足井荣俞经合原，及石藏用画；任、督二脉十二经流注，杨介画；心肺肝胆脾胃之系属，大小肠膀胱之营垒。校其讹谬，补以针法。"①元代滑寿氏所绘的《正伏侧人及脏腑明堂图》共四幅，

① 钱曾《读书敏求记》，丛书集成初编，北京：中华书局，1985年，117页。

就有一幅《腑脏明堂图》①。

但需要回答的问题是，如果在这个时代的史志记录中，标题里出现明堂五脏的只有一卷图谱，为何唐太宗会恰好看到了这幅明堂和五脏共存的图册。这显然要在唐前期对于医学旧籍特别是医学图谱的整理中找寻痕迹。《千金翼方》卷二六《取孔穴法》记载："安康公李袭兴称：'武德中出镇潞州，属随征士甄权以新撰《明堂》示余，余既暗昧，未之奇也。……贞观中，入为少府，奉敕修《明堂》，与承务郎司马德逸、太医令谢季卿、太常丞甄立言等，校定经图，于后以所作呈示。'"②在武德时，甄权已有私撰的明堂图，是根据《甲乙针灸经》校正秦承祖的明堂图而完成，他参与官修的明堂图在贞观时完成，也是对旧有图谱的整理校定③。范家伟已经指出隋唐以来对俞穴知识的整合，这种整合应该是通过对针灸典籍和图谱的整理逐渐完成的④。孙思邈在《千金翼方》中云："今所述针灸孔穴，一依甄公《明堂图》为定，学者可细详论之。"⑤如今图已经不存，按照其下文取穴的原则，图像应该就是分为仰人、伏人、侧人图像。那么甄权和孙思邈所绘的明堂图都应该是《偃侧图》。至于《流注图》，应是十二经脉流注图。王焘在《外台秘要》中讨论了他所绘的明堂图与孙图的差别："今依准《甲乙》正经，人长七尺五寸之身（《千金方》云七尺六寸四分）。今半之以为图，人长三尺七寸五分（《千金方》云三尺八寸二分）。其孔穴相去亦半之，五分为寸，其尺用古尺，其十二经脉皆以五色作之，奇经八脉并以绿色标记。诸家并以三人为图，今因十二经而画图人十二身也。经脉阴阳，各随其

---

① 参见马继兴《针灸铜人与铜人穴法》，中国中医药出版社，1993 年。黄龙祥《针灸图像与针灸史料的解读》，《形象中医——中医历史图像研究》，46—51 页。

② 孙思邈撰、朱邦贤、陈文国等校注《千金翼方校注》，上海古籍出版社，1999 年，729 页。王雪苔以为此段史料中，参与官修《明堂图》的应是李袭誉而非甄权，见王雪苔《唐代甄权〈明堂人形图〉和官修〈明堂针灸图〉考》，《中华医史杂志》2003 年第 4 期，214—216 页。范家伟以为参与官修《明堂图》的是孙思邈，在图完成后呈给甄权，见范家伟《六朝隋唐医学之传承与整合》，香港中文大学出版社，2004 年，51 页。

③ 韩钟等《甄权〈针方〉和〈明堂人形图〉考辨》，《上海针灸杂志》1989 年第 3 期，35 页；国万春等《〈明堂孔穴〉沿革》，《河北中医药学报》2000 年第 2 期，37—38 页。

④ 范家伟《六朝隋唐医学之传承与整合》，49—56 页。

⑤ 《千金翼方校注》，730 页。

类。"①按照《外台秘要》中的记载,其中的图像是按照肺人、大肠人、肝人、胆人、脾人、胃人、心人、小肠人、心包人、肾人、膀胱人、三焦人,即十二经脉的顺序绘制。唐太宗看到《明堂图》更可能是贞观年间官修的图,王雪苔据此认为官修的明堂图很可能是在贞观四年完成的②。《旧唐书》卷一九一记:"贞观十七年,权年一百三岁,太宗幸其家,视其饮食,访以药性,因授朝散大夫,赐几杖衣服。其年卒。撰《脉经》、《针方》、《明堂人形图》各一卷。"③太宗对甄权的重视,可作一旁证。因此唐太宗看到的《明堂图》,应该是甄权参与校定旧图,其中也包括《黄帝十二经脉明堂五脏人图》。如果按照这样的说法,《黄帝十二经脉明堂五脏图》是否可能是十二经再加上五脏图一共十三幅图像构成的,并经过了唐初的重新整理。这样才能解释为何唐太宗在明堂图中看到了五脏。

这个时代传世的医学图谱中并没有包含五脏的明堂图传世,只能从其他证据中寻找其痕迹。丹波康赖的《医心方》卷二十二引用贞德常《产经》并且附图(图9-6)加以讨论,其中的图像已有很多学者进行研究④。杉立义一和李贞德的研究已经指出,就《医心方》的传抄系统以及其中所绘女性发髻与北朝隋唐壁画中女性发髻比较而言,半井家本系列中的图像应该是丹波康赖编纂时描摹贞德常原书而来⑤。"(此图)一方面仅限于下肢而不含胁腹部之经脉,另方面则自颈部至胎儿所在处,加绘红线,将代表胎儿的红色圆点和当月主胎养胎的经脉连结起来。"⑥可以藉

① 《外台秘要方》,779页。
② 王雪苔《唐代甄权〈明堂人形图〉和官修〈明堂针灸图〉考》,215页。
③ 《旧唐书》,5090页。《新唐书》卷二〇四、《唐会要》卷八二亦记此事。
④ 杉立义一《〈医心方〉の伝来》,京都:思文閣,1991年;山田慶児《日本医学事始——預告の書としての〈医心方〉》,山田慶児、栗山茂久合編《歴史中の病と医学》,京都:思文閣出版社,1997年,1—33页;孙永显《〈医心方〉中的经脉图》,《中华医史杂志》2001年第3期,175—177页;李贞德《〈医心方〉论"妇人诸病所由"及其相关问题》,《清华学报》新34卷第2期,2004年,479—511页;真柳诚《〈产经〉妊娠图研究》,《形象中医——中医历史图像研究》,142—143页;碧悦华(Sabine Wilms)《中世纪的中国古代养胎法:〈医心方〉中十月妊娠图解》,144—145页。
⑤ 杉立義一《〈医心方〉の伝来》,190—196页。李贞德《〈医心方〉论"妇人诸病所由"及其相关问题》,497—498页。
⑥ 李贞德《〈医心方〉论"妇人诸病所由"及其相关问题》,498页。

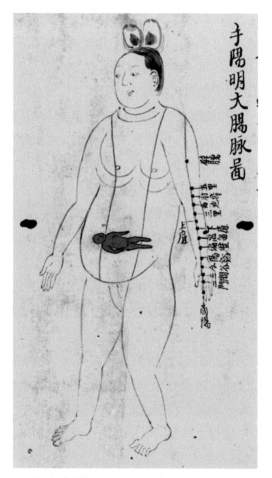

图 9-6 《医心方》载《手阳明大肠脉图》(东京国立博物馆藏)

其一窥隋唐十二经脉明堂图的大致模样。

第二节 五脏的另一个世界
——唐宋五脏图像的传递

按照前文讨论之后的医学图谱的情况,这种将经脉与五脏混合的图谱在隋唐时代的史志记载中只有一卷。同时唐太宗看到的图谱,我们也并没有证据证明其流传到秘府之外，所以这似乎是一个孤立的故事。但是另外一些证据，却展示出这种图像的流传也许比我们想象得要广。

《酉阳杂俎》卷六记："成都宝相寺偏院小殿中有菩提像，其尘不集如新塑者。相传此像初造时，匠人依《明堂》先具五脏，次四肢百节，将百余年，纤尘不凝焉。"①这位匠人按照明堂图像来塑造佛像，而他的目光同样也落在了五脏上，同时强调五脏的塑造赋予佛像生命和灵性。《酉阳杂俎》记载并不仅仅是逸闻而已，在日本可以找到这种实践的实际例证。日本京都清凉寺的释迦瑞像保存有一份《入瑞像五藏（脏）具记舍物注文》其中记载（录文保持繁体）②：

妙善寺尼清曉　省榮　文慶　並余七娘捨　佛五藏（脏）一副

胃白色　　心赤色藏玉　　肝赤色藏香　　膽紺色藏舍利　　肺紅色藏梵葉

肚錦藏香　腎紫色藏香　喉白色　　　腸白斑色　　　背（胠）皮白色

膌黃色

此释迦瑞像中舍入的不止有五脏，还有其他的脏器。而似乎也正因为如此，瑞像具有了生命，此《舍物注文》亦记："至巳后时，佛背上出血一点，不知何瑞，众人咸见，故此记之。"这件佛像不是在日本制作的，是由日本人

---

① 段成式撰、方南生校点《酉阳杂俎》，北京：中华书局，1981 年，61 页。唐代菩提瑞像的研究请参考 Arthur Waley, *A Catalogue of Paintings Recovered from Tun-huang by Sir Aurel Stein*, London: The British Museum, 1931, pp.268－269.高田修《宝冠仏の像について》，《Ars buddhica》第 21 号，1954 年，49—52 页；Chuan-ying Yen, "The Sculpture from the Tower of Seven Jewels: The Style, Patronage and Iconography of the Monument", Ph. D. dissertation, Harvard University, 1986, pp.84－92.罗世平《广元千佛崖菩提瑞像考》，《故宫学术季刊》第 9 卷第 2 期，1991 年，117—138 页；颜娟英《唐长安七宝台石刻的再省思》，陕西省考古研究所编《远望集——陕西省考古研究所华诞四十周年纪念文集》，西安：陕西人民美术出版社，1998 年，833 页；久野美樹《龍門石窟擂鼓台南洞、中洞試論》，《美學美術史論集》第 14 辑，2002 年，93—119 页；西林孝浩《初唐期の降魔成道像——龍門東山造像を中心に》，《京都美學美術史》第 2 号，2003 年，165—195 页；雷玉华、王剑平《试论四川的"菩提像"》，《四川文物》2004 年第 1 期，85—91 页；李玉珉《试论唐代降魔成道式装饰佛》，《故宫学术季刊》第 23 卷第 3 期，2006 年，39—90 页。

② 图版见井上靖、塚本善隆监修，瀬戸内寂聴、鵜飼光順、近藤豊、清水善三著《古寺巡禮 京都 清凉寺》，京都：淡交社，1978 年，图版 27。

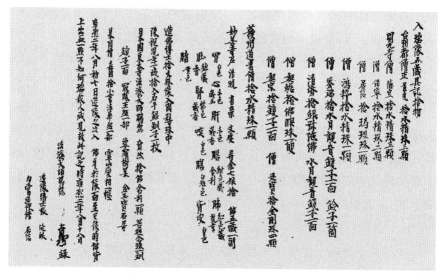

图9-7 《入瑞像五脏具记舍物注文》(引自《古寺巡禮京都 清涼寺》)

宋的僧人奝然等从台州带回日本的,按照奝然所记的舍物记,造像是在台州由造像博士张延皎制作,参与舍物的包括当时台州的重要僧人和日本的僧人,但是参与施舍五脏的,都是宋朝的女性,包括女尼和清信徒①。因此其中反映的并不完全是日本的观念,而是台州制作佛像的实践与背后的观念。同时从施舍的群体看来,因此这种观念不仅存在于塑造佛像的匠人的脑中,也在宗教信仰者中。渡边幸三曾将其与宋代的针灸铜人做比较②。但正如前文所讨论的,它们其实代表了两种不同类型的图像。

因此需要追问的问题变成了两个层次,这种五脏与"明堂"相关的图

①　此过程的详细讨论请参见塚本善隆《清涼寺釈迦像封藏の東大寺奝然の手印立誓書》,《佛教文化研究》第4号,1954年,5—22页;此据《塚本善隆著作集》第7卷《淨土宗史·美術篇》,东京:大東出版社,1976年,167—204页。又《嵯峨清涼寺釈迦像封藏品の宗教史的意義》,《印度学仏教学研究》第3卷第1号,1954年,344—349页;奥健夫《清涼寺釈迦如来像の受容について》,《鹿島美術財団年報》第13册(別册),1996年,573—580页;又《清涼寺釈迦如来像》,《日本の美術》第513号,2009年,1—98页。

②　渡边幸三《現存する中国近世までの五藏六府图の概説》,127—132页。并参由水常雄《清涼寺·釈迦如来立像の胎内納入物のガラスについて》,《美術史研究》第4册,1966年,53—72页;石原明《清涼寺釈迦立像納入の内臟模型》,《Museum》第289号,1975年,15—20页;又《清涼寺釈迦立像納入の内臟模型一続》,《Museum》第293号,1975年,27—34页;

像知识是通过怎样的途径传递的？其次则是五脏赋予佛像生命的观念何来？《酉阳杂俎》里明确的说，这位匠人是依照《明堂》塑造图像，但是并未指明是《明堂图》还是与明堂相关的文字记载。唐代初期甄权等编修完成的《明堂图》应该是藏于秘府，虽然前文曾提到贞观十九年至永徽五年间（645—654）唐朝也曾赐《明堂图》给日本。但唐代下颁州府的医书，也只包括本草书和方书，未见《明堂图》。也就是说，将《明堂图》赐给日本，可能是一种特别的礼遇，《明堂图》并非在唐代的官方医学系统中广泛流传。而且从现存的宋代医学图谱来看，这种包含五脏的《明堂图》也并非是主流。因此很难说是这种《明堂图》的广泛流行造成了这种造像的实践。

　　那是否有另一种可能？即唐太宗以敕令的方式颁布禁止鞭背的刑罚，而在其敕令中也提到了《明堂图》是其做决定的依据，这种敕令下颁的过程，是否可能造成明堂与五脏观念的传播？唐太宗在贞观十四年（640）两度下诏不得鞭背，唐文宗太和八年（834）又再下"笞罪毋背肖。"①但陈登武根据《新唐书》和《酉阳杂俎》等文献的记载，指出虽然有下诏禁止，但唐代鞭背刑始终存在，而也在现存的《十王经变图》中保留有图像依据②。斯坦因从敦煌所获得的《十王经图》残卷上，在平等王之部分确实有鞭背的图像，伯希和从敦煌所获得 P.2003《十王经赞图》中此段赞语为："百日亡人更恓惶，身遭枷杻（或作械）被鞭伤。男女努力修功德，免落地域苦处长。"但是并非所有的传本都有被鞭打的图像，比如 P.2003 就没有鞭背的图像③。《十王经》及其图像之先后，《大日本续藏经》中收录的两部十王经，一部题："《佛说地藏菩萨发心因缘十王经》，成都府大圣慈寺沙门 藏川述。"④另一部经首题："谨启：讽阎罗王预生七往生净土经誓劝有缘以五会启经入赞念阿弥陀佛。成都府大圣慈寺沙门藏川述《佛说阎罗王授记

---

① 《唐会要》卷四〇，《册府元龟》卷一五一，《唐大诏令集》。
② 陈登武《从人间世到幽冥界——唐代的法制、社会与国家》，台北：五南图书出版公司，2005 年，300—304 页。
③ 图像对比请参看松本荣一《敦煌畫の研究》，東京，1937 年，402—416 页；秃氏祐祥、小川貫弍《十王生七經讚圖卷の構造》，西域文化研究會《中央アジア佛教と美術》第 1 卷，京都：法藏館，1963 年，294 页。
④ 《大日本续藏经》第 20 册，404 页。

四众逆修生七往生净土经》。"都题名为大圣慈寺的藏川所述。而志磐则在《佛祖统记》中收录另一种记载："世称道明和尚神游地府,见十王分治亡人,因传名世间,人终多设此供。"①宗鉴在《释门正统》卷四"利生志"中则记录一种综合性的说法："十殿之名乃诸司分者,乃唐道明和尚,入于冥中,一一具述,因标其号,报应符合,初匪罔世,……又有《十王经》者,乃成都府大圣慈寺沙门藏川所撰。又《水陆仪文叙》曰:图形于果老仙人起教于道明和尚。"②在这段叙述中,图形和文字似乎都来源于道明游地狱所见,但文字和图像传授给不同的人③。不过从现存《十王经》及其图像来看,赞语基本没有大变化,但是图样则颇有差异④。但图像渊源何来? 石守谦指出大英博物馆所藏《十王经图》中有明显的世俗化倾向,冥王来自中国君王形象或军官形象,冥界各殿的布置也与世俗官僚化相关,比如冥王前之方桌与传为五代卫贤所作《闸口盘车》相似⑤。那么其中鞭背的图像也可能是模仿自世俗的图像。同时在南宋至元初的十王图象中,这一鞭背的主题则不再出现,也是说这一主题也是有时效性的。石守谦指出现存早期的十殿冥王的绘画,是预修(或追荐)活动的一部分,因此并不特别凸现地狱之苦,而更重视显示人因功德得以顺利通过地狱审判⑥。正如前文所说,在唐太宗敕令下颁的过程中,所遭遇到的种种阻碍,也说明对鞭背是否属于酷刑的理解差异,而十王经的图像似乎也需要一个介于酷刑与"非酷刑"之间的图像来同时呈现地狱之苦,又能彰显功德的意义,两者相契合,很可能不是偶然的选择。若此猜测成立,则说明,在这样的争议之中,鞭背刑及其背后的争论可能有相当的流传范围,也可能造成了五脏与明堂理论和知识的传递。

---

① 《大正新修大藏经》第 88 册,東京:大正一切经刊行会,1924 年,175 页。

② 《大正新修大藏经》第 75 册,304 页。

③ 关于十王经图像和文本的讨论,请参考王卫明《大圣慈寺画史丛考——唐、五代、宋时期西蜀佛教美术发展探源》,北京:文化艺术出版社,2005 年,160—176 页。

④ 至于平等王一名的来源,松本荣一指出其出现在摩尼教文献中,认为十王信仰中可能杂有摩尼教信仰的因素,松本榮一《敦煌畫の研究》,412—415 页。

⑤ 石守谦《有关地狱十王图与其东传日本的几个问题》,571—574 页。

⑥ 石守谦《有关地狱十王图与其东传日本的几个问题》,580—581 页。

第三节　如何看到经脉与五脏如何塑造生命

——医者与"常人"目光的歧途？

前文的讨论展开了一个重要的问题，如果明堂图本身是指经脉和俞穴的图像，明堂五脏图中五脏进入了图像之中，但显然还是以明堂图为主。那么为何在唐太宗的眼光里却只能看到五脏？ 如果我们将唐太宗以及之后匠人的目光视为常人的目光的话，问题似乎被调转过来，如果常人"先"看到的是五脏的话，医者是如何在《明堂图》上看到经脉的？ 栗山茂久以王莽时期解剖个案研究指出，在解剖人体寻找人身最重要的组成或者脏器的时候，希腊的解剖者关心的是肌肉和神经，而王莽派去的太医、尚方与巧屠则要寻找"五脏"和"脉"[1]。那么为何中国古代的医者会去寻找"脉"，并且从身体上看到"脉"呢？

可参考的资料，还是太医署医学教育的记载，《大唐六典》卷十四"太医署"条记："针博士掌教针生以经脉孔穴，使识浮、沈、涩、滑之侯，又以九针为补泻之法。……凡针生习业者，教之如医生之法。（针生习《素问》、《黄帝针经》、《明堂》、《脉诀》、兼习《流注》、《偃侧》等图，《赤乌神针》等经。业成者，试《素问》四条，《黄帝针经》、《明堂》、《脉诀》各二条。）"[2]其中可以有关于医生与针生教科书的情况[3]。其中针生既要学习《明堂》经，也要学习相应的图像，包括《流注》、《偃侧》等。前文已经提及太医署考核的中心

---

① Shigehisa Kuriyama，"Visual knowledge in classical Chinese medicine"，Don Bates eds.，*Knowledge and the Scholarly Medical Tradition*，Cambridge and New York：Cambridge University Press，1995，pp. 205 - 234. Idem，*The Expressiveness of the Body and the Divergence of Greek and Chinese Medicine*，New York：Zone Book，1999. 此据陈信宏译《身体语言——从中西文化看身体之谜》，台北：究竟出版社，2001年，171—172页。

② 《大唐六典》，西安：三秦出版社，1991年，301页。《旧唐书》卷四四《职官志》、《新唐书》卷四八《百官志》、《天圣令·医疾令》亦记相关内容，请参。

③ 参见丸山裕美子《医针生の教科书》，《日本古代の医疗制度》，东京：名著刊行会，1998年，75—79页。

仍然是对经典的记忆及对其意义的阐发①。在唐代太医署的学生在学习经典的过程中,听讲、背诵与朗读都是重要的途径,记忆经典的文字和意义则是其目的。对明堂学的学习则还需要记忆身体上经脉腧穴所展开的空间。这一点也有明确的规定,《大唐六典》卷十四"太医署"条:"读《明堂》者,即令验图识其孔穴。"②《明堂》与经脉腧穴图是配合学习的。

两种类型的明堂图,一种从观察者的"看"的角度展开,以人体"整体"的图像展开经脉和腧穴的位置,另一种则从知识记忆的角度出发,按照经脉将身体划分为不同的图像。杨上善在《黄帝内经太素·经筋》的注文里提到:"凡十二筋起处,结处,及循结之处,皆撰为图,画六人,上具如别传。"③医学图像被看作是人体的展现,但这个身体是医学知识的身体。前文讨论的甄权在绘制明堂图像时,一方面都是对旧有图谱的"复制",即图像的流传有其独立的传统;另一方面却也都强调以经书(特别是《甲乙针灸经》)来校定图谱,使图像成为医学经典中身体知识的展现。这种图像不是身体的"再现",而是文本上对身体理解的"再现"。正如李建民指出:"与经验医学并行的数术天学介入医学。……也就是脉在人体环周运行有一定的区域、轨道与节奏。不仅如此,方士以身按验,经历所谓'气行'、'脉行'的所在。最后,脉的数目、循行与脏腑的关系等,以数术为指导逐渐形成今天我们所熟知的经脉体系。作者以为:周秦之时脉的发现以及之后的体系化,是紧随着这一时期天学突破而来的现象。或者说人体这个摹本是用数术语言所撰写。所谓数术程序,也是透过一系列数术的模拟想象对近似之物的掌握。"④经脉是这种视觉经验的中心,而非脏腑。唐代太医署的针生需要通过对明堂图的观看记住经脉及其中"气"的流向,并通过听讲、背诵、朗读、默写经典和观看图像,将相关的腧穴、脏器和疾病整合到十二经脉当中,在记忆和视觉体验中建构起数术为指导的经脉

---

① 杨学为主编《中国考试通史》卷1,北京:首都师范大学出版社,196—198 页。
② 《大唐六典》,299 页。天一阁藏《天圣令·医疾令》第 4 条、日本《养老令医疾令》与之同,程锦也将其复原到《唐令·医疾令》的第 4 条中,请参《天一阁藏明钞本天圣令校证附唐令复原研究》,571 页。
③ 《黄帝内经太素新校正》,235 页。
④ 李建民《死生之域——周秦汉脉学之源流》,234—235 页。

体系的身体。这是记忆在文本与再现之间展开的过程。这个过程也使得经脉最终在医生的眼中呈现为"鲜亮的红色"，而脱离其他"黑色的线描"，逐渐凸现出来。

那么五脏与佛像的生命之间的观念又来自何处？在中国古代的艺术传统中，某些特殊的方式可以使得所描绘或塑造之物获得生命，《晋书》卷九二记顾恺之："尤善丹青，图写特妙，谢安深重之，以为有苍生以来未之有也。恺之每画人成，或数年不点目精。人问其故，答曰：'四体妍蚩，本无阙少于妙处，传神写照，正在阿堵中。'尝悦一邻女，挑之弗从，乃图其形于壁，以棘针钉其心，女遂患心痛。恺之因致其情，女从之，遂密去针而愈。"①画与所绘画的对象之间的联系近似感应性的幻术。《神异记》则记："张僧繇尝于金陵安乐寺画四龙而不点睛，每云：'点之则飞去矣'，人以为妄，故请点之，须臾雷电破壁，见二龙飞去，为点睛者如故。"②但在这两则记载中，"点睛"都是赋予绘画生命的关键之举，而为何在塑造佛像的时候，五脏成为了新的关键，是否是印度的生命观念或者佛教的生命观念带来了这种变化？

在这个时代有各种题名《五脏论》的著作出现，而托名的作者包括张仲景和耆婆。而也有托名张仲景的五脏论，其中提到耆婆。马伯英强调五脏非印度医学固有之论，所以此书是中印医学汇通合论之作③。陈明在对《耆婆五脏论》的研究中已经指出："印度'生命吠陀'体系没有中医这样的五脏学说，不过，在汉人僧人的佛教著述中却能发现以中医五脏学说去解释佛经的例子。"④范家伟详细分析托名张仲景的《五脏论》，特别是其中以五脏说与四大论调和，从而建立从外表症候而理解五脏病相之途径⑤。如果将关于五脏的知识视为一个整体，那么在这个时代五脏知识的"重兴"，背后是知识"调和"或"汇通"。而这种"调和"和"汇通"使得一种与视

---

① 《晋书》，2405 页。
② 《神异记》，《说郛》卷六五，上海古籍出版社，1988 年，986 页。
③ 马伯英、高晞、洪中立《中外医学文化的交汇》，上海：文汇出版社，1993 年，147 页。
④ 陈明《敦煌出土胡语医典〈耆婆书〉研究》，台北：新文丰出版公司，2005 年，230 页。
⑤ 范家伟《张仲景〈五脏论〉研究》，《中国文化研究所学报》第 45 号，2005 年，23—45 页。

觉相关的技术重新被提及,即"色诊"。在导论中曾指出,在这个时代关于不同的诊断方法与医者知识能力之间的关系就有各种不同的论述,智凯在《摩诃止观》中称:"上医听声,中医相色,下医诊脉。"①《千金要方》与之同。但《千金翼方》中却称:"上医察色,次医听声,下医脉候。"②敦煌本《明堂五脏论》与之略同。这些说法的共同点在于都将脉诊视为下医之技,但是察色和听声之间的优劣却有差异。

但是"色诊"究竟指什么,在《千金翼方》中保存了"色脉诊气色法"。在孙思邈的"诊气色法"中以五脏病色开始论述:"肝受病色青;心受病色赤,脾受病色黄;肺受病色白;肾受病色黑。(皆先视于本色。)"③如果我们将此与《黄帝内经》中五脏对应五色的叙述相对应,包括《黄帝内经素问·脏气法时论》和《黄帝内经灵枢·五味》,会发现五脏的病色,与五脏对应的五色完全一致。而相关的讨论不仅限于面色,也涉及到目色:"凡相五色,面黄目青,面黄目赤,面黄目白,面黄目黑,皆不死。"④此说见于早期医学经典,《黄帝内经素问》"五藏生成论"第十言:"凡相五色之奇脉,面黄目青,面黄目赤,面黄目白,面黄目黑者,皆不死也。面青目赤,面赤目白,面青目黑,面黑目白,面赤目青,皆死也。"⑤《黄帝内经素问》将此段文字放在脉色之后,而《千金翼方》则不再重视其与脉色之关联。色诊的传统被追溯到出土文献的日书之中,比如睡虎地秦简《日书》甲种"病"篇、睡虎地秦简乙种"有疾"篇和王家台秦简《日书》中都有"某色人死"的记载。但是其中五色死的内容具体指什么其实有所争议。刘乐贤认为是某色的人死⑥。吴小强认为是见到某色者死⑦。只有李蜜明确将其与诊气色法相联系⑧。但就其内容而言,其意涵并不清楚,但是其关键在于五方与五色的对应。

---

① 《大正新修大藏经》第 46 册,106 页。
② 《千金翼方校注》,上海古籍出版社,1999 年,382 页。
③ 《千金翼方校注》,382 页。
④ 《千金翼方校注》,382 页。
⑤ 郭霭春主编《黄帝内经素问校注》,北京:人民卫生出版社,1992 年,167 页。
⑥ 刘乐贤《睡虎地秦简日书研究》,119—121 页。
⑦ 吴小强《秦简日书集释》,73—74 页。
⑧ 李蜜《睡虎地〈日书〉〈病〉、〈有疾〉篇新研——自中国医学思想史角度的再考察》,《北大史学》第 16 辑,北京大学出版社,2011 年,1—15 页。

而确定患病之后,进一步判断的关键在于病人之生死、何时可痊愈。《千金翼方》记:"扁鹊云:病患本色青,欲如青玉之泽,有光润者佳,面色不欲如青蓝之色。若面白目青是谓乱常,以饮酒过多当风,邪风入肺络于胆,胆气妄泄,故令目青。虽云夭,救不可复生矣。病患本色赤,欲如鸡冠之泽,有光润者佳,面色不欲赤如赭土。若面赤目白,忧恚思虑,心气内索,面色反好,急求棺,不过十日死。病患本色黄,欲如牛黄之泽,有光润者佳,面色不欲黄如灶中黄土。若面青目黄者,五日死,病患着床,心痛气短,脾竭内伤,百日复愈,欲起彷徨,因坐于地,其亡倚床。能治此者,是谓神良。病患本色白,欲如璧玉之泽,有光润者佳,面色不欲白如垩。若面白黑无复生理也。此谓酗饮过度,荣华已去,血脉已尽。虽遇岐伯,无如之何。病患本色黑,欲如重漆之泽,有光润者佳,面色不欲黑如炭。若面黑目白,八日死,肾气内伤也。"①又记:"病患色青如翠羽者生,青如草滋者死。赤如鸡冠者生,赤如血者死。黄如蟹腹者生,黄如枳实者死。如豕膏者生,白如枯骨者死。黑如鸟羽者生,黑如煤者死。"②《黄帝内经素问》"五藏生成论"第十言:"五脏之气,故色见青如草兹者死,黄如枳实者死,黑如(火台)者死,赤如衄血者死,白如枯骨者死,此五色之见死也。青如翠羽者生,赤如鸡冠者生,黄如蟹腹者生,白如豕膏者生,黑如鸟羽者生,此五色之见生也。"③

在《千金翼方》中收录的文本大多见于早期医学经典。而"色诊"最关键的地方在于,孙思邈在之后的论曰中所谓:"此四时王相本色见,故疗之必愈。夫五脏应就五行,若有病,则因其时色见于面目,亦犹灼龟于里,吉凶之兆形于表也。"即五脏与五行相关,其患病之时会有相应的五色呈现于面目。色诊不仅在于五脏与五色的关联,更重要的是这种关联并非抽象之物,而是会以颜色这一视觉体验的形态展现出来,而这一展现使得在体内不被人所见的五脏能为人所见。在这个意义上,色诊与五脏赋予生命的观念之间找到了关联之处。

---

① 《千金翼方校注》,382 页。
② 《千金翼方校注》,382 页。
③ 郭霭春主编《黄帝内经素问校注》,156 页。

　　但是这种将生命与五脏相联系的观念也有多种的来源，《旧唐书》卷
一八七记："安金藏，京兆长安人，初为太常工人。载初年，则天称制，睿宗
号为皇嗣。少府监裴匪躬、内侍范云仙并以私谒皇嗣腰斩。自此公卿已
下，并不得见之，唯金藏等工人得在左右。或有诬告皇嗣潜有异谋者，则
天令来俊臣穷鞫其状，左右不胜楚毒，皆欲自诬，唯金藏确然无辞，大呼谓
俊臣曰：'公不信金藏之言，请剖心以明皇嗣不反。'即引佩刀自剖其胸，五
藏并出，流血被地，因气绝而仆。则天闻之，令舆入宫中，遣医人却纳五
藏，以桑白皮为线缝合，傅之药，经宿，金藏始苏。则天亲临视之，叹曰：
'吾子不能自明，不如尔之忠也。'即令俊臣停推，睿宗由是免难。"[1]五脏并
出而"气绝而仆"，纳五脏而经宿苏醒，五脏与生命的联系被戏剧化的展
示。但值得注意的是在此场景之中所体现的其他文化因素，冈野诚曾讨
论对安金藏的救治，及其与中国医学中五脏学说的关系[2]。雷闻根据唐宋
史料中关于粟特人表演幻术的记载，认为安金藏之举与袄主下神的幻术，
如出一辙[3]。陈金华受此启发，认为有粟特背景的法藏在神龙元年（705），
为迎舍利在法门寺的剖腹隳肝只是一场幻术表演[4]。

　　但值得注意的是，在此"幻术"中所展现的身体观念。安金藏的剖心
之术，因"心"在中国传统医学、希腊罗马医学和印度医学中都占有重要意
义，因此很难辨别其意义。但法藏以隳肝为迎舍利的重要宗教表达仪式，
"肝"无论在中国古代医学，还是在印度古代医学中都不具有如此重要的
地位。9 世纪信仰祖尔万（Zurvan）教派的波斯宗教领袖扎德斯普兰
（Zâdspram）[5]在其巴列维语著作《登卡德》（Dênkard）中提到了三种重要

①　《旧唐书》，4885 页。

②　冈野誠《唐の安金藏の剖腹》，《法史学研究会会报》第 5 号，2000 年，33—37 页；又《唐代
　　法制史与医学史的交汇》，《中国社会历史评论》第 3 卷，北京：商务印书馆，2001 年，
　　206—218 页。

③　雷闻《割耳剺面和刺心剖腹——粟特对唐代社会风俗的影响》，荣新江、张志清主编《从
　　撒马尔干到长安——粟特人在中国的文化遗迹》，43—44 页。

④　Chen Jinhua, *Philosopher, Practitioner, Politician: the Many Lives of Fazang
　　(643 - 712)*, Leiden and Boston: Brill, 2007.

⑤　扎德斯普兰与当时粟特地区的琐罗亚斯德教徒曾有通信，请参见 B. N. Dhabhar, *The
　　Persian Rivayats of Hormazyar Framarz and Others*, K. R. Cama Oriental Institute,
　　Bombay 1932，pp.104 - 105.

的内脏,脑或者骨髓是生育力的来源,心脏是呼吸的器官,而肝脏是血液循环的器官。肝脏被看作与心、脑一样重要的器官。Philippe Gignoux 曾指出扎德斯普兰著作中关于医学的词汇明显来自叙利亚语①。而这种脑、心和肝三分的观念与盖仑的表述很相似,盖仑(Galen)认为灵气(pneuma)是生命的要素,"动物灵气"位于脑,使感觉和动作的中心;"生命灵气"在心内与血液相混合,是血液循环的中心;"自然灵气"从肝到血液中,是营养和新陈代谢的中心。相对应,脑、心和肝也对应各自的灵气,而具有其功能,即脑控制神经、心脏控制动脉,肝控制血管②。两者并不能完全对应,其中应有与波斯本土观念结合而转化的成分。但可以看出罗马医学如何通过景教,从叙利亚语翻译为巴列维语,并从波斯影响到粟特地区,进而成为法藏幻术表演的身体观基础。由此,笔者更倾向于认为,安金藏剖心之举时,其对于"心"的身体观念,可能也与法藏一致,并不是中土的"心"之概念。但细读《旧唐书》关于安金藏剖心的记载,其中强调因为剖心而五脏尽出,此说则更接近中土的五脏观念,但是从这个场景的描述中,也可以体会到当时一般思维中对五脏和生命联系的关注,虽然其中可能有不同文化观念的踫撞。

　　这里并非试图指出中古五脏理论的发展,及对其与生命之间关系的理解与信仰,完全是外来因素影响下所产生。而是试图说明,在中古的社会中存在多种不同族群、信仰和文化的群体,他们对五脏的理解也有多样的可能性,也正是这种多样的联系,推动了中古社会中对五脏与生命理解的群体信仰。而多样族群、信仰和文化的群体都将对话的重点放在五脏之上,也从另外一个角度展示了五脏所能承载更为多样的知识背景,或者说,在更为广泛的群体中,五脏与生命之间关系更为直接而清晰,而与经脉需要习得的特质不同。

①　Philippe Gignoux, "Bookreview: Peter Sohn, *Die Medizin des Zâdspram*", *Studia Iranica*, 27, 1998, pp.291-296.

②　Galen on Surgery Progress, pp.1-7.参见 Shigehisa Kuriyama, *The Expressiveness of the Body and the Divergence of Greek and Chinese Medicine*, New York: Zone Book, 1999.此据陈信宏译《身体的语言——从中西文化看身体之谜》,台北:究竟出版社,2001 年,172—174 页。

余论　歧途何在?

　　前文曾引述栗山茂久的研究,指出当希腊的解剖者试图在身体里"看到"肌肉和神经时,王莽派去的太医、尚方与巧屠则在寻找"五脏"和"脉"①。不同国家和地区的医学文化中,目光会落在不同的重点上,但这并非意味着同一地域的医学观察中,身体是一成不变的,正如李尚仁在其对"看见"寄生虫的研究中所指出的那样:"科学观看不只是视觉感官的运作而已,它是一系列科学实作的成果。"②被看到的身体也是这样,随文化与社会变化而关注点不同,看到的身体呈现不同的状态。同时这些身体状态并非是静止的,而是在知识的实践中被创造、被改变,也被遗忘。

　　本文试图以这样的观察角度,展示一段"旅程"。在这段旅程中,一种已遗失的身体图像不断遭遇"惊奇"和"意外"。唐太宗面对明堂图的"惊奇",揭示出两条重要的线索,第一,明堂图上何以会出现五脏。第二,则是如果唐太宗的目光会首先落在五脏之上的话,那么医者是如何"看到"图像与身体中的经脉的。

　　本文提供的一种解释是,在唐代前期的官方图籍整理时,其中有一种将经脉和五脏图像组合在一起的"明堂图"。这个图像的出现,显然并非来自于视觉的"真实"经验,而是在以文本规范图像的实践下的"整理"而产生。但对唐太宗一样的"常人"而言,在他们的目光中,经脉被忽视了,所有的重点都被放在了脏腑之上。同时并非所有人都有机会看到脏腑身体图谱。身体图像区别于其他图像的地方,在于每个人都拥有自己的身

① Shigehisa Kuriyama, "Visual Knowledge in Classical Chinese Medicine", Don Bates eds., *Knowledge and the Scholarly Medical Tradition*, Cambridge and New York: Cambridge University Press, 1995, pp. 205 - 234. Idem, *The Expressiveness of the Body and the Divergence of Greek and Chinese Medicine*.此据陈信宏译《身体语言——从中西文化看身体之谜》。

② 李尚仁《看见寄生虫——万巴德丝虫研究中的科学实作》,《历史语言研究所集刊》第 78 本第 2 分,2007 年,225—260 页。

体,"看"不仅是身体感官(视觉)参与的过程,也是对自我身体感觉的反观。目光的差异由此进一步展开。但唐太宗的"惊奇"似乎创造出了另一个"意外",即这个文本整合产生的图像,创造出了一个"有生命"的身体。虽然观看这个身体的"观者",也许有多种理解的方式,这些理解却不会被官方的图谱整理所限制或规范。一种身体理论,可以有多样的图像表达。对同一图像,也可以有多种解释。本文力图展示出观察身体的种种目光差异,进而强调文化并不是一个还原式的假设。我们不能假设人们所"看到"的都是来自于一个整体的文化,然后又论证文化决定了人们所能"看到"的。对这种差异的研究,并不能以已有的文化分类范畴而尝试解释社会中所有的意义运作。与之相反,在意义和运作的关系中寻找差异的可能文化分类,是一种更好的策略。在身体与视觉文化的研究中寻找差异及其可能的文化解释,可以展现出个体在"看"的过程中身体的感觉。

于是问题变成了,经脉是如何被"看见"的? 与前一章所讨论的味觉经验相比,本章讨论的视觉经验也在遭遇经典医学文本(包括图像和文字)的塑造,并在医者身上"实在化"(actualized)。这意味着文本的规范并非只塑造了存在于纸片之上图像,相反通过一系列的教育方式,这样的图像成为了医者眼中所看到的身体。以唐代太医署针生的教育为例,可以看出唐代的医者是如何通过经典的听讲、背诵、朗读,阐释经典的意义和观看图像,尝试记忆经脉和腧穴,去理解医学知识中的身体。因此医学文化并不是一个凝固的思想体系或宇宙论的缩影,相反它是一个历史性的,以身体参与的过程,在这一点上,文献的阅读与图像的观看并没有根本的区别,它们都是在身体参与的过程中,个体自身与他者之间关系的展开。唐代及其之前的《明堂图》其绘画与"复制"都与经典有密切的关系,以"正经"校图,希望使图像成为医学经典中身体知识的"准确"展现。观看图像也同样是以图验文的过程。在经典、图像之间完成了医学知识的传递。在这个知识传承的过程中,区别于常人的"医者目光"逐渐诞生。在这三章的讨论中试图强调的是,在这个时代,听觉、味觉和视觉参与医学知识的过程,不能只用身体经验和医学文本之间的张力分析。感官物交物的对象,不仅是身体、药物和医药器具,也是医学文本。医学文本是医者习得医学知识的来源,而这种来源与感官密切相关。在某个意义上,医学实践的过程是如何将感官从医学文本中获得的经验再应用于身体和药物等的过程。这也意味着,感官之知本身习得的过程本身就跟文本中的种种密不可分,而与文本的权威和流动相连接。在最后一章,我们会回到这个时代医者的叙述,看看前文所讨论的这些知识和身分要素,如何成为一种叙事。

尾声

飞行途中，我的背部感觉非常僵硬。等我终于来到纽约中央车站，赶火车去北部我朋友家时，全身都已经痛得不行了。过去几个月，我有过不同程度的背部痉挛，从可以忽略的小疼痛，到痛得我咬着牙说不出话来，再到痛得蜷缩在地上尖叫。这次的痛比较接近最痛的那种。我躺在候车室一张硬邦邦的长椅上，感觉背部肌肉全都扭曲了。我开始深呼吸，试图控制疼痛，反正现在布洛芬也救不了我了。然后每感觉到一块肌肉抽搐，我就背出它的名字，好把眼泪忍回去：竖脊肌、菱形肌、背阔肌、梨状肌……

车站保安走到我身边："先生，您不能躺在这儿。"

"抱歉，"我上气不接下气地吐出几个字，"后……背……抽……痛。"

"你还是不能躺在这儿。"

真的很抱歉，但是我得了癌症，要死了。

这些话都到了嘴边，但万一我没得呢？也许那些经常背痛的人就是这样的遭遇。我算是很了解背痛了：解剖学原理、生理学原理，还有病人们用来描述不同痛感的不同词汇。但我从不知道背痛的感觉，也许就是这样的，也许。又或许，我不想给自己添霉运，也许我就是不想把"癌症"这两个字说出口。

——Paul Katanithi, *When Breath Becomes Air*
（何雨伽译《当呼吸化为空气》）

第十章　尾声：书籍秩序与为医之体之间的"医者之意"

——写作医书与大医身分叙事的浮现

在本书的一开始，提到这个时代关于"医者之意"的话语，同样都强调"医者，意也"，但是许胤宗和孙思邈的态度似乎走向两端。许胤宗因为医者之意难以在著作中完全表达，而拒绝撰著；孙思邈虽也强调医意，但却依然撰著方书。态度的差异给现代的历史学带来了不同的结果，孙思邈的撰著给现代的研究者机会去理解他的知识立场和自身身分叙述，而许胤宗留给我们的只有他传记里的那段表述。不过，如果我们尝试将"医者，意也"的表述想象成他与孙思邈之间的一场对话，通过孙思邈的写作，我们可以大致描绘出许胤宗的立场的轮廓，甚至可以勾勒出这个时代医学群体多样的知识表述和身分叙事。所以在书的结尾处，我们会再次回到孙思邈的著作。而这一次的返回，与导论中对许胤宗的分析有所不同。在导论中强调，许胤宗口中说出的知识表述和作为叙述者的许胤宗在传记叙事中的展开，构成了本书讨论路径的基础。而孙思邈和他的著作之间，却再次回到了导论中分析的"作者"和文本之间的关系。不过，第四章的论述也证明《千金方》并不能只被视作知识文本，其中也呈现出强烈的"自我"叙述倾向。也就是说，问题变成了，一个写作者如何在知识文本中呈现其身分叙事。

在这里选择的是《千金要方》的叙论部分，其中，孙思邈提供了成为医者和行医的详细指南。即，作为写作者的孙思邈，不仅将"医者之意"在其知识文本中加以表述，而更企图将这个知识文本作为塑造同时代医学群体的基础。这是对导论中提出的问题的进一步追问：如果"医者，意也"的论述核心在于医学实践和知识的权威来自何处，以及这些权威如何支持了医学群体的身分塑造，那么我们不仅需要注意孙思邈如何在其写作内容中强调医学知识和实践的权威的，还需要注意他在使用怎样的修辞策略表达这些与知识权威相关的议题①，并观察这样的修辞策略与医学群体的塑造之间的关系。而孙思邈的论述从是从一个书单开始展开。

第一节 大医与愚医之间的书籍秩序

在《千金要方》开篇的"习业"中，这样写到："凡欲为大医，必须谙《甲乙》、《素问》、《黄帝针经》、明堂流注、十二经脉、三部九候、五脏六腑、表里孔穴、《本草》、《药对》，张仲景、王叔和、阮河南、范东阳、张苗、靳邵等诸部经方，又须妙解五行、阴阳禄命，诸家相法，及灼龟五兆、《周易》六壬，并须精熟，如此乃得为大医。若不尔者，如无目夜游，动致颠殒。须熟读此方，谙识斯卷，寻思妙理，留意钻研，始可与言于医道者矣。又须涉猎群书，何者？若不读五经，不知有仁义礼智信之道。不读三史，不知古今有分争之事。不读诸子，睹事则不能默而识之。不读《内经》（或为"典"之误），则不知有慈悲喜舍之德。不读《庄》、《老》，不能任真体运，则吉凶拘忌，触涂而生。若能具而学之，则于医道无所滞

---

① 关注知识表述的修辞策略始自 Bruno Latour，见 *Science in Action: How to Follow Scientists and Engineers through Society* (Cambridge, MA, 1987, pp.21-62)。而关于现代科学的修辞策略的著作包括 M. Pera and W. Shea, eds., *Persuading Science: The Art of Scientific Rhetoric* (Canton, MA, 1991)。Alan Gross, *The Rhetoric of Science* (Cambridge, MA, 1996)。Idem., *Starring the Text: The Place of Rhetoric in Science Studies* (Carbondale, IL. 2006)。近来 Jason König 和 Greg Woolf 在其主编的论文集中试图将此路径推进到古希腊和罗马的研究中，见 Jason König and Greg Woolf eds., *Authority and Expertise in Ancient Scientific Culture* (Cambridge University Press. 2017)。

碍，尽善尽美矣。"①在这里，孙思邈为"欲为大医者"开出了一个涵盖广泛的书单，从医籍到术数的著作，再到儒经和诸子。在前文关于南北朝时期知识博览风气的讨论中，曾指出南北朝时期士人对于医学的知识兴趣，需要放在"博览"风气下理解。即，士人涉及医学书籍，本身就是"博"的体现，他们从儒学、玄学、文学，兼及方技、数术的文本。由此，他们理解医学书籍的路径也受到玄学、儒学和文学的治学路径的影响。这一知识风气需要放在当时"知识过载"的语境下理解，与当时书籍物质载体的变化和士人的知识转向都有密切的关系。与这样的知识风气对比，孙思邈显然也强调一个博学的路径，但却试图颠倒原有的顺序，即以医学典籍为中心，而扩及术数、儒经、史书、佛经、《老》《庄》，而塑造出一个博览的医者的阅读世界。

在前文指出，是否撰写经方，其中有一个核心的问题，即医学知识的权威何在？南北朝士人抄撰的风气，是对知识的重新整理，也对原有的经典整理方式造成了挑战。这一风气由士人从自身熟悉并重视的知识领域，玄学、儒学、文学，推及其他的知识类别，对这些知识类别领中经典传递权威构成挑战。而撰者的身分在这样一种背景下成立，意味着，他们不仅是写作者，也是以一种新的方式在重新整理经典知识。但是这种博览和抄撰的风气，并非只是在瓦解医学知识中原有的权威，它们也提供了医

---

① 《孙真人千金方》，北京：人民卫生出版社，1996 年，1 页。此书所根据的底本是清嘉庆四年（1799）黄丕烈在书肆酉山堂发现的宋刻本，黄丕烈根据其与宋医书局本的抄本对比，认为这是未经宋臣校改过的古本。1907 年为日本岩崎弥之助财团购得，存于东京静嘉堂文库。而宋代校正医书局本的《备急千金要方》此段文字作："凡欲为大医，必须谙《素问》、《甲乙》、《黄帝针经》、明堂流注、十二经脉、三部九候、五脏六腑、表里孔穴、《本草》、《药对》，张仲景、王叔和、阮河南、范东阳、张苗、靳邵等诸部经方，又须妙解阴阳禄命，诸家相法，及灼龟五兆、《周易》六壬，并须精熟，如此乃得为大医。若不尔者，如无目夜游，动致颠殒。次须熟读此方，寻思妙理，留意钻研，始可与言于医道者矣。又须涉猎群书，何者？若不读五经，不知有仁义之道。不读三史，不知有古今之事。不读诸子，睹事则不能默而识之。不读《内经》，则不知有慈悲喜舍之德。不读《庄》《老》，不能任真体运，则吉凶拘忌，触涂而生。至于五行休王，七耀天文，并须探赜。若能具而学之，则于医道无所滞碍，尽善尽美矣。"（《备急千金要方校释》，北京：人民卫生出版社，1998 年，1—2 页。）关键性的差异有三处，第一，《甲乙》和《素问》的先后顺序；第二，在"须熟读此方"前是否有"次"；第三，是否有"至于五行休王，七耀天文，并须探赜"这段文字。对《孙真人千金方》与宋代校正医书局本千金方的差异的总体讨论见范家伟《北宋校正医书局新探——以国家与医学为中心》，香港：中华书局，2014 年，153—163 页。

学经典如何通过模仿儒经和文学来建立自身经典意义的机会。而孙思邈的逆向的书单,需要在这样的背景下理解,即它既是对博览风气的医学式颠倒,却也是对这个风气及其经典塑造形式的模仿。孙思邈在这个过程中试图重建医学知识的书籍秩序(L'Ordre des livres)[①],从而重建医学知识本身的权威与意义。

　　在这样一个书籍的秩序之中,需注意两个层面;其一是医书本身的秩序,从《内经》系医书、经脉脏腑之书、再到《本草》、《药对》,再到《经方》。这样一个过程,与孙思邈后文讨论精诚、诊候、处方、用药的次序略有差异。这意味着,书籍的秩序并非完全与治疗的次序一致,也并非实践所需知识的顺序。那么这种书籍的秩序何来? 我们可以从一个具体的例证来观察,前文曾对比静嘉堂本《新雕孙真人千金方》和宋代校正医书局本的文字,其中静嘉堂本中《甲乙》的位置在《素问》之前,如果我们相信这是未为宋臣所改的旧文,那么是否意味着《甲乙经》在这个时代被视为与《内经》的其他文本无异? 这是本书第二次明确的遭遇到类似的书籍秩序,在前文曾经提到关于太医署内医学教育阅读书目的条文规定。程锦依《天圣令·医疾令》第 3 条和《养老令·医疾令》复原的《唐令·医疾令》第 1条为:"诸医针生,各分经受业。医生习《甲乙》、《脉经》、《本草》,兼习《张仲景》、《小品》、《集验》等方。针学习《素问》、《黄帝针经》、《明堂》、《脉诀》,兼习《流注》、《偃侧》等图、《赤乌神针》等经。"[②]那么在这两段文字中

---

① "书籍秩序"这一术语借自罗杰·夏蒂埃(Roger Chartier),他在三个意义上使用这个术语。第一,是为文字世界排序的种种设计;第二,是文本为读者设定的顺序;第三,是书籍物质形态的顺序。见 Roger Chartier, *L'Ordre des livres. Lecteurs, auteurs, bibliothèques en Europe entre XIVe et XVIIIe siècle* (Alinea, coll. Aix-en-Provence, 1992.中译见吴泓缈、张璐译《书籍的秩序——14 至 18 世纪的书写文化与社会》,北京:商务印书馆,2013 年)。本书对此术语的使用建立在此基础上,并进一步强调以书籍为基础的知识分类和等级如何构成了一个时代及其中群体的知识世界,以及这样的分类和等级是如何建立在书籍的文本和物质性基础之上的。逯铭昕曾将此段文字与陈言的论述比较,他认为孙思邈仅区分了经方与群书,而陈言将医书比附四部,为医书建立起等级秩序,循类相从,分别部居。见逯铭昕《宋代伤寒学术与文献考论》,北京:科学出版社,2016 年,15 页。
② 中国社会科学院历史研究所天圣令整理课题组、天一阁博物馆《天一阁藏明钞本天圣令校证 附唐令复原研究》,北京:中华书局,2006 年,568 页。

都体现出《甲乙》在唐代前期与《素问》在经典中的地位并没有太大的差异。这可以旁证孙思邈所提供的书籍秩序并非只是他个人的见解，而是根植于这个时代的整体知识背景中。其次，太医署规定先读《本草》、《脉诀》、《明堂》，次读《素问》、《黄帝针经》、《甲乙》、《脉经》①。在这里《内经》系医书都被区别出来。但，《本草》、《脉诀》和《明堂》却被视为要更早阅读，奠定医者知识基础的著作。也就是说，经典和实践指南或者入门基础的区别在这里展现出来。那么经典背后的动力为何？

前文提及李建民对于中国古代医学正典的解说，他承袭谢观《中国医学源流论》中的分期学说，以周秦、汉魏和民国为三次变革之期，阐释中国古代医学正典成立的历史②。而正典成立的关键，与其中汉魏之变密切相关，此变化的核心，是授书/受书仪式的衰落，魏晋医家对旧有医经的整理，是对医经正典性的发掘。他强调在此过程中相关的一系列变化：医学集团的扩大、文本公开化、医书撰写格式的改变、作者意识强化、方书形式的变化、古医经的改动以及不同医书位阶的确立。在这个过程中，"书"本身的权威性被塑造起来③。而在本书之前的讨论中指出，在南北朝的博览风气之中，虽然其书籍的秩序的中心是儒经和文学作品，医经并非在此秩序的核心，但是儒经和文学创造"经典"秩序的方式，显然在这样一个秩序的过程中逐渐移向医学书籍，影响了医学书籍塑造"经典"的过程。而在隋唐时代，有诸多的外在要素，比如国家对医学的影响，国家藏书机构和修撰机制的建立、文化政策等层面，使其对医书的影响力也逐渐深入。正如在前文所尝试展示的，传世的唐初的医学书籍上，都或多或少的留下了与唐代秘府相关的痕迹。同时，随着太医署教育体制的建立，以及此时期的文化特质，医学书籍也呈现出与"经典"密切相关的特质，在"遵奉"或

---

① 前文曾提到范家伟的假说，即，此条文中的"先读"、"次读"是开元二十五年令重组开元七年令时误读原文，而误加。而也指出没有进一步的证据支持这种假说，因此本书仍以"先读"、"次读"加以分析。见范家伟《读〈天圣令·医疾令〉》，范家伟《中古时期的医者与病者》，上海：复旦大学出版社，2010年，188—189页。

② 李建民《发现古脉——中国古典医学与数术身体观》，北京：社会科学文献出版社，2007年，42—50页。

③ 李建民《旅行者的史学——中国医学史的旅行》，台北：允晨文化，2009年。

"创造"经典的同时,也在将自身的文本与经典化的过程相联系,试图创造出一种文本的权威。同时这种经典化的过程,并非是"空中楼阁",而是与当时从中央到地方的医学教育体系,乃至医学、药物的行政体系都密切相关。与唐朝前期相关的各种医学撰写中,国家和经典权威的重塑之间有密切的关联。这个过程中,医学经典的意义从被从儒经和文学扩展到的对象,逐渐转化为模仿儒经和文学经典而自身经典化的过程。而这是理解这个时代医学文本权威塑造的关键。更重要的是,这种权威的重塑在于建立文本本身的"经典"意义,而不是原有师徒传授的谱系。孙思邈的立场必须要在这样的背景下理解,他显然在强调一种共同的经典,而非医学知识的家传系统,正如他在《千金要方》中批评当时的医者:"观今名医,未能深思经旨,以演其智,各承家技,始终顺旧。"[1]但是从孙思邈的书单可以看出,他与太医署教育的微妙区别之处,他依然延续了南北朝士人对医学兴趣的"博"的态度,试图打通不同医学知识分类之间的联系,然后他也在某个程度上与太医署的教育一样试图在医学文本中区分出经典和其他的著作,但是他却并未突出"分经"的立场。

　　其二,则是从医书、到术数、经史和诸子的秩序,特别是强调了《庄子》和《老子》。这一点也与前述的过程密切相关,而这种经典化的过程也与前文所叙述的南北朝以来的博览风气,以及唐代国家的儒学和文学的经典重塑过程相关联。而道教在唐国家前期意识形态建立中的核心角色,也使得黄老之学在这个过程中扮演着重要的角色,在前文讨论杨上善和《黄帝内经太素》时已经涉及到这一问题。同时,在前文对杨上善和孙思邈的传记的分析时,也都指出了其他的经典如何通过文本性的运作进入到医学文本之中成为解释医经的权威来源。也就是说,从南北朝的博览风气到隋唐时代宫廷修撰的过程中,医学知识的塑造及其中权威的来源,显然已经受到包括儒学、文学和黄老之学的影响。当孙思邈试图逆转这个顺序时,一方面也意味着他对原有秩序的继承,另一方面,这样的逆转是否意味着,医学知识及其相应的知识模式可以对其他的知识产生影响,

---

[1]　《孙真人千金方》卷一"理疾"第三,5页。

答案很可能是否定的。同时,需要注意的是,佛教、道教、数术的相关知识,在徐氏家族的叙事中更多的依然以"术"的方式呈现。而在唐代,这些"术"显然也在经历自身经典化的过程,比如孙思邈在《千金翼方》中将关于禁咒术的部分称为"禁经"就是例证。更重要的是,从"术"的博通,到文本解释的互通,并通过文本的征引构成知识权威的来源,其实呈现了知识转化的不同层面。于是,在之前时代建立的书籍秩序在孙思邈这里最终渗入了医学群体的叙述之中,即使它是以一个逆序的方式呈现的,而其最终的实现,不仅在"术"的层面,而更是在文本解释和权威的层面。

于是,当孙思邈从"习业"进入"精诚"时,他引用张湛之言:"夫经方之难精,由来尚矣,今病有内同而外异,亦有 内异 而外同,故五藏六腑之盈虚,血脉荣卫之通塞,固非耳目之 所察 ,必诊候以审之,脉有浮沉经紧之乱,俞穴流注,有高下浅深 之差 ,肌肤筋骨有厚薄刚柔之异,唯用心精微者,始可与言于兹矣, 今 以至精至微之事,求之于至粗至浅之思,其不殆哉,若盈而益之,虚而损之,通而彻之,塞而壅之,寒而冷之,热而温之,是重其疾,而望其生,吾见其死矣,故医方卜筮,艺能之难精者也,既非神授,何以得其幽微,世有愚者读方三年,便谓天下无病可治,及治病三年,乃知天下无方可疗,故学习者必须博。极医源,精勤不倦,不得道听途说,而言医道已了,深自误哉。"[1]在这里,孙思邈用他人的论述建立自己的观点,这段论述涉及的主题与前文引用许胤宗的论述类似,医道之难精,在于从五脏六腑、血脉荣卫、到筋骨肌肤,阅读身体都需要"用心精微"。但是最大的区别是,在这里"经方"与医者之意并不冲突,或者说经方本身就成为了医术的比喻,在其中产生出了微妙的意涵。经方的难精,是因为身体之复杂,而要阅读身体,则需精微之思。到这里的论述都与许胤宗的论述差别不大,但是之后转入了对读方三年"愚者"的批评,却产生出与许胤宗不同的意义。在这里建立了一个基本的假设,即学习医道需要依靠阅读方书,但关键在于如何阅读。由此,阅读身体的话题转换为阅读方书,但却又指

---

[1] 《孙真人千金方》卷一,3页。缺字据宋代校正医书局本的《备急千金要方》补,见《备急千金要方校释》,2页。

出疾病的复杂，并非方书能涵盖。但是孙思邈的解决之道，是"极医源"，而"极医源"却要依靠"博"。也就是说，面对身体的复杂性，需要通过一种广博的学习而找到医学之道的本源。通过这样的方式，博览与难以把握的"医者之意"建立起了联系。于是冲突的核心从难以把握的医者之意与其在经方中的表达，转移到了浅薄而自满的经方阅读者和精勤博览的阅读者之间，精勤的博览者能够达到医道之源，从而把握身体的精微之处。在这条路径中，把握经典的真意与身体的秘密成为了同一过程。

在之后，孙思邈显然提供了这样的路径的例证。在他关于诊候、处方、用药乃至和合的叙述中，表面是为了提供一种实践的手册，但是孙思邈写作的方式却不完全是以实践指南为核心。在诊候的叙事之中，孙思邈不断在经典和"愚医"之间建立起一种冲突的关系。在讨论"诊候"的一开始，他这样写道："夫欲理病，先察其源，候其病机，五藏未虚，六腑未竭，血脉未乱，精神未散，服药必活，若病已成可得半愈，病势已过，命将难全。"①此段文字见于《神农本草经》卷上。其话题的核心在于，诊候的第一步在于区别"生死"，即医术的限度在于无法治疗"死病"，而医者在诊断之时先要确定这一点。这样的论述曾在《史记·扁鹊仓公列传》中在扁鹊与中庶子之间展开，而脉象之意义由之展开②。然后孙思邈进入了诊候之法的说明："夫诊候之法，常以平旦阴气未动，阳气未散，饮食未进，经脉未盛，络脉调均，气血未乱，精取其脉，知其逆顺，非其时不用也，深察三部九候而明吉之。"③此段文字亦来自早期医学经典，见于《黄帝内经素问》第十七篇"脉要精微论"。然后孙思邈阐述了他对上医、中医和下医的区分："古之善为医者，上医医国，中医医人，下医医病，又曰上医听声，中医察色，下医诊脉，又曰上医医未病之病，中医医欲病之病，下医医已病之病，若不加心用意，于事混淆，即病者难以救矣。"④之后进入"三部九候"的讨

---

① 《孙真人千金方》卷一·"诊候"第四，7页。
② 对扁鹊和中庶子对话的分析请见李建民《发现古脉——中国古典医学与术数的身体观》，1—10页。
③ 《孙真人千金方》卷一·"诊候"第四，7页。
④ 《孙真人千金方》卷一·"诊候"第四，7页。

论,《黄帝内经素问·三部九候论》以三部为人体之划分,但孙思邈这里的三部之分,用的是"寸关尺"的说法。并且给出了自己的阐释:"上部为天肺也,中部为人,脾也,下部为地,肾也,何谓九候,部各有三,合为九候,上部天,两额动脉,主头角之气也,上部地,两颊动脉,主口齿之气也,上部人,耳前动脉,主耳目之气也中部天,手太阴,肺。之气也,下部地,手阳明,胸中之气也,中部人,手少阴,心之气也,下部天,足厥阴,肝之气也,下部地,足少阴肾之气也,下部人,足太阴脾之气也,合为九候。"①由此来批评"愚医":"愚医不迤三部九候及四时之经,或用汤药倒错,针灸失度,顺方治病,更增他疾,遂致灭亡,哀哉蒸民,枉死者半,可为世无良医,为其解释经说。"②这是孙思邈论点的典型例证,即他用自身阅读经典所得的看法来批评他所谓的"愚医"。在这段论述的最后,他回到了《史记·扁鹊仓公列传》中的六不治说:"史记曰,病有六不治,骄恣不论于理,壹不治也,轻身重财,贰不治也,衣食不能适,叁不治也,阴阳势萦,藏气不定,肆不治也,形羸不能服药,五不治也,信巫不信医,六不治也。"③并提出了他对六不治说的看法:"生候尚存,形色未改,病未入腠理,针药及时,能将节调理,委以良医,病无不愈。"④于是,一个指南的写作逐渐变成了一种阅读经典的体验,而在不断的经典引用和解读之间,孙思邈建立起了良医和愚医之间的身分差异。也就是说,对身体解读的实践需要从经典中获得指南,而这一过程塑造了孙思邈理想中的"大医"身分。同时,在这个过程中,他建立了自己撰写的方书的权威和意义,即"须熟读此方","始可与言于医道者矣";由此,他撰写的医书与"涉猎群书"构成了知识习得的两个基本要素。在前文分析唐初医学文本知识的运作时,指出了方、方书的流动和"验"的价值如何在流动中建立,孙思邈对自身方书价值的强调,显然试图将他的写作与这个时代流动的知识区别开来,而这种区别也是建立在经典的权威之上的。可以说,在孙思邈这里,大医的身分、写作医书的合法

① 《孙真人千金方》卷一"诊候"第四,7 页。
② 《孙真人千金方》卷一"诊候"第四,7 页。
③ 《孙真人千金方》卷一"诊候"第四,7 页。
④ 《孙真人千金方》卷一"诊候"第四,7 页。

性、以及两者之间的关联都是基于这个时代书籍秩序下经典权威的塑造的。

第二节　被彰显的为医之体与 被遮蔽的感官之知

　　但是这并非意味着，在孙思邈的论述之中阅读文本完全取代了阅读身体的位置。前文提及，孙思邈形象的塑造，显然与其《千金方》中的自我叙述有密切的关联。并非只是自我医理的陈述，同时也将自身的经历作为医方验效的说明，我们再次引用前文曾讨论的条目：

> 　　治热毒下黑血，五内绞切痛，日夜百行气绝欲死方。
> 　　黄连（一升）、龙骨、白术（各二两）、阿胶、干姜、当归、赤石脂（各三两）、附子（一两）。
> 　　右八味以水一斗，煮取五升，分五服，
> 　　余以贞观三年七月十二日忽得此热毒痢，至十五日，命将欲绝，处此方药，入口即定。[1]

前文已经提及方书中以自我第一语气叙述的行文习惯，而这里试图进一步分析其叙述展开的过程。如果仔细分析其中的记载，其实第一人称的叙述是有两种身分的，即作为医者和病者。正如前文所分析的，在这里第一人称的叙述将医者转化为病者，在描述疾病体验时，以疼痛和"欲死"为核心，而在描述使用方药的结果时，则戏剧性的以"即验"为结束，以说明医方之验效。但是在其他的一些医方中并未出现这个转化的过程，但是也提到病者"欲死"：

---

[1]　《孙真人千金方》，283—284 页。

　　　　人参汤,治男子五劳七伤,胸中逆满,害食,乏气呕逆,两胁下胀,
少腹急痛,宛转欲死,调中平脏理绝伤方。

　　　　人参、麦门冬、当归、芍药、甘草、生姜、白糖(各二两)、前胡、茯
苓、蜀椒、五味子、橘皮(各一两)、桂心(二两)、大枣(十五枚)、枳实
(三两)。

　　　　右十五味咬咀,取东流水一斗半渍药半日,用三岁陈芦梢以煎
之,取四升,纳糖复上火煎,令十沸,年二十以上六十以下,一服一升;
二十以下六十以上,服七八合;虽年盛而久羸者亦服七合,日三夜一。
不尔,药力不接,则不能救病也。要用劳水陈芦,不则,水强火盛猛,
即药力不出也,贞观初,有人久患羸瘦殆死,余处此方一剂则差,如汤
沃雪,所以录记之,余方皆尔,不能一一具记①。

　　在此方中虽然也有医者第一人称的叙述,但是这种叙述并未转化为自身
的患病体验。但是在这里依然出现了"宛转欲死"的说法,这种说法与医
者"羸瘦殆死"的观察同时存在于一条医方的叙述中。当以第一人称叙述
是医者的时候,就出现了一个问题,即医者如何知晓病人疼痛和"欲死"的
体验的。

　　如果从前文的论述,其答案似乎在一个身分的转化过程中,医者从自
己是病人的体验,通过阅读医书进而成为治疗者。但是,孙思邈却用一个
伦理性的答案回答了这个问题,在这里孙思邈提出了一个成为"为医之
体"的概念:"夫为医之体,欲得澄神内视,望之俨然,宽裕汪汪,不皎不昧,
省病诊疾,至意深心,详察形候,纤毫勿失,处刺针药,无得参差。"②在这
里,"详察形候,纤毫勿失,处刺针药,无得参差"的讨论,跟前文许胤宗强
调医意之难的要素相重合,那么如何实现"至意深心",关键在于"为医之
体"的塑造。它并非始自于医者对病人的观察,而是开始于医者反向自身
的"澄神内视",而由此形成的却是他人的观感,即俨然之貌。这种俨然之

————————

① 《备急千金要方校释》,426 页。
② 《孙真人千金方》卷一,4 页。宋代校正医书局本的《备急千金要方》作"大医之体",见
　 《备急千金要方校释》,3 页。

貌与"宽裕汪汪,不皎不昧"的态度,构成了"为医之体"的论述与医者实践伦理的叙述关联,在"为医之体"的文字之前,孙思邈写道:"凡大医治病,必当安神定志,无欲无求,先发大慈恻隐之心,誓愿普救含灵之疾。"①安神定志与之后"为医之体"的叙述相一致,而治病无欲求的"大慈恻隐之心"则明显有佛教影响的痕迹②。

　　在之后进入了具体的要求,包括对寻求治疗者一视同仁:"若有疾厄求救者,不得问其贵贱贫富,长幼妍媸,怨亲善友,华夷愚智,普同一等,皆如至亲之想。"③以及治疗时以治病优先,而不过多考虑自身:"亦不得瞻前顾后,自虑吉凶,护惜身命,见彼苦恼,若己有之,深心凄怆,勿避崄巇,昼夜寒暑,饥渴疲劳,一心赴救,无作功夫形迹之心。如此可为苍生大医。"④在这里提到医者对病人身体和情感的体认。另外对病人的身体状况不起芥蒂之心:"其有患疮痍下痢,臭秽不可瞻视,人所恶见者,但发惭愧凄怜幽厄之意,不得起一念蒂芥之心,是吾之志也。"⑤

　　然后在"为医之体"之后又强调医者到病家的行为要求:"又到病家,纵绮罗满目,勿左右顾眄,丝竹凑耳,无得似有所娱,珍羞(馐)迭荐,食如无味,醽醁兼陈,看有所失。所以尔者,夫一人向隅,满堂不乐,而况病患苦楚,不离斯须,而医者安然欢娱自得,兹乃人神之所共耻,至人之所不为,斯盖医方之本意也。"⑥在这里,孙思邈为"为医之体"提供了一种关于医者伦理的叙事和行为规范作为语境,即医者的身体以及他使用自己

①　《孙真人千金方》卷一,3页。
②　对此段的分析可见富士川游《医術と宗教》,东京:第一书房,1937年,39页;柳存仁《道教史探源》,北京大学出版社,2000年,250页;马伯英《中国医学文化史》,上海人民出版社,1994年,360页。
③　《孙真人千金方》卷一,3页。缺字据宋代校正医书局本的《备急千金要方》补,见《备急千金要方校释》,2页。
④　《孙真人千金方》卷一,3页。缺字据宋代校正医书局本的《备急千金要方》补,见《备急千金要方校释》,2页。
⑤　《孙真人千金方》卷一,4页。"幽厄",宋代校正医书局本的《备急千金要方》作"忧恤",见《备急千金要方校释》,3页。
⑥　《孙真人千金方》卷一,4页。缺字据宋代校正医书局本的《备急千金要方》补,见《备急千金要方校释》,3页。另,这段文字两本最重要的区别在于最后一句,是"医之本意",还是"医方之本意"。

的身体感官为病人诊断治疗，其核心在于一种医者伦理上的立场。而医者对病人病痛的感知，也被视为这个伦理的立场的一部分。这个伦理的立场中隐含着佛教的因素，但如果回到前文的论述，会发现孙思邈将其与经典相联系："不读《内经》，则不知有慈悲喜舍之德。"①如果最后这段引文中确实是以"医方之本意"结尾的话，那么经典在这里成为了医者获得医学实践伦理的权威来源。但是这里的经典是什么，却依然有争论。任应秋和干祖望都认为这里有一个讹字，即"内经"是"内典"之误，因为《内经》没有这慈悲喜舍之说，所以这里孙思邈应该讨论的是佛典②。虽然这一判断并没有版本上的证据支撑，但是却跟前文讨论"大慈恻隐之心"相一致。如果我们不纠结于阅读的经典是什么，而关于阅读经典与伦理性建立之间的关系。由此，经典的意义被再次展开，在这个过程中，医者可以体认病人的疾痛，其基础并非在于医者自身的疾病体验而在于"为医之体"的塑造，虽然医者自身的疾病体验可以作为"验"的基础。所谓的"体"，在之前的讨论中已经强调，中国古代"体"在词源上和概念上与"礼"的关联③。也就是说，它不仅意味着身体及使用身体（包括感官）进行的知识和实践活动，也意味着一种在礼的规范下的身体及其实践。由此而言，"大医之体"的建立也是一种关于医者的礼仪及其规范之下行为举止和身体实践的建立。而在此基础上"体"一方面与"情"相关，体现为"慈悲喜舍"④，另一方面则与一种伦理性的基础相关。正如前文所指出的，从扁鹊开始的叙事，中国医学就将医者的责任不仅限于治疗，也在于判断"生死"。宣布病者在已有医学知识的范围之内是不可救治的，进而宣布其死亡，一直是在医学中延续的关键伦理问题，却也与医学的知识论相互缠绕，即，医学知识

① 《孙真人千金方》卷一，1 页。
② 任应秋《任应秋论医集》，北京：人民卫生出版社，1984 年，94 页；干祖望《孙思邈评传》，南京大学出版社，2005 年，101 页。
③ Thomas P. Kasulis, Roger T. Ames, and Wimal Dissanayake, eds. *Self as Body in Asian Theory and Practice*, Albany: State University of New York, 1993, pp.149 - 291. Mark Edward Lewis, *The Construction of Space in Early China*, Albany: State University of New York Press, 2006, p.14.
④ 对于中国古代"体"、"情"、"色"的最新讨论请参见 Curie Virág, *The Emotions in Early Chinese Philosophy*, Oxford: Oxford University Press, 2017, p.34 - 35.

重新界定了什么是死亡①。这使得伦理判断的合理性要基于知识判断的合理性,但是什么能保证知识判断的合理性呢? 在孙思邈这里,是"为医之体"与其背后的隐含的医者之礼,使得医者能够与病家共情,而共情构成了知晓病人体验的基础。以"为医之体"来"知其欲死",将"体"与"礼"已当面作为"德"的约束,一方面,可以以"情"感知病人的身体,进而成为了"知"的基础和保障。医者的体、礼、德、情与知,被"为医之体"串联成为了一个整体。

但如果进一步分析其关于"为医之体"的论述,其中则渗透着之前书单之中各种经典的影子,儒家经典对于体、礼、情、色的论述,佛经关于慈悲喜舍的论述以及道经关于内视的论述。"为医之体"是基于一种医者自身伦理性的建立,而这种伦理性的建立再次跟经典的阅读密切相关。也就是说,阅读经典不仅构成了医者伦理性的基础,也进而构成了医者体认病人身体的认识基础。

在这里,孙思邈已经快要接近到许胤宗关于知识的问题及其背后的伦理困境。而许胤宗问题的关键,在于心手之间的"意"要如何把握,能否表达于医学文本,而随之衍生的伦理问题是,知识的恰当传递更为重要,还是传播医学知识治疗病人更为重要。以下以孙思邈对"处方"和"理病"的讨论加以分析。

在前文讨论尝药时,曾指出孙思邈在论述如何处方时引用《药对》。在引《药对》之前,其论言:"夫疗寒以热药,疗热以寒药,饮食不消以吐下药,鬼疰蛊毒以蛊毒药,痈肿疮瘤以疮瘤药,风湿以风湿药,风劳气冷各随其所宜。"②此段论述来自于《神农本草经》,而其中寒热相对的论述则亦见于《黄帝内经素问》"至真要大论篇"第七十四:"治寒以热,治热以寒。"③也就说,与前文论述"理病"时一致,孙思邈的论述还是源自于医学经典。之后又引"雷公":"药有三品,病有三阶,药有甘苦,轻重不同,病有新久,寒

① 在现代医学中典型的例证就是"脑死亡"概念的建立,对其的讨论可见 Margaret Lock, *Twice Dead: Organ Transplants and the Reinvention of Death* (University of California Press, 2001.)。
② 《孙真人千金方》卷一,9 页。
③ 郭霭春主编《黄帝内经素问校注》,北京:人民卫生出版社,1992 年,1062 页。

温亦异。重热腻酢咸醋药石并饮食等，于风病为治，余病非对。轻冷甘苦涩药草石饮食等，于热病为治，余病非对。轻热辛苦淡药饮食等，于冷病为治，余病非对。其大纲略显其源流，自余睹状可知。临事制宜，当识斯要。"①从《神农本草经》开始，问题的关键在于如何在药物和疾病之间建立连接，药物和疾病被分别与属性相关联，而这些属性之间的关系构成了药物和疾病相关联的基础②。

　　但是这样的关系也是一个动态的过程，如果我们回到前文关于"诊候"的讨论，孙思邈引"经说"："地水火风，和合成人。凡人火气不调，举身蒸热；风气不调，全身强直，诸毛孔闭塞；水气不调，身体浮肿，气满喘粗；土气不调，四肢不举，言无音声。火去身冷，风止气绝，水竭则无血，土散则身裂。"③之后应该是孙思邈的评论，同样以愚医为批评对象："然愚医不思脉道，反 治 其病，使藏中五行共相克切，如火炽然，重加其油，不 可不慎 ，凡四气合德，四神安和，一气不调，百一病发生，四神动作，四百 四病 同时俱发，又云：一百一病，不治自愈，一百一病，须治而愈，一百一病，虽治难愈，一百一病直死不治。"④此段文字被视为地、水、火、风四大说与中国古代医学五行说的调和，这里的经说，跟佛经有所关联⑤。但是论

---

① 《孙真人千金方》卷一，9 页。关于此段话是出自《药对》见于宋代校正医书局本的《备急千金要方》，可能是宋臣所补，见《备急千金要方校释》，9 页。

② 第八章已经提到葛兰言（Marcel Granet）曾将阴阳和其他二元对应称为关联性思维（correlative thinking）；葛瑞汉（A. C. Graham）认为这种思维方式试图全面明晰的排列所有对立和比较，以建立一种基本的思维模式。他借用结构主义语言学的概念"聚合体/结构段"（paradigm/syntagm）来进行分析。见 A. C. Graham, "Yin-Yang and the Nature of Correlative Thinking", *Philosophy East and West*, 38(2), 1988, pp. 203 - 207. 中译见《阴阳与关联思维的本质》，艾兰、汪涛、范毓周编《中国古代思维模式与阴阳五行说探源》，南京：江苏古籍出版社，1—57 页。

③ 《孙真人千金方》卷一"诊候"第四，7 页。

④ 《孙真人千金方》卷一"诊候"第四，7 页。补文自宋代校正医书局本的《备急千金要方》，见《备急千金要方校释》，6 页。

⑤ 马伯英，高晞，洪中立《中外医学文化交流史——中外医学跨文化传通》，上海：文汇出版社，1993 年，668 页；朱建平《中国医学史研究》，北京：中医古籍出版社，2003 年，304 页。关于四大论，请参考王俊中《中古佛教医学几点论题刍议——以"四大"和"病因说"为主》，《古今论衡》第 8 期，2002 年，130—143 页。而关于四大论和五行相调和的学说，范家伟列举《诸病源候论》《千金要方》《天竺经眼论》等加以分析，见范家伟《张仲景〈五脏论〉研究》，《中国文化研究所学报》第 45 号，2005 年，36—37 页。

述的重点,在于如何了解身体运行的机制。孙思邈又引张仲景之说:"欲疗诸病,当先以汤荡涤五藏六腑,开通诸脉,顺治阴阳,中破邪僻,润泽枯朽,悦人皮肤,益人气力,水能净万物,故用汤也。若四肢病久,风冷发动,次当用散。散能逐邪,风气湿痹,表里移走,居无常处,散当平之。次当用丸。丸药者,能逐风冷,破积聚,消诸坚癖,进饮食,调和荣卫,能叁合而行之者,可谓上工,故曰:医者,意也。"①在这里引用张仲景对"医者,意也"的强调,其中的关键在于药剂形态的选择,取决于对于身体运行的了解。而这一了解却是基于前文提及的药物和身体的属性,只是将药剂的形态也纳入其中,并且将其视为一个动态的过程。

如果我们回到《药对》,其中则强调:"夫众病积聚,皆起于虚,虚生百病,积者五藏之所积,聚者六腑之所聚,如斯等疾,多从旧方,不假增损,虚而劳者,其弊万端,宜应随病增减,古之善为医者,皆自采药,审其体性所主,取其时节早晚,早则药势未成,晚则盛势已歇,今之为医不自采药,且不委节气早晚,只共采取,用以为药,又不知冷热消息,分两多少,徒有疗病之心,永无必愈之效,此实浮惑聊复审其冷热,记其增损之主耳,诸药无有一一历而用之,但据体性冷热,的相主对,聊叙增损之一隅,入处方者宜准此。"也就是说,从《药对》开始问题已经有所转变,即,问题的关键是如何在面对旧的医方和病人时,增减药物。前文曾提及,徐之才的《药对》需要在这样一个背景下理解,即南北朝医学家族在尝药和成为治疗者之间的张力,尝药是孝的体现,而也在不同的亲属关系之间延伸,而医学家族中学习医术成为治疗者,使得尝药从单纯的药之温凉,回到对药物性质的判断。孙思邈在前文的论述之后,延续了这段讨论,在这里的核心都不再是面对疾病时如何重新处方,而是如何根据病人的情况和药物调整。也就是说,在这里医者的选择在于面对医学文本和病人之间。而"意"的关键也已经转换,而这样的转换恰巧意味着,这个时代医学知识的关键是如何在已有的医学文本和病人的身体之间建立起"关联",心手之间流动的"意"也就被等同于在医学文本和"为医之体"之间的"意"。在这里,最后

①　《孙真人千金方》卷一"诊候"第四,8页。

的环节被关联起来，孙思邈为自身的医学写作奠定了知识论的基础，也部分回答了许胤宗的疑惑及其背后的伦理困境。而在这里，"物交物"的感官之知、经典文本的权威、作为礼仪和身体运作的为医之体及其背后的伦理论述都连接了起来，成为"意"能在医书写作中表达的基础，而在此基础上，作为整体的"大医"也逐渐浮现。但是这个过程显然也是对感官之知遮蔽的过程，这种遮蔽不仅是对感官如何知晓药物和病人身体的遮蔽，同时也是感官如何参与文本理解的过程的遮蔽。

第三节　写作与身分

在前两节中，试图想象一段在许胤宗与孙思邈之间展开的对话，面对许胤宗关于"医意难言"的疑问，孙思邈提供了一个复杂的解答。这个解答以一个倒转的书单开始，强调阅读的重要性，并由此将经典的权威变成医学知识重要的权威来源。但同时，他在医方中也呈现出医者感知乃至体验病人的重要性，这种重要性既基于一种伦理性的需求，也构成了医者体认病人身体的认识基础。但是在其背后，却又是经典的意义。最后他将医学知识的关键从心手之间流动的意转换为医学文本和身体之间的意。但是正如前文所说，许胤宗的质疑，并非在于质疑经典的权威，而更关键的是，一个医者能否成为一个写作者，而孙思邈用自身的写作回答了这个问题。但是，在这里是否能将孙思邈的回答视为他自身的"创造"呢？还是需要在知识表述和身分叙事的结构之中理解他的回答？前文假设他与许胤宗的对话，已经呈现了他的回答与这个时代知识议题之间的关系，而后文则需要讨论这段回答与身分叙事之间的关系。

与许胤宗不同，孙思邈在《千金要方序》中提到其写作的目的："余缅寻圣人设教，欲使家家自学，人人自晓。君亲有疾不能疗之者，非忠孝也。"[①]也就是与其反复讨论的为医之道略有差异，他写作是希望所有人都

---

① 《孙真人千金方》，1页。

能够通过医书而成为治疗者。这与他早年罹患疾病与之后的医书阅读的经历相类似:"吾幼遭风冷,屡造医门,汤药之资,罄尽家产,所以青衿之岁,高尚兹典,白首之年,未常释卷,至于切脉、诊候、采药、合和、服饵节度将息避慎,一事长于己者,不远千里伏膺取决,至于弱冠,颇觉有悟,是以亲怜中外有疾厄者,多所济益,在身之患,断绝医门,故知方药本草不可不学。"①于是孙思邈写作的目的似乎是复制其自身的经历,支持其写作的论述在于,一个医者应该写作,将其他病患(读者)变成医者。在这里,有两对身分的范畴成为了分析的关键,写作者/读者,医者/病患。在导论中已经分析了写作者和读者的身分,这里要引入的分析范畴,是医者与病患。罗伊·波特(Roy Porter)在1985年的一篇文章中提醒医学史的研究者注意病人的视角,从而建立一种自下而上的医学史②。范家伟近来试图以此视角观察中古的医学史,并以诗歌材料观察病人的立场③。但需要提醒的是,罗伊·波特试图以病人角度观察十八世纪医院等医疗机构的兴起,如何重塑"现代"的医生与病人的关系④。如果以十八世纪以来的"现代"医者与病人的身分界定观之,孙思邈的身分似乎在"医者"与"病人"之间转化,而转化的关键在于阅读医书。而正如前一节对为医之体的分析,这种转化的过程在某个意义上构成了医者和病者之间共情和知晓的基础。

　　但是如果回到这种身分的历史语境,如前文曾讨论的,与孙思邈相似的从病人或者病人家人到医者的经历叙述,出现在南北朝以来的士人

---

① 《孙真人千金方》,1 页。

② Roy Porter, "The Patient's View: Doing Medical History from Below", Theory and Society, 14, 1985, pp.175 - 198.

③ 范家伟《中古时期的医者与病者》,上海:复旦大学出版社,2010 年;参见肖荣的书评,《医学史的两个视角:医者与病者》,《南方都市报》2010 年 10 月 24 日。

④ Dorothy Porter and Roy Porter, Patient's Progress: Doctors and Doctoring in Eighteenth-Century England, Cambridge: Polity Press, 1989. 类似的视角还可参考 Mary E. Fissell, "The Sick and Drooping Poor in Eighteenth Century Bristol and Its Region", Social History of Medicine, 2, 1989, pp.35 - 58. Idem., "The Disappearance of the Patient's Narrative and the Invention of Hospital Medicine", Roger French and Andrew Wear, eds., British Medicine in an Age of Reform, London: Routledge, 1992, pp. 92 - 109. Idem., Patients, Power, and the Poor in Eighteenth-Century Bristol, Cambridge: Cambridge University Press, 1991.

家族的叙事中,因自身疾病或家人疾病进而阅读医书成为医者的经历在南北朝已是一种主要的习医叙述。但是这种习医的叙述和医者的经历严格意义上却并不是一种"医者的身分"。前文也已指出,南北朝的医学家族尝试与世代行医的医者区分其身分,强调自身不以医为业。也就是说,南北朝医学家族的身分叙事与孙思邈的差异在于,他们同样强调阅读医书习医的路径,强调习医在家族内的"孝"的价值,也注重与经典相关的撰著,但是他们并不强调自身"医"的身分。于是,"士"与"医"的身分构成了第三对的身分分析范畴,而值得留心的是,士与官僚身分之间的关联。

要将这三对分析范畴代入到对孙思邈的观察中,意味着将其放入到对孙思邈经历和生活时代的观察中。前文以山林、宫廷和士人世界,对孙思邈的经历及其叙事进行了讨论,山林构成了孙思邈知识权威的来源,但是孙思邈在写作时面对的知识群体却与当时宫廷中的医官和士人有密切的关系。孙思邈方书中谈论在朝大医的方式显然体现出一种对其权威的挑战和竞争的姿态,而他与卢照邻等士人的师徒关系以及他写作方式与崔知悌方书的相似性,体现出他试图在写作上与之接近的努力。

这样在朝大医和习医或者好医的士人之间的身分差异要放在南北朝以来士人与医学知识的身分认同变化之中观察。对于南北朝时期的士人而言,医学知识在个人知识的层面,既是一种实际的需求,也是在博览的风气之下强化的知识兴趣;而在家族的层面,它与孝道的医疗照顾实践关系密切,同时医术的知识也为士人及其家族在乡里赢得声誉,并提供其入仕的凭借。而其是否以医为业的身分其实有两个层面,一方面是士庶的差别,另一方面则在于是否担任医官。南朝士人是否担任医官,与医学如何能帮助其实现家族与个人实现其在官僚系统中的期待相关。医学家族成员北奔之后,医官的身分开始强化。服侍皇帝医药饮食的官员在北朝的权力运作中占有重要的地位,而北奔之后的医学家族失去了原有的乡里家族力量支持,凭借医术见幸迁任高官成为其重要选择。进入隋唐时代,太医署和其他医学官署继承了南北朝医学家族传统,选拔医学家族成员进入官方医学教育机构并担任医官。这一制度倾向,其背后很可能有医学家族凭借自身家族势力的强力推动，在政策的运作上，他们很有可能在努力控制选拔医学官员的"入口"，以保证自身家族的势力和利益。但也面对着各种问题，最突出的就是"伎术官"身分的逐渐成立。现有的证据无法说明，"伎术官"身分逐渐成立过程中诸次政策的变化是否是为了限制医官等群体的身分，但是其结果，既将医学官署的教育变成了一种出身，又限制了伎术转迁的范围和上限。将医学家族的子弟纳入官方医学教育，在达到考核标准之后，通过限制其转迁尽量使得他一直在官方医疗机构中服务。这一趋势，破坏了医学家族在"以医为业"和"以医求官"之间保持的"微妙差异"，尝试使两者合流。同时，官僚制度内部的流动性，也为医学家族的成员提供了其他进入官僚系统的方式，以及规避"伎术官"身分的可能。这使得医学又重新成为了其入仕与转迁的一种"备选"资源，提供了一种实现其在官僚系统内预期的方式。如果没有机会担任医官，或者有比担任医官更好的仕途选择时，他们就变成学习医术的士人。医学对他们而言，回到了南北朝时期的"基本意义"：个人的知识兴趣和家庭内部医疗照顾的需求。

如果在此背景下理解孙思邈的身分话语，他将当朝大医视为自身的竞争对手，或者说以自身知识与他们的竞争作为建立自身声誉的基石；却又将习医/好医士人的方书视为自身写作重要的文类来源。当他将医学家族中的医官称为"在朝大医"的时候，显然将他们视为医者，是他同身分的竞争者，而习医/好医士人则是他可能的医疗市场或者读者，以及他的家族成员在医学之外的场域获得成功的社会网络。而要进入这个网络，与他们的社会交游以及如他们一样写作显然是重要的要素。这样的身分叙述，在"士—医"的身分之间展开，要试图将其进一步分离，我们需要从知识阶层的阶层性和流动性对其进一步讨论。

知识阶层的等级性是一个不能回避的话题，在对这个时代的观察中，士族身分的成立和解体一直是叙述的核心。于是试图以一种方式进入士人的世界，依然是医学群体努力的方向。孙思邈的读/写的身分需要在这样的一种知识阶层的等级性和医/病之间的转换中理解，他试图以士人的方式阅读、写作，以模仿他们的方式来进行对话，而这种模仿的方式基于一种从病人阅读医书而成为医者的过程。但是士人阅读医书而成为医者的过程，本身将读者/写作者与病人/医者的转换变成了同一过程，在这个过程中病人/医者的身分建立于医方交换的网络和自我经验的传递过程之中。而在这个意义上，他们的身分也不必固定于"医"之上。但与医学家族试图将医学知识与自身身分做"区隔"的努力不同，他试图以此建立"医"的身分，与此身分相关，他也试图在书籍的秩序之中建立医学经典的价值。也许正因为这样的身分拉扯，他才在《千金要方序》中称："以为人命至重，有贵千金，一方济之，德逾于此，故以为名也。未可传于士族，庶以贻厥私门。"①当《千金方》写成之后，本身就具有了"千金"的价值，不论是否有士族的阅读者，都可以建立自身独立的价值，它不再附庸于士人博览的知识兴趣，作为书籍秩序的边缘而存在，而这也成就了一个撰写医书者的意义。正如前文对书籍秩序的分析一样，孙思邈深深嵌入在士人、宫廷和官僚制度的相关身分话语秩序之中，但他的叙述正在试图借此颠覆乃至创造出一个独立于原有秩序的医者和医学写作者的身分，在这里一个不在朝的大医的身分逐渐浮现出来。它的诞生并非意味着，医学身分脱离了士人文化、宫廷、官僚制度的权力经纬而"独立"，相反它是通过模仿和颠倒这些权力关系，甚至是在这些权力关系中遭遇挫败，而在其缝隙之中浮现。

第四节　知识可以讲故事吗？
——古代文本和当下医学史的写作

百慕达(Miranda Brown)在试图重新解释《左传》中对于医和的记载时，强调医和与其被视为一个历史人物，不如被视为一个文学作品中的人物角色，《左传》的作者为了强化叙述而创造的虚构人物，这一段是政治性

① 《孙真人千金方》，1页。

的寓言,而不是医学史中的一个重要时刻①。这样的论述在提醒我们历史文本需要在其语境中解读,但是问题是,什么是医学史,什么样的记载才是医学史相关的? 特别是,如果我们将医学史视为一种现代的学科,而现代历史写作的过程,就是不断以现代学科的眼光去遭遇古代的文本。如果我们更切近的观察百慕达的论述,她的论述是关于历史文本中医者的叙事和记载,以及这些叙事和记载中透露出的"医学信息"。这两个方面构成了"伟大医者"叙事的基本要素,其传奇的治疗经历成就了大医的价值,而叙事和记载则构成医学历史上的"贡献"以及知识发展的历程。百慕大解构的努力在于文本的语境,这些文本的写作意图/"作者"意图是什么,是在向谁说话? 这些文本写作的"作者"意图和读者群与"医学"相关吗,与"医学史"相关吗? 这样的追问,试图提醒解读古代文本的限度。但是,这是否意味着,古代文本的边界是不可打破的,现代的写作只能是这些文本的"复述"。那么古代文本中就没有遮蔽和掩盖吗? 这个问题的吊诡之处在于,医学史是一门现代的学科,古代"作者"不可能为一门现代学科写作,而现代学者可能也从来不是期待中的读者群。于是,写作堕向了虚无。就如导论中对现代医学史作为一个学科建立过程的讨论,这样的批评再次将自身限于"错位"的囹圄之中而动弹不得。

我们再次站在了导论里提出的问题的十字路口,即,以理解过去创造知识的方式来帮我们创造新的知识,而非以当下的身分困境干涉我们理解过去知识创造的过程。那么这一错位的关键在哪里? 导论中指出,现代医学史的构建过程中,谁有权力写作医学史,与现代医学群体的塑造以及医学史本身面对的危机密切相关。而医学史研究近三十年的路径,都在尝试颠覆历史书写中原有的权力关系,从而发掘不同历史叙述的路径,这本身也是一个身分问题。但是这些颠覆也都需要回答一个基本的历史学问题,即如果依据的历史记载都是历史中掌握"写作权力"的群体所书写,那么现代的研究者是否有可能在此之上书写出"弱者"与"他者"的历

---

① Miranda Brown, *The Art of Medicine in Early China: The Ancient and Medieval Origins of a Modern Archive*, Cambridge University Press, 2015.

史？因为我们所拥有的却是我们所反对的。这样的怀疑引导出不同的研究路径，研究者试图回到"广义上的文人和他们朋友的思想史"（the intellectual history of the semi-literate and their friends）①，更重视文本书写中呈现的意义。不过，即使这样的疑惑使得我们反思研究和书写的基础，是否就意味着"退却"，满足于文本中所呈现的，而不追问其背后或掩盖的历史图像？答案却依然是否定的。"弱者"与"他者"，无论在文本中是否扭曲乃至掩盖了他们的声音，都不意味着他们不是历史中"真实"的存在。在这里，我们"无知的方式"比我们"知晓的方式"更重要②。

于是"写作的权力"成为了关键，它既意味着解读古代文本的路径，也成为了现代写作的关键。在本书的例证之中，是否写作医书与医学身分之间的张力就展开了种种可能，这种身分的可能性基于知识和写作技术的流动，士人对于医学知识的兴趣和医学群体的写作的展开，成为了理解的关键。在医学历史世界中的主体，我们的研究对象，是具有多重社会身分与期待的个体。历史中被他们所书写，又记载他们自己的文本，虽然受制于种种文化的权力关系，但也如他们的身分认同一样，不能被简单的拆解为一种权力关系的二元对立，它们并不仅是医者叙述对病人痛苦的遮蔽，也不仅是具有书写权力者对不通文墨者的暴力，也不完全是男性书写对女性声音的遗忘，而是这些遮蔽、暴力和遗忘纠缠交结并覆盖于主体之上所形成的组合之物。我们尝试进入主体的生活和意义世界，而非将其划定为一个固定的外在的对象，即使我们会与他们一样被困其中。那么在本书之中，以知识表述和身分叙事为核心，呈现出复杂纠结的书写权力关系与主体的自我认同呢？揭示文本权力建立的过程，与反思在此话语背后的种种遮蔽与遗忘，是同一的过程。

---

① 这个术语来自 Mary Fissell，见"Making Meaning from the Margins: The New Cultural History of Medicine"，Frank Huisman and John Harley Warner eds., *Locating Medical History: The Stories and Their Meanings*，Baltimore and London: The Johns Hopkins University Press，2004，p.7.

② Giorgio Agamben，"The Last Chapter in the History of the World"，Giorgio Agamben，*Nudities*，translated by David Kishik and Stefan Pedatella，Stanford: Stanford University Press，2011，p.113.

　　本书试图提供一个首尾相连、结构严整的叙事,因为这是写作者的义务。但是本书更试图给阅读者提供一个观察角度的变化,或者阅读方式的改变。这意味着,面对每一个保留在文本上的历史叙述的断片,我们都要尝试给它一个多重坐标的位置。因为它的定位既在那个逝去的历史世界中,同时也是在我们自己的新的叙事之中。那么这样的叙事和问题可以提供怎样的一些故事?"故事"或叙事的成立,来自于主体在结构中遭遇与困境,得益于写作者、读者与写作对象之间的"联系"或"共鸣"。如导论中所承诺的,本书试图展示,这些叙事能够带给我们关于个体怎样的认识? 或者说,在其中个体的世界如何成就了这段叙事?

　　前文提及的这些对历史有影响,或者说在制造权力不平等的因素,机构、书写、技术等等,在历史中这些个体的世界里,却表现为种种的无常与失序,它们在日常生活中将个体逼到"绝境",或者使得他们怀疑自身把握生活的能力,甚至会危及他们认为至关重要的东西,而他们如何做选择?在医学的世界里,文本与身体经验这对冲突的对应体,可以被看作权力作用于个体的中介,却也可以看成个体应对无常与失序的方式。在这个意义上,对于感官之知和文本的感知和纠结,构成了每个个体的小世界。在大部分情况下,我们只能通过勾勒其群体来描绘很多匿名者。在太医署中,尝试通过官方编撰和修订的医学书籍,修正或者重塑自身的感觉世界的学生,即使他们本身已有不同程度的医学知识和经验。他们要学会看到一个官修图谱中的身体,在其中,经脉的流动,与五脏的联系,都已被决定。在他们之后的生涯中,他们还可能会参与到宫廷与医药相关的礼仪中,尝试体会到"正确"的味道。在国家机构中主持医书编撰的"撰者们",试图在国家的政治象征、传承的医学经典文本、国家的书籍制作、自身的知识体验等诸多问题之间做出平衡。当然依然有很多群体只留下片影,我们几乎无法勾勒出他/她们在面临怎样的选择。遭遇多舛的命运被没入宫廷的女医,她们是被"强迫"遗忘自身的身体经验,而遵照医博士口授的医学经典而进行医疗照顾的"女性"。在家庭中,也有为了遵照社会礼仪而参与尝药,却只能体会药之温凉的群体。

　　如果我们回到《旧唐书》卷一九一的许胤宗的传记,他最初在陈朝任新蔡王外兵参军,因用黄蓍防风汤气熏之法治疗柳太后的风疾而拜义兴太守。我们并不太清楚他医学知识的来源,也不清楚他跟当时重要的医学家族许氏家族之间的关系,不过,他以医术获得义兴太守的方式,与南朝的医学家族以医求官却不以医为业的取向相一致。而陈为隋所灭,他却开始担任尚药奉御,之后进入唐朝也很可能依然担任医官。这种选择也与北奔的医学家族的选择相一致。但是我们并不知道他如何在隋灭陈的战争和隋末的变乱之中生存下来,并依然在官署中任职,我们也不知道王朝的更迭对他来说意味着什么,但是他的医学知识在这个求生存的过程中显然扮演了角色。然后,传记的叙述就进入本书导论一开头的那个场景,他在面对疾疫的时候,需要做出一个选择,撰著医书以期待知识的传递能治疗更多的病人,还是坚持医学知识恰当的传递方式而拒绝撰著。正如前文的分析,他对医学知识的分析与《诸病源候论》的论述有颇多相似,既意味着他与宫廷医学之间的密切关系,甚至暗示着他在隋代可能参与到宫廷医学修撰的过程中。但是到了唐初,国家的权力在进一步介入医学修撰的时候,他选择了拒绝。在这个时候,他成为了那个要回答什么是医道的人。但是他自己觉得自己是医者吗? 或者更恰当的问法是,他自己认为,他在什么样的情景下会成为一位医者。而他对医道的回答,与他对自己身分问题的回答密切相关。在这时,医学身分的浮现不只找到了知识和伦理的底色,也终于成为了个体生命叙事的关键。这是本书想要追问的核心问题,当一个具有知识的个体在面对生命史中的变动与危机时,他们对应的方式当然是个体性的,但是当他们尝试以医学知识应对和理解生活中所面对的种种权力和危机之时(这种应对可能是凭借自身的书写、阅读方式,也可以是身体),也就是他们将自身的叙事与知识相融合或者冲突的时候。这提供了一种可能,就是我们可以将对知识的历史性理解转化成为解读他们叙事的一个路径。于是历史中的知识表述成为了重现身分叙事的可能性,这也为当下医学史的写作找到了另一种可能。

参 考 文 献

一、史 料
(史料按书名首字音序排列)

《八琼室金石补正》,陆增祥撰,《石刻史料新编》第 1 辑,台北:新文丰出版公司,
　　1982 年。

《八十一难经集解》,郭霭春编,天津科学技术出版社,1984 年。

《抱朴子内篇校释》(增订本),王明校释,北京:中华书局,1985 年。

《北齐书》,北京:中华书局,1972 年。

《北史》,北京:中华书局,1976 年。

《备急千金要方校释》,李景荣等校释,北京:人民卫生出版社,1998 年。

《春秋左传注》,杨伯峻注,北京:中华书局,1990 年。

《大唐西市博物馆藏墓志》,北京:北京大学出版社,2012 年。

《大正新修大藏經》,高楠順次郎、渡邊海旭編輯,東京:大正一切經刊行會,1927 年。

《道藏》,文物出版社、上海书店、天津古籍出版社,1988 年。

《道德真经广圣义序》,杜光庭撰,《道藏》14 册,文物出版社、上海书店、天津古籍出版
　　社,1988 年。

《读书敏求记》,钱曾撰,丛书集成初编,北京:中华书局,1985 年。

《法苑珠林校注》,周叔迦、苏晋仁校注,北京:中华书局,2003 年。

《古今姓氏书辩证》,王力平点校,南昌:江西人民出版社,2006 年。

《古今医统大全》,徐春甫撰,北京:人民卫生出版社,1991 年。

《汉魏南北朝墓志汇编》,赵超著,天津古籍出版社,1990 年。

《汉魏南北朝墓志集释》,赵万里著,北京:科学出版社,1956 年。

《后汉书》,北京:中华书局,1965 年。

《淮南子校释》,张双棣校释,北京大学出版社,1997 年。

《黄帝内经灵枢》,北京:人民卫生出版社,1963 年。

《黄帝内经素问校注》,郭霭春主编,吴仕骥等编写,北京:人民卫生出版社,1992 年。

《黄帝内经太素》,兰陵堂仿宋嘉祐刻本,1924 年,此据《续修四库全书》第 979 册,上海
　古籍出版社,2002。

《黄帝内经太素补注》,汉口:余生堂,1935 年。

《〈黄帝内经太素〉新校正》,钱超尘、李云校正,北京:学苑出版社,2006 年。

《金石萃编》,王昶撰,《石刻史料新编》第 1 辑,台北:新文丰出版公司,1982 年。

《金石三跋·二跋》,武亿撰,《续修四库全书》第 892 册,上海古籍出版社,1995 年。

《晋书》,北京:中华书局,1973 年。

《旧唐书》,北京:中华书局,1975 年。

《老子道德经注释》,楼宇烈校释,北京:中华书局,2008 年。

《雷公药对》,尚志钧、尚元胜辑校,合肥:安徽科学技术出版社,1994 年。

《礼记正义》,北京大学出版社,1999 年。

《历代名医蒙求》,周守忠撰,北京:人民卫生出版社影印宋临安本,1955 年。

《梁书》,北京:中华书局,1973 年。

《令义解》,《新訂増補國史大系》本,東京:吉川弘文館,1972 年。

《龙门石窟碑刻题记汇录》,刘景龙、李玉昆主编,北京:中国大百科全书出版社,
　1998 年。

《卢照邻集 杨炯集》,徐明霞点校,北京:中华书局,1984 年。

《卢照邻集校注》,李云逸校注,北京:中华书局,1998 年。

《毛诗正义》,北京大学出版社,1999 年。

《孟子译注》,杨伯峻译注,北京:中华书局,1960 年。

《南齐书》,北京:中华书局,1972 年。

《南史》,北京:中华书局,1976 年。

《平津读碑记》,洪颐煊撰,《石刻史料新编》第 1 辑,台北:新文丰出版公司,1982 年。

《千金翼方校注》,上海古籍出版社,1999 年。

《全隋文补遗》,韩理洲辑录,西安:三秦出版社,2004 年。

《全唐文补遗》第 1 辑,吴钢主编,西安:三秦出版社,1994 年。

《全唐文补遗》第 4 辑,西安:三秦出版社,1997 年。

《全唐文补遗》第 5 辑,吴钢主编,西安:三秦出版社,1998 年。

《全唐文补遗》第 7 辑,吴钢主编,西安:三秦出版社,2000 年。

《全唐文补遗》第 8 辑,吴钢主编,西安:三秦出版社,2005 年。

《全唐文补遗·千唐志斋新藏专号》,吴钢主编,西安:三秦出版社,2006 年。

《全唐文新编》,吉林文史出版社,2000 年。

《日本國見在書目錄·宮内廳書陵部所藏室生寺寫本》,東京:名著刊行會,1996 年。

《日藏弘仁本文馆词林校证》,罗国威整理,北京:中华书局,2001 年。

《神仙传校释》,胡守为校释,北京:中华书局,2010 年。

《石刻史料新编》,台北:新文丰出版公司,1982 年。

《史记》,北京:中华书局,1959 年。

《史通通释》,上海古籍出版社,1978 年。

《授堂金石跋·金石一跋》,武亿撰,《石刻史料新编》第 1 辑,台北:新文丰出版公司,
　　1982 年。

《说郛》,上海古籍出版社,1988 年。

《宋本册府元龟》,北京:中华书局,1989 年。

《宋本广韵》,北京:中国书店,1982 年。

《宋书》,北京:中华书局,1974 年。

《搜神记》,汪绍楹校注,北京:中华书局,1979 年。

《隋书》,北京:中华书局,1973 年。

《孙真人千金方》,北京:人民卫生出版社,1996 年。

《唐代墓志汇编》,周绍良主编,上海古籍出版社,1992 年。

《唐代墓志汇编续集》,周绍良、赵超主编,上海古籍出版社,2001 年。

《唐会要》,上海古籍出版社,1989 年。

《唐两京城坊考》,徐松撰,北京:中华书局,1985 年。

《唐律疏议笺证》,刘俊文笺证,北京:中华书局,1996 年。

《天一阁藏明钞本天圣令校证 附唐令复原研究》,中国社会科学院历史研究所天圣令
　　整理课题组、天一阁博物馆编,北京:中华书局,2006 年。

Tun-huang and Turfan Documents concerning Social and Economic History, I
　　Legal Text (A), edited by T. Yamamoto, O. Ikeda & K. Okano, Tokyo, 1980.

《魏书》,北京:中华书局,1974 年。

《文心雕龙注》,刘勰撰,范文澜注,北京:人民文学出版社,1962 年。

《文子校释》,李定生、徐慧君校释,上海古籍出版社,2003 年。

《新辑搜神记 新辑搜神后记》,李剑国辑,北京:中华书局,2007 年。

《新疆访古录》,王树楠撰,聚珍仿宋印书局印本,1918 年。

《新唐书》,北京:中华书局,1975 年。

《新纂大日本續藏經》,河村孝照編集,西義雄、玉城康四郎監修,東京:国書刊行会,
   1975—1989 年。

《续高僧传》,郭绍林点校,北京:中华书局,2014 年。

《褚氏遗书校释》,赵国华校释,郑州:河南科学技术出版社,1986 年。

《颜氏家训集解》,王利器集解,北京:中华书局,1993 年,588 页。

《医说》,张杲撰,《中国医学珍本丛书》本,上海科学技术出版社影印,1982 年。

《医说》,张杲撰,上海科学技术出版社影印宋本,1984 年。

《医学入门》,李梴撰,北京:中国中医药出版社,1995 年。

《宜禄堂金石记》,朱士端撰,《石刻史料新编》第 2 辑,台北:新文丰出版公司,1979 年。

《艺风堂金石文字目》,缪荃孙撰,《石刻史料新编》第 1 辑,台北:新文丰出版公司,
   1982 年。

《酉阳杂俎》,段成式撰、方南生校点,北京:中华书局,1981 年。

《语石·语石异同评》,陈公柔、张明善点校,北京:中华书局,1994 年。

《长安高阳原新出土隋唐墓志》,陕西省考古研究院编著,北京:文物出版社,2016 年。

《政事要略》,東京:吉川弘文館,1972 年。

《中國古代寫本識語集錄》,池田温,東京大學東洋文化研究所,1990 年。

《中州金石记》,毕沅撰,《石刻史料新编》第 1 辑,台北:新文丰出版公司,1982 年。

《周书》,北京:中华书局,1972 年。

《周易正义》,北京大学出版社,1999 年。

《庄子今注》,陈鼓应注,北京:中华书局,1983 年。

《资治通鉴》,北京:中华书局,1956 年。

二　研　究　论　著

（研究论著按作者姓名罗马化后的音序排列）

A

Agamben, Giorgio. *Nudities*, translated by David Kishik and Stefan Pedatella, Stanford: Stanford University Press, 2011.

安芸基雄《ドイツ医学に関するフルベッの証言とその時代的背景》,《日本医史学雑誌》第 13 卷第 1 号,1967 年,第 1—33 页。

Allen, Barry. *Vanishing into Things: Knowledge in Chinese Tradition*, Cambridge and London: Harvard University Press, 2015.

Andrews, Bridie. *The Making of Modern Chinese Medicine, 1850 - 1960*, UBC Press, 2015.

奥健夫《清涼寺釈迦如来像の受容について》,《鹿島美術財団年報》第 13 册（别册）,1996 年,573—580 页。

——《清涼寺釈迦如来像》,《日本の美術》第 513 号,2009 年,1—98 页。

荒川正晴《ユーラシアの交通・交易と唐帝国》,名古屋大学出版会,2010 年。

Aron, Jeal-Paul. *Essai sur la sensibilité alimentaire à Paris au XIX e siècle*, Paris, 1967.

B

Baas, Joh Hermann. *Die geschichtliche Entwickelung des ärztlichen Standes und der medicinischen Wissenschaften*, Berlin, F. Wreden, 1896.

——, *Grundriss der Geschichte der Medicin und des heilenden Standes*, Stuttgart: F. Enke, 1876.

Balazs, Etienne. *Chinese Civilization and Bureaucracy: Variations on a Theme*, New Haven: Yale University Press, 1964.

Barrett, Timothy. *Taoism Under the T'ang: Religion and Empire During a Golden Age of Chinese History*, London: The Wellsweep Press, 1996.中译据曾维加译《唐代道教——中国历史上黄金时期的宗教与帝国》,济南:齐鲁书社,2012 年。

Barthes, Roland. "The Death of the Author", *Aspen*, 5 - 6, 1967. In Roland Barthes, *Image Music Text*, translated by Stephen Heath, New York: Hill and Wang, 1977, pp.142 - 148.

Behr, Wolfgang. and Bernhard Führer, "Einführende Notizen zum Lesen mit besonderer Berücksichtigung der Frühzeit," in Bernhard Führer, ed., *Aspekte des Lesens in China in Vergangenheit und Gegenwart*, Bochum: Projekt Verlag, 2005, pp.13 - 27.

Behuniak Jr., James. *Mencius on Becoming Human*, Albany: State University of New York Press, 2005.

边和《谁主药室：中国古代医药分业历程的再探讨》,《新史学》第 9 卷,北京：中华书局,2017 年,38—70 页。

Biagioli, Mario. and Peter Galison eds., *Scientific Authorship: Credit and Intellectual Property in Science*, Routledge, 2013.

Blair, Ann. *Too Much to Know: Managing Scholarly Information before the Modern Age*, Yale University Press, 2010.此据徐波译《工具书的诞生——近代以前的学术信息管理》,北京：商务印书馆,2014 年。

Bordoni, Stefano. *When Historiography Met Epistemology: Sophisticated Histories and Philosophies of Science in French-speaking Countries in the Second Half of the Nineteenth Century*, Leiden: Brill, 2017.

Brook, Timothy. "Medievality and the Chinese Senseof History", *The Medieval History Journal*, 1 - 1, 1998, pp.146 - 164.

Brown, Miranda. *The Politics of Mourning in Early China*, Albany, NY : State University of New York Press, 2007.

Brown, Miranda. *The Art of Medicine in Early China: The Ancient and Medieval Origins of a Modern Archive*, Cambridge University Press, 2015.

C

Cabrera, Miguel Angel. *Postsocial History: An Introducion*, translated by Marie McMahon, Lanham, Md: Lexington Books, 2004. 此据李康译《后社会史初探》,北京大学出版社,2009 年。

才清华《言意之辨与语言哲学的基本问题——对魏晋言意之辨的再诠释》,上海人民出版社,2013 年。

曹新宇、黄兴涛《欧洲称中国为"帝国"的早期历史考察》,《史学月刊》2015 年第 5 期,
　　52—63 页。

曹婉如《现存最早的一部尚有地图的图经——〈严州图经〉》,《自然科学史研究》1994
　　年第 4 期,374—382 页。

曹之《中国古籍编撰史》,武汉大学出版社,1999 年。

——,《中国出版通史・隋唐五代卷》,北京:中国书籍出版社,2008 年。

常青《龙门药方洞的初创和续凿年代》,《敦煌研究》1989 年,第 1 期,38—44 页。

——,《洛阳龙门石窟与长安佛教的关系》,《佛学研究》1998 年,198—200 页。

Chartterjee, Partha. *Nationalist Thought and the Colonial World*, London: Zed
　　Books, 1986.

陈邦贤《中国医学史》,上海医学书局,文言铅印本,1920 年。此据台北广文书局 1979
　　年重印本。

陈登武《从人间世到幽冥界——唐代的法制、社会与国家》,台北:五南图书出版公司,
　　2005 年。

Chen, Jinhua. *Philosopher, Practitioner, Politician: the Many Lives of Fazang*
　　(*643 - 712*), Leiden and Boston: Brill, 2007.

陈桀《新修本草・跋》,"纂喜卢丛书",上海卫生出版社,1957 年。

陈可冀、林殷《国学举要・医卷》,武汉:湖北教育出版社,2002 年。

陈明《"十月成胎"和"七日一变"——印度胎相学说的分类及其对我国的影响》,《国学
　　研究》第 13 卷,北京:北京大学出版社,2004 年,167—216 页。

——,《敦煌出土胡语医典〈耆婆书〉研究》,台北:新文丰出版公司,2005 年。

——,《沙门黄散:唐代佛教医事与社会生活》,荣新江主编《唐代宗教信仰与社会》,上
　　海辞书出版社,2003 年,252—295 页。

——,《殊方异药——出土文书与西域医学》,北京大学出版社,2005 年。

——,《敦煌出土胡语医典〈耆婆书〉研究》,台北:新文丰出版公司,2005 年。

——,《"胡商辄自夸":中古胡商的药材贸易与作伪》,《历史研究》2007 年第 4 期,4—
　　26 页。

——,《敦煌的医疗与社会》,北京:中国大百科全书出版社,2018 年。

陈戍国《中国礼制史・隋唐五代卷》,长沙:湖南教育出版社,1998 年。

陈五云、徐时仪、梁晓虹《佛经音义与汉字研究》,南京:凤凰出版传媒集团、凤凰出版

社,2010 年。

陈湘萍《敦煌残卷〈新修本草〉的文献学考察》,《上海中医药杂志》1988 年第 2 期,39—
　　41 页。

陈晓捷、任筱虎《药王孙思邈家世源流再考》,《咸阳师范学院学报》2014 年第 3 期,
　　81—84 页。

陈寅恪《隋唐制度渊源略论稿·唐代政治史述论稿》,北京:三联书店,2001 年。

陈元朋《追求饮食之清——以〈山家清供〉为主体的个案观察》,《饮食文化研究》第 3
　　辑,2007 年,1—40 页。

陈智超编《陈垣往来书信集》,上海古籍出版社,1990 年。

程锦《唐代女医制度考释——以唐〈医疾令〉“女医”条为中心》,荣新江主编《唐研究》
　　第 12 卷,北京大学出版社,2006 年,53—70 页。

——,《唐代的女医教育》,《文史知识》2007 年第 3 期,66—70 页。

——,《唐代医疗制度研究》,中国社会科学院研究生院硕士学位论文,2008 年。

——,《唐代地方医疗资源及医疗行政运行》,“医书文化与身体经验之间的身分认同:
　　探索中国医学史基本问题的新路径”国际研讨会论文,北京大学历史学系,2010 年
　　11 月。

程章灿《石学论丛》,台北:大安出版社,1999 年。

Cheung, Chun-yue. *The Metaphysics of Wang Pi（226 - 249）*, Ann Arbor:
　　University Microfilms International, 1981.

Chiang, Howard. ed., *Historical Epistemology and the Making of Modern Chinese
　　Medicine*, Manchester: Manchester University Press, 2015.

Cochrane, Glynn. *Max Weber's Vision for Bureaucracy: A Casualty of World War
　　I*, Palgrave Macmillan, 2017.

Copp, Paul. *The Body Incantatory: Spells and the Ritual Imagination in Medieval
　　Chinese Buddhism*, New York: Columbia University Press, 2014.

Crowther, M. Ann. and Marguerite W. Dupree, *Medical Lives in the Age of Surgical
　　Revolution*, Cambridge: Cambridge University Press, 2007.

崔中慧《佛教初期写经坊设置蠡测》,《台大佛学研究》第 32 期,2016 年,99—134 页。

D

Daston, Lorraine. "Historical Epistemology", James K. Chandler, Arnold Ira

Davidson &. Harry D. Harootunian eds., *Questions of Evidence: Proof, Practice, and Persuasion Across the Disciplines*, University of Chicago Press, 1994, pp.282 – 289.

Davidson, Arnold. *The Emergence of Sexuality: Historical Epistemology and the Formation of Concepts*, Cambridge: Harvard University Press, 2001.

Demiéville, Paul. "Byô", Paul Demiéville ed., *Hôbôgirin. Dictionaire encyclopédique du Bouddhisme d'aprés les sources chinoisese et japnoaises*, Ⅲ, Paris: Adrien Maisonneuve, 1937, pp. 224 – 265. Mark Tatz tans., *Buddhism and Healing: Demiéville's Article "Byô" form Hôbôgirin*, Lamham, New York and London: University Press of America, 1985.

邓宝辉《唐代的医学》,《食货》复刊第 8,9 期,1977 年,85—99 页。

Descombes, Vincent. *Les embarras de l'identité*, Gallimard, 2013. 此据 Stephen Adam Schwartz trans., *Puzzling Identities*, Harvard University Press, 2016.

Despeux, Catherine. *Prescriptions d'acuponcture valant mile onces d'or : traité d'acuponcture de Sun Simiao du VIIe siècle*, Paris: Guy Trédaniel, 1987.

——ed., *Médecine, religion et société dans la Chine médiévale: Les manuscrits de Dunhuang et de Turfan et les pratiques de santé*, Paris, Collège de France, Institut des Hautes Études Chinoises, 2010.

Dhabhar, B. N. *The Persian Rivayats of Hormazyar Framarz and Others*, Bombay: K. R. Cama Oriental Institute, 1932.

丁福保《论医师之资格(谨赠读函授新医学讲义者)》,《中西医学报》第 2 期,1910 年, 1—9 页。

——,《历代名医列传》,上海:文明书局,1913 年,此据 1920 年重印版。

——,《西洋医学史》,上海书店,1914 年。

丁元《黄帝书研究》,北京大学中国语言文学系硕士学位论文,2003 年。

董志仁演讲、蒋拯青速记《天医与药王》,《光华医药杂志》第 3 卷第 10 期,1936 年, 34—36 页。

——《天医与药王(续)》,《光华医药杂志》第 3 卷第 10 期,1936 年,28—31 页。

Douglas, Mary. *How Institutions Think*, Syracuse University Press, 1986.

Drège, Jean-Pierre. "Des effets de l'imprimerie en Chine sous la dynastie des song", *Journal Asiatique*, 282 – 2, 1994, pp.409 – 442.

杜文玉《论唐代员外官与试官》,《陕西师范大学学报》1993 年第 3 期,90—97 页。

杜正胜《作为社会史的医疗史——并介绍"疾病、医疗与文化"研讨小组的成果》,《新史学》第 6 卷第 1 期,1995 年,113—153 页。

——,《新史学之路》,台湾:三民书局,2004 年。

段逸山《〈素问〉全元起本研究与复原》,上海:上海科学技术出版社,2001 年。

Duden, Barbara. *Der Frauenleib als öffentlicher Ort. Vom Missbrauch des Begriffs Leben*, Frankfurt, 1991. Lee Hoinacki trans., *Disembodying Women: Perspectives on Pregnancy and the Unborn*, Cambridge and MA: Harvard University Press, 1993.

——, "Images and Ways of Knowing- The History of Pregnancy as an Example", Kuriyama Shigehisa ed., *The Imagination of the Body and the History of Bodily Experience*, Kyoto: International Research Center for Japanese Studies, 2001, pp. 119‐136.

——, *Die Anatomie der Guten Hoffnung. Bilder vom ungeborenen Menschen 1500‐1800*, Habil.-Schr. 2003.

E

Ernst, Waltraud. "Introduction: Historical and Contemporary Perspectives on Race, Science and Medicine", Waltraud Ernst and Bernard Harris, eds., *Race, Science, and Medicine, 1700‐1960*, London: Routledge, 1999, pp.1‐28.

F

樊波《西安碑林收藏的几方三阶教碑刻》,《碑林集刊》第 8 辑,2002 年,200—201 页。

——,《新出唐〈陆敬道墓志〉疏证》,《碑林集刊》第 11 辑,2005 年,109 页。

范凤书《中国私家藏书史》,郑州:大象出版社,2001 年。

范行准《古代中西医药之关系》,《中西医药》第 2 卷第 10 期,1936 年,9—32 页。

——,《两汉三国南北朝隋唐药方简录》,《中华文史论丛》,第 6 辑,1965 年,21—34 页。

——,《中国医学史略》,北京:中医古籍出版社,1984 年。

——,《中国病史新义》,北京:中医古籍出版社,1989 年。

——,王咪咪编《范行准医学论文集》,北京:学苑出版社,2011 年。

范家伟,《六朝隋唐医学之传承与整合》,香港中文大学出版社,2004 年。

——,《大医精诚——唐代国家、信仰与医学》,台北:东大图书公司,2007 年。

——,《中古时期的医者与病者》,上海:复旦大学出版社,2010 年。

——,《北宋校正医书局新探——以国家与医学为中心》,香港:中华书局,2014 年。

——,《魏晋南北朝隋唐时期的医学》,《中国史新论:医疗史分册》,台北:联经出版事业股份有限公司,2015 年,151—194 页。

Farquhar, Judith. *Knowing Practice: The Clinical Encounter of Chinese Medicine*, Boulder, San Francisco and Oxford: Westview Press, 1994.

费振钟《悬壶外谈——医学与身体的历史表达》,上海书店出版社,1999 年,此据 2008 年重版。

冯汉镛《从两部〈千金〉看医书中的史料》,《文献》1987 年第 1 期,222—227 页。

冯金忠《墓志中所见唐代弘文馆和崇文馆明经、清白科及医举》,《中国史研究》2005 年第 1 期,37—42 页。

Fissell, Mary E. "The Sick and Drooping Poor in Eighteenth Century Bristol and Its Region", *Social History of Medicine*, 2, 1989, pp.35‑58.

——, "The Disappearance of the Patient's Narrative and the Invention of Hospital Medicine", Roger French and Andrew Wear, eds., *British Medicine in an Age of Reform*, London: Routledge, 1992, pp.92‑109.

——, *Patients, Power, and the Poor in Eighteenth-Century Bristol*, Cambridge: Cambridge University Press, 1991.

——, "Making Meaning from the Margins: The New Cultural History of Medicine", Frank Huisman and John Harley Warner eds., *Locating Medical History: The Stories and Their Meanings*, Baltimore and London: The Johns Hopkins University Press, 2004.

Forte, Antonino.(富安敦)《龙门大奉先寺的起源及地位》,《中原文物》1997 年第 2 期,83—92 页。

Fortes, Meyer. *Kinship and the Social Order*, Routledge, 1969.

Frank, Johann Peter. *System einer vollständigen medicinischen Polizey*, vol.6, part. 2, Vienna, 1817.

Freedman, Maurice. *Lineage Organization in Southeastern China*, Athlone Press, 1958.此据刘晓春译《中国东南的宗族组织》,上海人民出版社,2000 年。

傅芳《中国古代医学史研究 60 年》,《中华医史杂志》1996 年第 3 期,163—164 页。

——,《半个世纪来对唐代名医孙思邈的研究》,《中华医史杂志》1983 年第 1 期,61—65 页。

藤枝晃《樓蘭文書札記》,《東方學報》第 41 号,1970 年,197—215 页。

——,《文字の文化史》,東京：岩波書店,1971 年。

富士川英郎《富士川遊》,東京：小澤書店,1990 年。

富士川游《日本醫學史》,東京：裳華房,1904 年;此据東京日新書院,1943 年重印版。

——,富士川游《醫學論理學》,东京：江南堂書店,1911 年。

——,《医术之史的考察》,《东方医学杂志》第 12 卷第 7 期,1934 年,284—287 页。

——,《医術と宗教》,东京：第一书房,1937 年。

——,《富士川遊著作集》,京都：思文閣,1980 年。

富士川游先生刊行会《富士川游先生》,東京：大空社,1988 年。

藤川正数《漢代における礼学の研究》,东京：风间书房,1985 年。

藤木俊郎《鍼灸医学源流考——素問医学の世界Ⅱ》,東京：績文堂,1979 年。

藤野恒三郎《日本近代医学の歩み》,東京：講談社,1974 年。

藤山和子《全元起注〈黄帝内經素問〉の成立について：「長夏」からの一考察》,《お茶の水女子大学中国文学会報》第 2 号,1983 年,15—30 页。

——,《全元起注〈黄帝素問〉の成立について——診脈法からの考察》,《東方学》第 70 輯,1985 年,18—32 页。

福原栄太郎《養老医疾令条文の復旧について》,《ヒストリア》第 69 号,1975 年,63—71 页。

船山彻文《"汉译"和"中国撰述"——以汉文佛典特有形态为中心》,《佛教史学研究》45—1,2002 年,10—14 页。

Furth, Charlotte. "From Birth to Birth: The Growing Body in Chinese Medicine", Anne Behnke Kinney eds., *Chinese Views of Childhood*, Honolulu: University of Hawai'i Press, 1995, pp.159 - 172.

——,蒋竹山译《再现与感知——身体史研究的两种取向》,《新史学》第 10 卷第 4 期,1999 年,129—144 页。

古藤友子《四时食宜・食禁をめぐると議論と五行説——四季の五味・五行つながり》,武田時昌編《陰陽五行のサイエンス 思想編》,京都大学人文科学研究所,2010 年,49—63 页。

G

Gale, Scott A. and Ralph R Hummel, "A Debt Unpaid? Reinterpreting Max Weber on Bureaucracy", *Administrative Theory & Praxis*, Vol. 25, No. 3, 2003, pp.409‑118.

甘怀真《政治制度史研究的省思——以六朝隋唐为例》,《中华民国史专题论文集·第四届研讨会》第一册,台北:国史馆,1998 年。

——,《再思考士族研究的下一步:从统治阶级观点出发》,甘怀真编《身分、文化与权力:士族研究新探》,台北,台大出版中心,2012 年,1—22 页。

干祖望《孙思邈评传》,南京大学出版社,1995 年。

高明士《东亚教育圈形成史论》,上海古籍出版社,2003 年。

高明士等《评〈天一阁藏明钞本天圣令校证附唐令复原研究〉》,《唐研究》第 14 卷,北京大学出版社,2008 年,509—571 页。

高毓秋、真柳诚《丁福保与中日传统医学交流》,《中华医史杂志》1992 年第 3 期,175—180 页。

葛晓音《关于卢照邻生平的若干问题》,《文学遗产》1989 年第 6 期,68—73 页。

Geaney, Jane. *Language As Bodily Practice in Early China: A Chinese Grammatology*, Albany: State University of New York Press, 2018.

Genette, Gérard. *Paratexts: Thresholds of Interpretation*, translated by Jane E. Lewin, New York and Cambridge: Cambridge University Press, 1997.

Georges, Robert. and Michael Owen Jones, *Folkloristics: An Introduction*, Indiana University Press, 1995.

Gignoux, Philippe. "Bookreview: Peter Sohn, *Die Medizin des Zâdspram*", *Studia Iranica*, 27, 1998, pp.291‑296.

Gimm, Martin. "Franz Hubotter (1881‑1967) in memoriam", *Nachrichten der Gesellschaft für Natur- und Völkerkunde Ostasiens*, 102, 1967.

龚纯《隋唐的医学教育与卫生组织》,《人民保健》1960 年第 5 期。

Graham, A. C. "Yin-Yang and the Nature of Correlative Thinking", *Philosophy East and West*, 38(2), 1988, pp.203‑207.中译见《阴阳与关联思维的本质》,艾兰、汪涛、范毓周编《中国古代思维模式与阴阳五行说探源》,南京:江苏古籍出版社,1—57 页。

Greel，H. G. "The Beginning of Bureaucracy in China：The Origin of the Hsieh"，The Journal of Asian Studies，23‐2，1964，pp.676‐686.

Griffiths，Sian. and Jennifer Wallace，eds.，*Consuming Passions: Food in the Age of Anxiety*，Manchester and New York：Mandolin，1998.

Gross，Alan. *The Rhetoric of Science*，Cambridge，MA，1996.

——，*Starring the Text: The Place of Rhetoric in Science Studies*，Carbondale，IL. 2006.

古正美《从天王传到佛王传统——中国中世佛教治国意识形态研究》，台北：商周出版，2003 年，250—253、304—306 页。

国万春等《〈明堂孔穴〉沿革》，《河北中医药学报》2000 年第 2 期，37—38 页。

H

Haas，L. F. "Theodor Meynert (1833‐92)"，*Journal of Neurology，Neurosurgery，and Psychiatry*，66‐3，1999，p.330.

Hacking，Ian. "Historical Meta-epistemology"，in Wolfgang Carl and Lorrain Daston，eds.，*Wahrheit und Geschichte: Ein Kolloquium zu Ehren des 60. Geburtstages von Lorenz Krüger* Göttingen，1999，pp.53‐77.

Hall，David. and Roger T. Ames，*Thinking Through Confucius*，Albany：State University of New York Press，1987.

韩健平《传说的神医：扁鹊》，《科学文化评论》第 4 卷第 5 期，2007 年，5—14 页。

韩树峰《中古时期的"姪"与"兄子"、"弟子"》，《历史研究》2010 年第 1 期，44—65 页。

Hanson，Marta.(韩嵩)《北攻伐，南保养：明代医学的风土观》，李建民主编《从医疗看中国史》，北京：联经出版事业股份有限公司，2008 年，214—216 页。

Harrison，Peter. *The Territories of Science and Religion*，The University of Chicago Press，2015.张卜天译《科学与宗教的领地》，北京：商务印书馆，2016 年，238—245 页。

Hepburn，James. *A Japanese and English Dictionary*，Tokyo：Z. P. Maruya & Co.，Limited，1888.

久野美樹《龍門石窟擂鼓台南洞、中洞試論》，《美學美術史論集》第 14 辑，2002 年，93—119 页。

日比野丈夫《新唐書地理志の土貢について》，《東方学報》第 17 冊，1949 年，83—

100 页。

侯旭东《十六国北朝时期僧人游方及其作用述略》,《佳木斯大学社会科学学报》1997
年第 4 期,28—34 页。

——,《五六世纪北方民众佛教信仰》,台北:佛光山文教基金会,2001 年。

侯忠义《汉魏六朝小说简史》(增订本),太原:山西人民出版社,2005 年。

Hsu, Elisabeth. *The Transmission of Chinese Medicine*, Cambridge: Cambridge
University Press,1999.

——, *The Telling Touch: Pulse Diagnostics in Early Chinese Medicine. With
Translation and Interpretation of 10 Medical Case Histories of Shi ji 105. 2*,
Habilitationsschrift im Fachbereich Sinology, Fakultät für Orientalistik und
Altertumswissenschaft, Universität Heidelberg, 2001.

——, *Pulse Diagnosis in Early Chinese Medicine: The Telling Touch*, Cambridge:
Cambridge University Press, 2010.

胡宝国《知识至上的南朝学风》,《文史》2009 年第 4 期,151—170 页。

——,《东晋南朝的书籍整理与学术总结》,《中国史研究》2017 年第 1 期,59—72 页。

胡道静《中国古代的类书》,北京:中华书局,1982 年。

胡明曌《从新出孙行墓志探析药王生卒年》,中国文化遗产研究院主编《出土文献研
究》第 10 辑,北京:中华书局,2011 年,406—410 页。

胡如雷《〈唐天宝二年交河郡市估案〉中的物价史料》,胡如雷《隋唐五代社会经济史论
稿》,北京:中国社会科学出版社,1996 年,158—172 页。

胡可先《新出土〈卢照己墓志〉及相关问题研究》,《中国典籍与文化》2008 年第 2 期,
67—74 页。

黄大宏《隋〈谈薮〉及其作者阳玠考》,《文学遗产》2011 年第 1 期,128—131 页。

黄俊杰《中国思想史中"身体观"研究的新视野》,《中国文哲研究集刊》,第 20 期,2002
年,541—564 页。

——,《先秦儒家身体观中的两个功能性概念》,《文史哲》2009 年第 4 期,40—48 页。

黄克武《钦天监与太医院——历代的科学研究机构》,洪万生主编《中国文化新论(科
技篇)》,台北:联经出版公司,1982 年。

黄兰兰《唐代秦鸣鹤为景医考》,《中山大学学报》2002 年第 5 期,61—67 页。

黄龙祥《黄帝明堂经辑校》,北京:中国医药科技出版社,1988 年。

——,《针灸图像与针灸史料的解读》,《形象中医——中医历史图像研究》,北京:人民

卫生出版社,2010 年,46—51 页。

黄正建《试论唐代前期皇帝消费的某些侧面》,《唐研究》第 6 卷,北京大学出版社,2000
年,198—203 页。

黄竹斋《孙真人思邈传》,《光华医药杂志》第 3 卷第 9,11 期,1937 年。此据黄竹斋《孙
思邈传》,西安:中华全国中医学会陕西分会,1981 年。

Hübotter, Franz. "Berühmte chinesische Aerzte des Altertums", *Archiv für
Geschichte der Medizin*, 7, 1914, pp.155‑128.

——, *Die chinesische Medizin zu Beginn des XX. Jahrhunderts und ihr historischer
Entwicklungsgang*, Leipzig:"Asia Major", 1929.

I

井上靖、塚本善隆監修,瀬戸内寂聴、鵜飼光順、近藤豊、清水善三著《古寺巡禮京都 清
涼寺》,京都:淡交社,1978 年。

荆木美行《日本古代的风土记与唐代的图经》,《中国文化研究》2004 年冬之卷,110—
118 页。

池田温《中国古代物価の一考察——天宝元年交河郡市估案断片を中心として》,《史
學雜誌》第 77 卷第 1 号,1968 年,1—45 页,中译文参见韩昇译《中国古代物价初
探——官员天宝二年交河郡市估案断片》,《日本学者研究中国史论著选译》第 4 卷,
北京:中华书局,1992 年,445—513 页。

——,《盛唐物価資料をめぐって——天宝二年交河郡市估案の断簡追加を中心に》,
《シルケロド研究》創刊號,1998 年,69—89 页;中译文见《唐研究论文选集》,北京:
中国社会科学出版社 1999 年,122—189 页。

石田秀实《気流れる身体》,平河出版社,1987 年。此据林宜芳译《由身体生成过程的
认识来看中国古代身体观的特质》,杨儒宾主编《中国古代思想中的气论及身体
观》,台北:巨流图书公司,1993 年,184—185 页。

石野智大《唐令中にみえる薬材の採取・納入過程について——天聖医疾令所収唐
令の検討》,《法史学研究会会報》第 12 号,2007 年,15—28 页。

石原明《漢方——中國醫學身の精華》,東京:中央公論社,1963 年。

——,《清涼寺釈迦立像納入の内臓模型》,《Museum》第 289 号,1975 年,15—20 页。

——,《清涼寺釈迦立像納入の内臓模型—続》,《Museum》第 293 号,1975 年,27—
34 页。

岩本篤志《北斉政権の成立と「南士」徐之才》,《東洋学報》第 80 卷第 1 号,1998 年,27—59 頁。

——《北斉徐之才『薬対』考》,《東洋史研究》第 60 卷第 2 号,2001 年,29—57 頁。

——《唐朝の医事政策と『新修本草』——李盛鐸将来本序例をてがかりとして》,《史学雑誌》第 114 卷第 6 号,2005 年,36—60 頁。

——《唐『新修本草』編纂と「土貢」——中国国家図書館蔵断片考》,《東洋学報》第 90 卷第 2 号,2008 年,113—143 頁。

——《『新修本草』序例の研究——敦煌秘笈本の検討を中心に》,《杏雨》第 14 号,2011 年,292—319 頁。

——《唐代の医薬書と敦煌文献》,角川学芸,2015 年。

——《敦煌本脉書小考——ロシア蔵文献と『平脉略例』を中心に》,《敦煌写本研究年報》第 10 号,2016 年,387—398 頁。

——《敦煌文献与传世文献之间——以唐代医药书〈新修本草〉和〈千金方〉为中心》,《中古中国研究》第 1 卷,北京:中西书局,2017 年,369—381 頁。

J

季羨林《文化交流的轨迹——中华蔗糖史》,北京:经济日报出版社,1997 年。

嘉祥县文物管理所《山东嘉祥英山二号隋墓清理简报》,《文物》1987 年第 11 期,57—60 页。

贾似仁《关于杨上善〈黄帝内经太素〉的年代》,《贵阳中医学院学报》1983 年第 4 期,10—11 页。

姜振勋《什么叫做医师》,《医药评论》第 23 期,1929 年,11—13 页。

焦树安《中国藏书史话》,北京:商务印书馆,2004 年。

金其桢《中国碑文化》,重庆出版社,2002 年。

金仕起《古代医者的角色——兼论其身分与地位》,《新史学》第 6 卷第 1 期,1995 年;此据李建民主编《生命与医疗》,北京:中国大百科全书出版社,2005 年,1—35 页。

——,《中国古代的医学、医史与政治》,台北:政大出版社,2010 年。

靳士英《欧希范〈五脏图〉考》,《第一届国际中国医学史学术会议及摘要汇编》,北京:中华医学会医史学会,1992 年。

——,《五脏图考》,《中华医史杂志》1994 年第 2 期,68—77 页。

——《朱肱〈内外二景图〉考》,《中国科技史料》1995 年第 4 期,92—96 页。

——,《〈存真图〉与〈存真环中图〉考》,《自然科学史研究》1996 年第 3 期,272—284 页。

Johnson, David. *The Medieval Chinese Oligarchy*, Westview Press, 1977. 中译可参见范兆飞、秦伊译《中古中国的寡头政治》,上海:中西书局,2016 年。

K

川勝義雄《六朝貴族社會の研究》,東京:岩波書店,1982 年,此据徐谷芃、李济沧译《六朝贵族制社会研究》,上海古籍出版社,2007 年。

——,《中國貴族制社會の研究》,京都大学人文科学研究所,1987 年。

氣賀澤保規《唐代房山雲居寺の發展と石經事業》,氣賀澤保規編《中國佛教石經の研究——房山雲居寺石經を中心に》,京都大学学術出版会,1996 年,23—106 页。

Kern, Martin. (柯马丁)"Methodological Reflections on the Analysis of Textual Variants and the Modes of Manuscript Production in Early China", Journal of East Asian Archaeology, 4.1‐4, 2002, pp. 143‐181. 此据李芳、杨治宜译《方法论反思——早期中国文本异文之分析和写本文献之产生模式》,陈致主编《当代西方汉学研究集萃——上古史卷》,上海古籍出版社,2012 年,349—385 页。

——,《〈史记〉里的"作者"概念》,柯马丁、李纪祥主编《史记学与世界汉学论集续编》,台北:唐山出版社,2016 年,23—61 页。

——,《孔子:汉代作者》,《从游集:恭祝袁行霈教授八秩文集》,北京:中华书局,2016 年,104—133 页。

Kim Young-Ok, "Karl Bogislaus Reichert (1811‐1883): sein Leben und seine Forschungen zur Anatomie und Entwicklungsgeschichte", Inauguraldissertation zur Erlangung des Doktorgrades der Medizin der Johannes Gutenberg-Universität Mainz dem Fachbereich Medizin vorgelegt, 2000.

Kinney, Anne. *Representations of Childhood and Youth in Early China*, Stanford, California: Stanford University Press, 2004.

Kasulis, Thomas P. Roger T. Ames, and Wimal Dissanayake, eds. *Self as Body in Asian Theory and Practice*, Albany: State University of New York, 1993.

吉田寅《唐宋時代の医学教育》,《中世アジア教育史研究》,1979 年。

Knapp, Keith Nathaniel. *Selfless Offspring: Filial Children and Social Order in Medieval China*, Honolulu: University of Hawai'i Press, 2005.

——, "Did the Middle Kingdom Have a Middle Period? The Problem of 'Medieval' in

China's History", *Education about Asia*，12‑3，2007，pp.12‑17.

小林岳《後漢書劉昭注李賢注の研究》，東京：汲古書院，2013 年。

Kolb，Jocelyne. *The Ambiguity of Taste: Freedom and Food in European Romanticism*，Ann Arbor：The University of Michigan Press，1995.

小曽户洋《中国古典医学と日本——書誌と伝承》，東京：塙書房，1996 年。

König，Jason. and Greg Woolf eds.，*Authority and Expertise in Ancient Scientific Culture*，Cambridge University Press，2017.

Kuhn，Thomas. *The Structure of Scientific Revolutions*，Chicago：University of Chicago Press，1962.金吾伦、胡新和译《科学革命的结构》，北京大学出版社，2003 年。

Kuriyama，Shigehisa.（栗山茂久）"Visual knowledge in Classical Chinese Medicine"，Don Bates eds.，*Knowledge and the Scholarly Medical Tradition*，Cambridge and New York：Cambridge University Press，1995，pp.205‑234.

——，*The Expressiveness of the Body and the Divergence of Greek and Chinese Medicine*，Zone Books，2001.此据张信宏、张轩辞译《身体的语言——古希腊医学和中医之比较》，上海书店，2009 年。

栗山茂久、北澤一利編著《近代日本の身体感覚》，東京：青弓社，2004 年。

黑田源次《普鲁西學士院所藏中央亞細亞出土醫方書四種》，《支那學》第 7 卷第 4 号，1935 年，633—665 页。万斯年译《中央亚细亚出土医书四种》，《国立北平图书馆馆刊》第 9 卷第 1 号，1935 年，18—27 页；此据万斯年《唐代文献丛考》，上海：开明书店，1947 年。

桑原騭藏《隋唐時代に支那に來往した西域人に就いて》，《内藤博士還曆祝賀支那學論叢》，1926 年；此据宫崎市定編《桑原騭藏全集》第 2 卷，東京：岩波書店，1968 年，270—360 頁；中译文参考何建民译《隋唐时代西域人华化考》，上海：中华书局，1939 年，50—51 页。

L

Latour，Bruno. *Science in Action: How to Follow Scientists and Engineers Through Society*，Cambridge，Massachusetts：Harvard University Press，1987.《科学在行动——怎样在社会中跟随科学家和工程师》，北京：东方出版社，2005 年。

Latour，Bruno. and Steve Woolgar，*Laboratory life: the construction of scientific*

facts, Los Angeles: Sage, 1979.刁小英、张伯霖译《实验室生活——科学事实的建
构过程》,北京:东方出版社,2004 年。

Laufer, Berthold. *Sino-Iranica: Chinese Contributions to the History of Civilization
in Ancient Iran, with Special Reference to the History of Cultivated Plants and
Products*, Chicago, 1919.林筠因译《中国伊朗编——中国对古代伊朗文明史的贡
献》,北京:商务印书馆,1964 年。

Lei, Sean Hsiang-lin. "How Did Chinese Medicine Become Experiential? The Political
Epistemology of *Jingyan*", *Positions: East Asian Cultures Critique*, 10 - 2, 2002,
pp.333 - 364.

雷玉华、王剑平《试论四川的"菩提瑞像"》,《四川文物》2004 年第 1 期,85—91 页。

雷闻《割耳劗面和刺心剖腹——粟特对唐代社会风俗的影响》,荣新江、张志清主编
《从撒马尔干到长安——粟特人在中国的文化遗迹》,北京图书馆出版社,2004 年,
43—44 页。

——,《郊庙之外——隋唐国家祭祀与宗教》,北京:三联书店,2009 年。

Lenk, Hans. and Paul Gregor eds., *Epistemological Issues in Classical Chinese
Philosophy*, Albany: State University of New York Press, 1993.

Lewis, Mark Edward. *Writing and Authority in Early China*, State University of
New York Press, 1999.

李鼎《宋代解剖〈存真图〉的来龙去脉》,《上海中医药杂志》1998 年第 9 期,38—39 页。

李鸿逵《〈黄帝内经太素〉撰注考略》,《江苏中医》1963 年第 8 期,30—32 页。

李季平《唐代奴婢制度》,上海人民出版社,1986 年。

李建民《方术·医学·历史》,台北:南天书局,2000 年。

——,《死生之域——周秦汉脉学之源流》,台北:历史语言研究所,2000 年。此据《发
现古脉——中国古典医学与数术身体观》,北京:社会科学文献出版社,2007 年。

——,《"呹咀"笺证——兼论古代"尝药"礼俗》,陈文豪主编《简帛研究汇刊·第一
辑——第一届简帛学术讨论会论文集》,台北:中国文化大学史学系简帛学文教基
金会筹备处,2003,557—566 页。

——,《中国医学史における核心问题》,《内经》第 151 号,2003 年,16—36 页。

——,《生命史学——从医疗看中国历史》,台北:三民书局,2005 年。

——主编《从医疗看中国史》,台北:联经出版公司,2008 年。

——,《旅行者的史学——中国医学史的旅行》,台北:允晨文化,2009 年。

——，《从中医看中国文化》，北京：商务印书馆，2016 年。

李剑《民国时期的医史学术团体》，《中华医史杂志》1992 年第 2 期，20 页。

李锦绣《试论唐代的弘文、崇文馆生》，《文献》1997 年第 2 期，71—85 页。

——，《唐代财政史稿》上卷第二分册，北京大学出版社，1995 年。

——，《唐代制度史略论稿》，北京：中国政法大学出版社，1998 年。

李经纬《孙思邈的养生学思想和贡献》，《中华医史杂志》1981 年第 4 期，193—200 页。

——，《〈诸病源候论〉的病因学研究》，《中华医史杂志》1991 年第 3 期，129—134 页。

李俊清《现代文官制度在中国的创构》，北京：生活·读书·新知 三联书店，2007 年。

李良松、郭洪涛《中国传统文化与医学》，厦门大学出版社，1990 年。修订本：《出入命
　门——中医文化探津》，北京：中国人民大学出版社，2007 年。

李良松、刘建忠《中国医药文化论丛》，厦门：鹭江出版社，1996 年。

李良松、叶海涛编著《陈立夫与中医药学》，厦门大学出版社，1993 年。

李良松《甲骨文化与中医学》，福州：福建科学技术出版社，1994 年。

——主编，《佛医纵横——首届全国佛教医药学术研讨会论文汇编》，厦门：鹭江出版
　社，1995 年。

——主编，《佛教医籍总目提要》，厦门：鹭江出版社，1997 年。

李勤璞《藏医妊娠学说的来源》，《中华医史杂志》1995 年第 4 期，233—237 页。

——，《〈耆婆五藏论〉妊娠学说的源流》，《中华医史杂志》1997 年第 3 期，170—175 页。

——，《〈耆婆五藏论〉研究——印中医学关系的一个考察》，《文史》第 45 辑，1998 年，
　85—94 页。

——，《印度七日住胎论及其在汉医的一个表现》，《中研院历史语言研究所集刊》第 77
　本第 3 分，2006 年，517—590 页；第 77 本第 4 分，2006 年，729—789 页。

——，《从马王堆帛书到杨上善：关于〈灵枢经〉的受孕机制论》，《文化学刊》创刊号，
　2006 年，105—112 页。

李瑞良《中国古代书籍流通史》，上海人民出版社，2000 年。

李尚仁《看见寄生虫——万巴德丝虫研究中的科学实作》，《中研院历史语言研究所集
　刊》第 78 本第 2 分，2007 年，225—260 页。

李涛《药王庙与十大名医》，《中华医学杂志》第 27 卷第 2 期，1941 年，105—112 页；

李卫星《山东嘉祥发现唐徐师誉》，《考古》1989 年第 2 期，185—186 页。

李文生《龙门石窟与洛阳历史文化》，上海：上海人民美术出版社，1993 年。

李学勤《古文献论丛》，北京：中国人民大学出版社，2010 年。

李应存、李金田、史正刚《俄藏敦煌文献 Дx00613"〈黄帝内经〉、〈难经〉摘录注本"校录》,《甘肃中医学院学报》2005 年第 3 期,21—23 页。

李玉珉《试论唐代降魔成道式装饰佛》,《故宫学术季刊》第 23 卷第 3 期,2006 年,39—90 页。

李云逸《关于卢照邻生平的若干问题》,《西北大学学报(哲学社会科学版)》,1988 年第 2 期,30—31 页。

李贞德《汉唐之间的女性医疗照顾者》,《台大历史学报》第 23 期,1999 年,123—156 页。

——,《汉唐之间家庭中的健康照顾与性别》,黄克武主编《第三届国际汉学会议论文集·历史组·性别与医疗》,台北:中央研究院近代史研究所,2002 年,1—50 页。

——,《唐代的性别与医疗》,邓小南主编《唐宋女性与社会》,上海:上海辞书出版社,2003 年,415—446 页。

——,《〈医心方〉论"妇人诸病所由"及其相关问题》,《清华学报》新 34 卷第 2 期,2004 年,479—511 页。

——,《中国妇女史研究中的医疗照顾问题》,《四川大学学报》2005 年第 2 期,86—93 页。

——,《女人的中国医疗史——汉唐之间的健康照顾与性别》,台北:三民书局,2008 年。

李正宇《古本敦煌乡土志八种笺证》,台北:新文丰出版公司,1998 年。

李治寰《中国食糖史稿》,北京:农业出版社,1990 年。

李志生《唐人理想女性观念——以容貌、品德、智慧为切入点》,《唐研究》第 11 卷,159—186 页。

梁其姿《前近代中国的女性医疗从业者》,李贞德、梁其姿主编《妇女与社会》,中国大百科全书出版社,2005 年,355—374 页。

梁启超《中国历史研究法 附中国历史研究法补编》,上海古籍出版社,1998 年。

廖育群《陶弘景本草著作中诸问题的考察》,《中华医史杂志》1992 年第 2 期,74—78 页。

——,《医者意也——认识中医》,桂林:广西师范大学出版社,2006 年。

林富士《中国中古时期的宗教与医疗》,台北:联经出版事业公司,2007 年。

——,《巫者的世界》,广州:广东人民出版社有限公司,2016 年。

林丽真《王弼》,台北:东大图书公司,1988 年。

林晓光《王融与永明时代——南朝贵族及贵族文学的个案研究》，上海古籍出版社，2014 年。

刘方玲《唐初文学馆与储位之争的关系论析》，《湖南文理学院学报（社会科学版）》2005 年第 1 期，82—85 页。

刘光明《唐代学校式医学教育及其对后世的影响》，《上海中医药大学学报》2002 年第 3 期，15—17 页。

刘后滨《唐前期文官的出身与铨选》，吴宗国主编《盛唐政治制度研究》，上海辞书出版社，2003 年，349—350 页。

刘全波《魏晋南北朝时期的抄撮、抄撰之风》，《山西师大学报（社会科学版）》2011 年第 1 期，70—73 页。

刘淑芬《五至六世纪华北乡村的佛教信仰》，《历史语言研究所集刊》第 63 本 3 分，1993 年，497—544 页。

——《中国撰述经典与北朝佛教的传布——从北朝刻经造像碑谈起》，《劳贞一先生百岁冥诞纪念论文集》，《简牍学报》第 19 辑，此据刘淑芬《中古的佛教与社会》，上海古籍出版社，2008 年，145—167 页。

刘淑芬《从药方洞到惠民局——僧人、国家和医疗的关系》，李建民主编《从医疗看中国史》，台北：联经出版公司，2008 年，145—202 页。

柳存仁《道教史探源》，北京大学出版社，2000 年。

Lo，Vivienne（罗维前）"Pleasure，Prohibition，and Pain：Food and Medicine in Traditional China"，Roel Sterckx ed.，*Of Tripod and Palate：Food，Politics and Religion in Traditional China*，New York：Palgrave Macmillian，2004. pp.163‑185.

——，"Quick and Easy Chinese Medicine：The Dunhuang Moxibustion Charts"，*Medieval Chinese Medicine：The Dunhuang Medical Manuscripts*，London and New York：Routledge Curzon，2005. pp.227‑252.

——《论早期中国医学论述之性质与目的：张家山〈引书〉结构研究》，李建民主编《从医疗看中国史》，台北：联经出版公司，2008 年，29—43 页。

Lo，Vivienne. and Penelope Barrett eds.，*Imagining Chinese Medicine*，Leiden：Brill，2018.

Lock，Margaret. *Twice Dead：Organ Transplants and the Reinvention of Death*，University of California Press，2001.

Long，Pamela O. *Artisan/Practitioners and the Rise of the New Sciences，1400‑*

1600，Corvallis：Oregon State University，2011.

卢向前《伯希和三七一四号背面传马坊文书研究》，北京大学中国古代史研究中心编《敦煌吐鲁番文献研究论集》，北京：中华书局，1982年。

逯铭昕《宋代伤寒学术与文献考论》，北京：科学出版社，2016年。

陆敏珍《刑场画图：十一、十二世纪中国的人体解剖事件》，《历史研究》2013年第4期，32—44页。

陆扬《从墓志的史料分析走向墓志的史学分析——以〈新出魏晋南北朝墓志疏证〉为中心》，《中华文史论丛》第84辑，2006年，95—127页。

——，《论唐五代社会与政治中的词臣与词臣家族——以新出石刻资料为例》，《北京大学学报（哲学社会科学版）》2013年第4期，5—16页。

路远《唐国学〈五经壁本〉考——从〈五经壁本〉到〈开成石经〉》，《文博》1997年第2期，39—42页。

罗宏才《佛、道造像碑师匠题名、位序的探讨与"北地样式"的初步研究》，《考古与文物》2007年第6期，75—84页。

罗凯《唐十道演化新论》，《中国历史地理论丛》2012年第1辑，98—109页。

罗世平《广元千佛崖菩提瑞像考》，《故宫学术季刊》第9卷第2期，1991年，117—138页。

罗新、叶炜《新出魏晋南北朝墓志疏证》，北京：中华书局，2005年。

罗振玉《罗振玉校刊群书叙录》，扬州：江苏广陵古籍刻印社，1998年。

吕思勉《秦汉史》，上海：开明书店，1947年，此据上海古籍出版社，1983年。

——，《两晋南北朝史》，上海：开明书店，1948年，此据上海古籍出版社，1983年。

——，《中国制度史》，上海：三联书店，2005年。

——，《医籍知津》，《吕思勉文化思想史九种》，上海古籍出版社，2009年。

M

马伯英《中外医学文化交流史》，上海：文汇出版社，1993年。

——，《中国医学文化史》，上海人民出版社，1994年。

马德《敦煌莫高窟史研究》，兰州：甘肃教育出版社，1996年。

马继兴《宋代人体解剖图》，《医学史与保健组织》1957年第2期，126页。

——，《针灸铜人与铜人穴法》，中国中医药出版社，1993年。

——，《出土亡佚古医籍研究》，北京：中医古籍出版社，2005年。

马堪温执笔《唐代名医孙思邈故里调查记》，《中华医史杂志》1954年第4号，253—

257 页。

MacIntyre, Alasdair. *After Virtue*, University of Notre Dame Press，1981.中译据宋继杰译《追寻美德——伦理理论研究》，南京：译林出版社，2003 年。

毛汉光《两晋南北朝士族政治之研究》，台北：精华印书馆，1966 年。

——，《中国中古社会史论》，上海：上海书店出版社，2002 年。

真柳誠《古代中国医学における五味論説の考察——〈内経〉系医書の所論》，《矢数道明先生退任記念東洋医学論集》，北里研究所附属東洋医学総合研究所，1986 年，97—117 页。

——，《唐代の薬価記録——トルファン出土物価（市估）文書》，《漢方の臨床》第 42 卷第 6 号，1995 年，658—660 页。

——, "The three juan edition of Bencao jizhu and excavated sources", *Medieval Chinese Medicine: The Dunhuang Medical Manuscripts*, London and New York：Routledge Curzon, 2005，pp.317‑319.

——，《〈产经〉妊娠图研究》，王淑民、罗维前主编《形象中医——中医历史图像研究》，北京：人民卫生出版社，2007 年，142—143 页。

——，《黄帝医籍研究》，東京：汲古書院，2014 年。

丸山裕美子《養老醫疾令合和御薬条復原の再檢討》，《日本歴史》第 456 号，1986 年，19—33 页。

——，《日唐医疾令の復原と比較》，《東洋文化》第 68 卷，1988 年，189—218 页。

——，《日本古代の医療制度》，東京：名著刊行会，1998 年。

——，《北宋天聖令による唐日医疾令の復原試案》，《愛知県立大学日本文化学部論集. 歴史文化学科編》第 1 編，2009 年，21—40 页。

松本榮一《敦煌畫の研究》，東京，1937 年。

McDermott, Joseph. "The Ascendance of the Imprint in China", Cyhthia Brokaw and Kai-wing Chow eds., Prints and Book Culture in Late Imperial China, Berkeley, Los Angeles and London：University California Press，2005，pp.55‑106.

McNair, Amy. *Donnors of Longmen: Faith，Politics，and Patronage in Medieval Chinese Buddhist Sculpture*, Hawaii University Press，2007.

孟宪实《唐朝政府的民间结社政策研究》，《北京理工大学学报》2001 年第 1 期，25—30 页。

Messner, *Angelika C. Zirkulierende Leidenschaft: Eine Geschichte der Gefühle im*

China des 17. Jahrhunderts，Boehlau-verlag，2016.

Meyer，Dirk. *Philosophy on Bamboo: Text and the Production of Meaning in Early China*，Leiden：Brill，2012.

浜口重国《唐王朝の賤人制度》，京都：東洋史研究會，1966 年。

宮川浩也《中国傳統医学の主要な藏府說および圖について》，《内經》第 76 号，1995 年，15—21 页。

宮川浩也，真柳城、小曽戸洋《〈存真環中図〉——〈史記〉幻雲附標所引文からの検討》，《日本医史学雑誌》第 42 卷第 1 号，1996 年，77—86 页。

宮下三郎《隋唐時代の醫療》，藪内清編《中國中世科学技術史の研究》，東京：角川書店，1963 年。

三木荣《西域出土医薬関係文献総合解説目録》，《東洋學報》第 47 卷第 1 号，1964 年，139—164 页。

水野清一、長廣敏雄《龍門石窟の研究——河南洛陽》，東方文化研究所，1941 年。

森岡健二《近代語の成立・語彙編》，東京：明治書院，1991 年。

Morton，Timothy. *The Poetics of Spice: Romantic Consumerism and the Exotic*，Cambridge and New York：Cambridge UP，2000.

村上嘉実《〈黄帝内経太素〉と道家思想》，《東方宗教》第 71 号，1988 年，1—19 页。

N

内藤湖南《概括的唐宋时代观》，《日本学者研究中国论著选译》第 1 卷，北京：中华书局，1992 年，10—11 页。

那波利貞《唐朝政府の医療機構と民庶の疾病に対する救済方法に就きての小攷》，《史窓》第 17—18 号，1960 年，1—34 页。

Nappi，Carla. *The Monkey and the Inkpot: Natural History and Its Transformations in Early Modern China*，Cambridge and London：Harvard University Press，2009.

Needham，Joseph. *The Grand Titration: Science and Society in East and West*，London：George Allen & Unwin Ltd，1969.此据张卜天译《文明的滴定》，北京：商务印书馆，2016 年。

Needham，Joseph. and Lu Gwei-Djen，*Science and Civilization in China*，*Volume 6: Biology and Biological Technology*，*Part Ⅳ: Medicine*，Cambridge：Cambridge University Press，2000.

Neuburger, Max. "Über fen Unterricht in der Geschichte der Medizin in Osterreich", *Janus*, 8, 1903, p.583.

Neuburger, Max. and Julius Pagel, *Handbuch der Geschichte der Medizin*, Jena: Gustav Fischer, 1901–1903.

仁井田陞《唐令拾遺》,東京大学出版会,1933 年,1964 年重印。

——,《中國法制史研究·土地法交易》,東京大学出版会,1960 年。

——,《吐魯番発見の唐代租田文書の二形態》,《東洋文化研究所紀要》第 23 号, 1961 年。

西林孝浩《初唐期の降魔成道像——龍門東山造像を中心に》,《京都美學美術史》第 2 号,2003 年,165—195 页。

牛亚华、冯立升《丁福保与近代中日医学交流》,《中国科技史料》2004 年第 4 期,315— 329 页。

Nugent, Christopher. *Manifest in Words*, *Written on Paper: Producing and Circulating Poetry in Tang Dynasty China*, Cambridge, Massachusetts: Harvard University Asia Center, 2010.

O

冈西为人《宋以前医籍考》,北京:人民卫生出版社,1958 年。

岡野誠《唐の安金藏の剖腹》,《法史学研究会会報》第 5 号,2000 年,33—37 页。

——,《唐代法制史与医学史的交汇》,《中国社会历史评论》第 3 卷,2001 年,206— 218 页。

——,《北宋の区希范叛乱事件と人体解剖図の成立——宋代法医学发展的要素》, 《明治大学社会科学研究所紀要》第 44 卷第 1 号,2005 年,第 241—264 页,中译文 刊于《法律文化研究》2007 年第 3 辑,第 185—209 页。

大津透《課役制と差科制》,池田温編《中国礼法と日本律令制》,東京:東方書店,1992 年,269—272 页。

Owen, Stephen. *The Making of Early Chinese Classical Poetry*, Cambridge, Mass.: Harvard University Press, 2006.此据胡秋蕾、王宇根、田晓菲译《中国早期古典诗歌 的生成》,北京:三联书店,2012 年。

P

Parfit, Derek. *Reasons and Persons*, Oxford: Clarendon Press, 1984.

Pagel，Julius. *Einführung in die Geschichte der Medizin*，Berlin：Karger，1898.

潘吉星《新疆出土古纸研究——中国古代造纸技术史专题研究之二》，《文物》1973 年第 10 期，53—57 页。

潘婷婷《今本〈大唐新语〉非伪书辨——与吴冠文女士商榷》，《南京大学学报》2005 年第 2 期，137—144 页。

Pelling，Margaret. *The Common Lot: Sickness，Medical Occupations and theUrban Poor in Early Modern England*，pp.179－202.

彭炳金《论唐代的医学教育与考试制度》，《南阳师范学院学报》2005 年第 11 期，83—85 页。

Pera，M. and W. Shea，eds.，*Persuading Science: The Art of Scientific Rhetoric*，Canton，MA，1991.

Porter，Roy. "The Patient's View：Doing Medical History from Below"，*Theory and Society*，14，1985，pp.175－198.

Porter，Dorothy. and Roy Porter，*Patient's Progress: Doctors and Doctoring in Eighteenth-Century England*，Cambridge：Polity Press，1989.

蒲慕州《墓葬与生死——中国古代宗教之省思》，台北：经联出版事业公司，1993 年。

蒲慕州《追寻一己之福——中国古代的信仰世界》，台北：允晨文化有限公司，1995 年；此据上海古籍出版社，2007 年。

Puschmann，Theodor. *Geschichte des medicinischen Unterrichts von den ältesten Zeiten bis zur Gegenwart*，Leipzig，Veit，1889.

——. *Geschichte des medicinischen Unterrichts von den ältesten Zeiten bis zur Gegenwart*，Evan H. Hare translated.，A History of Medical Education From the Most Remote to the Most Recent Times，London：H. K. Lewis，1891，

Puschmann，Theodor. Richard Wagner. *Eine psychiatrische Studie*，Berlin：Behr，1873.

Q

戚学民《〈后汉书〉李贤注与〈文选〉李善注：论李善注影响的扩张》，《社会科学研究》2012 年第 3 期，163—170 页。

齐东方《魏晋隋唐城市里坊制度——考古学的印证》，荣新江主编《唐研究》第 9 卷，北京大学出版社，2003 年，78—79 页。

齐思和《中国史探研》,石家庄:河北教育出版社,2000 年。

钱超尘《杨上善生于后魏而卒于隋〈太素〉成于后周说》,《内经研究论丛》,武汉:湖北
　人民出版社,1982 年,336—348 页。

——,《黄帝内经太素研究》,北京:人民卫生出版社,1998 年。

——,《〈太素〉撰著具体时间新证》,《中医文献杂志》2006 第 4 期,1—3 页。

——,《杨上善〈黄帝内经名堂类成〉(残卷)考释》,《江西中医学院学报》2006 年第 1
　期,20 页。

钱穆《中国历史研究法》,北京:三联书店,2001 年。

仇鹿鸣《"攀附先世"与"伪冒士籍"——以渤海高氏为中心的研究》,《历史研究》2008
　年第 2 期,60—74 页。

——,《士族研究中的问题与主义——以早期中华帝国的贵族家庭为中心》,《中华文
　史论丛》2013 年第 4 期,281—317 页。

——,《制作郡望:中古南阳张氏的形成》,《历史研究》2016 年第 3 期,21—39 页。

——,《失焦:历史分期论争与中文世界的士族研究》,《文史哲》2018 年第 6 期,110—
　120 页。

全汉昇《唐宋帝国与运河》,上海:商务印书馆,1946 年。

R

任国绪《卢照邻生平事迹新考》,《文学遗产》1985 年第 2 期,51—56 页。

任应秋《任应秋论医集》,北京:人民卫生出版社,1984 年。

任育才《唐代医学的分科与人才培养》,《中兴大学文史学报》第 17 期,1987 年,147—
　158 页。

Restel, Jan. "Das Ethos des Arztes bei Władysław Biegański (1857–1917) auf der
　Grundlage der 'Gedanken und Aphorismen über die ärztliche Ethik' von 1899",
　Inauguraldissertation zur Erlangung der Doktorwürde der Medizinischen Universität
　zu Lübeck, Lübeck: Institut für Medizin- und Wissenschaftsgeschichte der
　Medizinischen Universität zu Lübeck, 1994.

Reverby, Susan M. "Thinking through the Body and the Body Politic: Feminism,
　History, and Health Care Policy in the United States", Georgina Feldberg, Molly
　Ladd-Taylor, Alison Li, and McPherson, Kathryn. eds., *Women, Health and
　Nation: Canada and the United States since 1945*, Toronto: McGill-Queen's

University Press; Ithaca: Cornell University Press, 2003, pp.404 - 420.

Reverby, Susan. and David Rosner, "Beyond 'the Great Doctors'", Susan Reverby and David Rosner eds., *Health Care in America: Essays in Social History*, Philadelphia: Temple University Press, 1979.

——, "'Beyond the Great Doctors' Revisited: A Generation of the 'New' Social History of Medicine", Frank Huisman and John Harley Warner eds., *Locating Medical History: The Stories and Their Meanings*, Baltimore and London: The Johns Hopkins University Press, 2004, pp.178 - 181.

Richter, Matthias. "Faithful Transmission or Creative Chang: Tracing Modes of Manuscript Production from the Material Evidence", *Asiatische Studien/Etudes Asiatique*, 63 - 4, 2009.

Robert Goldmann. *Franz Hübotter (1881 - 1967): ein Berliner Arzt zwischen Ost und West*, Berlin: Institut für Geschichte der Medizin, 1991.

Roberts, Lissa. Simon Schaffer and Peter Dear eds., *The Mindful Hand: Inquiry and Invention from the Late Renaissance to Early Industrialisation*, the Publishing House of the Royal, 2011.

Rosner, David. and Gerald Markowitz, *Dying for Work: Workers' Safety and Health in 20th-Century America*, Bloomington: Indiana University Press, 1987.

——, "*Slaves of the Depression*": *Workers' Letters about Life on the Job*, Ithaca: Cornell University Press, 1987. *Deadly Dust: Silicosis and the History of Occupational Disease in Twentieth-Century America*, Princeton: Princeton University Press, 1991.

廖温仁《支那中世醫學史》,京都:カニヤ書店,1932 年。

S

Said, Edward. *Orientalism*, New York: Vintage Books, 1979. 此据王宇根译《东方学》,北京:三联书店,2007 年。

坂出祥伸"Sun Simiao et le Bouddhisme",《關西大学文学論集》第 42 卷第 1 期,1991 年,81—98 頁。

——《孫思邈と佛教》,《中國古典研究》第 37 号,1992 年,1—19 頁。

桜井謙介《〈黄帝内經素問〉王冰注に記されに五臟像について》,《漢方の臨床》第 38

卷第 4 号,26—34 页。

Salguero, C. Pierce. *Translating Buddhist Medicine in Medieval China*, Philadelphia: UPenn Press, 2014.

——, "Healing and/or Salvation? The Relationship Between Religion and Medicine in Medieval Chinese Buddhism", Working Paper Series of the HCAS "Multiple Secularities — Beyond the West, Beyond Modernities", Leipzig, 2018.

桑兵《国学与汉学——近代中外学界交往录》,杭州:浙江人民出版社,1999 年。

Schäfer, Dagmar. *The Crafting of the 10,000 Things: Knowledge and Technology in Seventeenth-Century China*, University of Chicago Press, 2011.吴秀杰,白岚玲译《工开万物——17 世纪中国的知识与技术》,江苏:江苏人民出版社,2015 年。

Schmiedebach, Heinz-Peter. "Bildung in a Scientific Age: Julius Pagel, Max Neuburger, and the Cultural History of Medicine", Frank Huisman and John Harley Warner eds., *Locating Medical History: The Stories and Their Meanings*, Baltimore and London: The Johns Hopkins University Press, 2004, pp.74 - 94.

妹尾達彦《隋唐洛陽城の官人居住地》,《東洋文化研究紀要》,第 133 号,1997 年,67—111 页。

Shah, Nayan. *Contagious Divides: Epidemics and Race in San Francisco's Chinatown*, Berkeley: University of California Press, 2001.

山东博物馆《山东嘉祥英山一号隋墓清理简报——隋代墓室壁画墓的首次发现》,《文物》1981 年第 4 期,28—33 页。

尚永琪《3—6 世纪佛教传播背景下的北方社会群体研究》,北京:科学出版社,2008 年。

尚志钧《〈雷公药对〉考略》,《江苏中医杂志》1985 年第 11 期,39—40 页。

——,《徐之才和〈雷公药对〉》,《中华医史杂志》1997 年第 3 期,167—169 页。

邵殿文《药方洞石刻药方考》,龙门石窟研究所编《龙门石窟一千五百周年国际学术讨论会论文集》,北京:文物出版社,1996 年,110—122 页。

Shapin, Steve. *A Social History of Truth: Civility and Science in Seventeenth-century England*, Chicago: University of Chicago Press, 1994.赵万里译《真理的社会史——17 世纪英国的文明与科学》,南昌:江西教育出版社,2002 年。

——, *The Scientific Life: A Moral History of a Late Modern Vocation*, Chicago: The University of Chicago Press, 2008.

——, Never Pure: Historical Studies of Science as if It Was Produced by People with Bodies, Situated in Time, Space, Culture, and Society, and Struggling for Credibility and Authority, Baltimore, MD: Johns Hopkins University Press, 2010.

沈柏宏《唐代医疗设施及其效益评估》,《社会/文化史集刊》第 4 集,2010 年,37—90 页。

盛邦和《解体与重构——现代中国史学与儒学思想变迁》,上海:华东师范大学出版社,2002 年。

施萍婷《敦煌研究院藏土地庙写本源自藏经洞》,《敦煌研究》1999 年第 2 期,44—46 页。

史念海、曹尔琴《方志刍议》,杭州:浙江人民出版社,1986 年。

史睿《南北朝士族婚姻礼法的比较研究》,《唐研究》第 13 卷,2007 年,177—203 页。

——,《北朝士族音韻之学与南北交聘》,《文史》2016 年第 4 辑,53—68 页。

——,《唐代鉴藏家的收藏与著述——以张彦远〈法书要录〉、〈历代名画记〉为例》（待刊）。

Sivin, Nathan. "A Seventh-Century Chinese Medical Case History", *Bulletin of the History of Medicine*, 41-3, 1967, pp.267-273.

Sivin, Nathan. "Text and experience in classical Chinese medicine", Don Bates eds., *Knowledge and the Scholarly Medicine Traditions*, Cambridge and New York: Cambridge University Press, 1995, pp.177-204.

Slingerland, Edward. *Effortless Action: Wu-wei as Conceptual Metaphor and Spiritual Ideal in Early China*, New York: Oxford University Press, 2003.

——, "Body and Mind in Early China: An Integrated Humanities-Science Approach", *Journal of the American Academy of Religion*, 81-1, 2013, pp.6-55.

Smith, Pamela H. *The Body of Artisan: Art and Experience in the Scientific Revolution*, The University of Chicago University Press, 2004.

曾布川寬《龍門石窟にをける唐代造像の研究》,《東方學報》第 60 号,1988 年,199—398 页。

Stanley-Baker, Michael. "Daoists and Doctors: The Role of Medicine in Six Dynasties Shangqing Daoism", PhD thesis: University College London, 2013.

Stanley-Baker, Michael. and Dolly Yang, "Dung, Hair and Mungbeans: Household Remedies in the Longmen Recipes", C. P. Salguero ed., *Buddhism & Healing in*

East Asia，New York：Columbia University Press，2017，pp.454-477.

杉立義一《〈医心方〉の伝来》，京都：思文閣，1991年。

孙少华、徐建委《从文献到文本——先唐经典文本的抄撰与流变》，上海古籍出版社，2016年。

孙彦《汉魏南北朝羽人图像考》，《南方文物》2006年第1期，69—74页。

Sun，Yinggang.(孙英刚)"Princely Patronage in the Scholarly World of Sui and Early Tang China（581-713）"，Ph. D. Dissertation，the Department of East Asian Studies，Princeton University，2009.

——，《西方学术话语与东方史学脉络——以"Medieval"为例》，《人文杂志》2010年第2期，147—157页。

——，《幽明之间："见鬼人"与中古社会》，《中华文史论丛》2011年第2期，221—254页。

孙永显《〈医心方〉中的经脉图》，《中华医史杂志》2001年第3期，175—177页。

鈴木重貞《ドイツ語の伝来——日本独逸学史研究》，东京：教育出版センター，1975年，第64—104页。

T

高田修《宝冠仏の像について》，《Ars buddhica》第21号，1954年，49—52页。

高塩博《養老医疾令復原の再検討》，《日本歴史》417号，1983年，20—37页。

——，《日本律の基礎的研究》，東京：汲古書院，1987年。

汤用彤《魏晋玄学论稿》，北京：人民出版社，1957年，此据上海古籍出版社，2001年。

——，《读〈道藏〉札记》，《历史研究》1964年第3期，183—190页。

唐君毅《中国哲学原论·原道篇》，台北：学生书局，1986年。

唐志炯《唐宋的医事律令》，《医学史与保健组织》1958年第12期。

田中英夫《御雇外国人ローレッと医学教育——愛知県公立医学院におけるウイン学派医学の受容》，名古屋：名古屋大学出版会，1995年。

谷川道雄《中国中世社会と共同体》，国書刊行会，1976年。

陶敏，李德辉《也谈今本〈大唐新语〉的真伪问题》2007年第1期，91—96页。

Tian，Xiaofei（田晓菲）. *Tao Yanming & Manuscript Culture: the Record of a Dusty Table*，Seattle：University of Washington Press，2005.此据田晓菲《尘几录——陶渊明与手抄本文化研究》，北京：中华书局，2007年。

——, *Beacon Fire and Shooting Star: The Literary Culture of the Liang*（502 - 557），Cambridge and London：Harvard University Press，2007.此据田晓菲《烽火与流星——萧梁王朝的文学与文化》，北京：中华书局，2010 年。

——,《陶渊明的书架和萧纲的医学眼光》,《国学研究》第 37 卷,2016 年,119—144 页。

——, "Literary Learning: Encydopedias and Epitomes", *The Onford Handbook of Classic Chinese Literature*, pp.132 - 146.

田余庆《东晋门阀政治》,北京大学出版社,1996 年。

田媛《隋暨初唐类书编纂与文学》,北京大学中国语言文学系博士论文,2008 年。

童岭《"钞"、"写"有别论——六朝书籍文化史识小录一种》,《汉学研究》第 29 卷第 1 期,2011 年,257—280 页。

——,《南齐时代的文学与思想》,北京：中华书局,2013 年。

塚本善隆《清凉寺釈迦像封蔵の東大寺奝然の手印立誓書》,《佛教文化研究》第 4 号,1954 年,5—22 页;此据《塚本善隆著作集》第 7 卷《淨土宗史・美術篇》,東京：大東出版社,1976 年,167—204 页。

——,《嵯峨清凉寺釈迦像封蔵品の宗教史的意義》,《印度学仏教学研究》第 3 卷第 1 号,1954 年,344—349 页。

Trautmann，Thomas. *Languages and Nations: Conversations in Colonial South India*，Berkeley：University of California Press，2002.

Trombert，Éric. "Produits médicaux，aromates et teintures sur le marché de Turfan en 743"，*Médecine，religion et société dans la Chine médiévale: Les manuscrits de Dunhuang et de Turfan et les pratiques de santé*，pp.711 - 751.

涂丰恩《救命——明清中国的医生与病人》,北京：商务印书馆,2017 年。

U

Unschuld，Paul. "Traditional Chinese Medicine: Some Historical and Epistemological Reflections"，*Society，Science and Medicine*，24 - 12，1987，1023 - 1029.

W

Waley，Arthur. *A Catalogue of Paintings Recovered from Tun-huang by Sir Aurel Stein*，London：The British Museum，1931，pp.268 - 269.

万方《关于龙门石窟药方洞药方的几个问题》,《湘潭师范学院学报》(自然科学版),

1989 年,第 6 期,74—78、90 页。

王凤兰《北齐医家徐之才籍贯考》,《中医文献杂志》2010 年第 5 期,50—51 页。

王吉民《中国历代考医与医学之制》,《广济医报》第 5 卷第 1 期,1928 年,1—8 页。

王冀青《敦煌唐人写本〈备急单验药方卷〉在英国首次发现》,《中华医史杂志》1991 年,第 2 期,71—75 页。

王家葵《陶弘景丛考》,济南:齐鲁书社,2003 年。

王家葵、张瑞贤、银海《〈新修本草〉纂修人员考》,《中华医史杂志》2000 年第 1 期,44—46 页。

王静《靖恭杨家——唐中后期长安官僚家族之个案研究》,《唐研究》第 11 卷,北京:北京大学出版社,2005 年,389—422 页。

王俊中《中古佛教医学几点论题刍议——以"四大"和"病因说"为主》,《古今论衡》第 8 期,2002 年,130—143 页。

王明珂《论攀附——近代炎黄子孙国族构建的古代基础》,《历史语言研究所集刊》第 73 本第 3 分,2002 年,583—624 页。

王楠《唐代女性在家族中地位的变迁——对父权到夫权转变的考察》,《中国社会历史评论》第 3 卷,北京:中华书局,2001 年,135—167 页。

王琦、程昭寰《对〈内经〉饮食五味学说的探讨》,王琦主编《黄帝内经专题研究》,济南:山东科学技术出版社,1995 年,424—434 页。

王青《中古叙事作品中所反映的西域医术》,《西域研究》2006 年第 1 期,86—92 页。

王淑民《敦煌〈备急单验药方卷〉首次缀辑》,《中华医史杂志》2001 年第 1 期,48—53 页。

王卫明《大圣慈寺画史丛考——唐、五代、宋时期西蜀佛教美术发展探源》,北京:文化艺术出版社,2005 年,160—176 页。

王文颜《佛典别生经考察——以唐代及其之前的佛典目录为范围》,《政大中文学报》第 2 期,2004 年,141—160 页。

王雪苔《唐代甄权〈明堂人形图〉和官修〈明堂针灸图〉考》,《中华医史杂志》2003 年第 4 期,214—216 页。

王勋成《唐代铨选与文学》,北京:中华书局,2001 年。

王瑶《中古文学史论》,北京大学出版社,1998 年。

王伊同《五朝门第》,成都:金陵大学中国文化研究所,1943 年。

王永平《中古武兴姚氏之家风与家学——从一个侧面看文化因素在世族传承中的作

用》,《扬州大学学报》2003 年第 2 期,65—72 页。

王永兴《唐代土贡资料系年——唐代土贡研究之一》,《北京大学学报》1982 年第 4 期,
　60—65 页。

王原茵《浅析西安碑林收藏的两方武周时期墓志》,《碑林集刊》第 10 辑,2004 年,45—
　46 页。

王振国编《中国古代医学教育与考试制度研究》,济南:齐鲁书社,2006 年。

王仲荦《敦煌石室地志残卷考释》,北京:中华书局,2007 年。

渡辺幸三《現存する中國近世までの五藏六府図の概說》,180—182 页。

——,《中央亜細亜出土本草集注残簡に対する文献学的研究》,《日本東洋医学会誌》
　第 5 卷第 4 号,1954 年,35—43 页。

Weber, Max. *From Max Weber: Essays in Sociology*, translated, edited and with an
　introduction from H. H. Gerth and C. Wright Mills, New York: Oxford University
　Press, 1958.

Webster, Charles. *From Paracelsus to Newton: Magic and the Making of Modern
　Science*, University of Cambridge Press, 1982.

韦兵《从〈彰明附子记〉看宋代士大夫对附子的认识》,《宋史研究论文集(2012)》,河南
　大学出版社,2014 年,310—322 页。

温玉成《龙门所见两〈唐书〉中人物造像概说》,《中原文物》1993 年第 4 期,15 页。

White, Lynn. *Medieval Religion and Technology: Collected Essays*, Berkeley:
　University of California Press.

William Lobscheid: *An English and Chinese dictionary, with the Punti and
　Mandarin pronounciation* ([4 volumes] Hongkong: Daily Press 1866 - 1869) vol.
　4, 1869.

Wilms, Sabine. "The Female Body in Medieval China", Ph. D. dissertation,
　University of Arizona, 2002.

——,《中世纪的中国古代养胎法:〈医心方〉中十月妊娠图解》,王淑民、罗维前编《形
　像中医》,北京:人民卫生出版社,2007 年,144—145 页。

吴冠文《关于今本"〈大唐新语〉"的真伪问题》,《复旦学报》2004 年第 1 期,22—29 页。

——,《再谈今本"〈大唐新语〉"的真伪问题》,《复旦学报》2005 年第 4 期,47—52 页。

——,《三谈今本〈大唐新语〉的真伪问题》,《复旦学报》2007 年第 1 期,20—29 页。

X

夏晓虹《从"尚友录"到"名人传略"——晚清世界人名辞典研究》,陈平原、米列娜主编《近代中国的百科辞典》,北京大学出版社,2007 年,1—32 页。

萧惠英《王吉民年表》,《中华医史杂志》2004 年第 4 期,242—245 页。

肖荣《中古时期脚气学术的发展历程——从张仲景到吴昇》,"中古方书:医学史、书籍史和社会史的解决"工作坊论文,北京大学,2011 年 9 月 18 日。

谢观《中国医学源流论》,福建科学技术出版社,2003 年。

谢伟杰《何谓"中古"?——"中古"一词及其指涉时段在中国史学中的模塑》,张达志主编《中国中古史集刊》第 2 辑,商务印书馆,2016 年,3—19 页。

辛德勇《历史的空间与空间的历史》,北京师范大学出版社,2005 年。

徐伯英《孙思邈记》,《三三医报》第 2 卷第 7 期,1924 年,9 页。

徐春波《〈黄帝内经太素〉的文献研究》,山东中医学院博士论文,1996 年。

徐连达《唐朝文化史》,上海:复旦大学出版社,2003 年。

徐凌志主编《中国历代藏书史》,南昌:江西人民出版社,2004 年。

徐苹芳《唐代两京的政治、经济和文化生活》,《考古》1982 年第 6 期,647—656 页。

徐时仪《玄应和慧琳〈一切经音义〉研究》,上海古籍出版社,2009 年。

Y

山田慶兒《日本医学事始——預告の書としての〈医心方〉》,山田慶兒、栗山茂久合編《歷史中の病と医学》,京都:思文閣出版社,1997 年,1—33 页。

——,《中国医学はいかにつくられたか》,東京:岩波書店,1999 年。

——,《本草的起源》,山田庆儿著,廖育群、李建民编译《中国古代医学的形成》,台北:东大图书公司,2003 年,265—268 页。

山田憲太郎《東亞香料史》,東京:東洋堂,1942 年。

——,《東西香薬史》,東京:福村書店,1956 年。

——,《東亞香料史研究》,東京:中央公論美術出版,1976 年。

——,《香料博物事典》,東京:同朋舍,1979 年。

——,《香薬東西》,東京:政法大学出版局,1980 年。

——,《南海香薬譜:スパイス・ルートの研究》,東京:政法大学出版局,1982 年。

——,《香談:東と西》,東京:政法大学出版局,1992 年。

——,《香料の歴史：スパイスを中心に》,東京：紀伊国屋書店,1994 年。

——,《スパイスの歴史：薬味から香辛料へ》,東京：政法大學出版局,1995 年。

山本徳子《中国中世における医者の地位について》,《日本医史学雑誌》第 22 卷第 1 号,1976 年,28—38 页。

——,《唐代にあける太医署の太常寺への所屬をめぐつて》,《東洋の科学と技術——藪内清先生頌壽紀念論文集》,京都：同朋舍,1982 年,209—222 页。

——,《唐代官制における医術者の地位》,吉田忠編《東アジアの科学》,東京：勁草書房,1982 年,147—185 页。

——,《唐代における翰林医官》,《立命館文學》第 418—421 卷,1980 年,171—185 页。

——,《唐代史における医》,《布目潮渢博士古稀記念論集》,東京：汲古書院,1990 年,279—303 页。

——,《唐代における医療について——制度史的観点より》,《立命館文學》第 537 卷,1994 年,116—130 页。

严耕望《唐代交通图考》,台北：中研院历史语言研究所,1985 年。

阎爱民《汉晋家族研究》,上海人民出版社,2005 年。

阎步克《波峰与波谷——秦汉魏晋南北朝的政治文明》,北京大学出版社,2009 年。

阎文儒、常青《龙门石窟研究》,北京：书目文献出版社,1995 年。

Yang, Dolly. "Prescribing 'Guiding and Pulling': The institutionalisation of therapeutic exercise in Sui China（581 - 618 CE)", Ph. D. dissertation, the Department of History, University College London, 2018.

杨光皎《今本〈大唐新语〉"伪书说"之再探讨》,《南京大学学报》2006 年第 3 期,134—144 页。

杨君凯、陈昊《新出蒋少卿夫妇墓志与唐前期的蒋氏医官家族》,《唐研究》第 17 卷,北京大学出版社,2011 年,

杨筠如《九品中正与六朝门阀》,上海：商务印书馆, 1930 年。

杨儒宾编《中国古代思想中的气论及身体观》,台北：巨流图书公司,1993 年。

——,《儒家身体观》,中研院中国文哲所,1996 年。

杨守敬《日本访书志》,《杨守敬集》,武汉：湖北人民出版社、湖北教育出版社,1997 年。

矢野主税《門閥社会成立史》,東京：国書刊行会,1976 年。

姚崇新《中外医药文化交流视域下的西州药材市场》,《文史》2010 年第 3 辑,87—

105 页。

山崎宏《初唐の道士孫思邈について》,《立正大學文學部論叢》第 50 号,1974 年,19—40 页。

叶炜《南北朝隋唐官吏分途研究》,北京大学出版社,2009 年。

Yen Chuan-ying（颜娟英）, "The Sculpture from the Tower of Seven Jewels: The Style, Patronage and Iconography of the Monument", Ph. D. dissertation, Harvard University, 1986.

——,《唐长安七宝台石刻的再省思》,陕西省考古研究所编《远望集——陕西省考古研究所华诞四十周年纪念文集》,西安:陕西人民美术出版社,1998 年。

尹倩《民国时期的医师群体研究(1912—1937)——以上海为讨论中心》,北京:中国社会科学出版社,2013 年。

于赓哲《唐代的医学教育及医人地位》,《魏晋南北朝隋唐史资料》第 20 辑,武汉大学出版社,2003 年,156—157 页。

——,《"然非有力,不能尽写"——中古医籍受众浅论》,《陕西师范大学学报》2008 年第 1 期,78—87 页。

——,《〈天圣令〉复原唐〈医疾令〉所见官民医学之分野》,《历史研究》2011 年第 1 期,36—50 页。

——,《唐代疾病、医疗史初探》,北京:中国社会出版社,2011 年。

余舜德主编《体物入微:物与身体感的研究》,台北:清华大学出版社,2008 年。

——,《身体感的转向》,台湾大学出版中心,2015 年。

余新忠《关注生命——海峡两岸兴起医疗社会史研究》,《中国社会经济史研究》2001 年第 3 期,94—98 页。

——,《中国疾病、医疗史探索的过去、现实与可能》,《历史研究》2003 年第 4 期,158—168 页。

余欣《唐宋时期敦煌土贡考》,高田時雄主编《敦煌寫本研究年報》第 4 号,京都大学人文科学研究所,2010 年,81—100 页。

余岩《余氏医述三集》,上海:余氏研究室,1937 年。

虞舜《〈新修本草〉编撰者初考》,《南京中医药大学学报》2000 年第 1 期,34—36、54 页。

——,《〈新修本草〉所据〈本草经集注〉底本的有关问题》,《南京中医药大学学报》2003 年第 3 期,167—168 页。

浦山きか《中國醫書の文獻學的研究》,東京:汲古書院,2014 年。

Z

詹石窗《明堂思想考论》,《中国哲学史》2000 年第 4 期,110—120 页。

詹苡萱《以宋代解剖图———〈欧希范五脏图〉、〈存真图〉看中国解剖学的发展》,硕士
　　学位论文,台湾清华大学历史研究所,2009 年。

张邦炜、余贵林《宋代伎术官研究》,《大陆杂志》第 83 卷第 1、2 期,1991 年,此据张邦
　　炜《宋代政治文化史论》,北京:人民出版社,2005 年,115—120 页。

张奉箴《福音流传中国史略》,台北:辅仁大学出版,1970 年。

张固也、张世磊《杨上善生平考据新证》,《中医文献杂志》2008 第 5 期,1—14 页。

张国风《太平广记版本考述》,北京:中华书局,2004 年。

张乃翥《龙门石窟与西域文明》,郑州:中州古籍出版社,2006 年。

张耐冬《唐代太医署学生选取标准———以〈天圣令·医疾令〉及其复原唐令为中心》,
　　《唐研究》第 14 卷,北京大学出版社,2008 年,277—289 页。

张其成《五脏六腑补泻图解说》,《形象中医———中医历史图像研究》,北京:人民卫生
　　出版社,2007 年,175—181 页。

张仁玺《唐代土贡考略》,《山东师大学报》1992 年第 3 期,40—43、46 页。

张瑞贤主编《龙门药方释疑》,郑州:河南医科大学出版社,1999 年。

张若愚《伊阙佛龛之碑和潜溪寺、宾阳洞》,《文物》1980 年第 1 期 2—19 页。

张树剑《校以古书———宋代中医学解剖图的立场》,《中国中医基础医学杂志》2016 年
　　第 9 期,1187—1189 页。

张舜徽《汉书艺文志通释》,武汉:湖北教育出版社,1990 年。

张绪山《景教东渐及传入中国的希腊—拜占庭文化》,《世界历史》2005 年第 6 期,82—
　　84 页。

张一兵《明堂制度研究》,北京:中华书局,2005 年。

——,《明堂制度源流考》,北京:人民出版社,2007 年。

张总《"五味"理论溯源及明以前中药"五味"理论系统之研究》,中国中医科学院博士
　　学位论文,2012 年。

赵刚《隋唐时期的医学教育》,《辽宁师范大学学报》1990 年第 5 期。

赵海丽《北朝墓志文献研究》,山东大学文史哲研究院博士论文,2007 年。

赵辉贤《关于杨上善〈黄帝内经太素〉的年代》,《浙江中医学院学报》1979 年第 4 期,
　　4—7 页。

赵立新《梁代的聚书风尚——以梁元帝为中心的考察》,《魏晋南北朝史研究:回顾与探索——中国魏晋南北朝史学会第九届年会论文集》,武汉:湖北教育出版社,2009 年。

——,《南朝士人起家前的名声与交游》,收入《张广达先生八十华诞祝寿论文集》,台北:新文丰出版公司,2010 年,77—110 页。

——,《〈金楼子·聚书篇〉所见南朝士人的聚书文化和社群活动》,甘怀真主编《身分、文化与权力——士族研究新探》,台北:台湾大学出版中心,2012 年,231—270 页。

赵有臣《〈千金方〉と其の作者孙思バクに關する史的考察》,《日本醫學史雜誌》第 26 卷第 2 號,1980 年,204—211 页。

郑炳林《敦煌地理文书汇辑校注》,兰州:甘肃教育出版社,1989 年。

郑灿山《六朝隋唐道教文献研究》,台北:新文丰出版公司,2009 年。

郑金生《〈唐本草〉以前的本草图》,《中华医史杂志》第 10 卷第 2 期,1980 年,82 页。

——,《药林外史》,台北:东大图书公司,2005 年。

郑雅如《情感与制度——魏晋时代的母子关系》,台北:台湾大学出版委员会,2001 年。

——,《中古时期的母子关系——性别与汉唐之间的家庭史研究》,李贞德主编《中国史新论·性别史分册》,台北:联经出版公司,2009 年,135—190 页。

——,《齐梁士人的交游:以任昉的社交网络为中心的考察》,收入《身分、文化与权力:士族研究新探》,甘怀真主编《身分、文化与权力——士族研究新探》,台北:台湾大学出版中心,2012 年,229 页。

周广业《经史避名汇考》,北京图书馆出版社,1999 年。

周侃《唐代书手研究》,首都师范大学博士论文,2007 年。

周一良《魏晋南北朝史札记》,北京:中华书局,1985 年。

——,《〈南齐书·丘灵鞠传〉试释兼论南朝文武官位及清浊》,《魏晋南北朝史论集》,北京大学出版社,1997 年,102—126 页。

周一谋《唐代的医事制度与医学教育》,《医古文知识》1991 年第 1 期。

朱越利《〈养性延命录〉考》,《世界宗教研究》1986 年第 1 期,101—115 页。

祝平一《宋、明之际的医史与"儒医"》,《中研院历史语言研究所集刊》第 77 本第 3 分,2006 年,401—450 页。

祝尚书《〈卢照邻生平事迹新考〉商兑》,《西北大学学报(哲学社会科学版)》,1988 年第 2 期,36—37 页。

祝亚平《我国最早的人体解剖图》,《中国科技史料》1992 年第 2 期,61—65 页。

邹云翔《鲍鱼入药的考证》,《江苏中医》1956 年第 1 期,38—41 页。

Zuo，Ya.（左娅）"Zhang Zai's（1020‐1077）Critique of the Senses"，*Journal of Chinese History*，2018，pp.1‐29.

——，*Shen Gua's Empiricism*，Harvard University Asia Center，2018.

Some traumas survive everything, the passage of years, the rewards of work, the soothing touch of love, even psychoanalysis. They can be counterbalanced by life, overborne and outweighed, but an ember remains lodged in one's being to flare up, however fleetingly, at unexpected moments.

Peter Gay, My German Question

致　　谢

　　2010 年元旦,风雪凌烈,我躲进纽约市立图书馆里取暖,恰好碰上一个关于伏尔泰的展览。看着展示伏尔泰生平的种种展品,我脑海里反复出现的却是曾经读到伏尔泰的一句话:"历史学家就是在死人身上纠缠不休、喋喋不止的人。"(Un historien est un babillard qui fait des tracasseries aux morts)伏尔泰大概预感到自己去世之后,会与历史学家纠缠不清,于是提前发泄心中不满。历史学的写作者确实也是试图与逝去的人、事、物沟通的人,但历史学的写作者除了传递"死者"的声音之外,也尝试赋予他们的写作"生气"——种种关于当下的生活意义和情感。如果说这本书中存在着这样的"生气"的话,那需要感谢我的母亲、父亲、所有的家人和朋友,他们的支持和关心纵容我用生命中一段美好的时光去不计代价地完成我的写作。没有他们的支持和陪伴,写作成了不可能完成的任务,而写作的过程也变得不可忍受。这本书就是这种"纵容"的产物之一,虽然我的写作远远不足以答谢他们。

　　在本书完成的过程中得到了多个奖项和基金所提供的支持。国际科学技术史与科学技术哲学联合会科学技术史分会(The International Union of the History and Philosophy of Science and Technology, Division of History of Science and Technology)所给予的奖项肯定,对写作者来说是很大的鼓励。在书稿完成的关键阶段,纽约李氏基金会(The Li Foundation of New York)和李约瑟研究所(Needham Research Institute)所提供的鲁桂珍纪念奖(The Fellowship Award to Honour the Memory of Dr Lu Gwei-djen)的支持,给了我接近六个月的康桥时光,以专心写作。在此期间,惠康基金会(Wellcome Trust)又提供了医学人文奖金(Medical Humanity Grant)的支持。在弗里德里希·亚历山大大学(Friedrich-Alexander-Universität Erlangen-Nürnberg)的国际人文研究院(Internationales Kolleg für Geisteswissenschaftliche Forschung)访问期间,我最后核查了大部分的德文文献。在这里要感谢这些奖项和基金所给予的肯定和支持。

本书研究的早期成果曾在期刊上发表:第二章曾以《墓志所见南北朝医术世家身份认同与宗教信仰》为题在《文史》上发表(2008 年第 2 辑,77—104 页);第三章曾以《家国之间——南北朝末期至唐初医术世家的身份嬗变及其与国家医学机构之互动》为题在《汉学研究》上发表(第 32 卷第 1 期,2014 年,73—98 页);第五章的第三节曾以《唐初医经〈黄帝内经太素〉的历史语境》在《四川大学学报》(社会科学版)上发表(2018 年第 1 期,122—129 页),在收入本书时已有全面的修订。在这里要感谢匿名审稿人和编辑所给出的修改意见,期刊同意将文稿修订之后收入本书,也要表示谢意。在本书完成的过程中,曾在中韩医学史双年会、亚洲医学史学会(The Asian Society for the History of Medicine)的年会、美国亚洲研究学会(The Association for Asian Studies)的年会、亚洲学者国际联合会(The International Convention of Asia Scholars)的年会、史语所的"医学的物质文化史"研讨会、李约瑟研究所的文献阅读工作坊、国际科学技术史大会(The International Congress of History of Science and Technology)、康奈尔大学的"中国的医学和治疗"翻译工作坊("Chinese Medicine and Healing: Translating Practice" Workshop)和南开大学的"医学与社会文化之间:多元视野下中国史研究"工作坊中宣讲,在这里要感谢余新忠老师、张大庆老师、艾媞婕(TJ Hinrichs)、莫弗特(John Moffett)、李贞德老师、李尚仁老师、廖育群老师、于赓哲老师、杨德秀(Dolly Yang)、刘焱(Liu Yan)和徐源(Michael Stanley-Baker)组织会议和讨论组给了我机会在北京、丽江、夏威夷、横滨、台北、剑桥、巴黎、西安、里约热内卢、伊萨卡、天津与听众分享自己的想法,也感谢裴德生(Willard Peterson)先生、金仕起老师等各位评议人以及各地的听众所提出的意见。

人大历史学院青年史学工作坊、李约瑟研究所和弗里德里希·亚历山大大学国际人文研究院的同事们，帮助我从泥淖之中一步一步重建了自己的职业和生活的道路。人大历史学院 2011 级本科班的同学们教会了我如何通过教学重拾研究的乐趣。唐沃思（Donald Worster）的鼓励和批评使我逐渐找回了写作的路径。魏晋至宋的医学史有一个温暖而充满创造力的共同体，与范家伟老师、TJ、肖荣和韦兵老师分享研究心得和生活经历，就跟卡尤加湖（Cayuga Lake）边的晚风一般宜人。在我的研究和职业生涯中，左娅长期以来扮演着指导者（mentor）的角色，本书的很多关键问题都渗透着她的影响。在书籍史和文本研究中，史睿老师一直是我不断求助的对象。特别要感谢本书的责任编辑，我的好友胡文波，没有他的坚持和包容，这本书应该已经早就被放弃。对一个作者来说，有一个愿意不断纵容他"写到心安"、"改到心安"的编辑，是天降的运气。而我也知道，一个不断要改到最后一刻的作者，对编辑来说是多大的灾难。我很幸运有他陪伴我走过这一趟从书稿到书的旅程。

我要向 horseyet 提供的技术支持致谢，这使得本书的研究不至于被困死。最后，要感谢多年来阵亡的笔记本电脑、pad 和移动硬盘，虽然它们可能对存储在上面的文稿可能并无所知。